Gabka · Injektions- und Infusionstechnik

Joachim Gabka

Injektions- und Infusionstechnik

Praxis, Komplikationen

3. Auflage

W DE G
Walter de Gruyter
Berlin · New York 1982

Autor
Prof. Dr. Dr. med. Joachim Gabka
Schloßparkklinik
Heubnerweg 2a
1000 Berlin 19

Das Buch enthält 135 zum Teil mehrfarbige Abbildungen.

Die erste Auflage erschien 1968 unter dem Titel „Die Injektion".

CIP-Kurztitelaufnahme der Deutschen Bibliothek

Gabka, Joachim:
Injektions- und Infusionstechnik : Praxis, Komplikationen / Joachim Gabka. – 3. Aufl. – Berlin ; New York : de Gruyter, 1982.
ISBN 3-11-008676-X

Satz: Arthur Collignon GmbH, Berlin. Druck: Karl Gerike, Berlin.
Bindung: Lüderitz & Bauer Buchgewerbe GmbH, Berlin.

Vorbemerkung zur 3. Auflage

Die 2. Auflage dieses Buches war relativ schnell vergriffen, so daß wir heute eine völlig überarbeitete 3. Auflage vorlegen. Die Mehrzahl der parenteralen Injektionen wird auch heute noch intravenös bzw. intramuskulär verabreicht, wir übernehmen daher diesen Teil aus der 1. Auflage. Diese Einspritzungen haben im wesentlichen keine Änderungen erfahren. Dagegen hat die Infusionstechnik einen ungeahnten Aufschwung genommen. Man schätzt heute, daß 70% aller klinisch behandelten Patienten im Verlaufe ihres Krankenhausaufenthaltes eine intravenöse Tropfinfusion erhalten. Dabei spielen neben den bekannten Injektionsorten neuere Punktionstellen, wie z.B. die Jugularis- und Subklaviapunktion, eine große Rolle. Besonders in den Intensivstationen, deren Zahl sich erfreulicherweise wesentlich vergrößert hat und die wir heute im Bereich fast jedes großen Krankenhauses finden, ist die Infusionstechnik und Behandlung ausgereift und weiterentwickelt worden. Wir werden uns also in dieser Auflage mit Neuerungen der Infusionstechnik näher auseinandersetzen.
Neben diesen Fortschritten auf dem Gebiet der Infusionstechnik soll das Kapitel „Die heutige Rechtsprechung" durch weitere Fälle ergänzt und kommentiert werden. Infolge der sogenannten „Aufklärung" der Laien, besonders durch die verschiedenen Medien, hat sich eine grundlegende Änderung im Verhältnis zwischen Patient und Arzt eingestellt. Mit Recht kann man eine Überschrift aus der Regenbogenpresse zitieren, in der es hieß: „Gott in Weiß – entthront". Wenngleich in der Berufsbeliebtheitsskala der Arzt noch immer einen der oberen Plätze belegt, so sind durch sachliche, aber leider auch durch unsachliche Aufklärungen Verhältnisse eingetreten, die den Arzt forensisch relativ leicht bedrohen. Dadurch kommen nicht etwa nur echte Injektionsschäden und -folgen zur Anzeige, auch relative einfache Komplikationen können juristisch belangt werden. In der Hoffnung, ein Schmerzensgeld zu erhalten, klagen Patienten heute wesentlich häufiger als früher. Dennoch muß man in dieser Hinsicht der Deutschen Rechtsprechung ein Kompliment machen. Sie versucht, so objektiv wie möglich zu sein. Es muß sich aber jeder Arzt darüber im klaren sein, daß eine Injektion bzw. eine Infusion ebenso wie jeder chirurgische Eingriff im strafrechtlichen Sinne eine Körperverletzung darstellt.
Die Indikation zur Injektion bzw. zur Infusion muß in jedem Falle gegeben sein. Ebenso hat der Arzt darauf zu achten, daß auch hier, wie vor einem chirurgischen Eingriff, der Patient über die vorzunehmende Heilbehandlung aufgeklärt wird. Es wird vielen Kollegen bis zu einem gewissen Grade lächerlich vorkommen, sollte er vor jeder Injektion bzw. Infusion eine umfangreiche Aufklärung mit der Darlegung möglicher Komplikationen vorbringen. Trotzdem müssen wir aufgrund unserer

Gutachtertätigkeit immer wieder feststellen, daß die heutige Rechtsprechung vorwiegend von zwei Punkten ausgeht, nämlich der Indikationsstellung und der entsprechenden Aufklärung vor dem Eingriff.

Es sollte daher jeder Kollege bei der Durchführung einer parenteralen Injektionstherapie bzw. beim Anlegen einer intravenösen Tropfinfusion den Patienten über den Sinn dieses Eingriffs informieren.

Ein paar Worte können also in manchen Fällen über einen „Arzthaftpflichtprozess“ entscheiden. Aus diesem Grunde haben wir großen Wert auf das Kapitel „Die heutige Rechtsprechung“ gelegt, wird doch jedem Arzt klar, daß er sich trotz sorgfältigster Technik auch bei diesen einfachen Eingriffen in eine gewisse Gefahr begibt.

Auf besonderen Wunsch unseres Verlegers haben wir ein weiteres Kapitel, die Lokalanästhesie, eingeblendet. Dabei war es unser Anliegen nach kurzen Ausführungen über die möglichen Komplikationen der Lokalanästhetika die manuelltechnische Seite der örtlichen Betäubung darzustellen. Durch eine Anzahl von schematischen Zeichnungen sollte der junge Arzt eine Anleitung finden und der erfahrere Kollege seine Erfahrungen vertiefen können.

Dieser Leitfaden ist erneut aus der Praxis für die Praxis geschrieben worden und ist der gesamten Ärzteschaft, einschließlich der Lehrbeauftragten und Studenten gewidmet.

Möge dieses Buch wiederum großen Anklang finden, möge es für den jungen Kollegen Leitfaden und für den älteren Kollegen interessantes Nachschlagewerk sein.

Wir wollen mit unseren Ausführungen bewirken, daß jeder Arzt auch den harmlosen Eingriff einer Injektion verantwortungsvoll durchführt und bei seinen Maßnahmen schonend vorgeht. Wird auch nur eine einzige Komplikation vermieden, so ist der Sinn dieses Buches erfüllt.

Dank gebührt Frau Dr. H. Ruf, Chefärztin unserer Anästhesieabteilung, für hilfreiche Anregungen sowie Frau H. Berthold für die zeichnerische Gestaltung.

St. Wolfgang / Berlin
Frühjahr / Sommer 1981

Joachim Gabka

Vorbemerkung zur 2. Auflage

Da die 1. Auflage vergriffen ist, legen wir heute eine überarbeitete 2. Auflage vor. Wenngleich sich auch an der Technik der Injektionen nichts Wesentliches geändert hat, so sind doch Fortschritte in der Infusionstechnik festzustellen, auf die wir im einzelnen eingegangen sind. Der Ausbau der intraarteriellen Infusionstherapie mit Zytostatika brachte es mit sich, daß auch dieses Kapitel zu erweitern war. Insgesamt zeigte sich, daß das Werk gut aufgenommen wurde. Es besteht aber auch eine absolute Notwendigkeit, Injektionstechnik und eventuelle Komplikationen didaktisch darzustellen.

In der letzten Zeit ist zweifellos ein Anstieg allergischer Reaktionen festzustellen. Erst kürzlich mußten wir wieder einen anaphylaktischen Schock behandeln, wobei – ebenso, wie bei allen anderen Schockformen – die intravenöse Injektion im Mittelpunkt der Therapie steht. Daher müssen wir mit allem Nachdruck betonen, daß sämtliche Heilberufe, also auch die Zahnärzte, in der Lage sein müssen, intravenöse Injektionen durchführen zu können. Sicher kann in Ausnahmefällen eine Injektion in die Zunge oder in die untere Nasenmuschel vorgenommen werden, doch ist zur Versorgung von Schockzuständen, insbesondere des anaphylaktischen Schocks, die Zuführung einer hohen Cortisondosis intravenös unbedingt erforderlich. Da infolge des erweiterten Antibiotikaangebots und der auch von den Zahnärzten häufig durchgeführten Verordnung solche allergischen Reaktionen immer häufiger werden, darf es keinen Zweifel darüber geben, daß heute Allgemein- und Zahnmediziner solche Injektionen zu geben in der Lage sein müssen.

Ein weiterer Gesichtspunkt sollte bei der parenteralen Therapie noch beachtet werden. Die wesentliche Vergrößerung der von allen Fachrichtungen sehr geschätzten Disziplin: „Anästhesie und Reanimation" läßt besonders in dem Infusionsbereich, aber noch wesentlich mehr bei der Anwendung intravenöser Kurznarkotika den Schluß zu, daß viele junge Kollegen gar nicht mehr in der Lage sind, Kurznarkosen durchzuführen bzw. schwierige Tropfinfusionen anzulegen. Wir möchten in diesem Zusammenhang noch einmal auf unsere Vorbemerkung der ersten Auflage eingehen, in der wir dringend empfohlen haben, jüngere Ärzte grundsätzlich auf einer Abteilung für Anästhesiologie arbeiten zu lassen. Es darf daher nicht geschehen, daß der Anästhesist – überlastet, wie er bereits ist – „Kind für alles" wird. Gerade wir Älteren sind glücklich, daß uns die Verantwortung für die Narkose abgenommen worden ist und daß nach Möglichkeit bei allen Narkosen Anästhesisten diese schwierige Schmerzausschaltung überwachen. *Es darf aber nicht dahinkommen, daß junge Kollegen gar nicht mehr in der Lage sind, Narkosen durchzuführen und bei einem Fehlen von Anästhesisten sich weigern, schmerzverhütende Maßnahmen anzuwenden.*

Abschließend sei der Hoffnung Ausdruck gegeben, daß dieser Leitfaden zur parenteralen Diagnostik und Therapie weiterhin große Verbreitung finden möge und zum Allgemeingut, vor allem der jungen Medizin- und Zahnmedizinstudenten werden möge.
Wenngleich täglich Tausende und Abertausende, vielleicht Millionen von Injektionen in aller Welt durchgeführt werden, die ohne Komplikationen verlaufen, so darf man gerade in der Medizin niemals übersehen, daß, wie es bei den diesbezüglichen Prozessen lautet: Mehrfach' unglückselige Zusammenhänge ein fatales Fehlverhalten erzeugen können. Diesen Komplikationen, vor allem denen mit forensischen Folgen, vorzubeugen, ist der Sinn unserer Ausführungen.

Berlin 1977 *Joachim Gabka*

Vorbemerkung zur 1. Auflage

Neben der oralen und rektalen Applikation von Medikamenten ist die parenterale Verabreichung von Pharmaka eine der Grundlagen unserer heutigen Therapie. Während sich bis vor kurzer Zeit die Injektionstherapie auf die drei klassischen Injektionsformen, also auf die subkutane, die intramuskuläre und die intravenöse Applikation von Medikamenten stützte, ist in der modernen Medizin sowohl die intravenöse Infusionstherapie als auch die arterielle Injektionstechnik zu einem Grundpfeiler unserer Diagnostik und Therapie geworden. Dabei darf jedoch nicht übersehen werden, daß die neueren Erkenntnisse über die Infusionstherapie und die arterielle Punktionstechnik erst teilweise Allgemeingut der Ärzte sind.

Es ist unser Anliegen, mit Hilfe dieses Buches die Injektionstechnik darzustellen. Eine Ausnahme bilden die vielfältigen perkutanen Einspritzungen zur Erzielung der Lokalanästhesie ebenso wie die lumbalen, spinalen sowie subokzipitalen und ähnlichen Punktionen (siehe spezielle Monographien). Anhand des Textes, der durch Literaturangaben und -zitate ergänzt wird, und der Abbildungen soll der Student bzw. der junge Arzt sich über den heutigen Stand der Injektionstechnik orientieren. Es werden die möglicherweise entstehenden Gefahren aufgezeigt, und außerdem wird der Leser auf Komplikationsmöglichkeiten hingewiesen, die gegebenenfalls juristisch von Bedeutung sein können.

Wurden früher bestimmte Komplikationen, also auch iatrogene Schäden juristisch als unabwendbare Folgen angesehen, so ist durch die noch näher im einzelnen zu zitierenden Prozesse über die Injektionstechnik und ihre Folgen der Begriff des Kunstfehlers auch in der Injektionstherapie von den Juristen definiert und teilweise verschiedenartig interpretiert worden. Es ist daher von entscheidender Bedeutung, daß sachverständig zu diesen Fragen Stellung genommen wird.

Aus diesem Grunde wird bei den einzelnen Injektionstechniken die topographisch-anatomische Situation dargestellt, die die Voraussetzung für die sachgemäße Anwendung der Injektionstherapie ist. Gleichzeitig muß der angehende Arzt oder auch jeder Facharzt über die pharmako-dynamischen Wirkungen der verschiedenen Therapeutika orientiert sein, so daß eine falsche Applikation unmöglich wird. Gerade in der heutigen Zeit, in der die moderne pharmazeutische Industrie Tag für Tag neue und verschieden zu injizierende Arzneimittel in den Handel bringt, muß von einem Arzt verlangt werden, daß er sich fortbildet und sich über neuere Präparate beliest. Der sogenannte Beipackprospekt ist ihm hierbei Gedächtnisstütze und macht ihn auf die von den Arzneimittelfirmen angegebenen Applikationsorte aufmerksam. Diese von den pharmazeutischen Firmen herausgegebenen Empfehlungen sind jedoch keineswegs für den Arzt bindend, so daß er bei Kenntnis des Präparates, der Nebenwirkungen und evtl. Folgezustände auch andere Applikationsorte wählen kann.

Dieses Buch soll aber insbesondere dazu dienen, den Famuli, den Zahnmedizinstudenten und den Medizinern nach dem Staatsexamen die Scheu vor der ersten Injektion und einem eventuellen Risiko zu nehmen. Wir wissen, daß täglich Tausende und Abertausende von Injektionen ohne Zwischenfälle durchgeführt werden. Durch das Schrifttum der letzten zehn Jahre über Komplikationen infolge der Injektionstechnik erscheint jedoch jede Injektion mit einem gewissen Wagnis verbunden. Der Autor hat es mehrfach beobachtet, daß sich junge Kollegen noch nach Einführung in die Injektionstechnik weigerten, ohne Aufsicht intravenöse Injektionen durchzuführen, da sie auf Grund der schon erwähnten Prozesse das Risiko fürchteten.

Durch die Einführung der ultrakurz-wirkenden, intravenös anzuwendenden Narkotika ist es unser besonderes Anliegen, über mögliche Schäden infolge fehlerhafter Injektionstechnik zu orientieren, zumal die industrielle Entwicklung noch weitere speziell anwendbare intravenöse bzw. intraarterielle Pharmaka erarbeiten wird. In diesem Zusammenhang sei kurz auf die Bedeutung der intravenös und intraarteriell zu applizierenden Zytostatika hingewiesen.

Es ist mir ein besonderes Bedürfnis, der Leiterin unserer Anästhesieabteilung, Frau Dr. *I. Eckart*, Dank zu sagen für viele wertvolle Ratschläge, für die Durchsicht des Manuskripts und für die angenehme Zusammenarbeit. Gerade die Anästhesiologie hat für die moderne Injektions- und Infusionstherapie sehr viele wertvolle Impulse gegeben, so daß wir uns mit Recht der Forderung *Pellnitz'* u.a. anschließen, junge Kollegen wenigstens ein viertel bis ein halbes Jahr auf einer Abteilung für Anästhesiologie arbeiten zu lassen, um das therapeutische Rüstzeug zu erwerben, das uns Älteren unsere Lehrer, deren wir hiermit gedenken, mit auf den Weg gaben.

Gleichzeitig möchte ich mich bei Herrn Professor *G. A. Neuhaus*, Ärztlicher Direktor der Schloßparkklinik Berlin, für die wertvollen Ratschläge hinsichtlich der intraarteriellen Infusionstechnik bedanken.

Herrn Rechtsanwalt *E. Dëus* und Herrn Dr. *H. Gottschlich* danke ich für die Beratung und Unterstützung bei der Abfassung des Kapitels *Die heutige Rechtsprechung bei Fehlinjektionen.* Unserem Zeichner, Herrn *H. Welz*, Berlin, gebührt Dank für die Illustrationen, und nicht zuletzt danke ich dem Verlag für die Herausgabe der Publikation und für die wertvollen Ratschläge, die mir während der Arbeit gegeben wurden.

Berlin 1968 *Joachim Gabka*

Inhalt

1. Geschichte der Injektions- und Infusionstechnik

Den Gedanken, die Alterung des Menschen aufzuheben, sie zumindest aufzuhalten und den Körper mit neuem Leben zu erfüllen, indem man nach Eröffnung der Blutgefäße und Entleerung ihres bisherigen Inhalts jugendliches Blut in dieselben überführte, begegnen wir bereits im lateinischen Schrifttum. In *Ovid's* „*Metamorphosen*" wird berichtet, daß Medea dem Vater Jasons die Adern öffnete, um sein Blut durch Einführung eines belebenden Zaubersaftes zu verjüngen. Sicher handelt es sich aber hier nur um die Zubereitung von Tränken aus dem Blute jugendlicher Personen, so daß von einer eigentlichen Infusion oder Transfusion keine Rede sein kann.

Auch bei der Kur des Papstes Innocenz XIII. im Jahre 1482 durch einen jüdischen Arzt handelt es sich nicht um die Transfusion des Blutes von Knaben, sondern um einen aus deren Blut bereiteten Trank.

> Mit der Vorstellung, daß das Blut Sitz des Lebens und der Seele wäre, hing im Altertum – bei primitiven Völkern ebenfalls zu beobachten – die frühgeübte und häufig angewendete Blutentziehung sowie das Trinken des Blutes gegen gewisse Krankheiten (Epilepsie und greisenhafte Hinfälligkeit) zusammen. So gilt der **Aderlaß** als eine der hauptsächlichsten Methoden der medizinischen Behandlung bei den Naturvölkern.

Die Methoden der Blutentziehung sind sehr verschiedenartig. Sie lassen sich aber im wesentlichen auf Skarifikationen, Schröpfungen und Aderlässe zurückführen. Die Skarifikationen wurden je nach dem Bildungsgrad des Volksstammes mit Dornen, Fischzähnen, Steinsplittern, Knochenstückchen oder Messern vorgenommen. Auch Tätowierungen wurden bisweilen aus medizinischen Gründen hinzugefügt. Wie für die Skarifikation, so haben die Naturvölker auch für das Schröpfen sehr verschiedene Methoden, die oft noch mit den ersteren verbunden sind.

Der Aderlaß wird von den Medizinmännern der primitiven Australneger in erster Linie zu dem Zweck vorgenommen, den Geistern Menschenblut zur Nahrung darzubieten. Bei den großen rituellen Festen dieser Völker geschieht es oft, daß sich einige Männer an der Brust, am Unterarm oder am Handgelenk ein Blutgefäß eröffnen und das Blut teils in der Luft versprengen, teils auf die Erde rinnen lassen. Die Umstehenden rufen indessen die Geister an und fordern sie auf, sich an dem Lebenssaft zu erlaben und sich den Kranken gnädig zu erweisen (*Fülöp-Miller*).

Venaesektionen werden von verschiedenen Naturvölkern an verschiedenen Körperstellen lege artis mit Steinsplitter, Dornen oder Messern ausgeführt. (Abb. 1) Oft werden diese umhüllt oder in einem Handgriff verborgen, so daß nur die Spitze hervorragt, die in die Vene eindringen soll (*Meyer-Steinegg* und *Sudhoff*).

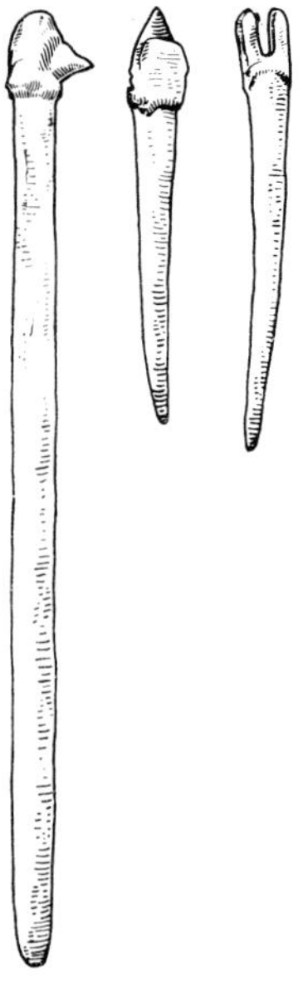

Abb. 1. Aderlaßinstrumente der Mapuche und Changos (Umzeichnung nach *Meyer-Steinegg-Sudhoff*)

Sehr merkwürdig sind die Formen des Aderlasses, wie sie sich bei zwei sehr weit voneinander entfernt wohnenden Volksstämmen finden, nämlich bei den Isthmus-Indianern und den Papuas in Neu-Guinea. Die Medizinmänner beider Völker bedienen sich kleiner zierlicher Bogen, deren Pfeile mit ganz kurzen Steinspitzen armiert sind. Diese schießen sie aus geringer Entfernung in die Vene, die sie eröffnen wollen (*Fuchs*).
Aus der Geschichte der Medizin wissen wir, daß der Aderlaß sowohl von den zivilisierten Kulturgruppen, wie auch von den Naturvölkern (s.o.) durchgeführt wurde. Bei den Griechen wurde der Aderlaß weniger häufig vorgenommen. Das hinderte sie jedoch nicht daran, in einzelnen Fällen, insbesondere bei Pneumonien, die Blutentnahme ausgiebig durchzuführen. Falls der Patient Widerstand leistete, wurde der Aderlaß bis zum Eintritt der Ohnmacht durchgeführt. Vor der Aderöffnung bei Schwangeren wurde wegen des drohenden Abortes gewarnt.
Sehr beliebt war das Aderlassen unter der Schwangerschaft bei den Dalmatinern. Dort mußten, wie *Derblich* berichtet, die schwangeren Frauen – wenn die Entbindung ohne Vorfälle vor sich gehen soll – sich zweimal die Ader öffnen und wenigstens „einige Pfunde" Blut entziehen lassen (!!).

Schon früh begann der Kampf der Ärzte gegen die Unsitte dieses Volksbrauchs und – wie die Griechen – erklärt schon *Susruta* (um 300 v. Chr.) den Aderlaß in der Schwangerschaft für schädlich. Ob die nach ihm kommenden Brahmanenärzte diesem Verbote Folge geleistet haben, wissen wir nicht. Wohl aber muß bis zu den Zeiten des Arabers *Rhazes* (850–950 n. Chr.) diese Unsitte wieder einen großen Umfang erreicht haben, denn er muß von neuem dagegen seine warnende Stimme erheben.

Der Aderlaß ist auch heute noch bei manchen Völkern des Orients sehr beliebt, und namentlich bei den Persern wird er vom weiblichen Geschlecht oft angewandt. Während der Schwangerschaft wird besonders im 6. und 7. Monat zur Ader gelassen, jedoch wird eine Blutentnahme in den ersten Schwangerschaftsmonaten, besonders gegen Ende des dritten Monats für schadenbringend angesehen (*Ploss-Bartels*).

Nach der Hebammenordnung des *Lonicerus* zu Frankfurt am Main (1573) „soll die Schwangere in den ersten vier Monaten nicht Blut lassen, auch nicht purgieren, denn es sind in diesen Monaten die Bande der Frucht gar weich, zart und schwach“. Im Anfang des 17. Jahrhunderts hat ebenfalls *Hippolytos Guarinnius* in seinem großen Werk vor dem Schaden gewarnt, der für Mutter und Kind aus dem Aderlaß entsteht. Er betitelt das entsprechende Kapitel *„Von dopelt tyrannischen, dopelt verwegenen aller gebür straffwürdigen Aderlaß Greweln, der schwangeren Weibern“*.

Celsus unterscheidet allgemeine und besondere Heilmethoden der Krankheiten. Unter die allgemeinen zählt er neben Abführ- und Brechmittel, Fasten und Schwitzen, die Blutentziehung. Der Aderlaß spielt zu *Celsus*' Zeiten eine große Rolle in der Therapie.

Bei allgemeinen Krankheiten läßt man am Arm zur Ader, bei Lokalleiden am leidenden Teile. *Celsus* warnt bei der Venaesectio vor Verletzung der Arterien und Nerven. Man muß genau die Beschaffenheit des Blutes beachten. Dickes und schwarzes Blut ist fehlerhaft, rotes und durchscheinendes gilt als Zeichen der Gesundheit. Man verbindet nach der Venaesectio mit einem in kaltes Wasser getauchten Bäuschchen. Öfter wiederholt man am folgenden Tage den Aderlaß, bis das Blut eine normale Beschaffenheit erreicht hat.

Auch die Germanen übten eine Art von Aderlaß durch Ritzung einer Haut- oder Schleimhautvene mittels eines Dornes, der früher das feinere Messerchen – genannt adersax – ersetzte. Vermutlich kannten sie auch das Ausziehen des Blutes aus der geritzten Schröpfwunde mittels einer Bockhornspitze (*Höfler*).

Der erste unzweifelhafte Hinweis auf einen direkten Blutaustausch von der Ader eines Menschen zu der eines anderen findet sich im 16. Jahrhundert bei dem Italiener *Cardanus* und bei *Magnus Pegelius*, Professor in Rostock.

Die offenbar auf gewinnsüchtige Reklame ausgerichtete Schrift des *Pegelius*: „*Thesaurus rerum selectarum, magnarum, dignarum, utilium pro generis humani salute oblatus*“ hat vor allem infolge der kritisch-satirischen Betrachtung, die ihr *Andreas Libavius* aus Halle zuteil werden ließ, Beachtung gefunden. *Cardanus* und *Pegelius* besprachen die Sache als ein zu damaliger Zeit von verschiedenen Seiten bereits erörtertes Problem, dessen Lösung nach der Anschauung von *Cardanus* wohl ermöglichen würde, mit dem Blutaustausch auch eine „Mutatio morum“ bei sittlich verkommenen jungen Leuten herbeizuführen; *Pegelius* dagegen zog das Verfahren auch als Verjüngungs- und Heilmittel in Betracht. Wie weit entfernt man damals von einer wirklichen Ausführung dieses Gedankens war, ergibt sich schon daraus, daß beide Autoren von einer durch Kanülen vermittelten Überleitung des Blutes von Arterie zu Arterie, also von einem an sich erheblich komplizierten Modus der Transfusion sprachen (*Helfreich*).
Im Jahre 1628 war es der Paduaner Professor *Colle*, der den von anderer Seite gemachten Vorschlag der Transfusion, allerdings mißbilligend erwähnte. Die ersten Venendruckmessungen gehen auf das Jahr 1633 zurück. *Stephen Hales* veröffentlichte damals seine Resultate über die blutige Messung der Druckwerte in Femoralarterien und in der Vena jugularis (*Lutz*).
Mit der Entdeckung des Blutkreislaufs durch Harvey zu Anfang des 17. Jahrhunderts war auch die unerläßlich anatomisch-physiologische Basis für die Frage der Infusion und Transfusion gewonnen. Fast allenthalben gingen die Versuche der Infusion denen der Transfusion voraus.

Die allerersten Infusionsversuche scheint ein Rittmeister von *Wahrendorff* zu Luga (Luhe) in der Ober-Lausitz angestellt zu haben, der seinen Hunden, wenn sie erkrankten, Arzneien, oder um sie betrunken zu machen, Weingeist in die Adern spritzte (*Scheel*).

England, dem Vaterlande *Harveys*, gebührt der Ruhm der frühesten planmäßigen Ausübung der In- und Transfusion. Bereits 1638 hatte während einer in dem „Philosophischen Collegium“ in Oxford durch *Harvey* vorgetragenen Demonstration des Kreislaufes der Theologe *Potter* den Gedanken angeregt, ob es nicht möglich sei, das Blut eines Tieres durch das von einem anderen zu ersetzen. Tatsächliche Versuche mit der Infusion unternahmen zuerst *Wren* (1656), *Boyle* und *Clark*, wobei speziell letzterer die verschiedenartigsten Medikamente und Flüssigkeiten in die Adern von Tieren spritzte (*Helfreich*).

Der Erste, dem die Transfusion am Tier gelang, war Richard *Lower* (1666);

er benutzte mittels eines von ihm konstruierten Apparates die direkte Überleitung des Blutes aus der A. carotis in die V. jugularis und hielt das Verfahren speziell

indiziert bei Anämie nach Blutverlusten, bei Wahnsinn und bei Arthritis. Bei Verderbnis des Blutes erachtete er diese Methode wegen der alsbald wieder eintretenden Zersetzung als zwecklos. *Edmund King* und *Thomas Coxe* gelang es einige Zeit später, das Tierblut von Vene zu Vene überzuleiten. Im Auftrage der „Philosophischen Societät" (der jetzigen Royal Society) formulierte *Robert Boyle* betreffs der Transfusion eine Reihe von Fragen, z.B.: ob man auf diesem Wege alte Tiere verjüngen, junge alt machen, ob man durch öftere Transfusion zwischen verschiedenartigen Tieren ein Tier in das andere umwandeln könnte u.a.
In Frankreich scheint der Benediktiner *Gabets* (1658) den Gedanken der Transfusion zuerst selbständig erfaßt zu haben; zur Ausführung ist es indessen nicht gekommen.

> Der erste Infusionsversuch am Menschen wurde im Jahre 1657 auf Anregung des französischen Gesandten in London, *de Boudeaux*, unter dem Beistande von *Colladon*, Leibarzt der Königin, unternommen.

Man injizierte einem zum Tode Verurteilten einen „Aufguß" von Crocus metallorum (Schwefel-Antimon mit Antimon-Oxyd). Der Erfolg war von der Art, daß man von weiteren Versuchen Abstand nahm. Die ersten im Jahre 1664 von *Clark* und *Henshaw* unternommenen Transfusionen hatten keinen Erfolg (*Haeser*).

> Der Ruhm, zum ersten Male die Transfusion an einem Menschen ausgeführt zu haben, gebührt einem französischen Arzt, dem Professor der Philosophie und Mathematik an der Universität Paris, dem späteren königlichen Leibarzt *Jean Denis*.

Nach vielfachen vorausgegangenen Versuchen an Tieren führte *Denis* die Operation unter Hilfe des Wundarztes *Emmerez* und mit vollständigem Erfolg am 15. Juni 1667 durch Überführung von arteriellem Tierblut in die Vene des zu Operierenden, einem 16jährigen, durch 20 Aderlässe äußerst anämisch gewordenen Fieberkranken aus. – *Denis*' zweite und dritte Operation betrafen einen gesunden Arbeiter, dem unmittelbar vor der Transfusion von 20 Unzen arteriellen Lammblutes 10 Unzen Venenblut entzogen worden waren. – *Denis*' vierte und fünfte Transfusion am 24. und 25. Juli 1667 betrafen den Sohn des schwedischen Ministers *Bond*, der aber noch am letztgenannten Tage starb. Die Sektion zeigte eine durch Intussuszeption bedingte brandige Zerstörung des Darmes. Zum sechsten und siebenten Male verrichtete *Denis* die Transfusion an einem Geisteskranken, dem Kammerdiener *Mauroy* (im Dezember 1667); zum achten Male im Februar 1668 an einer halbseitig Gelähmten. Der letztere Fall nahm einen günstigen Ausgang (*Haeser*).

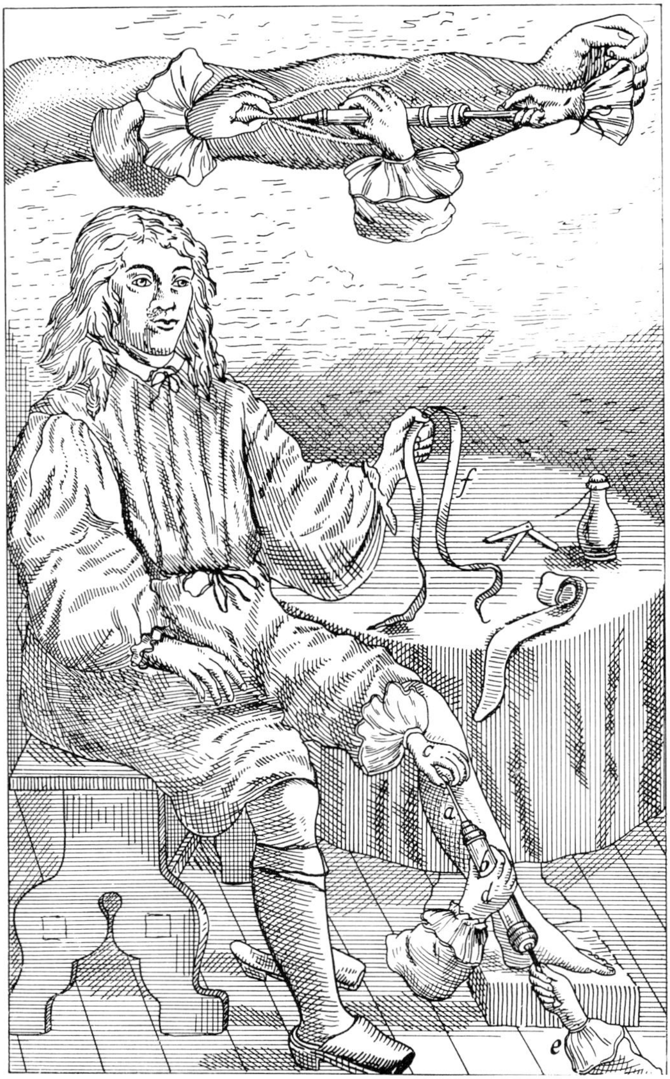

Abb. 2 u. 3. Die erste Darstellung einer intravenösen Injektion (Umzeichnung aus *Clysmatica Nova* v. *J. S. Elsholtz* [1667])

Das Verfahren fand indessen bald, hauptsächlich in den von der Pariser Fakultät vorgeschobenen *Lamy* und *Martin de la Martinière*, eine heftige Gegnerschaft und erfuhr schließlich infolge von Intrigen eine fast dem Verbote gleichkommende gesetzliche Beschränkung (*Scheel*).

In England wurde die erste Transfusion am Menschen von *King* (1667) gemacht, kurze Zeit nach der ersten Operation von *Denis*.

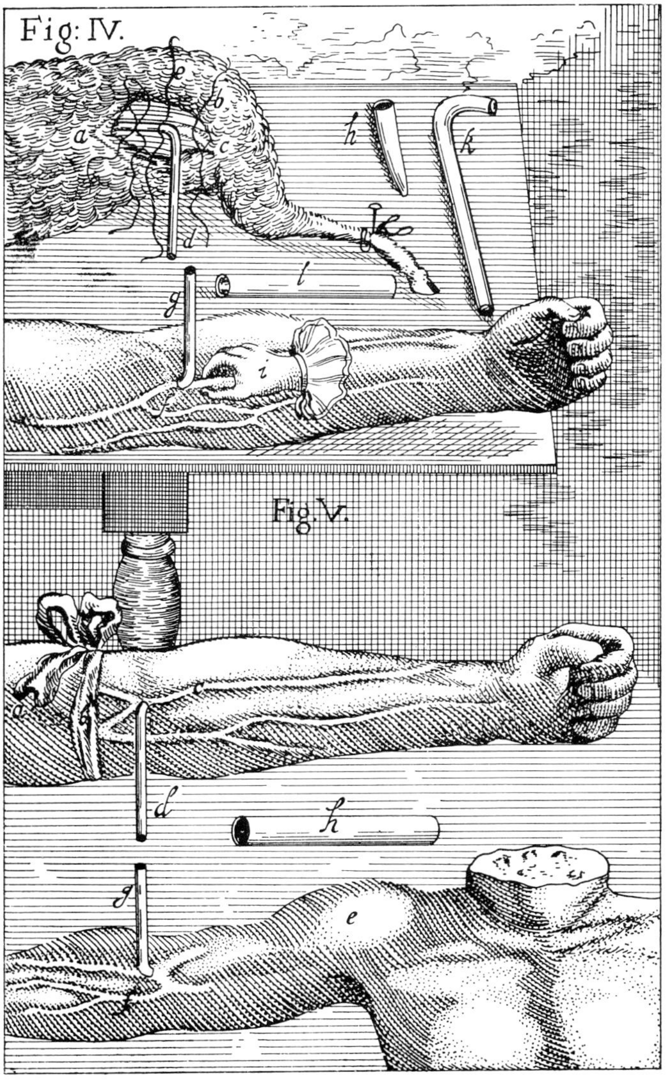

Abb. 3

In Deutschland beschäftigten sich *Major* (1664–1669), *Elsholtz* (1665) und viele andere teils theoretisch, teils experimentell mit der Frage der Infusion, während *Kaufmann* und *Purmann* (1668) die Transfusion wiederholt, und zwar bei Haut- und Blutkrankheiten, beim Menschen durchführten. Die erste Darstellung einer solchen damals geübten „intravenösen Infusion bzw. Injektion" stammt von *Elsholtz* (Abb. 2 und 3).

Auch in Italien (*Magnani, Riva, Manfredi, Elsner*) und Holland (*Regnier de Graaf van Horne*) wurden in der zweiten Hälfte des 17. Jahrhunderts Transfusionsversuche teils an Tieren, teils an Menschen ausgeführt. Diese hatten jedoch weder einen nachweisbaren therapeutischen Effekt, noch einen Fortschritt der Erkenntnis zu erzielen vermocht, so daß die gesamte Infusionstherapie und -technik über 100 Jahre in einen Dornröschenschlaf verfiel.
Helfreich berichtet in seiner „*Geschichte der Chirurgie*" im von *Puschmann-Neuburger-Pagel* herausgegebenen „*Handbuch der Geschichte der Medizin*" ausführlich über die weitere Entwicklung der Transfusions- und Infusionstherapie:
„Zu einem eigentlichen Wiederaufleben der Transfusionsfrage kam es erst im 19. Jahrhundert."

> Eine höchst bedeutsame Förderung führte *Blundell* (1824) durch Begründung der Methode der indirekten, mit Verwendung der Spritze betätigten Überleitung des Blutes herbei, eine Tat, die für die gesamte Injektionstherapie entscheidend war."

Obwohl *Müller* im Jahre 1953 eine Arbeit unter dem Titel „100 Jahre Injektionsspritze" veröffentlichte, in der er besonders auf die von dem französischen Arzt *Pravaz* entwickelte Injektionsspritze eingeht, möchten wir dieses exakte Datum bezweifeln, da u.E. schon vor 1853 Injektionsspritzen, die sich aus den Klistieren entwickelten, in Gebrauch waren. (*v. Graefe* u.a.)

> *Pravaz* war es jedoch – er gilt als der Erfinder der heutigen Injektionsspritze – der seine Konstruktion trotz der vielen anfänglichen Mißerfolge infolge der septischen Verhältnisse durchsetzte und damit den Weg zur modernen Injektionstherapie ermöglichte.

Das Verdienst, die intravenöse Injektion in die Klinik eingeführt zu haben, ist *A. Landerer* zuzuschreiben. Durch strikte Einhaltung der Asepsis mit dem inzwischen weitaus zuverlässigerem Instrumentarium führte er eine intravenöse Kochsalzinfusion bei einem Anämiepatienten durch. Wichtig war dabei, daß *Landerer* eine Technik empfahl, bei der die Vene nicht zuvor durch eine Venesektio freigelegt werden mußte. Nach Stauung wurde die Vene durch die völlig intakte Haut punktiert.
Durch die Blutgruppenentdeckung im Jahre 1901 durch Landsteiner begann ein neues Kapitel in der Transfusionslehre. Jetzt erst wurden die entscheidenden Grundlagen und Techniken entwickelt, die bis zum heutigen Tage Gültigkeit haben und die wir teilweise in diesem Buch beschreiben. Mit dieser für die Medizin so entscheidenden Tat wurde aber nicht nur die Therapie, sondern auch die Dia-

gnostik befruchtet, denn durch den Ausbau der verschiedenen Injektionsmethoden rückte in der ersten Hälfte dieses Jahrhunderts die parenterale Zuführung von Medikamenten, aber auch von Diagnostika (Kontrastdarstellungen u.a.) in den Vordergrund.
1905 wurde durch Einführung des ersten verträglichen Lokalanästhestikums *Novocain* ein weiterer Schritt getan, der neue Wege für die perkutane Injektion und damit den Ausbau dieser Technik ermöglichte.
Würden wir nun die Taten der Wissenschaftler und Kliniker einzeln aufzählen, die sich bis zum heutigen Tage um die Injektionstherapie verdient gemacht haben, könnten wir allein damit ein ganzes Buch füllen. Da das nicht Sinn unserer Ausführungen sein soll, wollen wir abschließend zur Geschichte der Injektions- und Infusionstherapie noch über eine Neuerung berichten, die dieser Tage die medizinische Welt erfuhr. *Tarassow* berichtete erst kürzlich, daß seit März 1930 im Moskauer Sklifossovskiy-Institut über 36000 Liter Leichenblut im Rahmen der Ersten Hilfe transfundiert wurden. Das Verfahren sei jetzt klinikreif und wird in Notfällen empfohlen.

> Die Leichenblutübertragung bietet im Verhältnis zur Frischbluttransfusion außerdem noch einige andere Vorteile (*Tarassow* und *Petrow*).

Bei dieser Methode träten selten Transfusionszwischenfälle auf und bei der routinemäßigen Entnahme von Leichenblut könne man sicher sterile Bedingungen einhalten, die beim Umgang mit freiwilligen Spendern niemals garantiert sind.
Wenn auch der heutige Stand der Injektionstechnik dem modernen Stand der Medizin entspricht, bahnen sich auf diesem Gebiet weitere Neuerungen an. So soll die von dem amerikanischen Ingenieur *Lockart* konstruierte Apparatur erwähnt werden, die es ermöglicht, aus äußerst feinen Düsen Injektionen unter großem Druck mit einer Anfangsgeschwindigkeit von 1000 km/st ohne Einstich in die Haut zu applizieren.
Wenn man sich diese Entwicklung vor Augen hält und nun zusammenfassend die Geschichte der Injektions-, Infusions- und Transfusionstherapie betrachtet, so fällt einem der erhebliche Wandel in den Anschauungen der Menschen von damals bis zum heutigen Tage auf.
Wurde früher mittels Speziallanzetten das Blut gewissermaßen mit der Erde vermischt, um Dämonen zu besänftigen, bzw. diente schon bei kultivierten Völkern der Aderlaß dazu, Krankheiten, das Böse, Unfaßbare aus dem Körper zu entfernen, so ist durch die Entdeckung des Blutkreislaufes und die Möglichkeiten, roborierende Kräfte dem Menschen intravasal zuzuführen, ein entscheidender Weg gefunden worden, der zum Grundpfeiler unserer Behandlung geworden ist, nämlich die Injektions- und Infusionstherapie. Von Bedeutung ist dabei das Instrumentarium, das heute weitgehend aus Kunststoffmaterialien besteht, welche als

„1 × Besteck“ nach dem Gebrauch weggeworfen wird. Dadurch wird den Forderungen nach Asepsis und Sterilität nachgekommen.

2. Die intravenöse Injektion

2.1. Allgemeines

Die *intravenöse Injektion* und die *intravenöse Dauertropfinfusion* sind für die gesamte medizinische Therapie unerläßlich geworden. Wie aus dem geschichtlichen Überlick über das Gebiet der *Injektion* und *Transfusion* hervorgeht, sind Methoden – insbesondere zum Aderlaß und zum Zweck der Zuführung von Medikamenten – schon lange Zeit bekannt. Jedoch erst in den letzten 50 Jahren, angeregt durch die beiden Weltkriege und die Entwicklung der Inneren Medizin und der Anästhesiologie, hat sich die intravenöse Therapie zur parenteralen Medikation bzw. zum Ersatz von Blut mittels Trans- und Infusion durchgesetzt.
Als Indikation zur intravenösen Injektion gelten alle Krankheitszustände, bei denen das Medikament schnell wirken soll oder das Medikament auf anderem Wege nicht verabreicht werden kann.

> *Smith* und *Quimby* und zahlreiche andere Autoren haben sich mit der Zirkulationsgeschwindigkeit des Blutes beschäftigt und errechneten bei intravenösen Injektionen in die Kubitalvene mit Hilfe von $Na^{24}Cl$ eine Zirkulationsgeschwindigkeit von 20 bis 55 Sekunden, bis das zugeführte Präparat am Fuß nachweisbar war.

Diese Messung wurde bei verschiedenen Probanden durchgeführt. So teilt sich das Krankengut auf:

Tab. 1. Zirkulationsgeschwindigkeit des Blutes – gemessen mit Hilfe von $Na^{24}Cl$

	Fallzahl	Zirkulationsgeschwindigkeit in Sekunden (Kubitalvene–Fuß)
Gesunde	11	20
Arteriosklerose	24	45
Arteriosklerose mit Diabetes	13	42
Arteriosklerose mit Diabetes und Infektion	5	27
Thrombangitis obliterans	12	33
Chronischem Ulcus cruris	3	38
Hypertonie	13	41

Diese Untersuchung ergibt insgesamt gesehen einen Mittelwert von 43 Sekunden bei einer Meßdistanz vom Arm zum Fuß. *Hubbard* hat ähnliche Untersuchungen durchgeführt.

> Bei einer Meßdistanz von intravenösen Injektionen – Kubitalvene zur entgegengesetzten Hand – errechnete er mittels $Na^{24}Cl$ in der Ruhe eine Zirkulationsgeschwindigkeit von 17 Sekunden und nach körperlicher Bewegung von 13 Sekunden.

In der Monographie *„Kreislaufdiagnostik mit der Farbstoffverdünnungsmethode"* haben *Hegglin, Rutishauser* und *Kaufmann, Lüthy* und *Scheu* sich eingehend mit den Kreislaufzeiten beschäftigt:

„Arm - Ohr - Zeit:
8–14 Sekunden (Erscheinungszeit)
15–24 Sekunden (Rezirkulationszeit)
Lungen - Ohr - Zeit: 3–5 Sekunden
Arm - Finger (Erscheinungszeit): 17,5 ± 4,4 Sekunden
Arm - Zehen (Erscheinungszeit): 24,8 ± 4,3 Sekunden
re. Kammer - li. Vorhof (Erscheinungszeit): 2–4 Sekunden
mittlere Zirkulationszeit: 4–8 Sekunden."

Sie stellen fest: „Die treibende Kraft für die Bewegung des Blutes im Gefäßsystem ist immer ein Druckgefälle. Betrachtet man das Problem ausgehend von den Verhältnissen im Gesamtkreislauf, so besteht im großen Kreislauf das Druckgefälle zwischen dem durch die Herzmuskelkontraktur erzeugten systolischen Druck und dem diastolischen Druck im rechten Ventrikel. Im kleinen Kreislauf liegt das Gefälle zwischen systolischem im rechten und dem diastolischen Druck im linken Ventrikel. Das Zeitvolumen hängt bei gegebener Druckdifferenz vom Gefäßwiderstand ab (*Ohm*sches Gesetz).

$$\text{Zeitvolumen} = \frac{\text{Druckdifferenz}}{\text{Widerstand}}$$

Eine Abnahme des Zeitvolumens bei unverändertem Querschnitt der Strombahn bedeutet geringere Blutgeschwindigkeit und damit längere mittlere Kreislaufzeit entsprechend der Formel:

$$\text{mittlere Kreislaufzeit} = \frac{\text{Blutvolumen im Abschnitt}}{\text{Zeitvolumen}}$$

Die Verbindung zwischen Druck und Kreislaufzeit ist damit gegeben:

$$\text{mittlere Kreislaufzeit} = \frac{\text{Blutvolumen im Abschnitt}}{\text{Druckdifferenz}} \times \text{Widerstand.“}$$

So haben die verschiedensten Faktoren Einfluß auf die Kreislaufzeit, beispielsweise: Herzzeitvolumen, Puls, Temperatur, Emotionen. Körperlage und verschiedene Krankheiten wie: Hyper- und Hypothyreose, Anämie, Herzfehler mit Rechts- und Linksshunt u.a. *Töllner* hat erst kürzlich den Einfluß des Pulses auf die Arm-Ohr- und Lungen-Ohr-Zeit untersucht. Er stellt fest, daß bei einer Pulserhöhung um 10 eine Verkürzung der Arm-Ohr-Zeit um 0,5 Sekunden und eine Verkürzung der Lungen-Ohr-Zeit um 0,2 Sekunden auftritt.

> Aus diesen Daten ist schon zu erkennen, daß der Wirkungseintritt (Ankunft ist nicht gleichbedeutend mit Wirkung) eines intravenös zugeführten Medikaments außerordentlich schnell ist.

Ein typisches klinisches Beispiel dafür bietet die Injektion von Kalzium- oder Vitamin-B-Präparaten. Noch während der Injektion verspürt der Patient bei der Kalzium-Injektion ein Wärmegefühl unter der Zunge und bei den Vitamin-B-Präparaten einen der Hefe ähnlichen eigenartigen Geschmack.

Eine weite Verbreitung fand die Kreislaufmessung am Krankenbett mit der Einführung der *Decholin*-Methode durch *Winternitz, Deutsch* und *Brüll* und der Ätherinjektion durch *Hitzig*.

Beim *Decholin* wird der bittere Geschmack auf der Zunge, beim Äther der Geruch in der Ausatmungsluft des Patienten verwertet. Werden die beiden Substanzen in einer Mischspritze injiziert (*Bock* 1938, *Bischoff* 1948) so können Zeiten von zwei verschiedenen Kreislaufabschnitten in einem Untersuchungsgang gemessen werden.

Auf Grund der hohen Zirkulationsgeschwindigkeit ist es für jeden Arzt außerordentlich wichtig, daß er sich über die Konzentration und den damit verbundenen Blutspiegel des jeweils angewendeten Medikaments orientiert. Da hier viele Faktoren, so beispielsweise Verteilung, Gewebsbindung, Lipoidlöslichkeit, Elimination u. a. m. eine große Rolle spielen, sei hier auf die Monographie „*Der Blutspiegel*“ von *Dost* verwiesen, die über diesen Komplex eingehend Auskunft gibt.

Dieser Blutspiegel ist von nicht zu unterschätzender praktischer Bedeutung, da schon eine schnelle intravenöse Injektion von 10 ml zehnprozentigen Evipans innerhalb von Sekunden letal enden kann. Allein schon bei einer raschen Verabreichung eines einfachen Kalzium-Vitamin-Präparates kann es zu einem schweren Kollaps kommen. Besonders wichtig sind diese Blutspiegelkontrollen bei der Anwendung von Antibiotika, da hier nur eine genügend hohe Konzentration in der Lage ist, die Infektion zu beherrschen.

Wie schon in unserer Einleitung ausgeführt wurde, wollen wir nicht nur eine technische und methodische Anleitung für den angehenden Mediziner geben, sondern wir wollen Verständnis für die vielfältigen Komplikationsmöglichkeiten bei der intravenösen Injektionstherapie erwecken und die damit in Zusammenhang stehenden biologischen Veränderungen aufzeigen.

Bernhard Opitz, der erst kürzlich ein Buch über „*Infektionen durch Injektionen und ihre Verhütung*“ herausgegeben hat, stellt fest, daß die Hautdesinfektion vor der Injektion zur Zeit eine kritische Stelle in der Asepsis darstellt. Wie wir in unserem eigenen Text weiter beschreiben werden, kommt es insbesondere bei der intramuskulären Injektionstechnik zu Keimverschleppungen in die Tiefe, insbesondere wenn es sich um nicht gepflegte Patienten, beispielsweise Apoplektiker, handelt. Es gibt eine große Anzahl von Untersuchungen über diesen Bereich, doch

müssen wir mit *Opitz* feststellen, daß tatsächlich die Hautdesinfektion, wie sie z. Zt. geübt wird, im Grunde genommen nur eine psychologische Wirkung hat. Interessant sind daher die Ausführungen von *Opitz*: „Deshalb wurde von *Schau* zur Desinfektion der Haut vor einer Injektion Peressigsäure als Desinfektionsmittel empfohlen. Die Wirkung dieses Präparates wurde nach der Richtlinie der Deutschen Gesellschaft für Hygiene und Mikrobiologie zur Testung von Desinfektionsmitteln geprüft. Auf Leichenhaut (um den Besonderheiten der Hautoberfläche gerecht zu werden) wurde eine definierte Fläche mit Sporen von Clostridium perfringens kontaminiert. Nach 2 Minuten Einwirkung einer 0,2 %igen Peressigsäurelösung war der Sporengehalt um 99,1 % reduziert. Wurde die Peressigsäure mit 33 %igem n-Propanol vermischt, konnte der Desinfektionserfolg auf 99,9 % erhöht werden.
Nach Untersuchungen von *Mücke* (1973) und *Schiller* (1973) ist mit allergischen Reaktionen bei Anwendung von 0,2 %iger Peressigsäure nicht zu rechnen. Wir sehen in der Desinfektion der Haut ante injectionem mit Peressigsäure (0,2 %ig, anstelle mit Wasser mit 33,3 %igem n-Propanol gemischt, 2 Minuten Einwirkungszeit) ein Verfahren mit Zukunft. Für die Prophylaxe von Gasbrandinfektionen, Gelenkentzündungen und Nervengewebeentzündungen post injectionem ist dieses Verfahren mit Nachdruck zu empfehlen.“

Zweifellos – und da stimmen wir mit *Opitz* vollständig überein –, ist die Hautdesinfektion vor der Injektion z. Zt. nicht optimal. Ob wir jedoch mit einer 2-minütigen Einwirkungszeit dem Praktiker einen Gefallen tun, ist fraglich. Zumindest sollte man den Vorschlag *Opitz*' aufgreifen, wenn man Gefäße punktiert, die zu umfangreichen Infektionen neigen, so beispielsweise würden wir solche Hautdesinfektionen durchführen, wenn arterielle Punktionen vorzunehmen sind.

In den letzten Jahren wurde von *Puff* die endovenöse endoskopische Filmanalyse des Punktionsvorganges entwickelt, die mit seinen morphologischen Untersuchungen der penetrierten Gefäße neue Aspekte für die Punktionstechnik aufgezeigt haben. In gleicher Weise hat sich *Leriche*, der besonders durch die „*Chirurgie des Schmerzes*“ bekannt geworden ist, sich eingehend mit der Gewebsbiologie der Venen beschäftigt und im Laufe vieler Jahrzehnte außerordentlich interessante Befunde erheben können. Doch sollen zuerst die Untersuchungen von *Puff* zitiert werden:

2.1.1. Morphologie der Venenwand und des perivenösen Gewebes

„So wie jede Arterie einen ihren spezifischen Funktionen entsprechenden typischen Wandaufbau aufweist, so zeigt auch die Venenwand eine funktionsabhängige Strukturvariabilität. Einige Sonderaufgaben sind zum Beispiel: Wärmeregulation (Nasenschleimhaut), hämodynamische Blutreserve (Kapazitätsgefäße) und mechanische Stoßdämpferfunktion (Zahnhalteapparat).
Die venösen Kapazitätsgefäße sind ein wichtiges Volumenreservoir des Kreislaufs. Die Blutverteilung durch die aktive Kontraktion der Venenmuskulatur spielt erst

dann eine Rolle, wenn die Vene voll ausgedehnt ist. In niederen Druckbereichen sind die Venenfunktionen allein durch passive Faktoren gesteuert.
Insgesamt besitzen die Venen eine regionäre Spezifität. Während sich das arterielle System nach dem Zentralorgan Herz und seinen Funktionen richtet, ist das venöse System abhängig von seiner Umgebung und ihren Funktionen. Lumenweite, Wanddicke und Schichten der Venenwand wechseln zwar mit den Altersperioden, das Prinzip ihrer Anordnung bleibt jedoch stets das gleiche.“
Puff hat sich nun speziell mit der Morphologie der Venenwand in den verschiedenen Körperregionen beschäftigt, deren Venen vorwiegend zur Punktion herangezogen werden. Dabei konnte er feststellen: „Die Stärke der Mediamuskulatur schwankt. Während Knochen- und Duravenen praktisch muskelfrei sind, weisen die Vv. popliteae und die Fußrückenvenen eine besonders starke Muskulatur auf. Die Media hat zirkulär verlaufende glatte Muskeln, kollagene und elastische Netze so wie häufig auch Längsmuskulatur. Die zirkulären Muskelfasern bilden mit den kollagenen ein funktionelles System, das größere Verschiebungen der Muskelzüge bei der Gefäßdilatation verhindert und als „Leitsystem“ anzusehen ist. Die Gefäßnervenplexus finden sich in der Adventitia-Mediagrenze und in der Adventitia selbst und sollen sensorische und vasokontriktorische Fasern enthalten.

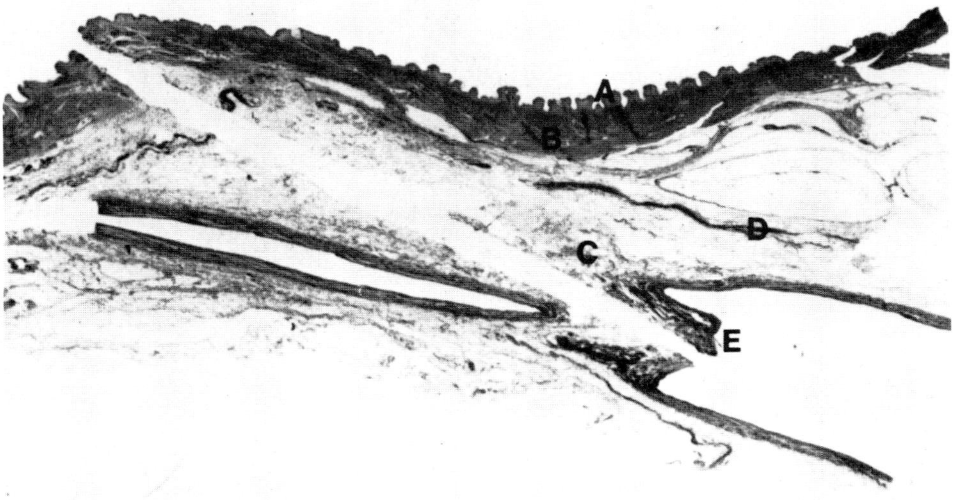

Abb. 4. Stichkanal über V. mediana cubiti, Übersicht. Färbung: Volkmann-Strauss-Elastica (nach *Puff*)
A = Epithel; B = Korium; C = Subkutis; D = elastische Subkutislamelle; E = vorgestülpte und perforierte Venenwand

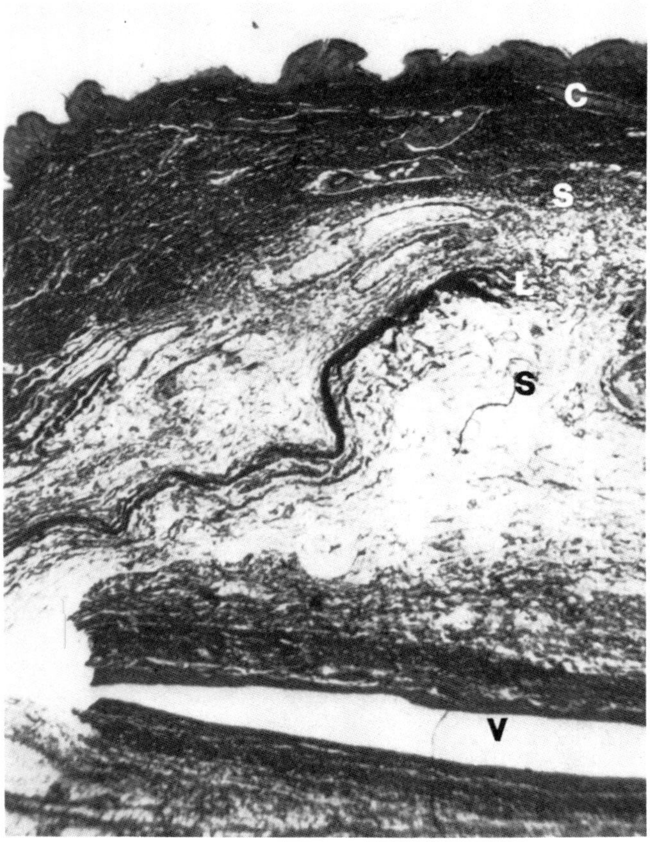

Abb. 5. Kutis und Subkutis im Bereich der V. mediana cubiti. Besonders deutlich die elastische Lamelle im subkutanen Gewebe (L) (nach *Puff*)
C = Kutis; S = Subkutis; V = Vene

Für die Punktion der Venen ist jedoch nicht nur allein die Morphologie ihrer Wand selbst mit ihren unterschiedlichen Konstruktionsprinzipien, sondern im großen Maße auch das Architekturgefüge der perivenösen Gewebe und der darüber liegenden Haut von Bedeutung."

Auf diese von *Puff* erarbeiteten Ergebnisse zur Morphologie der perivenösen Gewebe kommen wir bei den einzelnen Applikationsorten zurück.

Diese von *Puff* durchgeführten endovenösen endoskopischen Untersuchungen zeigen vor allem,

> daß eine bisher unbekannte isolierte elastische Lamelle in der Subkutis des perivenösen Gewebes vorhanden sein muß.

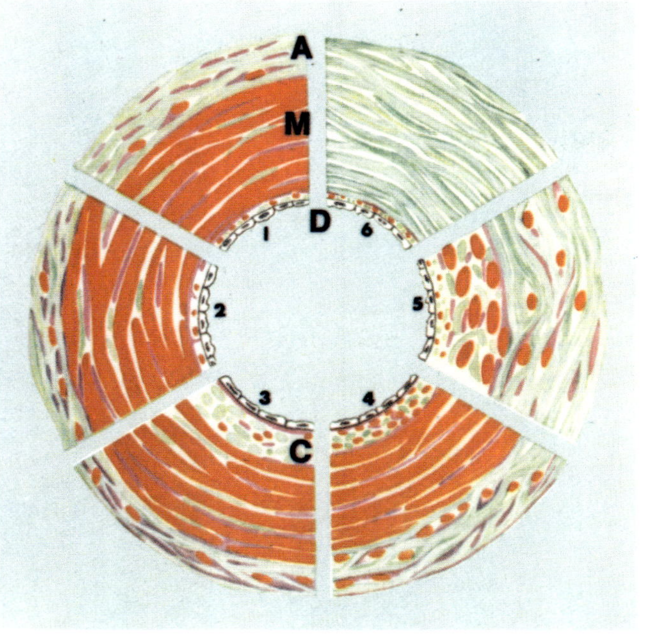

Abb. 6. Variabilität der Venenwand (Punktionsvenen – schematisch) (nach *Puff*)
1 = Fußrückenvene; 2 = Handrückenvene; 3 = Unterarmvene; 4 = V. mediana cubiti; 5 = V. subclavia; 6 = Sinus sagitalis superior. A. = Adventitia; B = Media; C = Media-Intima (Zuordnung problematisch); D = Intima; grün = kollagene Fasern; violett = elastische Fasern; rot = glatte Muskulatur; E = Endothel

So konnte *Puff* die klinisch bekannte große Elastizität der Venenwand in seiner Studie verdeutlichen, wobei er mit Recht darauf aufmerksam macht, daß auch bei geschickter Punktionstechnik sich eine Ausstülpung der Venenwand bis zur gegenüberliegenden Gefäßwand vor Penetration der Kanülenspitze nicht vermeiden läßt und damit die Gefahr des Anspießens und der Perforation der Intima besteht (Abb. 4). *Puff* meint dazu: „Der elastische Hautwiderstand kann noch eine zusätzliche Verstärkung durch eine weitere bisher unbekannte isolierte elastische Lamelle in der Subkutis erfahren (Abb. 5).“ Zwar ist nach *Puff* die Tatsache bekannt, daß Unterschiede in der Art der Venen und ihrer umgebenden Gewebe vorhanden sind: Rollvenen, sklerosierte Venen, gesträngelte Altersvenen, brüchige Haut, brüchige Venenwand usw. Daß auch die verschiedenen Punktionsvenen untereinander bei demselben Individuum unterschiedliche morphologische Eigenschaften aufweisen, ist wenigen geläufig.

Die typischen Punktionsvenen: V. mediana cubiti, Handrücken- und Unterarmvenen, Fußrückenvenen, die V. subclavia und die venösen Sinus des kindlichen Kopfes haben neben ihrer allgemeinen Funktion als Blutleiter noch zusätzliche Aufgaben, die die Ursache für solche Bauunterschiede sind. Die Variabilität des Architekturgefüges der Venenwand ist abhängig:

a) Von den unterschiedlichen Funktionen der Vene selbst und
b) von der jeweiligen Topographie und Funktion ihrer Umgebung.

So findet sich z.B. in den Venen der unteren Extremität ein wesentlich höherer Ringmuskelanteil, der das Auffangen des hydrostatischen Druckes übernimmt".
Die hier dargestellten Abbildungen hat mir Herr Prof. *Puff* freundlicherweise zur Verfügung gestellt, wobei besonders der schematischen Darstellung (Abb. 6) der Variabilität der Punktionsvenenwandung Aufmerksamkeit geschenkt werden sollte.
Auf dem Originalmikrofoto und der schematischen Darstellung ist deutlich zu erkennen, daß die unter 1, 2, 3, von uns empfohlenen Punktionsvenen eine relativ starke Media besitzen, die vorwiegend durch glatte Muskulatur gekennzeichnet ist.
Diese morphologischen Gegebenheiten, wie *Puff* sie mit seinen modernen endoskopischen Untersuchungen erarbeitet hat, schienen mir so wertvoll, daß es nur zum Nutzen dieses Buches dienen kann, wenn ich diesen Autor teilweise wörtlich zitiert habe.
Über diese Untersuchungen hinaus, hat *Leriche* sich eingehend mit unterschiedlichen Veränderungen der Venen beschäftigt, deren Untersuchungsergebnisse hier nicht fehlen dürfen. So hat beispielsweise *Leriche* folgendes beobachtet:

2.1.2. Die sogenannte interstitielle Verlängerung der Venen und die arterio-venöse Koppelung

Der Autor stellt fest, daß sich *bei vielen Menschen im Laufe des Lebens die Venen verlängern*. So verlaufen viele Venen, die im jugendlichen Alter noch einen geradlinigen Verlauf zeigten, im höheren Alter geschlängelt. Doch entsprechen diese Schlängelungen keineswegs einer Notwendigkeit. Sie besagen lediglich, daß eine Vene für ihre Strecke zu lang geworden ist. Entsprechend dieser Feststellung hat man in früheren Jahren häufig den Verlängerungskoeffizienten berechnet. Doch hat sich gezeigt, daß sich diejenigen Venen, die diese Verlängerungstendenz aufweisen, auch leicht erweitern (Abb. 7 und 8). Ein typisches Beispiel für diese Venenverlängerungen und -schlängelungen ist das Verhalten der Venen unter der Schwangerschaft. *Wollheim* und *Zißler* betonen die Wichtigkeit der Venenklappen, die hydrostatisch bedingte Überdehnungen der peripheren Venen verhindern können. Die Venenklappen beteiligen sich außerdem am Rücktransport des Blutes zum Herzen durch die sogenannte venöse Koppelung (*Schade*).

> Die Fortleitung der arteriellen Pulswelle in die gemeinsamen Gefäßscheiden von Arterien und Venen wirkt als Pumpmechanismus herzwärts.

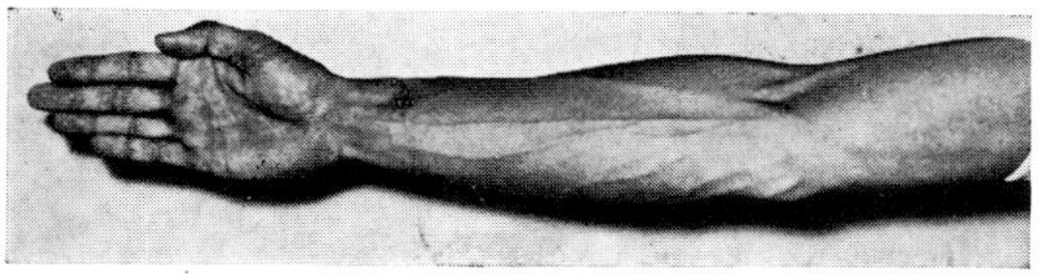

Abb. 7

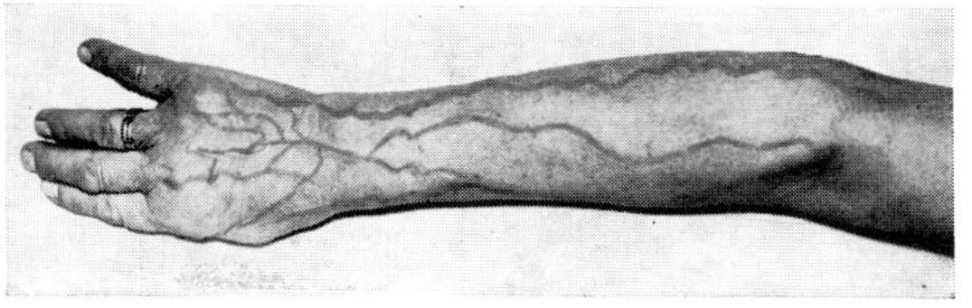

Abb. 8

Abb. 7 und 8. Gegenüberstellung des Venenverlaufs bei einem jugendlichen und einem älteren Patienten aus der deutlich hervorgeht, daß im jugendlichen Alter die Venen einen geradlinigen Verlauf, im höheren Alter eine deutliche Verlängerung und Schlängelung aufweisen.

Auch *Staubesand* betont die Wichtigkeit der arterio-venösen Koppelung:
„Neben der ‚Vis a tergo' und den intrathorakalen Kräften spielen, vor allem im Bereich der Extremitäten, die Druck- und Saugwirkungen des Bewegungsapparates und die arterio-venöse Koppelung für die Förderung des venösen Rückstromes eine besondere Rolle. Die Aktionen der Skelettmuskulatur stellen dabei eine sehr wesentliche, doch auch wechselhafte Energiequelle dar. Demgegenüber wirken sich die paternoster-artig aufeinander folgenden arteriellen Pulswellen, durch das Prinzip der arterio-venösen Koppelung, als eine kontinuierliche Unterstützung der herzwärts gerichteten Venen aus."

2.1.3. Kaliberschwankungen der Venen

Abgesehen von den mechanischen Einflüssen ändern die Venen mehrmals am Tage ihren Durchmesser. Das kann man sehr leicht an sich selbst feststellen. So werden die Venen durch Wärme, Kälte, Muskelarbeit usw. beeinflußt. *Kügelgen* hat wertvolle Einsichten in den konstruktiven Bau einzelner Venenstrecken gewonnen. „Verhältnismäßig weitmaschige, diffus elastische Fasernetze aus rundlichen und flachen Stäben sind vorwiegend in der Längsrichtung der Venen orientiert. Sie leisten weniger gegen Querdehnung (wie bei den Arterien) als gegen Längsdehnung Widerstand. Die Strukturen des elastischen Längsnetzes werden von innen nach außen harmonisch gröber, sind genau übereinander geordnet und durchflechten sich gegenseitig mit der in diese Ordnung mit einbezogenen Muskulatur. Elastisch muskulöse Systeme sind doch nicht entwickelt.

Die in der Arterie durch Spannmuskeln variable, reversible Dehnbarkeit des elastischen Materials ist demnach in der Venenwand nicht regulierbar, da die Venenmuskulatur eine gewisse Unabhängigkeit vom elastischen Faserkontinuum besitzt.

Die Muskelbündel bilden lockere Schraubenzüge, die in den mittleren Lagen der Venenwand oft fast quer, in den inneren und äußeren dagegen steiler verlaufen. Die stärkere Entwicklung der Muskulatur in den Venen der unteren Körperhälfte verglichen mit den Venen der Kopf-Hals-Region dürfte mit der hydrostatischen Belastung der Bein- und Beckenvenen im Zusammenhang stehen" (*Staubesand*).

Leriche weist besonders darauf hin, wie groß die *Venenkaliber- bzw. Wandschwankungen beispielsweise nach einer Stellatumblockade* sind. Gewöhnlich schwellen die Venen der Hand und des Unterarmes sowie die V. jugularis der gleichen Seite unmittelbar nach einer Stellatumanästhesie an. Sie werden weit, ein Zeichen, daß die Aufhebung der vasokonstriktorischen Aktivität diese Venendilatationen bewirkt. Doch auch hier ist die Gewebsgeschmeidigkeit entscheidend. Bei Sklerodermien bzw. Narbenrestzuständen können die obigen Beobachtungen nur dann gemacht werden, wenn nach entsprechenden Eingriffen – meistens Sympathektomien – eine Gewebsgeschmeidigkeit wieder eintritt. Eine sehr interessante Beobachtung von *Leriche* muß u.E. unbedingt erwähnt werden. Das sind

2.1.4. Die blutleeren Venen

Ebenso wie bei den eben erwähnten Sklerodermien Venen jahrelang inapparent bleiben können, so gibt es in relativ vielen Fällen Venen, die tatsächlich blutleer sind. *Leriche* hat sich davon bei entsprechenden Venendurchtrennungen vergewissern können, und die histologische Untersuchung hat gezeigt, daß die Venenstruktur nicht verändert und ihr Lumen nicht verlegt war.

Bei Gefäßkranken sind häufig am Fuß und Unterschenkel Venen nachzuweisen, die sich als Hohlbildung abzeichnen. Diese venösen Rinnen sind ein deutliches Zeichen eines schlecht kompensierten arteriellen Verschlusses.

Hier bewirkt die von *Leriche* so eingehend propagierte Sympathikuschirurgie eine wesentliche Besserung. Und *Leriche* gibt das Verschwinden dieser blutleeren Venen als Test zum Ermessen der Besserung von Gefäßkrankheiten an. Er bemerkt jedoch ausdrücklich, daß durch Funktionslosigkeit und Inaktivität der Vene keine Thrombose oder endotheliale Verdickung entsteht.

2.1.5. Die Venenspasmen und -kontraktionen

stellen einen sehr wichtigen Befund dar.

„So ist bekannt, daß Venen sich selbst dann heftig kontrahieren, wenn sie verlängert oder geschlängelt sind. Jeder Erfahrene weiß, daß es Venen gibt, die den Einstich zu fliehen scheinen, weil sie sich bei der Berührung der Adventitia durch die

Nadel sehr stark zusammenziehen. Ein eigenartiges Phänomen begleitet diese venösen Kontraktionen. Manchmal wird die Haut auf ihrer ganzen Verlaufsstrecke blau, so wie sie sich entlang einer entzündeten Lymphbahn rötet. Das beweist eine *vasomotorische Koppelung von Haut und Vene*, von der in den Schemata der Vasomotilität kaum die Rede ist. Die venöse Kontraktur kann bestehen bleiben.

> Nach intravenösen Injektionen sieht man von Zeit zu Zeit, daß die Vene hart und rigide bleibt. Erst glaubt man an eine Thrombophlebitis, doch wird schon nach einigen Tagen die Vene wieder geschmeidig und mit bloßem Auge erkennbar durchgängig. Manchmal wird der venöse Spasmus von sehr stark ausstrahlenden Schmerzen begleitet, wie sie normalerweise nur für die versehentliche intraarterielle Injektion angegeben werden" (*Leriche*).

Der auch von anderen diskutierte Venenspasmus (*Löhr, Wagner, Sunder-Plasmann, Jensen* u.a.) wird von *Tagariello* überhaupt abgelehnt. *Loose* wies nach, daß bei den klinisch als Venenspasmus imponierenden Kranheitsbildern nach operativer Freilegung perivasale Verschwielungen an den Venen vorlagen (*Hasse*). *Ratschow* schließt sich beinahe diesem Standpunkt an:

„Eventuelle Kontraktionen von Arterien und Venen sind jedenfalls nicht so hochgradig, daß es zu nachweisbaren Weitenveränderungen des Lumens kommt. Die Frage der sogenannten Gefäßspasmen ist noch immer nicht gelöst. Wenn diese überhaupt eine Rolle spielen, dann nur im Bereich der Praearteriolen und Arteriolen."

Dagegen bestätigt auch *Ratschow* den Gefäßschmerz. Er betont, daß die Einspritzung hypertonischer Lösungen in eine Arterie oder Vene „durchreißende Schmerzen" verursachen kann. *Leriche* hat zweimal eine über Wochen bestehende heftige Kausalgie der ganzen oberen Extremität beobachtet. Die Stellatuminfiltration beseitigte die genannten Beschwerden, so daß eine Resektion der Vene nicht erforderlich war. Der zitierte Autor hat sie jedoch zweimal angesichts indurierter, bei Berührung mit dem Finger sehr schmerzhafter Venen durchgeführt. Die Vene war verdickt, doch war sie nicht thrombosiert.

Solche Venenkontrakturen können auch reflektorisch entstehen; beispielsweise durch einen entfernt lokalisierten Einstich in eine Vene oder eine Arterie. *Dos Santos* hat ein sehr schönes Beispiel hiervon anläßlich einer Arterieographie der A. brachialis mit sofort anschließenden Phlebogramm gesehen. Ebenso berichten *Leriche, Cornil, Mosinger* und *Audier, Melan* und *Puglionisi* über

2.1.6. Veno-venöse, veno-arterielle und arterio-venöse Reflexe

Sie erklären gewisse klinische Erscheinungen der Venen- und Arterienentzündungen. Wir kennen eine phlebitische Form der arteriellen Thrombose mit starkem

Ödem, die im allgemeinen durch Grenzstranginfiltrationen sofort beeinflußt wird. Außerdem besteht bei vielen Phlebitiden ein arterieller Spasmus, der, wenn er sehr stark ist, zur sogenannten blauen Phlebitis (*Gregoire*) führt.
Kappert hat diese Erklärung im „*Leitfaden und Atlas der Angiologie*" erwähnt, er nennt sie Phlegmasia coerulea dolens. Er glaubt, daß es sich bei dieser Form um eine Thrombophlebitis handelt, auf die sich plötzlich ein arteriell ischämisches Syndrom aufgepfropft hat.

Kommt es zur vollen Ausbildung dieser Phlébite bleue, kann es nach einer meist sehr schmerzhaften Anschwellung einer Extremität mit zunehmender rötlicher zyanotischer Färbung zur Weiterentwicklung dieses Ödems und damit zur Ausbildung einer Gangrän kommen.

Ratschow beschreibt bei dieser Erkrankung arterielle Durchblutungsstörungen bei hochsitzenden venösen Thrombosen, ohne daß sich ein Verschluß der arteriellen Gefäße nachweisen läßt.
Leriche hat in den letzten Jahren wiederholt bei schweren in den ersten Tagen durchgeführten Phlebitisoperationen ein erhebliches Ödem der gemeinsamen Gefäßscheide in der arteriellen Adventitia gesehen.

„Die Wand der Arterie war in einem kaum vorstellbaren Ausmaß rot gefärbt, hypervaskularisiert und ödematös verändert. Bakteriologische Untersuchungen ergaben jedoch, daß es sich um eine aseptische entzündliche Reaktion handelte. Die Veränderung der Arterienwand erfolgt also gleichzeitig mit der Venenthrombose, so daß man eines nicht ohne das andere sehen kann. Die Arterie war immer klein und kontrahiert".

Sehr wahrscheinlich spielt dieser arterielle Spasmus eine Rolle in der Symptomatologie bei Restzuständen nach Phebitiden. *Leriche* hat bei Operationen alter Phlebitiden sehr oft das Verbackensein von Vene und Arterie und die Entzündung der Adventitia per continuitatem festgestellt, die histologisch von *Cornil, Mosinger* und *Audier* nachgewiesen wurde. 1944 publizierte *Leriche* eine Beobachtung, bei der in vivo der venoarterielle Reflex zu erfassen war, und wobei sich ergab, daß der Spasmus unmittelbar durch die venöse Entzündung bedingt ist. Die Resektion der thrombosierten Venen ließ ihn im Augenblick verschwinden. Inzwischen hat *Broustet* eine fast ähnliche Beobachtung mitgeteilt, und *Lemaire* hat über zwei Beobachtungen von arteriellem Spasmus nach einfacher Venenpunktion berichtet.
Diese Feststellungen sind von großer Bedeutung bei der Betrachtung und Beurteilung der Zwischenfälle nach Einführung der neuen ultrakurz wirkenden intravenösen Narkotika. Im Kapitel „Irrtümliche intraarterielle Injektion" (S. 117) kommen wir noch darauf zurück, doch kann schon in diesem Zusammenhang festgestellt werden, daß diese arterio-venösen Reflexe beim Zustandekommen von Komplikationen der intravenösen Injektionstherapie eine große Rolle spielen.

2.1.7. Venenthrombose und initialer Venenspasmus, physiologische und pathologische Besonderheiten des Aufbaus der Venenwand

Im allgemeinen unterscheiden sich die Venen von den Arterien durch die geringere Stärke der Muskulatur. Die Adventitia mittlerer und kleinerer Venen enthält, mit fortschreitendem Alter zunehmend, auch längsverlaufende Muskelfasern. Die Stärke der Mediamuskulatur schwankt; während die Knochen-, Dura- und Piavenen fast muskelfrei sind, weisen andere Venen, besonders die im Bereich der kaudalen Extremitäten, z.B. die Vv. popliteae eine bemerkenswert starke Muskulatur auf. Sonst sind die Extremitätenvenen meist relativ dünnwandige Gefäße, die zu erheblichen Veränderungen von Länge und Querschnitt fähig sind.
Die Venenklappen stellen bindegewebige endothelüberkleidete Intimavorsprünge ins Lumen dar. Sie finden sich meist zu zweien auf gleicher Höhe, vornehmlich distal der Einmündung von Nebenästen und besonders an den kaudalen Extremitätenvenen.

> Die Venen der Extremitätenperipherie sind untereinander durch zahlreiche Anastomosen verbunden, die in der Regel im Falle venöser Verschlüsse in Funktion treten.

Die Widerstandsfähigkeit der Venenwände ist erheblichen, erblich bedingten Varianten unterworfen, was aus den unterschiedlichen Auswirkungen langdauernder intravenöser Druckerhöhung, z.B. bei arteriovenösen Fisteln oder bei chronischer Herzinsuffizienz, ersichtlich ist.

„Jede Schicht der Venenwand hat ihre besondere Physiologie und demnach auch Pathologie. Die Adventitia ist mit sensiblen und motorischen Nerven versorgt. Die Schmerzempfindung beruht vor allem auf einer Sensibilität gegenüber der Dehnung des Gefäßes, die mehr einer „müden Schwere" als einem echten Schmerz gleicht, und die meist eher diffus als lokalisiert ist. Ohne pathologischen Befund ist Schmerzempfindung selten vorhanden. Es gibt vor allen Dingen eine Reflexsensibilität: Die Mehrzahl der Venen kontrahiert sich auf den Stich, wie es die Varizenverödung so gut zeigt. Entsprechende Beispiele sowie solche von der Existenz einer Reflexauswirkung auf die benachbarten Venen und Arterien sind weiter oben gegeben worden.

> Es gibt auch eine Sensibilität des Endothels, die um so paradoxer anmutet, als man histologisch keine Endothelnerven kennt. Viele lege artis ausgeführten intravenösen Injektionen lösen aber eine Empfindung von Brennen oder einen Krampf aus. Das hängt von der Isotonie der injizierten Substanz, von ihrer chemischen Struktur und ihrer Konzentration ab. Manchmal ist die Empfindlichkeit gegen den Schmerz sehr ausgeprägt. Der Schmerz kann auch ständig fortbestehen." (*Leriche*).

2.2. Applikationsorte

Wir unterscheiden mehrere typische Applikationsorte für die intravenöse Zuführung von Medikamenten. Da der Ort des Einstiches häufig für den Verlauf einer Injektion einschließlich eventuell auftretenden Komplikationen entscheidend ist, wollen wir im folgenden Kapitel die topographisch-anatomische Situation der typischen Applikationsorte für die intravenöse Injektion bzw. Infusion darstellen. Es ist erforderlich, daß der die Injektionen bzw. Infusionen ausführende Arzt die Wahl des Applikationsortes individuell festlegt. So wird in der überwiegenden Anzahl sowohl in der Klinik als auch in der Praxis die intravenöse Injektion im Bereich der oberen Extremitäten verabreicht. Hier kommt dem von *Mehlhorn* empfohlenen „Fingerspitzengefühl" eine gewisse Bedeutung zu. Mit Recht macht dieser Autor darauf aufmerksam, daß bei jedem, der sich einmal die Zeit nimmt, das Fingerspitzengefühl seiner Finger zu testen, erhebliche Differenzen zwischen links und rechts und zwischen den einzelnen Fingern überhaupt bestehen (z. B. bei geschlossenen Augen eine unter die nicht allzu dünne Tischdecke gelegte Nähnadel zu ertasten u. ä.). Jeder Arzt kann also durch diesen einfachen Test den seiner Finger herausfinden, mit dem er am besten palpieren kann. Diese Übungen erleichtern zweifellos das Auffinden nicht sichtbarer aber palpabler Venen und sind für die Durchführung von intravenösen Injektionen besonders in der Praxis wichtig.

Im Gegensatz zur poliklinischen Tätigkeit stehen bei stationären Patienten von vornherein mehrere Applikationsorte zur Verfügung. Das betrifft besonders Frauen und Kinder, deren Venen im oberen Extremitätenbereich infolge eines relativ starken Fettpolsters nicht so ausgeprägt sind. Um Fehlinjektionen zu vermeiden, können die gut darstellbaren Venen der unteren Extremitäten punktiert werden.

Um eine Übersicht über diese Applikationsorte zu gewinnen, soll im folgenden eine Schilderung der topographischen Anatomie gegeben werden, deren Zusammenstellung wir den grundlegenden Werken von *Hyrtl, Rauber-Kopsch, Corning, Hafferl, Gardner, Pernkopf, Wachsmuth-Lanz* u. a. verdanken.

2.2.1. Topographische Anatomie der Ellenbeuge, des Unterarms und der Hand

2.2.1.1. Entwicklung der oberen Extremitätenvenen

Die oberflächlichen Venen bilden schon in der schaufelförmigen Anlage der Extremität einen Bogen, in den die Vv. digitales einmünden. An der oberen Extremität gehen die Armvenen proximalwärts in einen Stamm über, der später die V. basilica bildet und deren Fortsetzung die V. axillaris und V. subclavia darstellt. Dieser Stamm entspricht der ursprünglichen ulnaren Randvene; später tritt die

V. cephalica auf, die sich aus Venen der Radialseite des Dorsum manus bildet und anfangs in die V. jugularis, später in die V. axillaris einmündet (*Corning*).

2.2.1.2. Topographie der Ellenbeuge

Die Ellenbeuge war bis vor kurzer Zeit der häufigste Applikationsort für intravenöse Injektionen. Auch heute noch dominiert diese Punktionsstelle. Demgegenüber wird in den letzten Jahren von einer großen Anzahl von Kollegen bereits der Unterarm und der Handrücken bevorzugt.

Bei der Beschreibung der topographischen Anatomie der Ellenbeuge macht es Freude, dem „*Handbuch der topographischen Anatomie und ihrer praktisch-medizinisch-chirurgischen Anwendung*" von *Josef Hyrtl* zu folgen. Dieses Lehrbuch ist noch heute ein Kleinod jedes wissenschaftlich Tätigen, da es sowohl anatomische wie auch chirurgische Belange vereint. Aus diesem Grunde werden einzelne Teile des Textes hier übernommen.

Die Haut im Bereich der Ellenbeuge ist wie an allen Beugeseiten dünn, zart, für die subkutanen Venen durchscheinend und leicht verschieblich. Daher läßt sie sich bei der intravenösen Injektion sowie bei Anlage einer intravenösen Infusion nach beiden Seiten gut spannen. An der äußeren Gegend des Ellenbogens wird die Haut derber und zeigt bei kräftigen Armen einigen Haarwuchs. Sie besitzt auch bei Jugendlichen mehr oder weniger deutliche Querfurchen und Runzeln, die im Maximum der Beugung in einer einzigen tiefen Falte verborgen werden (wichtig für das Verrutschen bzw. das Durchstechen der Kanüle bei Abwehrbewegungen während der intravenösen Infusion). Das Unterhautbindegewebe ist zuweilen – besonders bei Frauen – so fettreich, daß das Auffinden der Venen mehr durch das Gefühl als durch das Auge gelingt. Eine Fascia superficialis findet sich nur bei mageren Personen, wo sie deutlich aus zwei Blättern besteht, zwischen denen die oberflächlichen Lymphknoten liegen und die subkutanen Venen verlaufen. Die Anordnung und Verbindung dieser oberflächlichen Venen ist sehr verschieden. Der regelmäßigste, aber nicht der gewöhnlichste Verlauf ist folgender:

> Die V. cephalica steigt an der radialen Seite der Ellenbogengegend, die V. basilica an der ulnaren herauf. Zwischen beiden liegt die V. mediana antebrachii, die von der Mitte der inneren Vorderarmfläche heraufkommt und sich in zwei Äste teilt, deren stärkerer als V. mediana basilica sich mit der V. basilica, deren schwächerer als V. mediana cephalica sich mit der V. cephalica verbindet. Die V. cephalica gibt einen meist stärkeren Verbindungsstamm, die V. mediana cubiti, zur V. basilica ab. Von dieser V. mediana cubiti oder einem ihrer Teilungsäste geht nach Zusammenfluß mit der V. basilica oft eine Verbindung – die V. mediana profunda – durch eine Öffnung der Aponeurose in die Tiefe zur V. cubitalis. (Abb. 9)

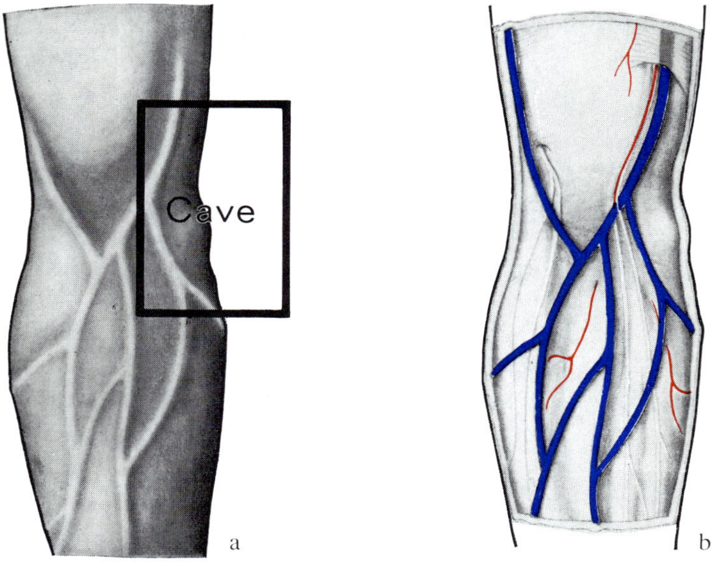

Abb. 9. a) Darstellung der Ellenbeuge im gestreckten Zustand. Man erkennt deutlich die oberflächlich gelegenen Venenstämme. Die ulnare Seite ist trotz der guten Venendarstellungen zu meiden!
b) Darstellung der wichtigsten oberflächlichen Venen der Ellenbeuge, die zur intravenösen Injektion benutzt werden.

Sie führt Blut aus den tiefliegenden Armvenen in das System der hochliegenden und erklärt durch ihr konstantes Vorkommen, warum die beiden Äste der V. mediana antebrachii, deren einer zur Basilica, der andere zur Cephalica geht, stärker sind als der ungespaltene Stamm der V. mediana antebrachii.
Aus den folgenden Zeichnungen sind verschiedene Formen von Venenverzweigungen in der Ellenbeuge zu erkennen (Abb. 10).
Da u. E. die Topographie der Unterarm- und Ellenbeugengegend für die Injektionstechnik von entscheidender Bedeutung ist, und wie oben beschrieben verschiedene Variationen vorkommen, sei noch einmal kurz wiederholt:
Drei größere Venenstämme ziehen am Unterarm proximalwärts. Die **V. basilica** sammelt das Blut aus der Vorderseite der Hand und dem medialen Teil des Unterarms und liegt am Ulnarrand, die **V. cephalica** kommt vom Dorsum der Hand und der lateralen Seite des Unterarms, sie liegt am Radialrand, die **V. mediana antebrachii** endlich stammt aus der Vorderseite des Unterarms und verläuft zwischen den beiden anderen Venen zur Ellenbeuge. Hier gehen aus der V. mediana antebrachii zwei Venen hervor, von denen die V. mediana cephalica nach lateral zur V. cephalica aufsteigt, die V. mediana basilica sich nach medial zur V. basilica wendet. Wenn *Hyrtl* von einem M-förmigen Verlauf spricht, so bezieht *Hafferl* seine Y-Form auf die Teilung der V. mediana antebrachii. Außerdem steht diese Vene meistens mit den tiefen Venen der Fossa cubitalis durch die V. mediana

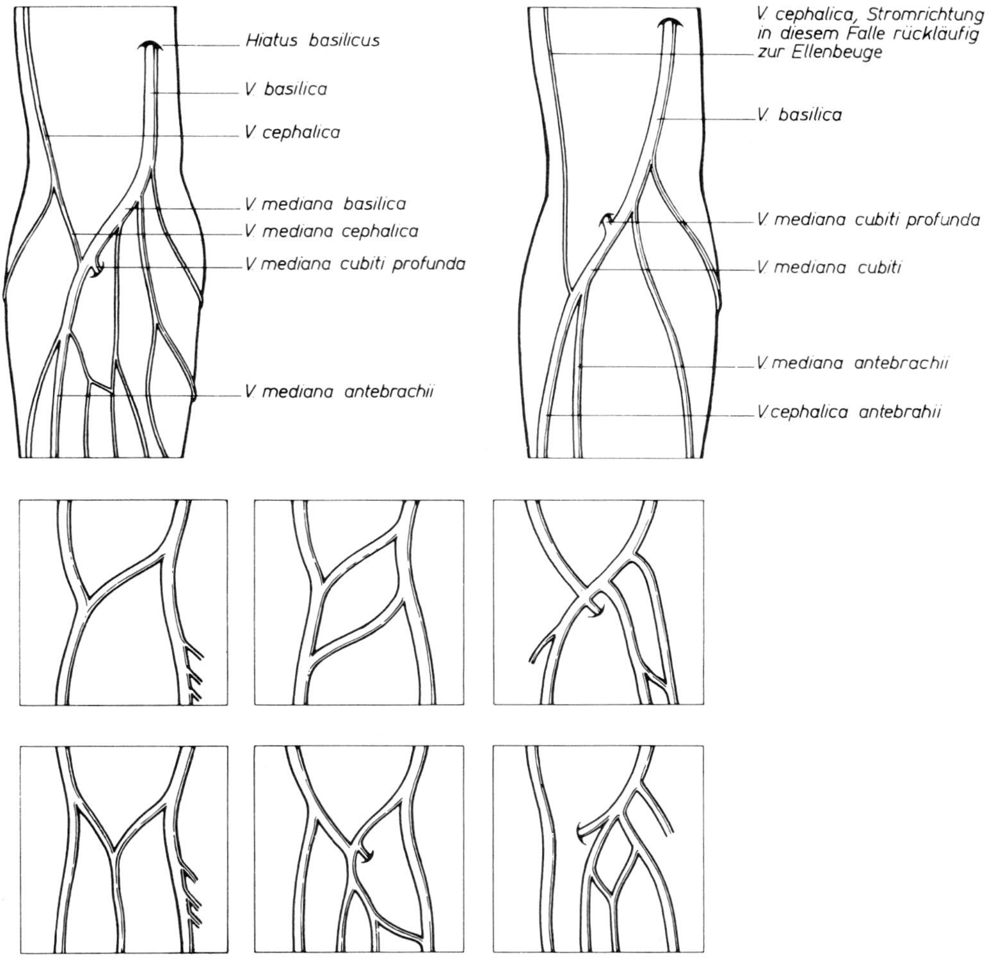

Abb. 10. Verschiedene Venenverzweigungen in der Ellenbeuge

profunda in Verbindung. In anderen Fällen fehlt die Aufteilung der V. mediana antebrachii, und es findet sich eine Verbindungsvene, die von der V. cephalica schräg nach ulnar und proximal durch die Ellenbeuge zur V. basilica zieht. Diese als **V. mediana cubiti** bezeichnete Vene nimmt dann die V. mediana antebrachii auf. Sie ist also ein Ast der V. mediana cephalica. Diese V. mediana cubiti ist häufig sehr gut ausgebildet und wurde früher fast immer zur Injektionstechnik benutzt. Als Punktion zur Blutentnahme kann diese Vene auch heute noch ohne weiteres empfohlen werden.

Die morphologischen Untersuchungen des perivenösen Gewebes von *Puff* erbrachten für die Umgebung der V. mediana cubiti folgendes Ergebnis:

„Die Epidermis ist hier relativ dünn und in hohen Bindegewebspapillen des Koriums verankert. Das ziemlich dichte Gefüge des Koriums enthält nur geringe

Fettanteile, jedoch zahlreiche Nerven. Eine besonders charakteristische anatomische Struktur findet sich im subkutanen Gewebe zwischen Korium und Venenwand: Eine deutlich abgegrenzte Lamelle. Für wenig geeignete Punktionsbestecke mit ungünstigem Schliff liefert sie Penetrationsprobleme mit übermäßig weitem Vorbeuteln der Vene. Die Gefahr der Penetration der gegenüberliegenden Gefäßwand ist dadurch natürlich noch erhöht." Deshalb empfiehlt *Puff* bei Punktion der V. mediana cubiti ein zweiphasiges Vorgehen mit Änderung des Einstichwinkels. Er bezeichnet jedoch „Die Punktion der V. mediana cubiti aus mehreren Gründen problematisch:

1. Die enge topographische Nachbarschaft von Nerven und Gefäßen.
2. Varitäten im Venenverlauf und
3. das Vorkommen einer A. brachialis superficialis
4. Die Gelenknähe erfordert ein vollständiges Stillhalten des Patienten, was besonders bei Infusionen problematisch ist."

> Aufgrund der verschiedenen Venenverzweigungen in der Ellenbeuge, der Nerven in diesem Bereich und der möglicherweise oberflächlichen Verästelung der A. brachialis sollte man die V. mediana cubiti nur zur Blutentnahme heranziehen.

Bei dem M-förmigen Verlauf der Vene im Ellenbeugenbereich (*Hyrtl*) findet sich sowohl im Sulcus bicipitalis medialis als auch im Sulcus bicipitalis lateralis eine gut entwickelte oberflächige Vene, von denen die V. basilica die stärkere ist. Im Sulcus bicipitalis medialis ist auch bei einer Y-Zeichnung des Venenverlaufs in der Ellenbeuge eine Vene (V. mediana cubiti) vorhanden, während die V. cephalica im Sulcus bicipitalis lateralis nicht inspektabel und nur mit Mühe palpabel ist (Abb. 10). Zur Anlage eines Cava-Katheters vom Extremitätenbereich aus ist die V. basilica zu benutzen.

> Früher wurde im allgemeinen sowohl zur Blutentnahme wie auch zur intravenösen Injektion die V. basilica benutzt. Dabei ist jedoch zu beachten, daß die Vene über die Aponeurose des Bizepsmuskel hinwegzieht, hinter der die A. brachialis verläuft.

Außerdem wird die V. basilica von N. cutaneus antebrachii medialis begleitet, der mit ihr zusammen subkutan verläuft und sich neben der Vene, manchmal auch vor ihr befindet. In der Abb. 11 ist der N. cutaneus antebrachii medialis schon vor seinem Durchtritt durch die Faszie in seine beiden Endäste, R. ventralis und R. ulnaris zerfallen, aber auch hier ist die V. basilica von einem Hautnerven, dem R. ulnaris begleitet, der selbst wieder in zwei Zweige zerfällt.

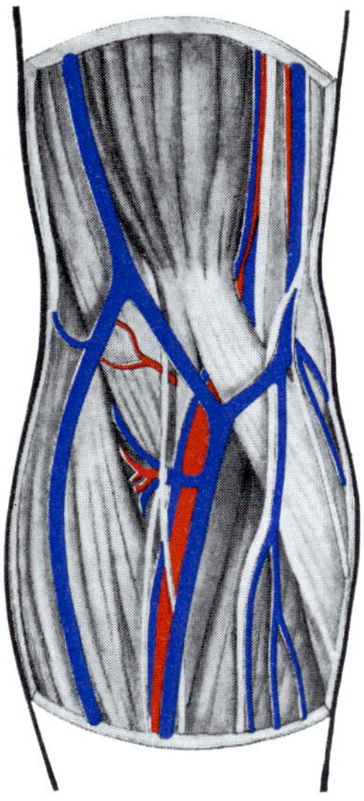

Abb. 11

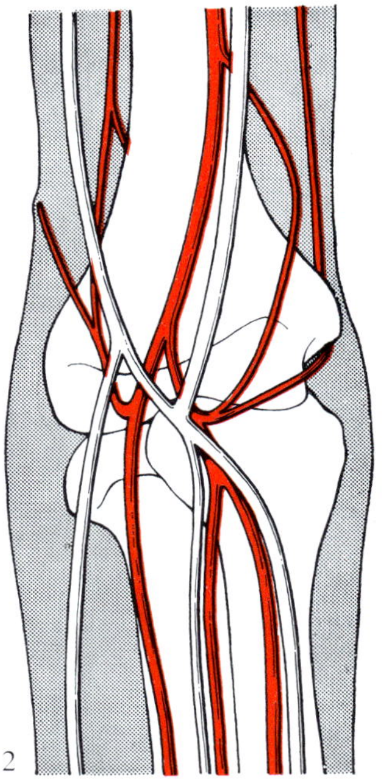

Abb. 12

Abb. 11. Darstellung der Venen, Arterien und Nerven der Ellenbeuge.
Aus dieser Abbildung ist besonders deutlich zu erkennen, daß die früher geübte Injektion in die V. mediana basilica bzw. in die V. basilica zu Fehlpunktionen in die A. brachialis führen konnte. In der Ellenbeuge sollte man daher zur i. v. Punktion nur die radial – also lateral liegende V. cephalica benutzen

Abb. 12. Die Arterien der Ellenbeuge.
Die schematische Darstellung soll zeigen, daß im Bereich der V. cephalica nur in der Tiefe Arterien liegen. Dagegen finden wir im medialen Teil der Regio cubiti einen Bereich, in dem Venen und Arterien benachbart liegen. Das betrifft besonders die V. basilica und die V. mediana basilica

Aus dem topographischen Verlauf der Gefäße in diesem Bereich – und von den Arterien interessiert hier nur die A. ulnaris, die A recurrens radialis und ihre Verbindung zur A. brachialis – läßt sich unschwer ableiten, daß, wenn überhaupt schon in der Ellenbeuge injiziert wird, die V. mediana cephalica und die V. cephalica in Frage kommen (Abb. 12). Lediglich zur Anlage eines Cava-Katheters sollte die V. basilica herangezogen werden. Bei dieser Punktion ist jedoch darauf zu achten, daß sie keinesfalls im Bereich der Ellenbeuge, sondern möglichst in den Oberarmbereich zu erfolgen hat.

Hyrtl schreibt zur Topographie folgendes:

„Unter dem Lacertus fibrosus lagert die A. cubitalis, die Fortsetzung der A. brachialis in so ziemlich gleicher Richtung mit der V. mediana basilica. Die Verletzung dieser Arterie beim Aderlaß durch Ungeschicklichkeit des Wundarztes oder durch einen Ruck des Kranken im Moment des Stiches kann zur Entstehung eines Aneurysma varicosum Anlaß geben, gegen welches, wenn die Kompression fruchtlos angewendet worden wäre, die Unterbindung der A. brachialis angezeigt ist. Wahrscheinlich aus übertriebener Furcht vor der Verwundung der A. brachialis erklärt *Lisfranc* die V. mediana cephalica trotz ihres schwächeren Kalibers

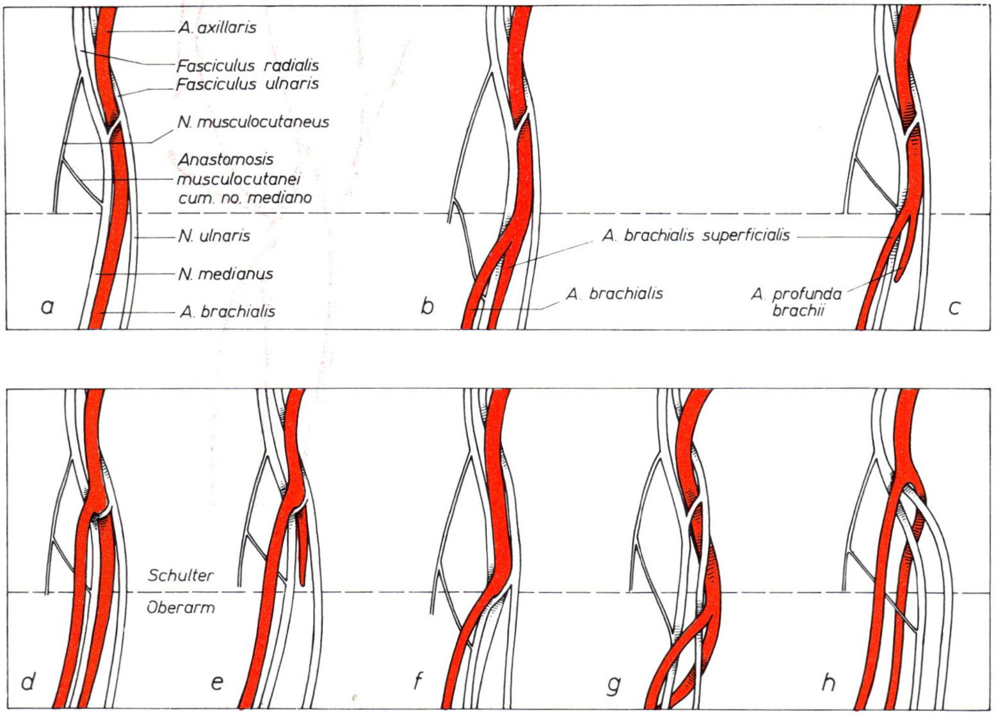

Abb. 13. Verlauf der A. brachialis nach den Untersuchungen von *Wachsmuth-Lanz*

Wie die weiteren Legenden zeigen, finden sich in 25% aller Fälle Anomalien des Arterienverlaufes.

a) 74%. Normal hohe Medianusgabel (70%), tiefe Gabel (1%), lateraler Plexus (3%), keine A. brachialis superficialis.
b) 6%. Normal hohe Medianusgabel. A. brachialis verläuft zum Unterarm, A. brachialis superficialis entspringt am Oberarm.
c) 12%. Normal hohe Medianusgabel. A. brachialis erschöpft sich im Oberarm. A. brachialis superficialis entspringt am Oberarm.
d) Normal hohe Medianusgabel. A. brachialis verläuft zum Unterarm. A. brachialis superficialis entspringt in der Achsel.
e) Normal hohe Medianusgabel. A. brachialis erschöpft sich im Oberarm. A. brachialis superficialis entspringt in der Achsel.
f) Die Medianusgabel wird erst am Oberarm gebildet. A. brachialis kann den Unterarm erreichen oder auch nicht. A. brachialis superficialis kann vorhanden sein oder auch nicht.
g) Normal hohe Medianusgabel. A. brachialis verläuft zum Unterarm. A. brachialis superficialis entspringt am Oberarm. Der N. ulnaris wird radial umgriffen.
h) Der Plexus brachialis liegt vollständig lateral von der A. axillaris. A. brachialis kann den Unterarm erreichen oder auch nicht. A. brachialis superficialis kann vorhanden sein oder fehlen.

als die geeignetste für den Aderlaß. Übrigens sind die unglücklichen Folgen von Aderlässen (Phlegmone, Aneurysma varicosum, längere Zeit andauernde Steifigkeit des Ellenbogens usw.) leider häufig genug beobachtet worden, um es zu rechtfertigen, daß mehrere Kliniker nach dem Beispiel *Blandins* nur auf dem linken Arm zur Ader lassen, um den rechten zu schonen.“

Ebenso wie *Hyrtl* haben sich *Wachsmuth* und *Lanz* mit der praktischen Anwendung der Anatomie beschäftigt. Da uns der Arterienverlauf im Bereich der oberen Extremitäten insbesondere für das Kapitel „Irrtümliche intraarterielle Injektion“ (S. 117) interessiert, sei im folgenden anhand der Abbildung 13 der Arterienverlauf im einzelnen dargestellt. Es sind verschiedene Variationen möglich.

Prinzipiell sei festgestellt, daß der Arm durch einen Arterienstamm, die A. brachialis versorgt wird. Es ist von besonderer Wichtigkeit zu wissen, daß die A. brachialis sich in einen oberflächlichen und einen tiefen Ast aufteilen kann. Der oberflächliche Ast, die A. brachialis superficialis ist beim Menschen im allgemeinen verkümmert, „der tiefere Ast versorgt als A. brachialis den Unterarm (74%).

In 15% hat sich der tiefe Ast mehr oder weniger zurückgebildet, und nur der oberflächliche Ast ist als A. brachialis superficialis erhalten und versorgt den Unterarm, wobei er über der Faszie subkutan verlaufen kann.

Dabei kann die A. radialis wie auch die A. ulnaris aus dem ausgebildeten tieferen Ast (A. brachialis) wie aus der A. brachialis superficialis entspringen. Bleiben beide Stämme nebeneinander erhalten (10%) – A. brachialis und A. brachialis superficialis – kann der Ursprung der Vorderarmarterien auch getrennt sein. In diesen Fällen hat die oberflächlichere A. radialis ihren Ursprung in der A. brachialis superficialis, die tiefere A. ulnaris in der A. brachialis. Die A. interossea communis entspringt meist aus der A. brachialis. Nicht ausgeschlossen ist, daß sich die Vorderarmarterien auch umgekehrt aus den erhaltenen und voll ausgebildeten Arterien beider Arterienstämme fortsetzen“ (*Lanz-Wachsmuth*).

Das heißt insgesamt: *Was als normaler Verlauf des arteriellen Gefäßes in der Ellenbeuge bekannt ist, kommt nur in etwas weniger als 74% der Fälle vor.* Im übrigen ist damit zu rechnen, daß arterielle Gefäße von verschiedener Stärke im Bereich der Ellenbeuge oberflächlich verlaufen, sogar einmal über dem Lacertus fibrosus.

„Die sogenannte hohe Teilung der Oberarmarterien, von der bei versehentlichen intraarteriellen Injektionen berichtet wurde, erweckt den Eindruck einer vorzeitigen Teilung der A. brachialis, in seltenen Fällen auch der A. brachialis superficialis in die Unterarmarterien.“ (*Merkel*).

2.2.1.3. Topographie des Unterarmes

Die Haut ist dünn, für die darunter liegenden Venen durchscheinend, verschieblich wenig behaart, und bei Frauen – wie das ganze Integument des Vorderarmes – oft von blendend weißer Farbe, was von Dichtern und Laien für ein besonderes Attribut weiblicher Schönheit gehalten wird, bei *Ovid* heißt es von Helena:

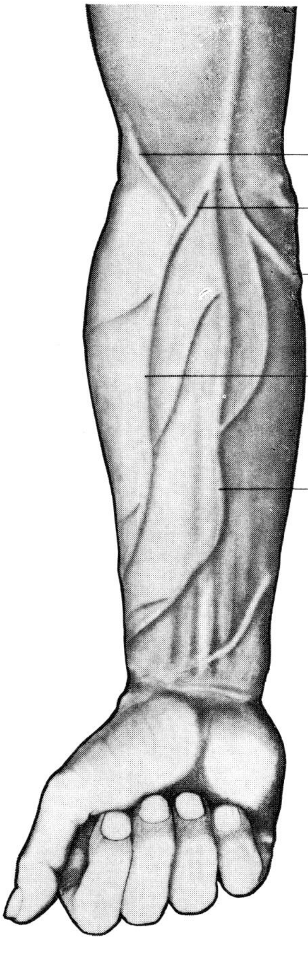

Abb. 14. Darstellung eines Unterarmes mit den oberflächlichen Venen

„Illa autem reducem niveis amplectitur ulnis"
(Jene aber werde ich wieder heimgeleiten,
um mit Liebe zu umschließen den schneeweißen Arm.)

Das Unterhautbindegewebe ist mehr oder weniger fettreich, und gibt dem Arm seine gerundete Form, die bei sehnigen Armen in die eckige übergeht, indem jeder Muskelbauch, und die zu ihm gehörende Sehne einen besonderen, der Länge des Armes mehr oder weniger parallelen Vorsprung bildet. Unter dem Unterhautbindegewebe folgt eine fettlose Fascia superficialis und in diese eingeschlossen liegen die Vv. subcutaneae, mit ihren weiten inselförmigen Anastomosen.

„Man kann an ihnen den Einfluß gut studieren, den die Gravitation auf die Blutbewegung und auf die größere und geringere Turgeszenz der Venen ausübt, wenn man einen Arm eine Zeitlang in die Höhe hält, und den anderen ruhig herabhängen läßt. Es ist deshalb ein großer Fehler der Zeichnung, dem man auch an Meisterwerken begegnet, wenn beim gekreuzigten Christus die Armvenen strotzen." (*Hyrtl*). (Abb. 14 zeigt deutlich den Verlauf der Venen).

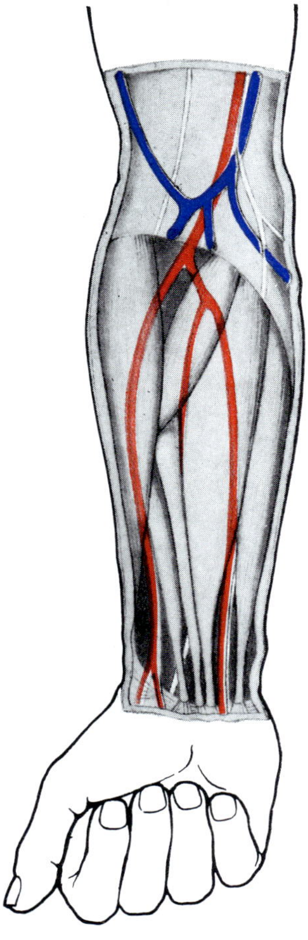

Abb. 15. Arterienverlauf im Bereich des Unterarmes. Aus der Abbildung geht deutlich hervor, daß die Arterien im Unterarm tiefer liegen, so daß hier meist keine Gefahr besteht, eine Fehlinjektion durchzuführen. Dagegen findet sich im oberen Anteil der Zeichnung die subkutane Schicht mit den größeren Kubitalvenen, wobei wieder die Nachbarschaft zwischen A. brachialis und den ulnar gelegenen Venen zum Ausdruck kommt.

Im Unterarmbereich können alle oberflächlich liegenden Venen punktiert werden. Eine „gefährliche" Nachbarschaft zu den tief liegenden Arterien besteht nicht.

„Bei nicht zu starkem, subkutanen Fettpolster erkennt man zwei Muskelwülste, ulnar den Wulst der Flexoren, radial den Wulst der sogenannten radialen Muskelgruppe, die kranial die Fossa cubitalis begrenzen und in ihrer Fortsetzung am Unterarm den Sulcus antebrachii radialis flankieren. Dieser liegt daher zwischen dem M. brachioradialis und M. flexor carpi radialis. Im distalen Teil des Unterarms treten bei Bewegung im Handgelenk die Sehnen der Flexoren teilweise deutlich hervor. Es sind vor allem zwei Sehnen, die an mageren Armen auffallen, radial die Sehne des M. flexor carpi radialis, ulnar davon die Sehne des M. palmaris longus. Der letztere Muskel fehlt nicht selten. Ulnar ist im proximalen Abschnitt des Unterarms keine Furche ausgebildet; distal sieht man den schwachen Sulcus antebrachii ulnaris. Seine radiale Begrenzung sind die Sehnen des M. flexor digitorum superficialis, seine ulnare der M. flexor carpi ulnaris. In der radialen Rinne ist der Puls der A. radialis, manchmal auch in den ulnaren der der A. ulnaris zu palpieren. Das distale Ende des Radius und der Proc. styloideae radii sind deutlich zu tasten" (*Hafferl*).

Bei dünner Haut sind die oberflächlichen Venen in der lockeren Subkutis leicht in ihrem Verlauf zu verfolgen. Abgesehen von zahlreichen Anastomosen findet man drei größere Venenstämme, die **Vv. mediana antebrachii, basilica und cephalica.** Die beiden letzteren kommen vom Dorsum der Hand, schlingen sich oberhalb des Handgelenks um den ulnaren bzw. radialen Rand des Unterarms auf dessen vordere Seite und steigen hier bis zur Fossa cubitalis auf. **Diese Venenstämme eignen sich besonders zur Venenpunktion.** Auch die zarten Venen aus der Subkutis des Handtellers finden ihren Abfluß in das Netz der vorderen subkutanen Venen des Unterarms. Im Unterarmbereich liegen die Arterien im Bereich der radialen und ulnaren Gefäß-Nervenscheide. Die Arterien des Unterarm liegen in den Muskelpartien (Abb. 15) – also entschieden tiefer als die Venen –, deren wir uns zur Punktion bedienen. *Puff*'s Untersuchungen über die Morphologie der Haut am Unterarm über der peripheren V. cephalica zeigen folgendes:
„Hier bildet das Korium einen dichten Faserfilz, der meist engen Kontakt zur Adventitia des darunterliegenden Gefäßes hat. Auf der Volarseite des Unterarms ist der Gefäßkontakt des Koriums noch enger als auf der Streckseite. Für den Unterarm bietet sich normalerweise eine einphasige Punktion an." *Puff* spricht von einer einphasigen Punktion und meint dabei die von uns beschriebene direkte Venenpunktion. Seine zweiphasige Injektionstechnik entspricht unserer indirekten.

2.2.1.4. Topographie des Handrückens

Die Haut ist hier leichter verschieblich und gleichförmiger dehnbar als an der Volarseite. Man fühlt das Köpfchen der Ulna und den Griffelfortsatz des Radius sehr deutlich, und sieht bei nervigen Händen die Strecksehnen des Daumens stärker als die der übrigen Finger vorspringen. Am Handrücken selbst kann die dorsale Fläche des Karpal- und Metakarpalknochen getastet werden. Bei abwechselnder Beugung und Streckung der Finger heben sich die Sehnen der Streckmuskeln am Dorsum der Hand von der Unterlage ab und sind in ihrem fächerförmigen Verlauf deutlich sichtbar.
Bei Abduktion und Dorsalflexion des Daumens wird am Radialrand der Hand eine deutliche Grube sichtbar, die foveola radialis. Bei älteren französischen Anatomen führt diese Grube den Namen „la Tabatière" von ihrer bekannten Verwendung bei Schnupfern, die den Tabak von dieser Grube aus und nicht mit den Fingerspitzen zur Nase führten. Die oberflächliche Faszie des Handrückens ist eine Fortsetzung der Fascia antebrachii, die in der Gegend des proximalen Handgelenks durch straffe Züge verstärkt wird, die vom Radius und den anschließenden Handwurzelknochen schräg gegen die Ulna und die benachbarten Knochen der Hand verlaufen.

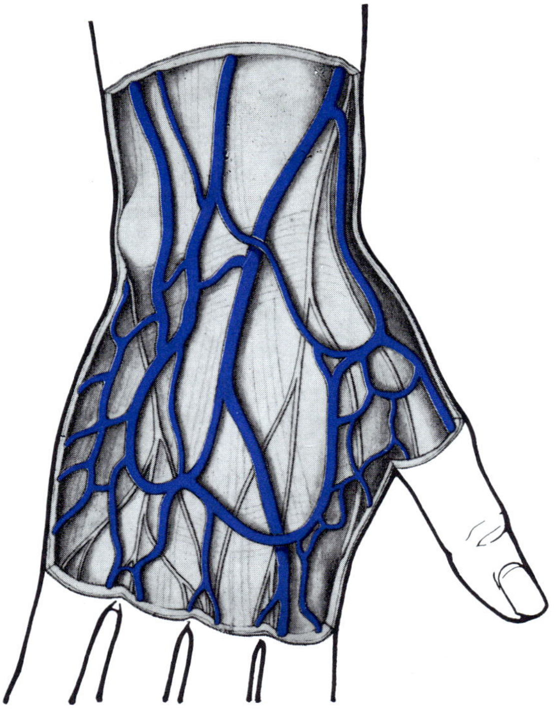

Abb. 16. Die Venenverzweigungen im Bereich des Handrückens. Auf der Abbildung ist deutlich das Rete venosum dorsale manus zu erkennen.

Im Subkutangewebe liegen als oberflächliche Gebilde die Venen und Nerven. Die Haut ist dünn, bei älteren Personen derb und infolge der guten sensiblen Versorgung bei Injektionen schmerzhaft, jedoch leicht verschieblich. Die Venen sind besonders bei alten Menschen deutlich unter der Haut sichtbar. Die Vv. metacarpeae dorsales bilden das Rete venosum dorsale manus, das das Venennetz vom Dorsum der Finger aufnimmt. Der Abfluß der Rete venosum dorsale manus erfolgt an der radialen Seite, wo das Venennetz sehr gut entwickelt ist, in den Anfang der V. cephalica, an der schwächer entwickelten ulnaren Seite in die V. basilica des Unterarms. Selbstverständlich steht das Rete venosum dorsale manus auch mit dem Venennetz in der distalen Partie des Unterarms durch Zweige in Verbindung (Abb. 16 und 17). Die morphologischen Untersuchungen der Haut des Handrückens über den Handrückenvenen (*Puff*) zeigen folgendes Bild: „Das dichte Geflecht des Koriums enthält nur wenig Einlagerung von Fett, doch wieder zahlreiche Nerven und kleinere arterielle Gefäße. Eine Abgrenzung der oberflächlichen Adventitia gegenüber dem Korium durch eine zwischengeschobene subkutane Gewebszone ist nicht deutlich, daher ist auch hier eine direkte einphasige Punktion mit flachem Einstichwinkel empfehlenswert."

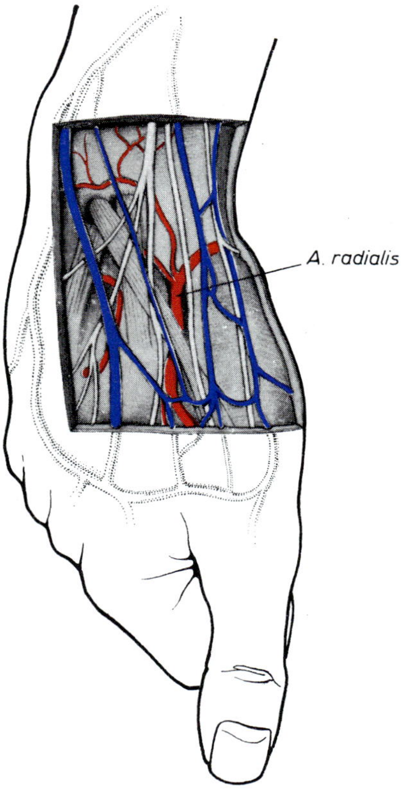

Abb. 17. Radialer Anteil des Handrückens bei mäßig gebeugter Hand. In dieser Stellung läßt sich sehr gut die Vene im Bereich der Handwurzel punktieren, die Daumen und Zeigefinger versorgt.

Die Punktion der Venen erfolgt bei extremer Dorsalflexion – die Hand des Patienten muß dabei zur Faust geballt sein – und bevorzugt die radial gelegene V. cephalica. Bei älteren Personen sind diese Venen deutlich ausgeprägt, jedoch weitgehend arteriosklerotisch verändert, so daß man den typischen Ausdruck Rollvenen verwenden kann. Hier ist die direkte Punktion (S. 53) zu empfehlen.

2.2.2. Topographische Anatomie des Fußrückens

2.2.2.1. Entwicklung der unteren Extremitätenvenen

An der unteren Extremität bildet sich sehr früh die V. saphena parva, die zunächst mit einer V. ischiadica, dann mit der V. poplitea in Verbindung tritt. Erst später entspringt die in die V. femoralis einmündende V. saphena magna (*Corning*).

2.2.2.2. Topographie des proximalen Anteils des Fußrückens

Die Dorsalfläche des Fußes hat eine geringere Ausdehnung als die Sohlenfläche, da erstere nur bis zum Sprunggelenk, letztere aber bis zum Fersenhöcker reicht. Die Haut des Fußrückens ist bei weitem feiner als an der ventralen Seite des Unterschenkels, sie ist leicht verschieblich und läßt die zahlreichen subkutanen Venen, besonders nach längerem Stehen durchscheinen und ebenso die Sehnen der Streckmuskeln erkennen. Die Subkutis fällt durch ihre Fettarmut auf, ist aber imstande, zwischen ihren Bindegewebsbälkchen sehr leicht Flüssigkeit aufzunehmen, so daß eine Schwellung des Fußrückens aus verschiedenen Ursachen, z.B. Kreislaufstörungen, schon sehr frühzeitig auffällt.
In der Subkutis (Abb. 18) verlaufen zahlreiche schon durch die Haut sichtbare Venen. Die Vv. metatarseae dorsales sammeln sich aus je zwei Vv. digitalis

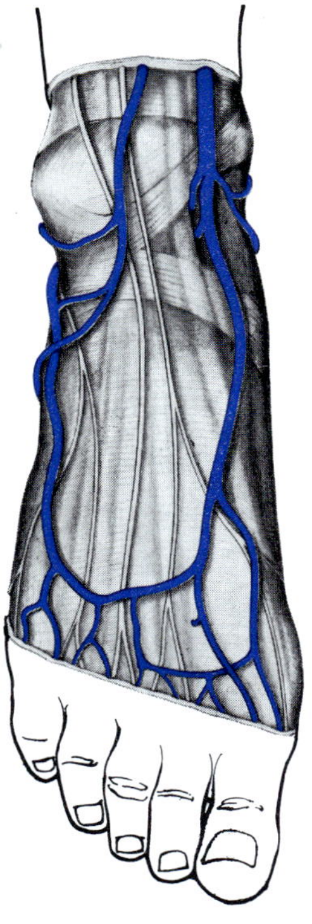

Abb. 18. Die oberflächlichen Venen des Fußrückens. Man erkennt hier besonders deutlich die Vv. saphena magna et parva sowie den Arcus venosus dorsalis pedis.

dorsales und münden in den Arcus venosus dorsalis pedis, der über den Ossa metatarsalia liegt. Er steht mit dem Rete venosum dorsale in Verbindung, erhält aber auch Zuflüsse aus der Tiefe des Sohlengebiets. Proximalwärts sammeln sich die Venen an der tibialen Seite zur **V. saphena magna**, die den Unterschenkel vor dem Malleolus tibialis erreicht. An der fibularen Seite finden wir die **V. saphena parva**, die hinter dem Malleolus fibularis dorsalwärts zum Unterschenkel verläuft (Abb. 19). Die morphologischen Untersuchungen von *Puff* ergeben für die Haut des Fußrückens über den Fußrückenvenen folgendes: „Im Gegensatz zur Handrückenvene und V. mediana cubiti ist die Fußrückenvene sehr locker in das subkutane Fettgewebe eingefügt. Es bestehen nur weitentfernte Kontakte zum dazugehörigen Korium."

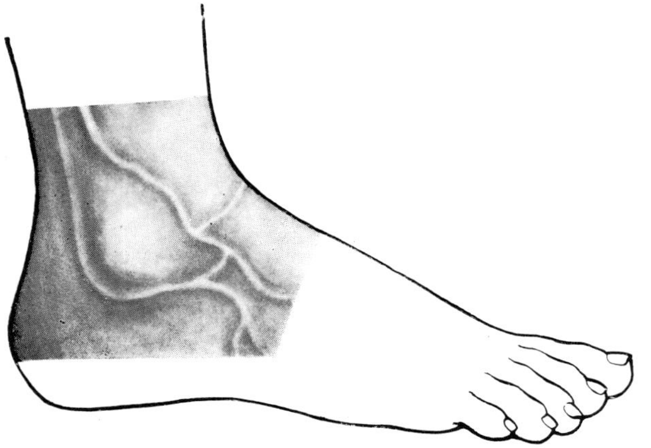

Abb. 19. Schematische Darstellung des fibularen Anteils des Fußes mit der V. saphena parva

Tiefer als die meisten Venen liegen die subkutanen Nerven. Sie sind Endäste der Nn. suralis peronaeus superficialis und saphenus. Aus der Abb. 20 läßt sich deutlich erkennen, daß erst in der Tiefe die Aa. dorsalis pedis, tibialis anterior bzw. der Ramus perforans a. peronaeae verlaufen. *Hyrtl* beschrieb in seinem Handbuch interessante Einzelheiten über die Anatomie des Fußrückens, so daß er im folgenden hier wieder zitiert wird:

„Das subkutane Bindegewebe enthält die Hautnerven des Fußes und den Arcus venosus dorsalis, welcher nach längerem Stehen oder Gehen, oder nach dem Gebrauch eines warmen Fußbades bedeutend strotzt. Das äußere Ende des Bogens setzt sich in die V. saphena externa (s. parva) fort. Das innere Ende ist der Anfang der V. saphena interna (s. magna), welche vor dem inneren Knöchel und Unterschenkel emporsteigt und an dieser Stelle oder auch auf dem Fußrücken zur Vornahme der Aderlässe am Fuß dient. Die V. saphena externa (s. parva) ist wohl zu schwach, um die nötige Menge Blut zu geben (?). *Malgaigne* rät, sich in acht zu nehmen, den Knochen bei diesem Aderlaß nicht durch einen zu tiefen Einschnitt zu treffen, da die Spitze der Lanzette abbrechen und in der Wunde bleiben könnte. Sollte es wohl je notwendig sein, solche Vorsichtsmaßregeln einem Operateur zu empfehlen? Daß jedoch Vorsicht nicht ganz unnötig ist, beweisen mancherlei unangenehme Folgen des Aderlasses am Fuß.

Guattani z.B. hat nach einem Aderlaß am Fußrücken ein Aneurysma varicosum durch Verletzung der A. dorsalis pedis entstehen gesehen; und einen Abszeß vor dem inneren Knöchel, nach einem Aderlaß entstanden, wurde von mir gesehen. Die Venaesectio am Fuß gibt übrigens selten den vollen kräftigen, im Bogen springenden Blutstrahl, selbst wenn die

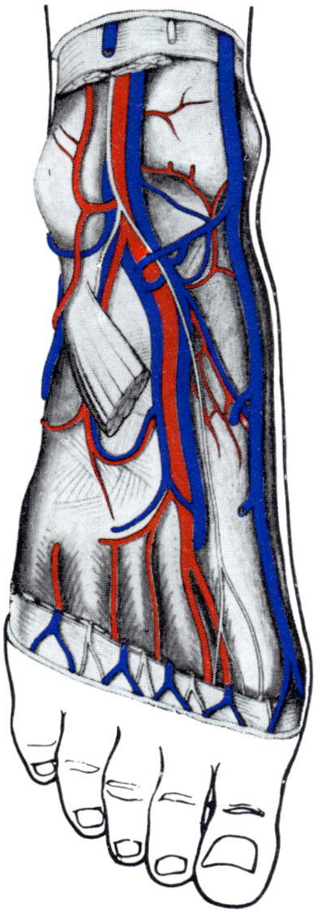

Abb. 20. Aus dieser Abbildung geht sehr deutlich hervor, daß die den Fuß versorgenden Arterien wesentlich tiefer als die zur Injektion gebräuchlichen Venen liegen.

Öffnung der Vene größer gemacht wird, als es im Armbug zu geschehen pflegt. Sehr oft rieselt das Blut nur und würde gänzlich aufhören zu fließen, wenn man den Fuß nicht in laues Wasser halten ließe, welches immer bereit ist, da man schon vor dem Aderlaß den Fuß einige Zeit in solches Wasser halten läßt, um die Venen besser anschwellen zu machen. Es ist auch denkbar, daß die Venenwunde darum wenig blutet, weil die Binde zu fest angezogen wurde. Lüften der Binde kann deshalb hier wie am Arm vorteilhaft sein."

2.2.3. Topographische Anatomie der Säuglingsgalea

Obwohl die intravenösen Injektionen und Infusionen im Kleinstkinderalter vorwiegend im unteren Extremitätenbereich vorgenommen werden, werden auch heute manchmal noch Injektionen im Bereich der Säuglingsgalea – und zwar je nach Kaliber des Gefäßes – vorgenommen. Daher sei die venöse Versorgung des Schädeldaches und der Stirn aufgeführt (Abb. 21).
Das venöse Blut des Kopfes wird in einem intrakraniellen und einem extrakraniellen System gesammelt. In diesem Zusammenhang interessiert nur das extrakranielle Venensystem.

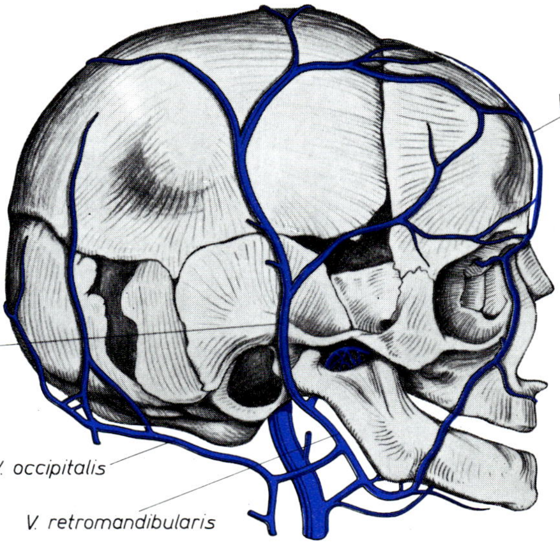

Abb. 21. Seitliche Ansicht eines Säuglingsschädels mit der Venenversorgung. Aus der Abbildung ist deutlich erkennbar, daß die Punktion der V. temporalis superficialis sowie die der V. frontalis am günstigsten ist.

„Unter den extrakraniellen Venen sammelt die V. facialis (s. facialis ant.) das Blut aus dem Gebiete der A. facialis. Ihr Beginn steht als V. angularis mit der V. ophthalmica superior in Verbindung. Sie nimmt dann die V. infraorbitalis, die Vv. labiales superiores et inferiores aus der Ober- und Unterlippe auf und gelangt vor dem Ansatz des M. masseter an den Unterkiefer, wo sie im seitlichen Halsdreieck die V. retromandibularis (s. V. facialis posterior) aufnimmt und in die V. jugularis interna einmündet. Vor dem Ohr entstehen aus dem Gebiet der A. temporalis superficialis die Vv. temporales superficialis aus einem R. frontalis et parietalis. Sie ziehen dann als V. retromandibularis (s. V. facialis posterior) durch die Glandula parotis. Diese Vene nimmt innerhalb der Drüse die Vv. maxillares auf. Diese übernehmen das Blut aus dem Gebiet der A. maxillaris. (Abb 22)
Die V. retromandibularis (s. V. facialis posterior) mündet in die V. facialis (s. V. facialis anterior) und mit ihr gemeinsam in die V. jugularis interna; dieser gemeinsame Stamm führte früher den Namen V. facialis communis. – Am Hinterhaupt verläuft die V. occipitalis und hinter dem Ohr die V. auricularis posterior mit den gleichnamigen Arterien. Das Gebiet der V. occipitalis steht mit der V. cervicalis profunda im Zusammenhang, die aus starken Venen der Nackenmuskulatur hervorgeht, nach hinten unten verläuft und sich erst im kaudalen Abschnitt des Halses mit der V. vertebralis vereinigt, die mit der A. vertebralis verläuft." (*Hafferl.*)
Nach diesen exakten Angaben möchten wir das Kapitel durch einige Bemerkungen *Hyrtl's* über die topographische Anatomie im allgemeinen und im speziellen ergänzen. *Hyrtl* sagt in der Vorrede zur dritten Auflage seiner Anatomie:

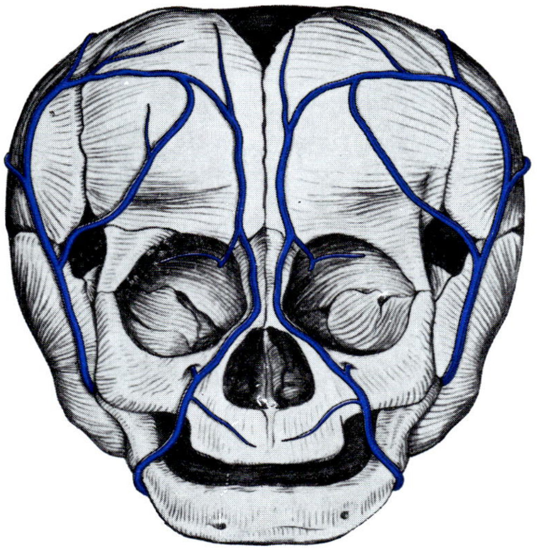

Abb. 22. Frontansicht der Stirn eines Säuglings mit den Hauptvenenstämmen

„Wenn das Buch also einigen zu kurz gehalten, anderen zu groß erscheint, so haben beide Teile recht. Die aphoristische Kürze wird jene nicht belästigen, welche beim Lesen auch denken, und wer nur die Topographie des menschlichen Lebens kennenlernen will, ohne Hinweise auf medizinisch-chirurgische Folgerungen, der findet Not- und Hilfsbüchlein genug, die in seinem Geschmacke geschrieben sind", oder in seiner Vorrede zur vierten Auflage: „daß ich aber ernste Gegenstände zuweilen mit mehr satirischer Kurzweil als eingehender Gründlichkeit abfertige, betrachte ich als einen Temperamentssegen, welcher, trotz der durch äußere Verhältnisse meiner Stellung mir auferlegten Resignation, zuweilen den heiteren Gesellen Humor mitreden läßt, der es nun nimmer lernen mag, das Sublime gepriesener exakter Forschungen, wo es nahe an Humbug streift, mit dem Ernst frommer Gläubigkeit wiederzugeben."

So schreibt *Hyrtl* über die Venenversorgung der Weichteile des Schädeldaches:

„Die Blutadern sammeln sich zu drei größeren Stämmen: Die V. frontalis (nasofrontalis), die sich in die vordere Vene fortsetzt, ist häufig unpaarig und zuweilen durch mehrere kleinere ersetzt. Zweitens die V. facialis posterior (V. retromandibularis als Fortsetzung V. temporalis superficialis) und drittens die V. occipitalis, welche wohl umfänglicher als die V. frontalis erscheint, aber der Dicke und Dichte des über ihr gelegenen Integuments wegen, äußerlich nicht abzusehen ist und deshalb auch noch keine Bekanntschaft mit der Aderlanzette machte.

Diese Venen sind für den Chirurgen eigentlich nur durch ihre Teilnahme an erektilen Geschwülsten wichtig. Wichtiger ist ihre Kommunikation mit den Blutleitern

der harten Hirnhaut, wodurch eine äußere Phlebitis auf die Sinus verpflanzt werden kann und die heilsamen Wirkungen äußerer Blutentziehungen auf Depletion der Sinus zustande kommt.
Die V. frontalis (nasofrontalis) welche, ihres äußerlich kennbaren Verlaufs wegen, bei älteren Anatomen auch V. praeparata genannt wird, wurde vor Zeiten zur Venaesectio benutzt, kann aber nie viel Blut geben. Eine sonderbare Art am Kopfe Blut zu lassen, sah ich unter den Beduinen, welche die Kopfhaut mit einer Art großen stark konvexen Skalpells in ihrem ganzen Umfange mit unzähligen Hieben zerhacken, bis das Blut in hellen Strömen über Gesicht und Nacken rieselt. (Gegen Sonnenstich und Schwindel, von welchem diese Söhne der Wüste nicht weniger zu leiden haben als von Ungeziefer, trotz der täglichen Waschungen, welche bei Wassermangel mit Sand vorgenommen werden, so wie sich die Sperlinge bei uns auch im Sande baden.)
Die **V. frontalis (nasofrontalis)** hält, wenn sie einfach vorhanden ist, die Mitte der Stirn und weicht nach der linken, seltener nach der rechten Seite ab, um in die V. facialis anterior (facialis) überzugehen. Bei ihrer Eröffnung, um zur Ader zu lassen, wäre die Verwundung der Arteria oder des Nervus frontalis nicht zu fürchten, da diese ziemlich weit von ihr entfernt und zugleich tiefer liegen. Mittels der in der Incisura supraorbitalis aus der Diploe des Stirnbeins auftauchenden V. diploetica, welche selbst mit den Blutadern der harten Hirnhaut anastomosiert, hängt sie mit den inneren Venen des Schädels zusammen. Die Eröffnung dieser Ader, deren Volumen zuweilen sehr ansehnlich ist, wurde mit Unrecht aus der Praxis verbannt. Die Schließung der Wunde an ihr ist nicht weniger schwierig als jene der V. jugularis externa, und benötigt so wenig wie diese einen Zirkelverband."
Die Blutentnahme bzw. die intravenöse Zuführung von Medikamenten bei Säuglingen aus den oder in die Vv. nasofrontalis oder supratrochlearis erinnert manchmal an das von *Hyrtl* bei den Beduinen gesehene Verfahren. Bei in dieser Technik Ungeübten kommt es häufig zum Durchstechen mehrerer Venen, so daß das Blut auf Stirn und Augen tropft. Es ist daher ein Verdienst der Anästhesiologie, die Blutentnahme bei Säuglingen bzw. die Anlage von intravenösen Tropfinfusionen am Säuglingsfuß vorzunehmen. Hier wird der frühentwickelte V. saphena parva, bzw. in manchen Fällen auch der V. saphena magna der Vorzug gegeben (*Topographische Anatomie des Fußrückens* S. 36 und *Venaesectio* S. 153).

2.2.4. Topographische Anatomie des seitlichen Halsdreiecks und der Supraklavikulargrube

Das Gefäßsystem des Halses und der Klavikulargrube unterliegt im Gegensatz zu den Extremitätengefäßen besonderen Bedingungen. Das betrifft besonders das venöse System, das für die Infusionstechnik heute außerordentlich wichtig geworden ist.

Alle Halsvenen sind Saugvenen und nicht Druckvenen.

Diese Aussage ist außerordentlich wichtig, fordert sie doch ein sorgfältiges Vorgehen beim Punktieren dieser Gefäße, um Luftembolien zu vermeiden.
Alle Venen des Halses fließen in die Vena cava cranialis ab. Sie münden im Mediastinum ventrale, also innerhalb des Brustkorbs, und sind den hier herrschenden besonderen Druckverhältnissen unterworfen: In ihnen ist ebenso wie in der Pleurahöhle der Druck gegenüber dem Atmosphärendruck durch den Zug der elastischen Fasern der Lungenbläschen vermindert. Die Druckminderung schwankt je nach der stärkeren oder schwächeren Dehnung der elastischen Fasern bei Ein- oder Ausatmung zwischen 30 und 50 mm Hg. In den großen mediastinalen Sammelvenen wird diese Druckminderung im Rhythmus des Herzschlages durch die Saugwirkung des Herzens bei der Kammersystole gesteigert. Diese Kammerkontraktion zieht die Ventilebene spitzenwärts, vergrößert den Vorhofraum und läßt das Blut aus den großen Venenstämmen einströmen. Während der Kammerdiastole entfällt die Saugwirkung der Ventilebene. Der Zug der elastischen Lungenfasern und der Sog der Herzventilebene halten die Druckminderung in den großen mediastinalen Venen dauernd, wenn auch in wechselnder Größe aufrecht. Ihre Auswirkung auf Kopf- und Halsvenen hängt freilich auch vom hydrostatischen und von hydrodynamischen Einflüssen ab. Die Größe der Druckminderung, die letzten Endes den Rückstrom des Blutes aus dem Kopf-, Arm- und Halsbereich aufrecht erhält, schwankt nach der jeweiligen Körperhaltung. Bei aufrecht getragenem Kopf unterstützt das hydrostatische Druckgefälle den mediastinalen Sog und begünstigt den geordneten Rückstrom des Venenblutes aus Kopf, Arm und Hals. Am hängenden Kopf wirkt es dem Ventilebenen- und Lungensog entgegen. Bei flacher Atmung und kleinem Schlagvolumen kann es sogar das Übergewicht erlangen. Der venöse Rückfluß leidet Not, die Venen des Kopfes und Halses schwellen an. Der hängende Kopf verfärbt sich blaurot. Man kann also feststellen, daß auch hydrodynamisch der durch den mediastinalen Sog bewirkte Abfluß des Venenblutes aus Hals und Kopf gestört werden kann.

Der starke Sog des gesunden mediastinalen Unterdrucks macht es erklärlich, daß die Halsvenen, die im Übergangsbereich zum Thorax durch Verspannungen offengehalten werden, der Gefahr der Luftembolie besonders ausgesetzt sind.

Für alle großen Venenstämme des Halses gilt also, daß sie an den venösen mediastinalen Unterdruck angeschlossen sind, daß in ihnen also ebenfalls Unterdruck herrscht, und zwar ein umso größerer je mehr sie dem Übergang ins Mediastinum genähert sind. Dieses Druckgefälle ist es, welches das venöse Blut aus dem Kopf

und aus dem Achselbereich durch die Halsvenen hindurch in den Brustkorb und zum Herzen zurückströmen läßt.
Die Halsvenen sind also nicht Druckvenen wie die Venen des Armes oder Beines, sie sind ausgesprochene Saugadern. Dementsprechend spielt die arterio-venöse Kopplung an den großen Venenstämmen des Halses keine Rolle. Sie sind alle mit ihrer Umgebung verspannt und auf Lüftung gebaut. Den großen Halsvenen fehlen also die typischen Einrichtungen der arterio-venösen Kopplungen wie Einbau als venöses Begleitnetz, querschnittskonstante Gefäßscheide und über große Strecken hin auch stromrichtende Venenklappen, wie sie am Bein vorhanden sind.

Die großen Venenstämme des Halses sind vielmehr durch Vermittlung ihrer Tunica adventitia an Muskeln, Faszien und in Zwickeln des passiven Bewegungsapparates verspannt. Trotz des in ihrem Innern herrschenden verminderten Druckes können sie nicht zusammenfallen, sie klaffen dauernd.

Diesen Verspannungseinrichtungen der Venen im Halsbereich muß besondere Aufmerksamkeit geschenkt werden. Die besondere anatomische Topographie des Halses bringt es mit sich, daß die allgemeine Lüftung, die besonders durch die Muskulatur vom Kinn bis zum Brustbein gewährleistet wird durch weitere örtliche Verspannungen unterstützt wird. Namentlich in den Faserungen der mittleren Halsfaszie ist ein Großteil der oberflächlichen Venen unmittelbar eingespannt. Dadurch werden die V. jugularis superficialis dorsalis, die V. jugularis superficialis ventralis und der Arcus venosus juguli nahe ihrer Einmündung an den Angulus venosis klaffend erhalten und vor allem durch den Muskelzug des M. omohyoideus wirksam gelüftet. Die V. jugularis interna gewinnt fast über ihre ganze Länge hin durch abstrahlende Bündel ihrer Adventitia mehr- oder weniger flächige Haft an benachbarten Faszienplatten. Im Trigonum caroticum ist sie im wesentlichen zwischen oberflächiger und tiefer Halsfaszie verspannt, in der Regio sternocleidomastoidea durch die mittlere gelüftet.
Für die Injektionstechnik sind besonders zwei Venen im seitlichen Halsbereich wichtig. Das sind die

- Vv. jugulares superficiales dorsales und die
- Vv. jugulares internae.

Die V. jugularis superficialis dorsalis

Die dorsale Drosselvene entsteht kaudal des Ohres durch die Vereinigung der V. retromandibularis und V. retroauricularis. Durch ihre retromandibuläre Wurzel ist die Vene mit der V. facialis verbunden. Manchmal geht die V. retromandibularis sogar ganz in die dorsale Drosselvene über. In Lamellen der Fascia colli superficialis verspannt, zieht die Vene schräg über den M. sternocleidomastoideus abwärts und senkt sich in der Fossa supraclavicularis major in die Tiefe. Zunächst durchsetzt sie die Siebplatte der oberflächlichen Halsfaszie, unter ihr sogleich auch das System der mittleren Halsfaszie, das sie namentlich durch den Muskelzug des M. omohyoideus wirkungsvoll lüftet. In der Regel durchbohrt die Vene die mittlere Halsfaszie kaudal des Muskels, seltener ist sie kranial zu ihm mit zusätzlichen Faserzügen des Fasziensystems verspannt. Einheitlich oder auch geteilt mündet sie in den Angulus venosus oder seltener in die V. subclavia (Abb. 23).

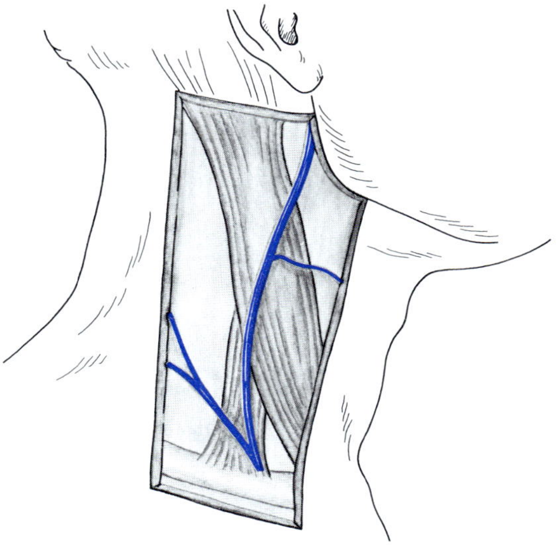

Abb. 23. Topographische Anatomie der V. jugularis superficialis dorsalis. Man erkennt die Vene sehr deutlich, weil sie den M. sternocleidomastoideus kreuzt.

Für die Injektionstechnik entscheidend ist die Feststellung, daß die V. jugularis superficialis dorsalis, also die hintere Drosselvene über den M. sternocleidomastoideus führt.

> Der Kopfnicker ist also bei der Punktion dieser Vene zur Anlage einer Infusion der sicherste Wegweiser.

V. jugularis interna

Die große Drosselvene beginnt im lateralen Abschnitt des Foramen jugulare der Schädelbasis mit ihrer Hauptwurzel, dem Sinus sigmoides, der die venösen Blutleiter der harten Hirnhaut sammelt. Ihr Anfangsteil ist zum Bulbus cranialis aufgetrieben, der die Fossa jugularis des Felsenbeins erfüllt. Im Karotisdreieck nimmt die Vene starke Zuflüsse auf, die dem Stromgebiet der A. facialis entsprechen und durch Vermittlung der V. retromandibularis auch auf die Gebiete der A. maxillaris und A. occipitalis übergreifen. Hier wird auch das Blut der Zunge, des Schlundes, des Kehlkopfes und von den kranialen Bezirken der Schilddrüse eingeleitet. Alle diese Zuflüsse können als selbständige Venen oder durch einen oder mehrere Sammelstämme die tiefe Drosselvene erreichen. Im Karotisdreieck geht die Vene stets auch mit den oberflächlichen Drosselvenen eine variable gestaltete Verbindung ein, die bei Umwegsamkeit ihres kaudalen Abschnittes das Blut über die Hautschichten abzuleiten in der Lage ist. Die kaudale Strecke der tiefen Drosselvene hat ungleich spärlichere Zuflüsse. In der Regio sternocleidomastoideus erreichen regelmäßig nur die V. thyreoidea media und caudalis aus den lateralen Bezirken des Schilddrüsenseitenlappens den Anschluß. Unmittelbar vor ihrer Einmündung im Angulus venosus der V. subclavia ist die Vene nochmals erweitert zum Bulbus caudalis valvularis.

Will man die V. jugularis interna punktieren, richtet man sich ebenfalls wiederum nach dem M. sternocleidomastoideus. Wie aus der Abb. 24 hervorgeht, liegt die große Drosselvene unterhalb der Sehne des M. omohyoideus direkt unter dem Kopfnicker.

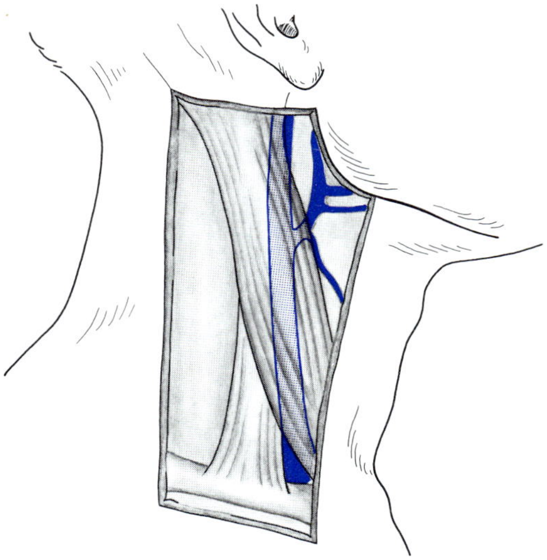

Abb. 24. Topographische Anatomie der V. jugularis interna. Diese Vene liegt unter dem M. sternocleidomastoideus. Sie liegt immer lateral von der A. carotis communis, die bei der Punktion sorgfältig zu palpieren ist und deren Pulsschlag man ohne Schwierigkeiten fühlen kann.

> Bei einer kontralateralen Drehung des Kopfes tritt der M. sternocleidomastoideus deutlich vor, dessen markante Konfiguration die Punktion der V. jugularis interna erleichtert.

Topographische Anatomie der Klavikulargrube unter besonderer Berücksichtigung der Vena subclavia

Unter besonderen Umständen – besonders bei sehr adipösen Frauen – ist die Punktion der V. subclavia erforderlich. Dazu werden, wie wir später ausführen werden, zwei Methoden empfohlen, von denen jedoch u. E. nur eine immer erfolgreich ist. Entscheidend ist daher, daß sich jeder, der die V. subclavia punktieren will, über die topographische Anatomie dieser Region im klaren ist. Ebenso wie die äußeren und inneren Drosselvenen handelt es sich auch bei der V. subclavia um eine typische Saugvene, die so aufgehängt ist, daß ihr Lumen bei fast jeder Lage offen ist, ja, im Hinblick auf ihre örtlichen Verspannungen direkt klafft.
Das Einzugsgebiet der Schlüsselbeinvene ist sehr ausgedehnt. Es umfaßt den ganzen Arm, die Schultergegend und den ventrolateralen Halsbereich. Auch aus den mittleren Halsgegenden, aus dem tiefen Bewegungsapparat des Halses und des Nackens und aus der ventralen Brustwand strömt ihr Blut zu. An dieses ausgedehnte Einzugsgebiet der V. subclavia schließt sich kopfwärts dasjenige der V. jugularis interna an und mediastinalwärts der Strombereich der V. cava caudalis. Mit allen diesen Nachbargebieten – besonders den Arterien und der Pleurakuppel – hat die Schlüsselbeinvene Kontakte, die einerseits eine Fehlinjektion komplizieren könnten, andererseits jedoch häufig die Infusion in ein entsprechend aufgezähltes Gefäß ermöglichen.

> Die Nachbarschaft zur A. subclavia fordert eine genaue Kenntnis des Schlüsselbeinvenensystems.

Die V. subclavia ist gewissermaßen die Verlängerung der V. brachialis. Sie beginnt von der Spitze der Achselpyramide am lateralen Rand des Schlüsselbeins und endet mit der Vereinigung der V. jugularis interna, die sich auf das Brustbein-Schlüsselbeingelenk projiziert.
Besonders wichtig ist die Tatsache, daß die beiden Arteriae subclaviae nicht symmetrisch verlaufen. Die A. subclavia tritt beiderseits hinter dem Brustbein-Schlüsselbeingelenk in die Kopfwendergegend ein, rechts vom Truncus branchiocephalicus entlassen, links nach einem entsprechend langen intrathorakalen Verlauf. Die A. subclavia links liegt entsprechend der Tiefe ihres Ursprungs vom Arcus aortae vom Gelenk etwas entfernter als die rechte. Erst an ihrem Scheitelpunkt in der Scalenuslücke liegen die beiden Arterien völlig symmetrisch. Im Sulcus subclavius überschneiden sie die erste Rippe. Die Rinne, die die Schlüsselbeinschlagader auf dem ventralen Umfang der Pleurakuppel und der Lungenspitze einschneidet, ist daher auf der rechten Seite kurz und verläuft überwiegend frontal. Auf der linken Seite beginnt sie schon an der mediastinalen Fläche, sie ist wesentlich länger und schneidet mehr von dorsal nach ventral ein. Interessant ist, daß auch der Durchmesser der A. subclavia rechts wesentlich größer ist als links. *Im Gegensatz zur*

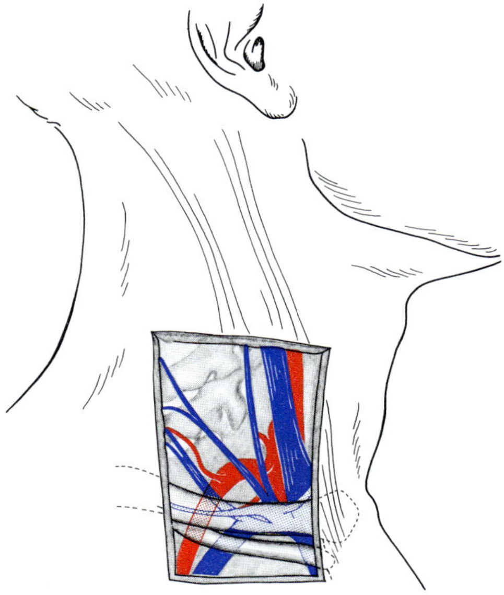

Abb. 25. Topographische Anatomie der V. subclavia. Diese Vene ist nicht zu sehen. Sie liegt medialwärts des Kreuzungspunktes zwischen Klavicula und erster Rippe.

linken A. subclavia steigt die V. subclavia sinistra nicht in den Brustkorp ab. Sie besitzt keine mediastinale Verlaufsstrecke. Die Venen sind also im Gegensatz zu den beiden Arterien völlig symmetrisch. Die Rechtsverschiebung der V. cava cranialis wird durch die verschiedene Länge der beiderseitigen Vv. brachiocephalicae ausgeglichen. Dorsal der medialen Hälfte des Schlüsselbeins beschreibt die V. subclavia – ähnlich wie die Arterie – einen Bogen über die erste Rippe hinweg. Der laterale Schenkel des Venenbogens gehört ebenso wie jener der Arterie dem seitlichen Halsdreieck, sein Scheitel und sein medialer Schenkel der Regio sternocleidomastoidea an. Wie die V. brachialis, die V. jugularis interna und die V. brachiocephalica

> liegt auch die V. subclavia ventral der Arterie.

Diese Schichtung in der Sagittalen macht den Venenbogen in zweifacher Beziehung mit dem Arterienbogen unähnlich. Der arterielle Scheitel liegt in der hinteren Skalenuslücke im Hiatus scalenorum, der venöse in der sogenannten vorderen Skalenuslücke zwischen M. scalenus ventralis und dem Schlüsselbein im Hiatus scaleno-clavicularis. Die beiden Bogenscheitel sind durch den Ansatz des M. scalenus ventralis voneinander getrennt. *Entsprechend der ventralen Neigung der oberen Brustkorböffnung und damit der ersten Rippe steht der Scheitel des Venenbogens weniger weit kranial als jener des Arterienbogens. Der Venenbogen ist also entschieden flacher.* Sein kranialer Umriß überragt niemals den oberen Rand des

Schlüsselbeins (Abb. 25). Die V. subclavia liegt zwar oberflächlicher als die Schlüsselbeinschlagader, jedoch wegen der vollständigen Überlagerung durch das Schlüsselbein besser geschützt, jedoch für die Injektionstechnik schlechter erreichbar.

> Aus diesem Grunde haben wir uns folgendes Vorgehen zur Faustregel gemacht: Die V. subclavia wird grundsätzlich unterhalb des Schlüsselbeins rechts angegangen während die Punktion oberhalb des Schlüsselbeins (nach *Yoffa*) nur bei erfolglosem infraklavikulären Vorgehen durchgeführt wird.

Um jedoch die Pleurakuppel grundsätzlich nicht zu verletzen, bevorzugen wir die Punktion der V. jugularis superficialis dorsalis bzw. der V. jugularis interna.
Unter besonderen Umständen und bei bestimmten Personen – besonders bei Notfällen – ist es jedoch erforderlich, die V. subclavia zu punktieren. Wie aus der topographischen Anatomie hervorgeht, eignet sich die V. subclavia zur Anlage zentraler Venenkatheter. Bei der Untersuchung der Morphologie der perivenösen Gewebe hat *Puff* auch die Topographie der V. subclavia untersucht und folgendes festgestellt: „Wegen der tiefen Lage der V. subclavia spielt das Strukturgefüge von Haut und Unterhaut für die Punktionstechnik nur eine sekundäre Rolle. Wichtiger sind hier die topographischen Nachbarschaftsbeziehungen. Das Gefäß ist bereits in den Sogbereich des rechten Herzens einbezogen. An den mediadünnen Abschnitten ist die V. subclavia in der Umgebung fixiert. Sie wird damit am Kollabieren gehindert. Für die Punktion der V. subclavia und mit Rücksicht auf den späteren optimalen Verschluß des Stichkanals sollten die mediadickeren Gefäßwandabschnitte bevorzugt werden“, wobei die optimale Punktionsstelle unterhalb der

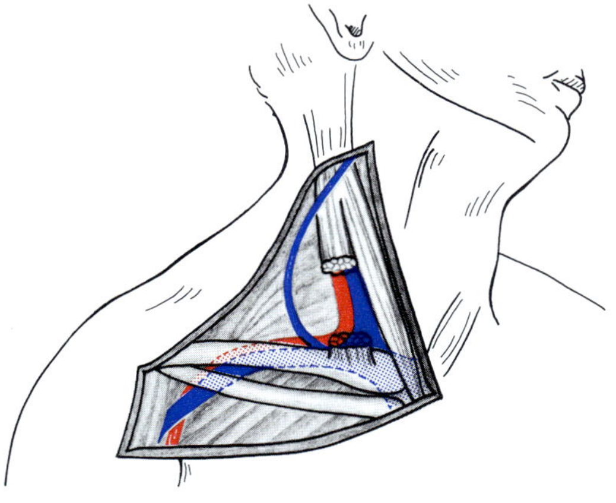

Abb. 26. Topographische Anatomie der V. und A. subclavia. Man erkennt hier nach Durchtrennung des klavikulären Ansatzes des M. sternocleidomastoideus sehr deutlich die oberflächlich liegende V. subclavia, wobei für die Punktion von entscheidender Bedeutung der Kreuzungspunkt zwischen Klavikula und erster Rippe ist (nach *Puff*).

Mitte der Klavicula liegt (Abb. 26). Die Adventitia der V. subclavia ist oben an der Faszienröhre des M. subclavius und unten am Periost der ersten Rippe fixiert. Es kommt also darauf an, nach Stauung im Bereich der Mitte der Supraklavikulargrube – dazu benötigt man die vier Finger der linken Hand, deren Daumen dem Schlüsselbein aufliegt – die jeweils gewählte Kunststoffkanüle mit einer Neigung von 25–30° zur Körperoberfläche indirekt in die Vene einzuführen. Dabei ist darauf zu achten, daß die Vene etwa in der Mitte, häufig jedoch etwas weiter medialwärts im Bereich des Kreuzungspunktes zwischen Klavikula und erster Rippe zu finden ist. Die Technik der Punktionen dieser Venen wird auf S. 87 und im Kapitel „Zentraler Venenkatherismus" eingehend erörtert.

2.3. Die fachgerechte Injektionstechnik

2.3.1. Der Aderlaß

v. Kress gab im „*Lehrbuch der inneren Medizin*", herausgegeben von *Schwiegk* und *Jores*, therapeutisch-technische Hinweise, unter denen er den Aderlaß kurz beschreibt. Wegen der Kollapsgefahr, meint *v. Kress*, soll ein Aderlaß immer am liegenden Patienten vorgenommen werden. Diese Vorsichtsmaßnahme ist besonders zu betonen, da auch bei einfachen intravenösen Injektionen, die im Sitzen durchgeführt werden, Kreislaufstörungen vorkommen können. Aus diesem Grunde soll die intravenöse Technik bevorzugt am liegenden Patienten durchgeführt werden.

Um bei einer Blutentnahme – wie zum Beispiel beim Aderlaß – eine genügende Menge von Blut zu erhalten, empfiehlt es sich, eine Manschette des Blutdruckapparates nach *Riva-Rocci* am Oberarm anzulegen. Nach Messung des Blutdrucks wird derjenige Manschettendruck beibehalten, der den arteriellen Zufluß ungehindert läßt, den venösen Rückfluß jedoch völlig staut. Hierbei ist zu beachten, daß der Manschettendruck etwas unter der Höhe des diastolichen Drucks gehalten werden muß (*Eckart*). Das gleiche gilt für die direkte Bluttransfusion, insbesondere dann, wenn der Spender in vereinzelten Fällen sehr große Mengen Blut spenden muß (1000 ml). Eine normale Staubinde kann in Notfällen auch genügen, doch ist hier nur die klinische Kontrolle möglich, die wir besser mit Hilfe des Blutdruckapparates „objektivieren" sollten.

Eine dicke Nadel, am besten eine Flügelkanüle, ist deshalb zweckmäßig, weil bei den Zuständen, die einen Aderlaß indizieren, das Blut oft eine erhöhte Viskosität aufweist und in dünnen Nadeln bald gerinnen würde. Vor der Venenpunktion zum Aderlaß wird die Haut so gespannt, daß die Vene fixiert ist. *v. Kress* betont, daß beim Einstich in die Haut immer so zu verfahren ist, daß die schräg angeschliffene Seite der Kanüle der Haut zugekehrt ist. Demgegenüber verfährt der Autor genau umgekehrt. Bei einer allgemeinen Umfrage wird von den meisten Klinikern und Anästhesisten (*Boschann, Ruf* u.a.) auch die Meinung des Autors bestätigt,

Kolb gibt eine interessante und außerordentlich einleuchtende Variation der Kanülenführung an. Die angeschliffene Seite der Kanülenspitze wird im Verhältnis zur ml-Einteilung der Spritze um 90 Grad gedreht, diese angeschliffene Spitze schaut also nach Punktion in die Subkutis gewissermaßen die Vene an und wird dann erst in diese eingeführt. Diese Technik – *Kolb* hat entsprechende Flügelkanülen konstruiert – wird besonders beim Aderlaß, aber in noch größerem Umfang bei intravenösen Tropfinfusionen angewendet.

Die von *Boschann, Eckart, Gabka, Grünhag* u.a. geübte Technik, die zweifellos am verbreitetsten ist, bei der also die angeschliffene Kanülenspitze in Verlängerung der ml-Einteilung der Spritze liegt, ist im Gegensatz zu dem *v. Kress*schen und *Kolb*schen Verfahren schmerzloser, doch theoretisch ist die Gefahr für eine paravenöse Injektion bei diesem Verfahren ungleich größer als bei dem Verfahren von *v. Kress* und *Kolb* (Abb. 27). Bei dem letzteren Verfahren kann eine Blut-

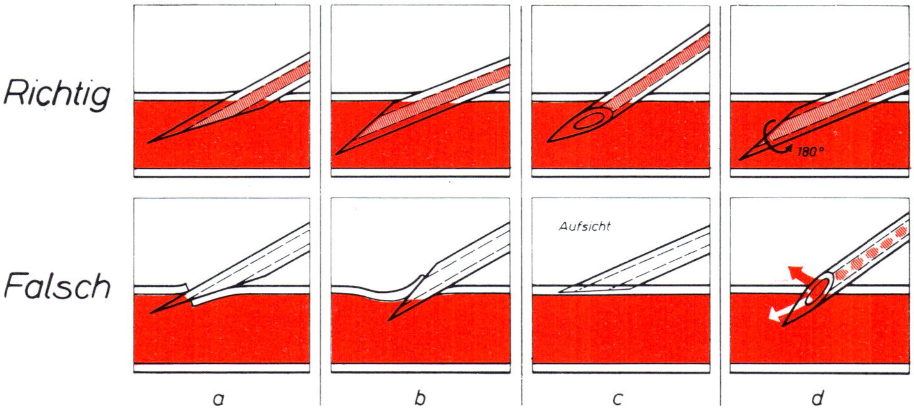

Abb. 27. Verschiedene Arten der Kanülenführung bei der intravenösen Injektion.
a) Die von *v. Kress* empfohlene Kanülenführung, bei der der Schliff der Kanüle hautwärts zeigt.
b) Die von uns bevorzugte Kanülenspitzenführung.
c) *Kolb* empfiehlt, das angeschliffene Lumen der Injektionsnadel bei indirekter Punktion um 90 Grad gedreht einzuführen. Die Vene wird daher von der Seite her punktiert.
d) Kanülenführung nach *Nolte* und *Wiethoff*, die nach der Punktion die Kanüle um 180 Grad drehen.

aspiration erst vorgenommen werden, wenn das ganze angeschliffene Kanülenende in der Vene liegt, wohingegen bei unserem Verfahren die Möglichkeit besteht, daß allein schon mit der Kanülenspitze Blut aspiriert wird. *Eckart* macht mit Recht darauf aufmerksam, daß bei beiden Methoden erst Blut aspiriert werden kann, wenn die Kanülenspitze die Venenwand durchbohrt hat. Das ist aber davon abhängig, wie kurz oder wie lang die Kanüle angeschliffen ist und in welchem Winkel sie in die Vene eingeführt wird. Die Gefahr bei unserer Technik liegt darin, daß bei zu steiler Punktion von der Kanülenspitze bereits die Hinterwand

der Vene durchbohrt wird, so daß eine paravenöse bzw. eine intra- und paravenöse Injektion resultiert. *Nolte*, der sich auch unserer Technik bedient, empfiehlt, die Injektionsnadel, nachdem sie im Venenlumen liegt, um 180 Grad zu drehen.
Die oberhalb der Einstichstelle angebrachte Blutdruckmanschette, bzw. Staubinde bleibt während des Blutabflusses liegen. Wie schon betont, muß die Stauung immer so ausgeführt werden, daß der arterielle Zustrom erhalten bleibt und lediglich der venöse Rückfluß gehemmt wird (Blutdruckmanschette!). Vom Arzt ausgeführte, unter Druck vorgenommene streichende Bewegungen am Unterarm des Patienten verstärken den Abfluß des Blutes. Ebenso kommt es durch kräftigen und wiederholten Faustschluß des Patienten vor dem Einstich zu einer ausgeprägten Stauung und einem Hervortreten der Venen. Ein heißes Unterarmbad vor der Venenpunktion erleichtert ebenfalls das Auffinden der Venen.
Bei der Venenpunktion ist wie bei allen anderen Punktionen oder Injektionen strenge Asepsis nötig. Nadeln, Kanülen und Spritzen müssen sorgfältig sterilisiert sein. Wir bevorzugen Einmalkanülen und -injektionspritzen. Die Hautstelle, an der der Einstich erfolgt, soll vorher mit 70–96prozentigem Alkohol bzw. mit Äther oder Benzin abgerieben werden. Uns hat sich in letzter Zeit der *Codan-Spray* bewährt.
Bei Blutalkoholproben darf auf keinen Fall die Punktionsstelle mit Alkolhol gesäubert werden. Hier steht eine Sublimatlösung zur Verfügung, die das Ergebnis der Alkoholprobe nicht in Frage stellen kann. In letzter Zeit hat *Dann* die theoretische Grundlage für die Routinedesinfektion der Haut vor Injektionen in der Allgemeinpraxis diskutiert. Er erwähnt dabei die für diesen Zweck üblichen Desinfektionsmittel und kommt zu dem Schluß, daß diese Verfahren zur Verhütung einer Infektion von geringem Wert und deshalb überflüssig sind. Seine Auffassung stützt er auf die Feststellung, daß nach 1078 ohne vorherige Hautbehandlung bei unausgewählten, aber nicht unter antibakterieller Behandlung stehenden Patienten verabreichten Injektionen – vorwiegend subkutan, aber auch intramuskulär, intravenös und intrakutan – keine Infektion zu beobachten war. Wir sind dagegen der Meinung, daß auf jeden Fall schon allein aus psychologischen Gründen die Haut vor einer Injektion gesäubert werden sollte (vgl. auch S. 14).

2.3.2. Die intravenöse Injektion und Infusion bei Männern

Die intravenöse Injektion bzw. die intravenöse Infusion läßt sich bei Männern fast immer sehr gut durchführen. Bis vor kurzem wurde die Venenpunktion im Bereich der Kubitalvenen vorgenommen und erst in letzter Zeit ist – infolge der möglichen Zwischenfälle – die Einstichstelle distalwärts, also zum Unterarm verlegt worden. Durch die bei Männern gut ausgeprägten und sichtbaren drei großen Venenstämme, der V. cephalica, V. mediana antebrachii und V. basilica und ihrer Verbindungsäste, besonders der V. mediana cubiti, bei relativ dünnem Unterhautfettgewebe, ist die intravenöse Injektion in der Kubitalgegend zweifellos am leichtesten. Wie wir schon anhand der topographisch-anatomischen Situation der Applikationsorte beschrieben haben,

> ist hier besonders darauf zu achten, daß, wenn schon im Kubitalbereich injiziert wird, nur die radialwärts gelegenen Venen, also die V. cephalica oder die V. mediana cephalica zu punktieren sind.

Es empfiehlt sich prinzipiell die Vene nicht direkt, sondern indirekt anzustechen. Bei guter Darstellung der Venen durch Stauung mittels eines Schlauches, einer Staubinde oder der Manschette eines Blutdruckapparates, die am Oberarm angelegt werden, kommt es zu einem deutlichen Hervortreten der Venenstämme und ihrer Kommunikationen. Die Stauung soll nicht ein Abbinden bewirken, die arterielle Blutzufuhr bleibt also erhalten, während der venöse Rückfluß gestaut wird.
Der Unerfahrene und Anfänger wird häufig, wie er meint aus Sicherheitsgründen, die Vene direkt über ihrem Verlauf punktieren, es wird ihm dabei auch fast immer gelingen, in die Vene einzudringen. Diese direkte Technik hat aber den großen Nachteil, daß man sehr häufig die Vene wohl anpunktiert hat, jedoch infolge der direkten Stoß- und Stichrichtung die Vene durchsticht und eventuell paravenös injiziert. (Abb. 28.) Wie wir aus unseren physiologischen Vorbetrachtungen gehört

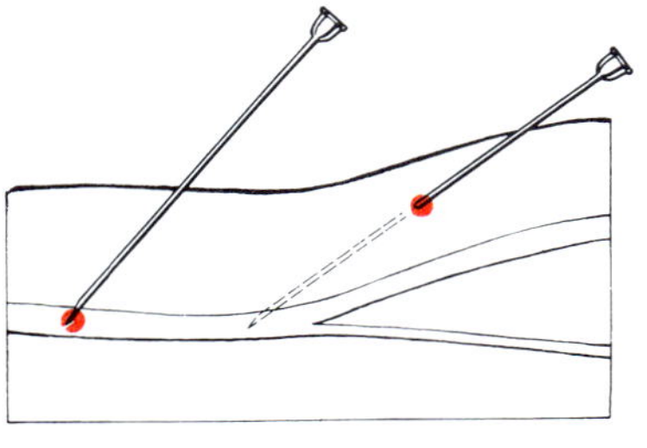

Abb. 28. Schematische Darstellung einer direkten und indirekten Punktion einer Vene

haben, kommt es allein schon durch die Venenberührung oft zu einer Kontraktion des Gefäßes, so daß bei diesem Vorgehen die Vene häufig zu entweichen scheint. Aus diesem Grunde bevorzugen wir die indirekte Technik, wobei die Kanülenspitze etwa 3 bis 6 mm neben der Vene eingestochen wird, die Injektionsnadel durch das Unterhautfettgewebe gleitet und infolge der mit der linken Hand angespannten Haut direkt in das Gefäßlumen mündet. Diese Technik ist um so wichtiger, da im Gegensatz zu früheren Zeiten heute die intravenöse Dauertropfinfusion zu einem der wirkungsvollsten Therapeutika der Medizin geworden ist. Durch das Einführen von Spezialkanülen, die für solche Infusionen gern benutzt werden, hat sich die indirekte Technik, und zwar möglichst distalwärts von der Kubitalgegend am besten bewährt.

2.3.2.1. Technik der intravenösen Injektion

Nachdem wie oben schon ausgeführt der Stauschlauch, bzw. die Manschette des Blutdruckmessers nach *Riva-Rocci* angelegt worden ist und eine einwandfreie Stauung erzielt ist, wird die schon relativ dünne und zarte Haut der Kubitalgegend mit der linken Hand gespannt, wobei sich die linke Hand nach Möglichkeit abstützen soll und der Arm des Patienten sich in gestreckter Haltung befindet. Um den Stauungseffekt zu erhöhen und das Heraustreten der Venen noch sichtbarer zu machen, empfiehlt man dem Patienten, eine Faust zu bilden bzw. die Hand mehrmals zu öffnen und zu schließen, um in Fauststellung zu verbleiben. Mit der rechten Hand wird jetzt ein Alkoholtupfer (70–96prozentig) genommen, der die vorgesehene Punktionsstelle ausgiebig säubert. Wir benutzen in letzter Zeit vorwiegend den *Codan-Spray* zur Reinigung der Haut. *Wiethoff* empfiehlt eine vorherige Reinigung der Haut mit Waschäther. Durch mehrfaches Klopfen mit Hilfe des Alkoholtupfers auf die zu punktierende Vene ist diese noch sichtbarer, bzw. noch palpabler. Dann nimmt man die Injektionsspritze, an der die scharf angeschliffene Kanülenspitze zumeist so sitzt, daß die Verlängerung der ml-Einleitung mit der Lumenöffnung der Kanüle übereinstimmt. Wie schon beim Aderlaß besprochen, gibt es hier verschiedene Ansichten, auf die wir erneut bei der Technik der intravenösen Infusion eingehen werden.
Ist die Injektionsspritze dem Arzt überreicht worden, bzw. hat er sie sich selbst genommen, hat sich der Arzt prinzipiell davon zu überzeugen, daß das vorgesehene Injektionsmittel mit dem tatsächlichen Inhalt der Spritze übereinstimmt. Das geschieht dadurch, daß die Hilfskraft dem Arzt die aufgesägte Ampulle zeigt. In der Mehrzahl der Fälle wird die aufgesägte sterile Ampulle über die Injektionsnadel gestülpt und bietet so die entsprechende Kontrollmöglichkeit. Ist diese Prüfung vollzogen, hat der Arzt die Pflicht, sich noch einmal genauestens die Injektionsspritze anzusehen. Obwohl in den meisten Fällen die Schwester, bzw. die Hilfskraft, beim Aufziehen der Injektionslösung darauf geachtet hat, daß überflüssige Luft im Spritzenlumen nicht mehr enthalten ist, muß der injizierende Arzt dennoch darauf achtgeben und noch einmal die Injektionsspritze auf eventuell vorhandene Luftblasen überprüfen. Das ist besonders wichtig, da es eine Anzahl von schaumbildenden Medikamenten gibt, so daß erst die zweifache Kontrolle ausreicht, die Spritze luftleer zu machen. Dabei wird die Injektionsspritze senkrecht nach oben gehalten und durch langsames Heraufdrücken des Stempels luftleer gemacht.
Eine Luftembolie durch Punktion der Venen im Bereich der oberen Extremitäten gehört zu den absoluten Seltenheiten. Aus Kollegenkreisen wird manchmal angeführt, daß eine Luftembolie durch Punktions- bzw. Injektionsmaßnahmen, die in dem Bereich der oberen Extremitäten durchgeführt werden, nicht entstehen könne. *Hallermann* hat jedoch erst kürzlich einen sehr interessanten Fall veröffentlicht, der zeigt,

wie auch bei einer intravenösen Injektion im Kubitalbereich, das Zusammentreffen mehrerer unglücklicher Zufälle einen tödlichen Zwischenfall infolge Luftembolie auslösen konnte.

„Bei einer 23jährigen Patientin sollte eine Venendruckmessung vorgenommen werden, mit der eine eingearbeitete Famula beauftragt wurde. Es bestand nach vorausgegangener linksseitiger Lungenlappenresektion wegen Tuberkulose eine umfangreiche Verschwartung der linken Brusthöhle mit kompensatorischer Vergrößerung und Funktionssteigerung der rechten Lunge bei hohem negativem Druck und starker Sogwirkung rechts. Nach der Punktion der Vene – es war zunächst Blut zur Senkung entnommen – kam es beim Absetzen der Nadel von der Spritze (um den Konus der Venendruckbürette aufzusetzen) zu einer Ansaugung von Luft durch die in der Ellenbeuge liegende 1,8-mm-Kanüle, die sofort zur tödlichen Luftembolie führte. Die Sektion ergab eine ungemein starke tödliche Luftfüllung des rechten Herzens.
Hier war zweifellos eine Kombination verschiedener unglücklicher, z.T. zufälliger, z.T. nicht klar voraussehbarer Umstände maßgeblich für den tödlichen Zwischenfall. Während des Wechsels der Kanülen war ein heftiger Hustenanfall aufgetreten, der nicht gestillt werden konnte und gerade in dem Augenblick wirksam wurde, als beim Umwechseln von Spritze auf Bürette die Stauung etwas gelockert war und nun bei den besonderen Verhältnissen des Brustraumes der starke Sog auftrat. Bei dieser angestrengten Einatmung durch den Hustenerstickungsanfall mit tiefem Sog im Inspirium erhöhte sich der negative Druck im Brustraum weiterhin, der Venendruck wurde noch stärker herabgesetzt und es verwirklichte sich die sonst kaum gegebene Gefahr der Luftembolie bei einer Venenpunktion.
Obwohl der Tod kausal durch den Eingriff bedingt war, konnte eine Verletzung der auch in diesem speziellen Fall erforderlichen Sorgfalt nicht sicher festgestellt werden. Es wurde keine Anklage erhoben, jedoch bietet gerade dieser „Zwischenfall“ Veranlassung, sich auch der Gefahren bei „harmlosen“ und „üblichen“ Untersuchungen bewußt zu sein.“

Um solche Zwischenfälle zu vermeiden, sollte man beim Wechsel der Injektionsspritzen den Konus der liegenden Kanüle mit dem linken Daumen und Zeigefinger fixieren und den linken Ringfinger bzw. den kleinen Finger auf die im Gefäß befindliche Kanülenspitze drücken. Dadurch wird einerseits der Rückfluß von Blut verhindert, andererseits ist der Eintritt von Luft durch die Kanüle unmöglich.

Nach diesen Kontrollmaßnahmen – zuletzt die Injektionsspritze auf enventuell vorhandene Luftblasen zu überprüfen – kann mit der eigentlichen Injektion begonnen werden. Hierbei ist die Kanülenspitze etwa 3–6 mm neben der zu punktierenden Vene mit einem Ruck einzustechen, damit der Patient möglichst wenig Schmerzen empfindet. Die sensible Empfindlichkeit steigert sich an der oberen Extremität distalwärts, was ohne Zweifel mit der hochentwickelten Funktion der Hand in Verbindung steht. So wird eine Kubitalvenenpunktion viel angenehmer empfunden als eine intravenöse Injektion in den Unterarm bzw. Handrücken. Bei dieser indirekten Punktion ist der Hauteinstich in beliebiger Winkelstellung durchzuführen – die meisten bevorzugen einen Winkel von etwa 35–45 Grad – wohingegen das Annähern der Nadel an die Venenwandung immer unter einem flachen Winkel, also beinahe parallel zum Gefäß erfolgen soll (10–15 Grad). Nachdem nun die Kanülenspitze im Unterhautfettgewebe liegt, wird die Kanüle der Vene genähert. Hier ist von Bedeutung, daß sich die Nadel im oberen Anteil des Unterhautfettgewebes bewegt, so daß sie nach Annäherung an die Vene wie von selbst in diese hineingleitet. Der Erfahrene merkt den zarten Widerstand, den das Gefäß noch bietet und kontrolliert die richtige Lage der Injektionsnadel durch das Aspirieren. Hierbei fließt fast immer dunkles, also Blut mit einem erniedrigten O_2-Gehalt in das Spritzenlumen.

Die Frage der Blutfarbe als Nachweis der intravenösen, bzw. intraarteriellen Lage der Kanüle ist schon des öfteren diskutiert worden. Viele Chirurgen, beispielsweise *E. Gohrbrandt*, glaubten, daß allein die Blutfarbe zur Differentialdiagnose: venöse oder arterielle Punktion ausreichen würde. Von anderen wurde sogar der pulsierende Blutstrom angeführt, der nicht einmal mit Sicherheit bei einer arteriellen Punktion nachweisbar sein muß. Kein Kliniker sollte sich jemals darauf verlassen, durch Blutfarbenunterschiede, die allein schon durch die Injektionsmittel verändert werden können, eine exakte Diagnose, ob eine venöse oder arterielle Punktion vorliegt, zu stellen. Zweifellos können diese Tatsachen als Hilfsmittel benutzt werden, und wir selbst haben uns einmal mit *Gohrbrandt* eingehend über diese Frage unterhalten: er stand auf dem Standpunkt, daß die intravenöse Injektion neben der Erfahrung auch eine Frage des Gefühls sei, und wir müssen ihm in dieser Hinsicht recht geben. Gerade das Einführen der Kanüle in das jeweilige Gefäß gibt einen bestimmten Widerstand, der deutlich zu verspüren und zu differenzieren ist. Dabei ist es verständlich, daß bei einem starken Widerstand, wie ihn beispielsweise die Arterienwand bieten würde, und dem zusätzlichen Aspirieren von hellrotem, also O_2-gesättigtem Blut, der Verdacht naheliegt, mit der Kanüle intraarteriell zu liegen.

Da es bis zum heutigen Tage bei diesem einfachen therapeutischen Eingriff noch nicht gelungen ist, ein Kriterium auszuarbeiten, ob die Kanülenspitze intraarteriell bzw. intravenös liegt, ist es Sinn dieses Buches, dem jungen Kollegen

jene Venen zu empfehlen, bei denen er erfahrungsgemäß nicht intraarteriell punktieren kann.
In der Ellenbeuge sind das alle radialwärts gelegenen Venen, insbesondere der Venenstamm der V. cephalica.

Interessant sind in diesem Zusammenhang die Untersuchungen mit Hilfe der endovenös-endoskopischen Filmanalyse des Punktionsvorganges nach *Puff*. Dieser Autor hat, wie auch aus den folgenden Abbildungen hervorgeht, ausgezeichnete

Untersuchungen über den Punktionsvorgang im Venenbereich durchgeführt, wobei er erstmalig endoskopische Bilder vorlegen konnte. Dazu schreibt er: „Für die Untersuchung wurde frisches Sektionsmaterial verwandt. Es standen uns die Venen der Mediana cubiti und der V. cephalica mit dem darüber befindlichen Hautbezirk von verschiedenen Altersstufen mit einem Gefäßkaliber von 4–6 mm zur Verfügung. Nach Einführung des Endoskops wurde die physiologische NaCl-Lösung auf einen konstanten intravasalen Druck von 80 mm Hg eingestellt. Die Aufnahmen entstanden mit zwei Bildfrequenzen. 70 Bilder bzw. 500 Bilder pro Sekunde. Optimalen Schliff der Punktionskanüle vorausgesetzt, stellt sich der mit der Hochfrequenzzeitlupe aufgenommene Punktionsvorgang folgendermaßen dar:
Einschneiden der Kanüle durch die Epidermis in das Korium. Der elastische Widerstand des Epithels und des Koriums wird unterschiedlich verstärkt, je nach Vorhandensein oder Nichtvorhandensein einer elastischen Membran in den oberen Subkutisschichten. Beim Eindringen der Kanülenspitze in die Venenwand wird diese trichterförmig ziemlich weit vorgebeutelt, bis die Spitze auch die Intima durchschneidet (Abb. 29). Ist das geschehen, schnellt die Venenwand über die ein-

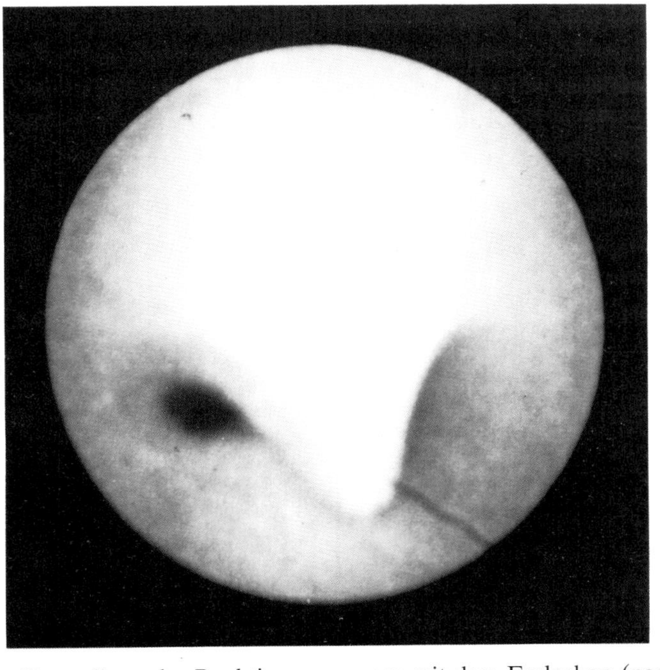

Abb. 29. Darstellung des Punktionsvorganges mit dem Endoskop (nach *Puff*)

gedrungene Kanüle zurück. Dabei kann der plötzlich nachlassende Widerstand dazu führen, daß die Kanülenspitze die gegenüberliegende Venenwand trifft und die Intima aufackert bzw. penetriert (Abb. 30).“

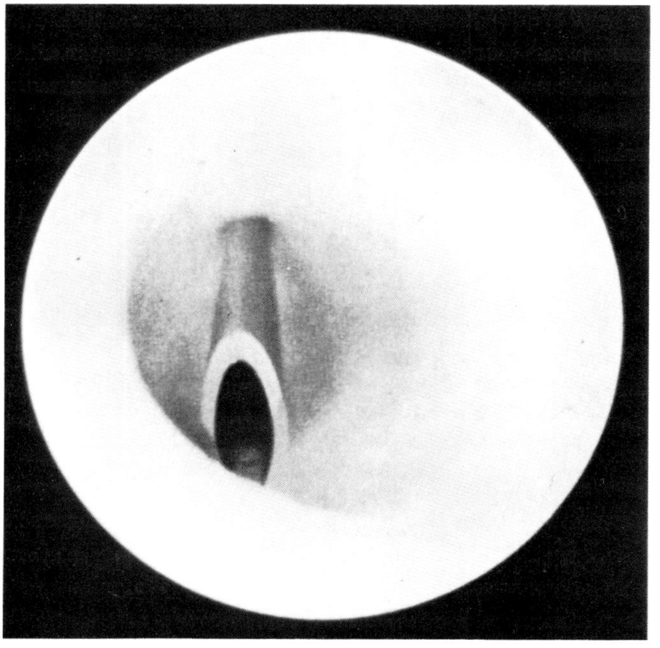

Abb. 30. Die Kanüle hat die Venenwand penetriert und ist in die gegenüberliegende Intima eingedrungen (nach *Puff*)

Diese erstmalig durchgeführten endovenösen Aufnahmen bestätigen die bekannte klinische Tatsache, daß bei der Venenpunktion bei einem gleichen Kraftaufwand ein Durchstechen durchaus möglich ist – siehe auch S. 97.
Auch die später zu erörternde „versehentliche intraarterielle Injektion", die besonders im Ellenbeugenbereich auftrat, wird in dieser Tatsache ihre Ursache haben. Wenn also schon im Ellenbeugenbereich punktiert werden muß, kommen nur die radialgelegenen Venen, insbesondere die V. cephalica infrage.
Die ulnare Seite ist schon deshalb nicht zu empfehlen, da wie wir in dem Kapitel „Topographische Anatomie der Ellenbeuge" (S. 25) ausgeführt haben, hier sowohl die A. ulnaris, die A. recurrens radialis und ihre Fortsetzung, die A. brachialis, insbesonders in der Nähe der V. basilica und ihrer ulnaren Zweigäste bzw. Kommunikationen liegen. Wie aus Abb. 11 ersichtlich ist, begleitet der R. ulnaris des N. cutaneus antebrachii medialis die V. basilica, der häufig hautwärts verläuft.
Nachdem man überzeugt ist, daß die Kanüle richtig liegt, wird nach nochmaliger Blutaspiration – Injektionsspritze also nie mit Injektionsflüssigkeit überlanden – die Staubinde bzw. die Blutdruckmanschette geöffnet und dem Patienten eine lockere, zwar gestreckte Haltung des Armes mit entspannter Hand empfohlen. Es ist darauf zu achten, daß bei der Injektion der Arm des Patienten abgestützt ist, er muß also entweder auf einem Tisch, auf einer Stuhllehne, bzw. auf dem Knie des

Arztes ruhen. Die Einspritzung selbst muß bei allen Medikamenten relativ langsam vorgenommen werden, es sei denn, die Herstellerfirmen fordern eine schnellere Injektion. Das langsame Injizieren entspricht gewissermaßen auch dem Empfinden des Patienten und ist daher als psychologisches Moment zu werten, da der Patient von der Injektion eine Besserung des Zustandes erwartet. Es ist durchaus zu vertreten, daß sich der Arzt während der Injektion mit dem Patienten unterhält, der Patient wird somit abgelenkt und der harmlose Schmerz unter der Injektion gemildert. Es empfiehlt sich, mit dem Patienten über die Anamnese bzw. über die letzten Krankheitsereignisse zu sprechen, denn jeder Leidende – mag das Leiden noch so harmlos sein – spricht gern über seine Beschwerden.

Obwohl, wie wir schon eingangs betonten, die Injektionsspritze vor Beginn der Punktion luftleer gemacht worden ist, sollte man das Medikament so injizieren, daß im Spritzenlumen noch 0.1–0.2 ml verbleiben. Es kommt nämlich des öfteren vor, daß unter der Aspiration etwas Luft in die Injektionsspritze gelangt, wenn beispielsweise die Injektionsnadel nicht ganz fest auf der Injektionsspritze sitzt, oder wenn Spritzenstempel und Gehäuse nicht exakt zueinander passen. Das spielt besonders dann eine Rolle, wenn, wie es häufig vorkommt, mehrere Medikamente nacheinander verabreicht werden.

Hierbei empfiehlt sich folgende Technik:

Beispielsweise soll nach einer *Strophanthin*-Injektion eine intravenöse Verabreichung von *Euphyllin* vorgenommen werden. Nachdem die erste Injektion verabfolgt worden ist – man hat darauf achten lassen, daß die mit *Euphyllin* gefüllte Injektionsspritze luftleer ist – wird man erst dann die Spritze von der Kanüle lösen, wenn man mittels Fingerdruck des linken Ringfingers auf Kanülenlumen und Vene zugleich den Blutaustritt verhindert. Nachdem nun die zweite Injektionsspritze an der in der Vene liegenden Injektionsnadel fixiert ist, und zwar fest fixiert ist (*cave Lufteintritt*), wird eine *erneute Aspiration vorgenommen* und langsam dieses zweite Mittel injiziert.

Diese Injektionstechnik muß jedoch manchmal modifiziert werden. Bei älteren Männern, die schon eine ausgeprägte Arteriosklerose haben, findet man häufig sogenannte Rollvenen. Hier empfiehlt sich die direkte Technik. Nachdem hier mit der linken Hand die Haut straff gespannt wird – und zwar in Verlaufsrichtung der Vene, damit die Venenschlängelung weitgehend aufgehoben ist bzw. um die Venenwandungen möglichst zu fixieren, wird man mit einem kurzen kräftigen Stich Haut und Vene zugleich punktieren. Bei diesem Verfahren ist der Kanülenneigungsneigungswinkel von vornherein relativ flach zu wählen, also etwa 20–30 Grad. Manche Kollegen bevorzugen jedoch bei dieser direkten Technik einen sehr steilen Winkel (70–80 Grad) insbesondere dann, wenn die Vene deutlich hervortritt. Dann sollte jedoch nach erfolgter Punktion der Einstichwinkel gesenkt und eventuell die Kanüle um 180° gedreht werden (Abb. 31).

Abschließend wird die Kanüle ruckartig herausgezogen. Die Punktionsstelle, aus der zumeist noch etwas Blut fließt, mit einem Alkoholtupfer komprimiert und der Arm in äußerste Beugestellung geführt. *Mehlhorn* macht demgegenüber darauf

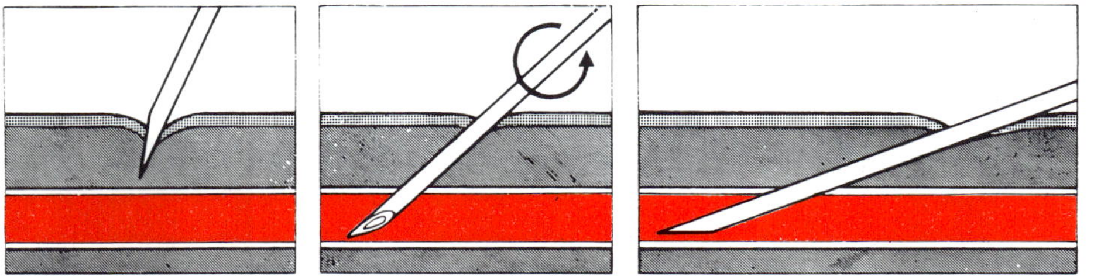

Abb. 31. Die direkte Venenpunktion sollte nach Möglichkeit so vorgenommen werden, daß nach erfolgtem Einstich in das Venenlumen mit nach oben gerichtetem Schliff der Einstichwinkel gesenkt und die Kanüle im Gegenuhrzeigersinn gedreht wird, daß das Lumen nach unten zeigt.

aufmerksam, daß es gerade durch dieses Abwinkeln des Armes mit Herandrücken des Tupfers zu Stauungen und Intimaschädigungen und damit letztlich zur Undurchgängigkeit der Vene kommen kann. Aus diesem Grunde empfiehlt er insbesondere dann, wenn er die Vene für weitere Injektionen erhalten will, als schonendste Behandlung nach der Injektion das Hochheben des ausgestreckten Armes und das leichte Gegenhalten und nicht Gegendrücken des Tupfers.

„Bei Benutzung des feuchten Reinigungstupfers kann es auch zu Hautnekrosen und echten Thrombophlebitiden kommen. Die gleichen Schäden können auftreten, wenn zum Schutz der Wäsche vor einem etwa nachsickernden Bluttropfen, wie vielfach beobachtet, ein Leukoplaststreifen auf die Einstichstelle geklebt wird" (*Mehlhorn*).

Demgegenüber stehen wir jedoch auf dem Standpunkt, daß es infolge von Reinigungstupfern keineswegs zu Hautnekrosen oder sogar zu Thrombophlebitiden kommen kann. Der Pflasterstreifen, der von den meisten Kollegen benutzt wird, ist nur dann nicht anzuwenden, wenn eine sogenannte Leukoplastüberempfindlichkeit bekannt ist

Sobald sich an der Einstichstelle eine Schwellung entwickelt oder der Kranke über brennende Schmerzen klagt, ist die Injektion abzubrechen.

Salyrgan, Novalgin, Esidron, Neosalvarsan, Strophanthin und andere Präparate können sehr langanhaltende Schmerzen, Schwellungen und selbst Nekrosen erzeugen, wenn auch nur wenige Tropfen paravenös gelangt oder injiziert sind. In solchem Falle ist es nützlich, sofort das umliegende Gebiet mit mehreren ml physiologischer Kochsalzlösung zu infiltrieren, um das paravenös gelangte Präparat zu verdünnen. Auf diese Komplikationen und die Therapie kommen wir später zurück.

Die intravenöse Injektion im Bereich der Ellenbeuge verliert jedoch aus Sicherheitsgründen immer mehr an Bedeutung. Es wird zwar eine große Anzahl von Kollegen geben, die nach dem Standpunkte verfahren

Minima non curat praetor
(Um Kleinigkeiten kümmert sich der Prätor – der erfahrene Kollege – nicht)

und die meinen, bei ihrer eigenen Injektionstechnik wäre ein Zwischenfall undenkbar. Nun wissen wir jedoch, und das haben wir vor allen Dingen bei der biologischen Betrachtung der Venenstruktur versucht zu zeigen, daß eine Vielzahl von Möglichkeiten zusammen kommen muß, um Komplikationen auszulösen, die in manchen Fällen nicht auf die Injektionstechnik des Kollegen zurückzuführen sind.
Die topographische Anatomie der Innenfläche des Unterarms sowie diejenige des Handrückens hat uns gezeigt, daß hier genügend große Venenstämme vorhanden sind, um eine fachgerechte intravenöse Injektion vorzunehmen. Das gilt in erheblich stärkerem Maße noch für das Anlegen einer Infusion.

2.3.2.2. Intravenöse Dauertropfinfusion bzw. Bluttransfusion

Wie schon mehrfach betont, ist die Transfusions- und Infusionstherapie für alle Gebiete der Medizin zu einem Therapeutikum geworden, das schlechthin nicht mehr wegzudenken ist. Da das Anlegen einer intravenösen Dauertropfinfusion und die Verabreichung einer Blutkonserve eine einheitliche Technik erfordern, wird in diesem Zusammenhang auf die Technik der Bluttransfusion nicht im einzelnen eingegangen. Es soll aber nicht versäumt werden, Teile einer erst kürzlich erschienenen Arbeit von *Wiethoff* zu zitieren, der sich eingehend mit der modernen Infusionstechnik beschäftigt hat.

Vorbereitung einer Infusion

Art der Infusionslösung, Dosierung und Infusionsgeschwindigkeit sollten schriftlich festgelegt werden. Es kann nicht oft genug betont werden, wie wichtig die quantitative bilanzmäßige Überwachung der Flüssigkeitstherapie ist.
Im folgenden sind die für die intravenöse Infusion benötigten Geräte angeführt.

1. Infusionslösung.
2. Infusionsständer.
3. Überleitungsgerät: für Infusionsflaschen mit Belüftung, bei einigen Infusionslösungen mit Filter.
4. Venenpunktionskanüle, falls nicht Gerät oder Verlängerungsstück damit ausgerüstet ist (bei Erwachsenen im allgemeinen Nr. 1). (Wir benutzen gern die *Braunüle*, die wegen ihrer Fixierungsmöglichkeit mittels eines eingeschnittenen Plastikstreifens besser befestigt werden kann.)
5. Injektionsspritze (2 ml).
6. Tupfer, Pflasterstreifen, Desinfektionslösung, Schere, 2 Arterienklemmen, gepolsterte Schiene, breite Mullbinde, Stauschlauch.

Meistens ist es nicht notwendig, die Infusionslösung auf Körpertemperatur zu erwärmen. Das wird aber von einigen Autoren dann für notwendig gehalten, wenn

große Flüssigkeitsmengen schnell infundiert werden müssen. Bei Zusatz von Medikamenten sind die Angaben der Herstellerfirmen hinsichtlich kompatibeler Infusionslösungen ebenso zu beachten wie die Einhaltung steriler Kautelen.
Es ist zum Teil üblich, Überleitungsgeräte und Infusionsbehälter bereits am Vorabend zu verbinden. Diese Handhabung ist nicht zweckmäßig, da eventuell mit dem Gerät in die Lösung gebrachte Keime in dem Zeitraum stark genug wachsen könnten, um Nebenwirkungen zu verursachen.

Vene und Venenpunktion

Bei der Wahl einer bestimmten Technik und einer Vene sind Anwendungsdauer und Infusionsgeschwindigkeit zu berücksichtigen. Bei länger dauernder Infusionstherapie ist es zweckmäßig, zunächst möglichst distal gelegene Venen zu benutzen, um bei eventueller Thrombosierung später auf durchgängige proximal gelegene zurückgreifen zu können. (Auf jeden Fall müssen Venen im Bereich der Gelenke vermieden werden – Handgelenk, Ellenbeuge – weil bei Bewegungen trotz der Fixierung die Kanülenspitze die Venenwand leicht durchstechen kann.)
Vor- und Nachteile sowie Lokalisation häufiger verwendeter Venen sind hier zusammengestellt.

Handrückenvenen	Für langfristige Therapie ungeeignet, leicht perforierbar, paravenöse Injektionen besonders schmerzhaft.
Unterarmvenen	Die Venen der Ellenbeuge (einschließlich der V. mediana cephalica) sollten wegen der bei ihrer Verwendung erforderlichen Streckhaltung vermieden werden.
V. cephalica	Für langfristige Infusionstherapie recht gut geeignet, da keine wesentliche Einschränkung der Armbewegung.
V. basilica	Zur Anlage von Cava-Kathetern geeignet. Punktionsstelle oberhalb der Ellenbeuge!
V. jugularis superfic. dorsalis	Für kurzfristige Infusionen besonders bei adipösen Patienten geeignet.
V. jugularis interna	Für langfristige Infusionstherapie geeignet.
V. subclavia	Nur in Notfällen zur Infusionstherapie heranziehen (Cave Pleurakuppel!).
V. saphena parva seu magna	Gebräuchlich für Venenkatheterisierung mittels Venaesectio dicht oberhalb des Innenknöchels bei Säuglingen und Kleinstkindern. Bei Erwachsenen im Hinblick auf eventuelle Dauerschäden nach Thrombosierung möglichst zu vermeiden.

Man sollte den geringen Mehraufwand an Zeit nicht scheuen, sich zu setzen, die Venen sorgfältig zu inspizieren und zu palpieren und die Punktion in möglichst bequemer Haltung durchzuführen. Eigentlich selbstverständlich ist, daß der Patient vor Anlegen der Infusion gelagert werden muß.
Die Darstellung einer Vene läßt sich manchmal verbessern, wenn Unterarm und Hand in feuchtwarme Umschläge gewickelt werden und einige Minuten frei hängen. Außerdem ist es zweckmäßig, anstelle des üblichen Stauschlauches die

Blutdruckmanschette zu verwenden, die bis zu einem knapp unterhalb des diastolischen Blutdrucks liegenden Wert aufgeblasen wird. Vor allem nach vorhergehender Wärmeapplikation kann die Verwendung einer kalten antiseptischen Lösung für die Hautdesinfektion eine lokale Vasokonstriktion verursachen.
Über die optimale Kanülengröße divergieren die Ansichten. Für die Infusion von Elektrolytlösungen ist eine Kanüle Nr. 12 (u. E. zu dünn, günstiger Nr. 1 bzw. *Braunüle*) geeignet. Wichtig sind ein guter Schliff und eine scharfe, widerhakenlose Spitze. Es ist zweckmäßig, die Kanüle so zu führen, daß bei großen Venen der Schliff nach oben, bei kleinen nach unten zeigt. Dadurch lassen sich auch kleine Venen mit relativ großen Nadeln punktieren, ohne daß durch Perforation ein Hämatom entsteht bzw. die Kanüle durch die anliegende Venenwand okkludiert wird. Eine andere Möglichkeit ist, nach erfolgter Punktion des Venenlumens mit nach oben gerichtetem Schliff die Kanüle im Gegenuhrzeigersinn zu drehen, so daß der Schliff nach unten zeigt (Abb. 27 und 31).
Weitaus mehr als bei einer Injektion kommt der sorgfältigen Hautdesinfektion bei der Infusion Bedeutung zu. Fall Alkohol verwendet wird, sollte die Haut vorher mit Äther entfettet werden. Sobald der desinfizierte Bezirk getrocknet ist, wird die Vene mit linkem Zeigefinger und linkem Daumen fixiert und gestreckt. Der Einstich der Kanüle erfolgt gegenüber der Spitze des (desinfizierten) Zeigefingers. Vielfach wird es vorgezogen, die Punktion in zwei Abschnitten auszuführen, zunächst Haut und Unterhautfettgewebe zu durchstechen und erst dann mit der Kanüle das Venenlumen aufzusuchen. (Indirekte Methode.) Es empfiehlt sich dabei, in der ersten Phase die Nadel im Winkel von 45 Grad, in der zweiten dagegen so parallel wie möglich zur Hautoberfläche zu führen.
Das weitere Vorgehen hängt davon ab, welche der drei folgenden Möglichkeiten benutzt werden:

1. Kanüle mit aufgesetzter Spritze
2. freie Kanüle oder *Braunüle*
3. Kanüle mit fester Verbindung zum Infusionsüberleitungsgerät.

Die richtige Lage der Kanüle wird in den beiden ersten Fällen durch die mühelose Aspiration von Blut mittels Spritze bzw. das Erscheinen der ersten Blutstropfen am Konus angezeigt. Daraufhin wird die Stauung weggenommen. Der luftleere, bis zum Konus mit Flüssigkeit gefüllte Schlauch des Überleitungsgerätes wird von der Schwester gereicht und auf den Kanülenkonus gesteckt. Wenn die Flüssigkeit ungehindert in die Vene einfließt, wird die Tropfenfolge in der Tropfkammer sichtbar nicht abreißen. Sobald das feststeht, wird die Tropfzahl durch Zusammendrücken der Schlauchklemme bzw. durch Verstellung der Rollklemme eingestellt. Bei Verwendung von kanülenarmierten Überleitungsgeräten gibt ein Blutstrom in den Schlauch des Gerätes den Hinweis auf die einwandfreie Kanülen-Lage. Die Stauung wird daraufhin entfernt und die richtige Tropfgeschwindigkeit eingestellt. Die Kanüle wird nach Unterlegen eines Tupfers durch einen Pflasterstreifen fixiert, der über den Konus gelegt wird. Ebenso wird der Schlauch des Überleitungsgerätes gesichert und – wenn notwendig – der Arm bzw. das Bein des Patienten auf der gepolsterten Schiene unter Vermeidung jeglicher Stauung fixiert.

Technische Varianten bei intravenöser Flüssigkeitszufuhr

Wie sich in den vergangenen 20 Jahren mit steigender Anwendungshäufigkeit der intravenösen Flüssigkeitstherapie deutlich gezeigt hat, weist die übliche Kanüle für die Infusion Nachteile auf, die sich bei der Injektion nicht bemerkbar machen. So ist es nicht erstaunlich, daß zahlreiche Vorschläge publiziert worden sind, die Kanüle durch Änderungen zu verbessern oder durch ein anderes System zu ersetzen.

Eine vollständige Darstellung aller Varianten würde den Rahmen des vorliegenden Beitrages sprengen. Ich beschränke mich vorwiegend auf solche Systeme, die mir aus eigener Erfahrung bekannt sind und verweise auf die Kataloge „1 x Geräte" der Firmen *Braun, Pfrimmer* u.a.

Zu länger dauernden Infusionen werden verschiedene Methoden benutzt. Von bestimmten Firmen (*Braun, Pfrimmer* u.a.) werden Venenkatheter mit Punktionskanülen angeboten z.B. I-cath früher „Intracath Bard".

Nach Punktion der Vene wird der Katheter soweit wie möglich vorgeschoben. Auf diese Weise kann ein Verweilkatheter sehr schnell gelegt werden, ohne daß eine Venaesectio durchgeführt werden muß.

Folgendes ist dabei zu beachten: Grundsätzlich soll die Haut entfettet und desinfiziert werden. Beim Anlegen des Katheters sind sterile Handschuhe und ein Mundschutz zu benutzen, außerdem ist die Punktionsstelle abzudecken. Die Venenpunktion erfolgt in der schon beschriebenen Weise, zumeist im Bereich des Unterarms. Soll ein Cava-Katheter geschoben werden, wird im oberen Extremitätenbereich die V. basilica oberhalb der Ellenbeuge punktiert und der von uns bevorzugte Cava-Katheter Cavafix (*Fa. Braun, Melsungen*) geschoben (Abb. 32). Beim Einfließen von Blut in die Führungskanüle bzw. in den Katheter wird die Staubinde entfernt, damit das Einführen des Katheters nicht behindert wird. Beim Einbringen des Katheters wird mit der linken Hand die Schutzmanschette (steril) am Übergang zur Kanüle leicht gefaßt. Mit der rechten Hand ergreift man den Katheter ca. $1^1/^2$ cm davon entfernt und führt ihn in die Vene ein. Nach jeder Bewegung klemmt man den Katheter mit der linken Hand ab, führt die rechte wieder etwas zurück und wiederholt die Bewegung bis der Katheter genügend tief in der Vene sitzt. Bei Schwierigkeiten an einer Venenklappe kann die Schutzmanschette in ihrem hintersten Anteil durchschnitten und die Infusion angeschlossen werden. Bei laufender Infusion gelingt ein Weiterschieben des Katheters ohne Schwierigkeiten.

Besonders wichtig ist: Äußerste Vorsicht beim Zurückziehen des Katheters durch die Nadel zu üben, da dieser durch den Schliff der Nadel leicht beschädigt werden kann (Katheterembolie). Bei Widerstand empfiehlt es sich, Nadel und Katheter gemeinsam zu entfernen.

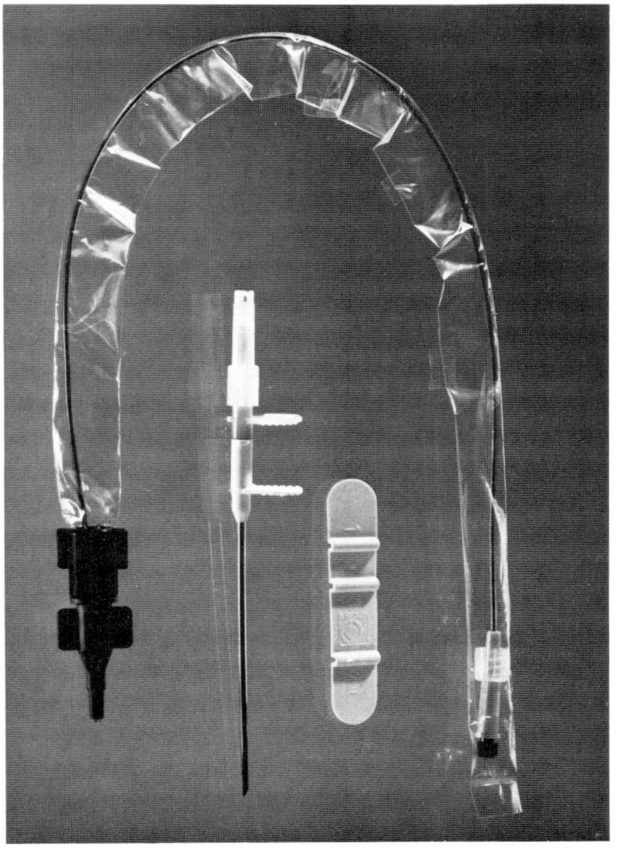

Abb. 32. Cava-Katheter Cavafix

Wenn das Blut in den Katheter fließt, kann der Blutfluß ohne weiteres gestoppt werden, indem man den Kontrollpfropfen in den Adapter stößt. Nun wird langsam die Nadel zurückgezogen. Mit einem Finger wird der Katheter währenddessen in der Vene festgehalten und die Schutzmanschette entfernt. Dabei wird die Nadel am Konus gefaßt, mit der anderen Hand wird die Manschette an der Befestigungsstelle abgebrochen und weggeworfen. Nun wird die Nadel am Adapter befestigt und der Adapter an das Infusionsbesteck angeschlossen. Dabei soll zuerst der farbige Kontrollpfropfen entfernt werden. Beim Cath wird mit dem Pfropfen der Mandrin herausgezogen. Dieser wird vollständig aus dem Katheter entfernt. Nun empfiehlt es sich, ein Antibiotikaspray z.B. *Polybactrin* zu benutzen und die Eintrittsstelle des Katheters damit zu benetzen. Schließlich wird die Kanülenspitze abgedeckt und die ganze Nadel auf den Sicherheitshalter aufgesteckt. Abschließend erfolgt die Befestigung mit Heftpflastern, wobei Katheter und Infusionsschlauch zusätzlich fixiert werden sollten.

Zur Verhütung einer dem Katheter entlang fortschreitenden Infektion ist ein täglicher sorgfältiger Verbandswechsel mit Erneuerung der Antibiotikasprayzufuhr notwendig. Gleichzeitig empfiehlt sich eine häufige Spülung des Katheters, insbesondere nach Transfusionen und Blutentnahme. Beim geringsten Anzeichen einer Thrombosierung oder von Phlebitiden ist der Katheter zu entfernen.

Venoflex-Methode

Ebenfalls benutzen wir gern die Venoflex-Methode. Nach Punktion der Vene mit der Braunüle-V (Abb. 33) wird der Mandrin entfernt und durch den in der Vene liegenden äußeren Mantel ein Dauer-PVC-Katheter langsam in das Gefäß eingeschoben. Hier ist ebenfalls darauf zu achten, daß der Schlauch steril eingeführt werden muß.

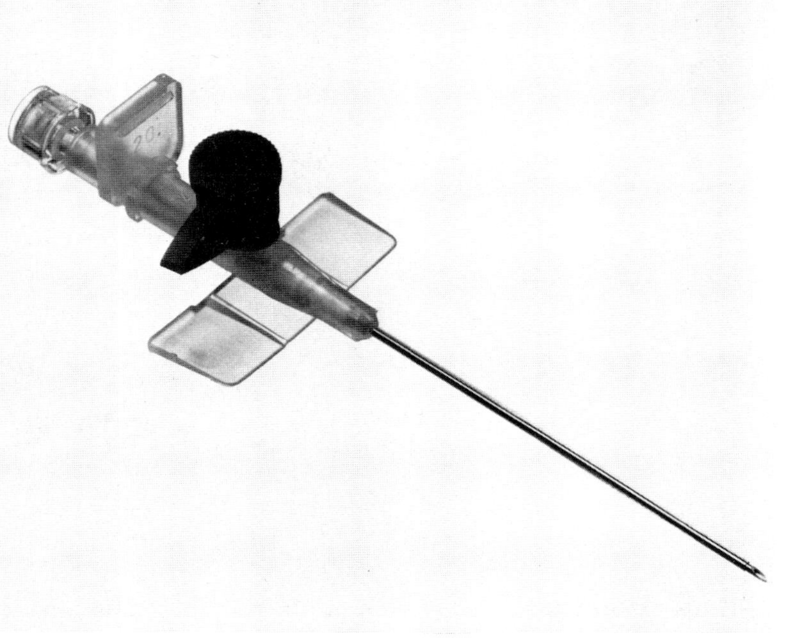

Abb. 33. Braunüle-V

Sobald etwa 10 cm des Katheters intravaskulär liegen, entfernt man die Kanüle unter gleichzeitiger Fixierung der PVC-Kapillare durch Daumendruck. Der extravaskulär liegende Anteil des Systems sollte gut gegen ein akzidentelles Abreißen und Abwandern in das Kreislaufsystem gesichert werden. Besonders geeignet ist dafür eine von *Lenzen* angegebene Arretierungsplatte. Die Verbindung zum Infusionsschlauch wird über eine Spezialkanüle hergestellt, auf die der PVC-Katheter aufgezogen wird, der im übrigen mit dem Durchmessern (außen) von 1, 1,5 und

Gastrozepin®

Spezifischer Magensekretionshemmer

Der erste selektive Muskarinrezeptorblocker

Dosierungsanleitung, Art der Anwendung

Ampullen

Die zubereitete Injektionslösung enthält 10 mg Pirenzepin-dihydrochlorid in 2 ml.

Die Halbwertszeit von nahezu 12 Stunden erfordert normalerweise nur eine 2 x tägliche Applikation.
In besonders schweren Fällen ist die 3 x tägliche Anwendung von je 2 Ampullen angezeigt.

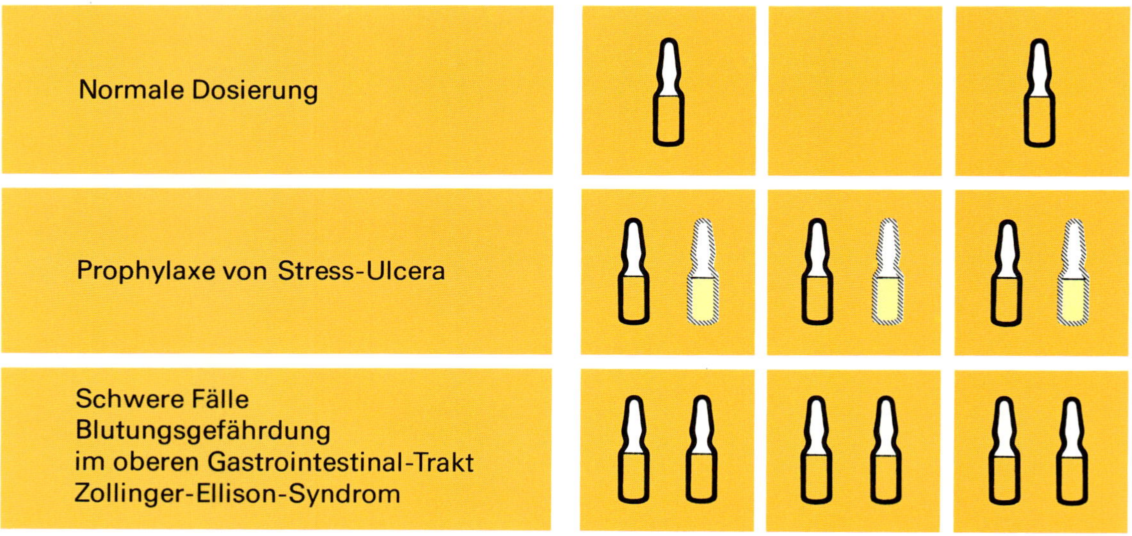

Die zubereitete Injektionslösung (pH 7) kann i.m., i.v. oder als Infusion mit isotoner Kochsalz-Lösung, Ringer-Lösung, Lävulose-Lösung 5%, Glucose-Lösung 5% verabreicht werden.

Gastrozepin®-Ampullen

Zusammensetzung
1 Ampulle enthält 31,27 mg Trockensubstanz mit 10,43 mg Pirenzepin-dihydrochlorid-monohydrat entsprechend 10 mg Pirenzepin-dihydrochlorid. Die zubereitete Injektionslösung enthält 10 mg Pirenzepin-dihydrochlorid in 2 ml.

Anwendungsgebiete
Akute und chronische Formen von Geschwüren des Magens und des Zwölffingerdarmes, Zollinger-Ellison-Syndrom, medikamentös bedingte Magenbeschwerden.

Gegenanzeigen
Zwar besitzt Gastrozepin auch bei hoher Dosierung keine teratogenen Eigenschaften, trotzdem wird – wie allgemein üblich – von einer Anwendung während der ersten drei Schwangerschaftsmonate abgeraten.

Nebenwirkungen
Gelegentlich kann die Therapie mit Gastrozepin eine Appetitanregung bewirken. Eine in seltenen Fällen auftretende Stuhlerweichung ist als wünschenswerter Beweis dafür zu werten, daß Magen- und Darmmotilität nicht gestört werden. Die Nahsehfähigkeit kann – vor allem bei älteren Patienten mit einer verminderten Anpassungsfähigkeit der Augen – vorübergehend beeinträchtigt werden. Die Sehschärfe für die Ferne dagegen wird nicht beeinflußt.

Wechselwirkungen mit anderen Mitteln
Die Wirkung von magensekretionsanregenden Lebens- und Arzneimitteln (Alkohol, Coffein, Gewürze, Antiphlogistika, Acetylcholin) kann gelegentlich gehemmt werden.

Dosierungsanleitung, Art der Anwendung
Es empfiehlt sich, im Abstand von 12 Stunden jeweils 1 Ampulle der zubereiteten Lösung intramuskulär oder intravenös zu injizieren; bei Patienten mit Zollinger-Ellison-Syndrom soll die Dosis zumindest verdoppelt werden; in besonders schweren Fällen ist die 3mal tägliche Applikation von je 2 Ampullen angezeigt. Die parenterale Gastrozepin-Therapie sollte bis zum Abklingen der Symptome – in der Regel 2 – 3 Tage, bis Gastrozepin oral angewendet werden kann –, bei Zollinger-Ellison-Syndrom bis zur Operation fortgeführt werden.
Intravenöse Infusion: Die gebrauchsfertige Gastrozepin-Lösung ist mischbar mit isotonischer Kochsalzlösung, Ringer-Lösung, 5%iger Lävulose- oder 5%iger Traubenzucker-Lösung.
Da bei den oben angeführten Lösungen je nach Hersteller Unterschiede in den galenischen Zubereitungen bestehen können (z. B. pH-Wert), sollte vor jeder Anwendung eine visuelle Kontrolle erfolgen. Die fertige Gastrozepin-Injektionslösung ist mit den Lösungen mischbar, wenn keine Trübungen, Fällungen oder Farbveränderungen auftreten. Die Mischung mit den Lösungen sollte sachgemäß vor Infusionsbeginn erfolgen. Die Beurteilung der Mischbarkeit bezieht sich auf einen Beobachtungszeitraum von 12 Stunden bei Raumtemperatur. Gastrozepin enthaltende Infusionslösungen sind innerhalb dieser Frist zu applizieren.
Die intravenöse Injektion erfordert bei kreislauflabilen Patienten wegen der hohen initialen Blutspiegel die Überwachung des Blutdrucks.

Darreichungsform und Packungsgrößen
Originalpackungen zu je 5 und je 10 Ampullen mit Trockensubstanz und Lösungsmittel.
Klinikpackungen zu je 25 und je 100 Ampullen mit Trockensubstanz und Lösungsmittel.
Weitere Darreichungsform: Tabletten
Originalpackungen mit je 20, 50 und 100 Tabletten.
Klinikpackungen mit je 500 und 1 000 Tabletten.

Thomae

Dr. Karl Thomae GmbH
7950 Biberach an der Riss

2,1 mm zur Verfügung steht. Vorteile des Venoflex-Systems sind die geringe Behinderung des Patienten (die Bewegungsmöglichkeit des Armes) und die Möglichkeit, zusätzliche Injektionen einfach ausführen zu können. Die Anwendung ist allerdings dadurch limitiert, daß der Durchmesser der Kanüle zu groß ist, um kleinere Venen punktieren zu können.

Vorgehen nach Koch

Dieses basiert auf dem von *Seldinger* für die Angiographie ausgearbeiteten Vorgehen, den Katheter über einen Führungsmandrin (leader) in das Gefäß einzuführen. Die *Koch*sche Methode wird mit einem Einweg-Instrumentarium unter streng sterilen Kautelen durchgeführt. Nach Desinfektion der Punktionsstelle und Abdecken der Umgebung punktiert man die Vene und führt den im Besteck enthaltenen Mandrin von 45 cm Länge vorsichtig durch die Kanüle ein. Sobald der Mandrin in einer dem Venenkatheter entsprechenden Länge im Venenlumen liegt, wird die Punktionskanüle entfernt und der Katheter auf dem als Führung wirkenden Mandrin in die Vene geschoben. Anschließend wird der Mandrin entfernt und der mit einem Konus ausgestattete Katheter mit dem Infusionsgerät verbunden.
Durch die Anwendung des Verfahrens wird es vielfach möglich sein, auch bei schwierigen Venenverhältnissen, zum Beispiel im Schock, eine Venaesectio zu umgehen.

Kunststoffverweilkanüle (Braunülen u. a.)

Nach der Darstellung von Verfahren perkutaner Venenkatheterisierung sollte folgerichtig die Beschreibung der Katheterisierung nach Freilegung der Vene (Venaesectio) folgen. Es scheint aber zweckmäßig, zuvor auf die in den letzten

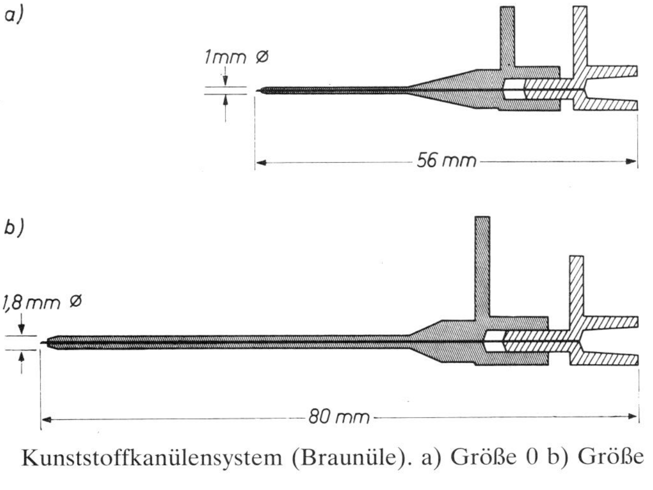

Abb. 34. Kunststoffkanülensystem (Braunüle). a) Größe 0 b) Größe 1,0

Jahren allmählich ausgereiften Entwicklungen einzugehen, die sich wachsender Beliebtheit erfreut, die Kunststoffkanülen (*Braunülen u. a.*).
Dieses System ist aus einer Punktionsinnenkanüle auf Metall aufgebaut, der eine etwas kürzere, konisch endende, dicht anliegende Kunststoffkanüle aufgeschoben ist (Abb. 34). Der Übergang zwischen beiden Kanülen ist dank präziser Verarbeitung stufenlos, so daß eine die Penetration des Gewebes erschwerende Verformung der konischen Kanülenspitze bei richtiger Handhabung nicht auftritt.
Wir pflegen die *Braunüle* folgendermaßen anzulegen (Abb. 35): Nachdem die Kanüle etwa $^1/_2$ bis 1 cm in das Venenlumen eingeführt ist, wird der Metallmandrin so weit zurückgezogen, daß er jetzt im Lumen der Plastikhülle liegt. Dadurch füllt sich die Plastikkammer mit Blut, wodurch eine Kontrolle der Lage der *Braunüle* möglich ist. Nun wird die Kanüle bis zum Griffansatz in das Venenlumen bei noch gestauter Vene vorgeschoben. Dadurch wird verhindert, daß die Metallspitze des Mandrins die Venenwand verletzt, die Kanüle behält jedoch die notwendige Festigkeit, um nicht beim Vorschieben durch den Hautwiderstand abzuknicken (*Ruf* u.a.).

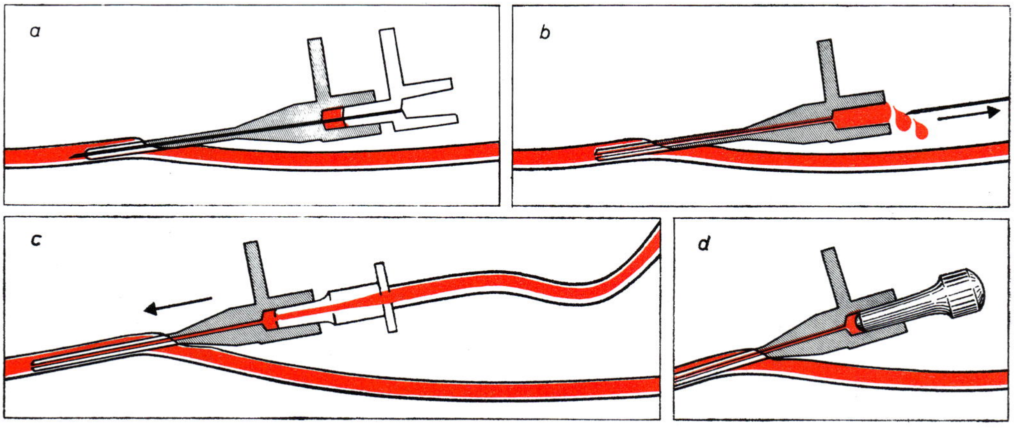

Abb. 35. Schematische Darstellung der Verwendung einer Braunüle.
a) Punktion der Vene, wobei die Innenkanüle als Führung die Vene ansticht.
b) Durch zartes Herausziehen der Führungskanüle füllt sich das Lumen der Plastikkammer mit Blut.
c) Durch weiteres Vorschieben der Kunststoffkanüle kommt es zur richtigen Lage der Braunüle, so daß nun die Injektionsspritze bzw. wie hier dargestellt, das Infusionssystem angeschlossen werden kann.
d) Soll die Vene für weitere Zwecke offengehalten werden, kann die Braunüle mittels genormten Stopfens vorübergehend verschlossen werden.

Das *Braunülen*-System steht in verschiedenen Größen zur Verfügung, mit denen eigentlich alle Venen – vielleicht mit Ausnahme besonders feiner, wie sie zum Beispiel bei Säuglingen vorliegen – punktiert werden können. Durch eine Reihe sinnvoller Ergänzungen (Venenkatheter, Mandrinverschluß, Verlängerungsstück usw.) wird seine Anwendungsbreite noch größer. Die Anwendung der *Braunüle* oder eines der Verfahren zur perkutanen Venenkatheterisierung dürfte häufig die direkte Venenkatheterisierung nach Venaesectio unnötig machen.

Vygoflex-System

Zum zentralen Venenkatherismus benutzen wir auch gerne das Vygoflex-System, das von der Firma *Medizinisch-chirurgische Werke, Aachen*, hergestellt wird. Es handelt sich dabei um eine Einführungsdoppelkanüle mit aufgesetzter Spritze und einem Verweilkatheter aus Vycor mit doppeltem Kontraststreifen und mit einem innenliegenden kontrastgebenden Mandrin.
Diese Vygoflex-Kanüle hat einen ähnlichen Bau wie die *Braunüle*, besteht also aus einer Teflonaußenkanüle, die eine V 2 A Stahlinnenkanüle aufnimmt, deren Griffplatte wiederum aus Kunststoff ist. Die mitgelieferte Spritze sitzt auf der Doppelkanüle und wird nach der erfolgreichen Punktion mit der Innenkanüle entfernt und durch den Katheteransatz ersetzt.
Dadurch kann der sterileingebeutelte Katheter unter Mandrinführung ohne Schwierigkeiten in das Gefäß eingeschoben werden. Nach Fixierung des Katheters und eventueller Röntgenkontrolle – soweit Zeit dazu vorhanden ist – kann der Mandrin entfernt und der Katheter mit dem Infusionssystem verbunden werden.
Hatte man vorher keine Zeit zur röntgenologischen Kontrolle des Katheters, so sollte das nun angeschlossen werden, denn auch der Katheter besitzt einen Kontraststreifen.

> Beim zentralen Venenkatherismus ist grundsätzlich die Lage des Verweilkatheters röntgenologisch zu überprüfen.

Der Vorteil des Vygoflex-Systems liegt in der Mandrinführung, die unter Verwendung des Bildwandlers (Fernsehkette) jederzeit korrigiert werden kann. Lediglich bei Notfällen verzichten wir auf eine sofortige röntgenologische Kontrolle, schieben daher auch den Katheter nur soweit vor, daß eine Flüssigkeitszufuhr gewährleistet ist.
Der Nachteil dieser zentralen Katheter ist das geringe Lumen, welches einer schnellen Volumenauffüllung entgegensteht.

Hilfsmittel für die Infusion

Überleitungsgeräte. „Von wenigen Ausnahmen abgesehen, wie zum Beispiel Aminosäurelösungen, stehen heute Infusionslösungen sowohl abgefüllt in Glasflaschen als auch in Plastikampullen zur Verfügung. Diese werden in der Regel nur einmal verwendet, wie auch die Überleitungsgeräte, die den Lösungsbehälter mit Venenkanüle oder -katheter verbinden (Abb. 36).

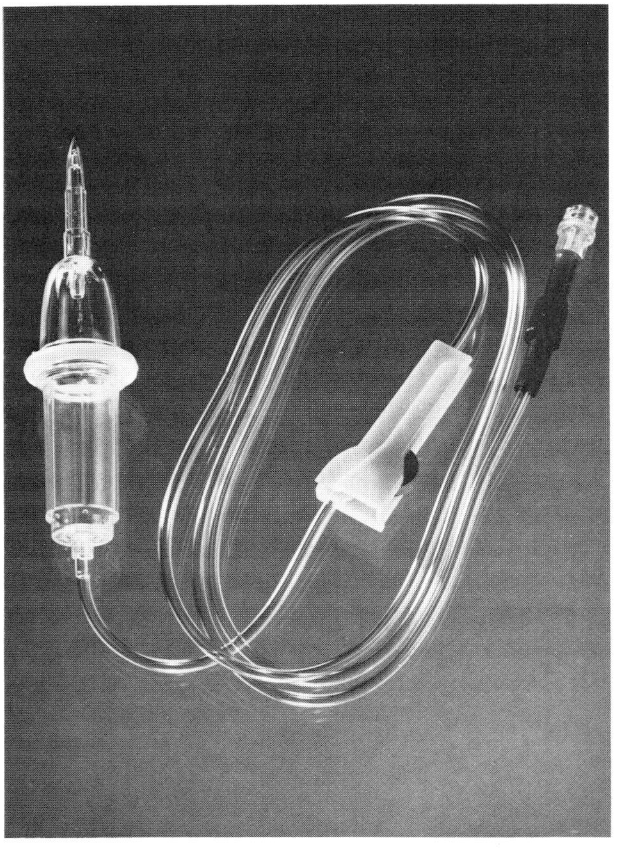

Abb. 36. Überleitungsgerät Intrafix (*Fa. Braun, Melsungen*)

Grundsätzlich sind Überleitungsgeräte aus Tropfkammer, Schlauch mit Konus und einer Abklemmvorrichtung aufgebaut. Sie müssen steril und frei von extrahierbaren toxischen Substanzen sein. Die Tropfkammern werden aus klaren Kunststoffen, etwa Polysterolen, Polyamid oder Polypropylen gespritzt.

Schläuche bestehen meistens aus Weich-PVC, das physiologisch einwandfrei sein muß. Bei Verwendung von Infusionsflaschen ohne zusätzliche Belüftungsvorrichtung ist es notwendig, Geräte zu verwenden, die den zum Druckausgleich notwendigen Lufteintritt in die Flasche gewährleisten. Selbstverständlich soll die Belüftung einen Filter aufweisen, der eine bakterielle Verunreinigung der Infusionslösung verhindert. Plastikampullen benötigen keine Belüftung. (Muß eine Schnellinfusion durchgeführt werden, sollte am oberen Ende der Plastikampulle ein Loch eingeschnitten werden, um einen schnelleren Austritt der Infusionsflüssigkeit zu ermöglichen.) Für einige wenige Infusionslösungen, zum Beispiel bestimmte Plas-

maexpander und übersättigte (hochprozentige) Manitollösungen, werden Geräte mit filterbestückten Tropfkammern empfohlen, ähnlich wie sie für Transfusionen zur Verfügung stehen.
Als Abklemmvorrichtung, die auch zur Regulierung der Tropfenfolge dient, weisen handelsübliche Geräte unter anderem sogenannte Schlauch- oder Rollklemmen auf (Abb. 36).
Pro Jahr werden in der Bundesrepublik Deutschland etwa 15–20 Millionen Liter Infusionslösungen verbraucht. Die Rate fehlerhafter Dosierung, d.h. die pro Zeiteinheit errechnete zu applizierende Menge an darin enthaltenen Medikamenten, ist mit etwa 15% zu veranschlagen. Dieser hohe Wert ist auf den Einsatz von Standardinfusionsbestecken zurückzuführen, wobei es häufiger zur Unter- als Überdosierung kommt. Dosierklemmen und Tropfkammern haben dabei den größten Anteil. Die Infusionsgeschwindigkeit zeigt eine Fehlerbreite von 25%. Das Verhältnis von korrigierbaren zu nicht korrigierbaren Fehlern verhält sich dabei wie 16:1. Durch die Anwendung von Drosselgeräten läßt sich ein konstanter Durchfluß erreichen, der über 24 Stunden aufrechterhalten werden kann, sofern der venöse Zugang offen bleibt. Kommt es besonders auf eine hohe Dosiergenauigkeit an, sollten Dosierpumpen eingesetzt werden, empfiehlt *Strackharn,* der sich auf dem 17. Symposium „*Bilanzierungsprobleme der Infusionstherapie*" mit „*Fragen und Problemen des intravenösen Zugangs*" beschäftigte.
Die höchsten Fehlerquoten ergeben sich durch die Anwendung von Standardbestecken. Je nach der Klemmenart können sich die mittleren Fehler verdoppeln oder verdreifachen. So ist zu erklären, daß unter konstantem hydrostatischem Druck und Einstellung auf eine bestimmte Tropfenzahl pro Minute sich u.a. Tropffrequenz innerhalb der ersten 5–15 Minuten auf die Hälfte ihrer Ausgangswerte vermindert, dann nahezu kontinuierlich abnimmt und nach 2 Stunden nur noch einen Teil des Ausgangswertes aufweist.
Dieses typische Verhalten gilt für alle mechanisch wirkenden Durchflußregler, denn die Drosselung des Flow geschieht durch Krafteinwirkung von außen auf den Infusionsschlauch. Das Schlauchlumen wird bestimmt durch die vertikal einwirkende Kompression auf das Material, die zu einer horizontalen Dehnung führt. Die Elastizität bedingt eine Ausdehnung und somit Einengung des Schlauchlumens. Bei einem Flow von beispielsweise 40 gtts/min kommt es zu einer Querschnittsdehnung der schlitzförmigen Öffnung von ca. 8–10/100 mm. Die Verringerung des Lumens um 3–5/100 mm reicht dann aus, um die anfängliche Tropffrequenz auf die Hälfte zu bringen. Hinzu kommt, daß eine zusätzliche Einengung des Lumens um 10–25% nach 3–4 Stunden eintritt.
Drosselgeräte können die durch die Klemme verursachten Dosierfehler beseitigen. Durch den Anschluß eines bis zu 1,50 m langen Schlauches, der in Spiralform gewickelt ist, kann der Widerstand im distalen Schlauchschenkel erhöht werden. Die Konstanz der Stromstärke wird dabei durch Quellungsvorgänge im Schlauchmaterial nicht meßbar beeinflußt, denn die Veränderungen betragen weniger als 1% des Ausgangsvolumens von 0,5 mm.

Tropffrequenz und Tropfenvolumen bestimmen die Stromstärke im Infusionsschlauch. Das wechselnde Tropfenvolumen wird hauptsächlich bestimmt durch den Öffnungsquerschnitt des Tropfenbildners und seine unmittelbare Randzone, die Oberflächenspannung der jeweiligen Flüssigkeit und die Tropffrequenz. Da Tropffrequenz und Tropfenvolumen proportional zueinander stehen, nimmt mit zunehmender Tropffrequenz das Tropfenvolumen zu. Die Tropfenbildungsgeschwindigkeit kann durch elektronische Messung konstant gehalten werden; das Volumen bleibt von der Frequenz unbeeinflußt.

Die bei der Infusion auftretenden korrigierbaren Fehler können mit elektromechanischen bzw. elektronisch gesteuerten und geregelten Pumpen beseitigt werden. Bei den am meisten verwendeten externen Peristaltikpumpen wird durch die äußere Krafteinwirkung auf den Schlauch ein Saug-/Druckgefälle hervorgerufen, das den Flüssigkeitstransport steuerbar macht. Die sehr hohe Gegendrucktoleranz, d.i. die oberste Gegendruckgrenze, bei der gerade noch gefördert wird, liegt bei 1 atü, entsprechend 760 mm Hg. Sie schließt zwar Kanülen-, Katheter- und thrombotische Gefäßverschlüsse aus, kann aber bei nicht rechtzeitig bemerkter paravasaler Infusion von Nachteil sein.

Den auf *Record*- oder *Luer-Los*-Kanülen passenden Konen ist vielfach ein kurzes Latex-Schlauchstück vorgeschaltet, das die zusätzliche Applikation von Medika-

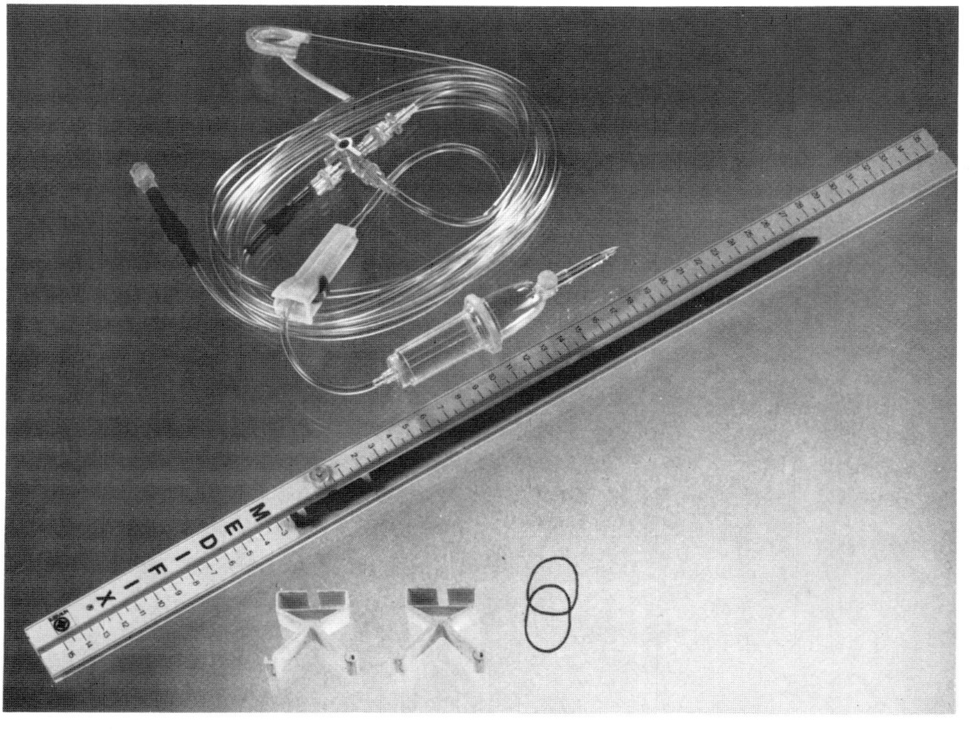

Abb. 37. Gerät zum Messen des Venendrucks

menten während der Infusion ermöglicht. Für spezielle Zwecke steht eine Fülle von Abwandungen und Zusatzeinrichtungen (z.B. das von der Firma *Braun* entwickelte Gerät zur Venendruckmessung s. Abb. 37) zur Verfügung, von denen hier nur eine kleine Auswahl berücksichtigt werden kann.

Simultaninfusion-Zwillingsgerät/Verbindungsstück. Die gleichzeitige Infusion von zwei Lösungen kann einmal mit dem herkömmlichen Zwillingsgerät erfolgen. Als andere Möglichkeit ist ein sogenanntes Verbindungsstück zu erwähnen, das auf die Venenkanüle aufgesteckt und mit den bei den Überleitungsgeräten verbunden wird.

Simultaninfusion und -drucktransfusion. Wichtig für die operative Chirurgie ist ein von *Pflüger* entwickeltes Gerät. Der entscheidende Punkt der Konstruktion ist, daß die Infusionsrate nicht durch Änderung der auf der Konserve ruhenden Druckbelastung beeinflußt wird.

Hier ist zu beachten, daß eine Schnellinfusion unter Druck die Gefahr einer Luftembolie in sich birgt. Bei solchen Schnellinfusionen sollte man also prinzipiell bei 50 ml noch vorhandener Infusionslösung den Flaschenwechsel vollziehen.

Travenolsystem. Bei Schnellinfusionen ist auch ein grundlegender Wandel durch das Aufkommen des sogenannten *Travenol*-Systems eingetreten.

Von der alten Methode der Drucktransfusion (Schnelltransfusion) ist man aus folgenden Gründen abgekommen. Die Drucktransfusion sah so aus, daß man langsam Luft in die Flasche pumpte und dadurch ein schnelles Überleiten erwirkte. Einmal war die Sterilität durch den Ballon sehr zweifelhaft, zum anderen bestand immer die Gefahr einer Luftembolie.

Das neue Travenol-System, das gewissermaßen einen Melkvorgang widerspiegelt, arbeitet mit einer Plastikugel in der unteren Kammer des Systems, die bei Druck auf die Flasche den flaschenwärts gelegenen Eingang verschließt.

Gerät für die Kinderheilkunde. Die exakte Dosierung auch kleinerer Infusionsmengen ist mit üblichen Überleitungsgeräten nicht ganz so durchzuführen, wie es in dieser Disziplin gelegentlich notwendig sein kann. Es stehen verschiedene Möglichkeiten zur Verfügung, das Problem zu bewältigen. So besteht ein Weg darin, über eine Verringerung der Abtropffläche ein kleineres Volumen des Einzeltropfens zu erzielen, so daß statt etwa 20 Tropfen (wie bei den üblichen Geräten) erst etwa 60 Tropfen einem Milliliter der Lösung entsprechen. Eine andere Variante ist die Zwischenschaltung eines bürettenartigen Meßbehälters, der die genaue Überwachung auch sehr kleiner zugeführter Mengen ermöglicht. In diesem Zusammenhang ist darauf hinzuweisen, daß die maximale Infusionsgeschwindigkeit vom Querschnitt des verwendeten Katheters (in erster Linie) abhängt. Bei verdoppeltem Querschnitt nimmt sie um das 16fache zu. Demgegenüber spielt der auf der Flüssigkeitssäule lastende Druck eine untergeordnete Rolle: seine Verdoppelung führt nur eine Steigerung der Flußrate von 50% herbei. Sehr gut hat sich uns das *Dosifix-System* für die Kinderinfusion bewährt (Abb. 38).

Verlängerungsstücke stehen auch für eine ganze Reihe anderer Spezialzwecke zur Verfügung und erhöhen die Flexibilität der Infusionstechnik.

2.3.2.3. Infusionsapparaturen

Der Übergang von der Injektion zur Infusion ist fließend. Bis vor einiger Zeit war noch ein gewisser Unterschied dadurch gegeben, daß die Überführung der Flüssigkeit vom Behälter in den Körper einmal durch manuelle, zum anderen durch Kraft des Schwerefeldes erfolgte. Seit der Verwendung der Infusionspumpen ist

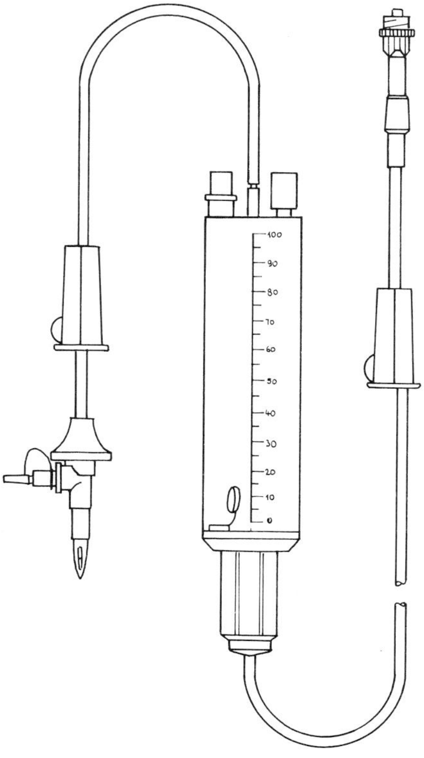

Abb. 38. Dosifix-System für Kinderinfusionen.
Aus einem Vorratsbehälter (z. B. Infusionsflasche 500 ml) wird eine gewünschte kleine Menge in den Vorratsbehälter übergeleitet. Über den am Dach des Behälters befindlichen Injektionsteil können Medikamente beigemischt werden. Durch den am Fuß des Behälters befindlichen Mikrotropfer werden exakt 60 Tr. = 1 g dosiert. Im unteren Teil des Tropfglases befindet sich ein Flüssigkeitsfilter mit einer Maschenweite von 15µm, gemäß DIN 58 362. Durch das am Boden des Vorratsbehälters angebrachte Schwimmerventil ist ein unkontrolliertes Leerlaufen des Infusionssystems ausgeschlossen.

auch diese Unterscheidung hinfällig geworden. Der Vorzug von derartigen Infusionsapparaturen ist evident: Sie gewährleisten die gleichmäßig erfolgende, exakt reproduzierbare Infusion einer Lösung auch bei intraarterieller Anwendung über einen weiten Volumenbereich, der bei den besten Geräten dieser Art eine Spanne von über 1:3000 aufweist!
Es lassen sich im wesentlichen drei Gruppen unterscheiden:

1. Pumpen, bei denen die Lösung in eine (sterilisierbare) Spritze überführt werden muß, die maximal 50 ml faßt.
2. Kontinuierlich arbeitende Geräte mit zwei gegenläufig angeordneten Spritzen, bei denen eine ansaugt, die andere pumpt, und umgekehrt.
   Durch augenblicklichen Wechsel von Hub- und Schubrichtung resultiert eine praktisch völlig konstante Flußrate.

3. Apparate, bei denen die Förderung durch Einwirkung von außen auf den Infusionsschlauch erzielt wird, der kontinuierlich fortschreitend komprimiert wird.
   Durch Stufenschalter kann die Infusionsgeschwindigkeit weitgehend variiert werden, die Maximalraten liegen im Bereich von 300 ml bis 600 ml/Stunde. Oberhalb dieser Größenordnung spielen Schwankungen der Infusionsgeschwindigkeit keine praktische Rolle mehr.
4. Apparate, die den Rhythmus des Tropfenfalls steuern (z.B. Dropmeter).
   Eine von einem Synchronmotor angetriebene Impulsscheibe löst eine elektromagnetisch gesteuerte Quetschvorrichtung aus, die je nach Einstellung einen oder mehrere Tropfen zur Infusion freigibt. Der Austausch der Impulsscheiben ermöglicht eine Variation der Impulsfolge.

„Die bereits erhebliche Sicherheit solcher Infusionspumpen wird durch Zusatzeinrichtungen gesteigert, die eine Unterbrechung kurz vor völliger Entleerung des Infusionsbehälters gewährleisten. Es ist damit zu rechnen, daß Dauerinfusionsapparaturen in der nächsten Zeit zunehmend häufiger für die parenterale Flüssigkeitstherapie Verwendung finden werden, zumal sie unter anderem auch für Clearanceuntersuchungen, die intraarterielle Chemotherapie und die Lymphangiographie von Nutzen sind. Daß bisher vorliegende Publikationen vor allem aus der Pädiatrie stammen, ist verständlich; besonders bei Früh- und Neugeborenen handelt es sich um ein ideales Hilfsmittel." (*Wiethoff*.)

2.3.3. Die intravenöse Injektion und Infusion bei Frauen

Ein grundsätzlicher Unterschied im Vorgehen bei der intravenösen Injektion bzw. Infusion zwischen Männern und Frauen besteht nicht. Wie wir jedoch schon bei der topographischen Anatomie der Ellenbeuge und des Unterarms besprochen haben, ist das Subkutangewebe bei vielen Frauen wesentlich ausgeprägter als bei Männern. *Hyrtl* sprach in seiner „*Topographischen Anatomie*" schlechthin von einem Schönheitsmerkmal des vollen runden Armes bei Frauen. Es gibt eine Anzahl von Frauen, bei denen nach alleiniger Inspektion der Kubital- und der Unterarmgegend keine Vene auffindbar ist. Demgegenüber ist bei einem anderen Prozentsatz der Frauen, insbesondere die V. mediana cubiti als einzige sichtbar und verführt besonders den Unerfahrenen, prinzipiell diese Vene zu punktieren.
Der junge Arzt – kaum eingeführt in die Injektionstechnik – wird nach vergeblichen Punktionen der oberflächlichen Venenstämme hier versuchen, die Injektion an tieferen Venenstämmen (versehentliche intraarterielle Injektion) durchzuführen.
Wie wir in den weiteren Kapiteln sehen werden, treten die Komplikationen der intravenösen Injektion an der oberen Extremität in erheblich größerem Maße bei Frauen als bei Männern auf. Wir selbst haben bei unser damaligen *Estil*-Prüfung unter 102 Fällen nur 2 Fälle mit beginnender Thrombophlebitis gesehen, die unter konservativer Behandlung abheilten. Diese beiden Fälle traten bei Frauen auf. Zweifellos ist das Zustandekommen von Komplikationen einmal durch das biolo-

gische Verhalten der Venen, zum anderen aber auch durch die Topographie des jeweiligen Applikationsortes bedingt.
Es empfiehlt sich daher, vor jeder intravenösen Injektion bei Frauen eine genaue Inspektion beider Unterarme vorzunehmen. Gleichzeitig sollte man mittels Stauschlauch bzw. Manschette des Blutdruckapparates eine exakte Stauung vornehmen, um beurteilen zu können, an welchem Arm die Injektion durchgeführt werden muß. Diese kleinen Vormaßnahmen ersparen oft viel Zeit, denn keinem Arzt ist es angenehm, eine Vene mehrmals punktieren zu müssen.
Erkennt man auch nach den oben geschilderten Maßnahmen keine Vene, und ist eine solche auch nicht palpabel, so wird der Erfahrene der Patientin bereits andeuten, daß eine intravenöse Injektion schwierig durchzuführen sei. Er wird durch die Schwester oder Hilfskraft ein heißes Unterarmbad durchführen lassen. Dadurch wird zumindest ein Venenstamm des Unterarms, und zwar meistens die V. basilica palpabel. Häufig findet sich oberhalb des Handgelenkes die radial gelegene V. cephalica, die durch eine Ulnarbewegung der Hand sichtbar wird. Bei der Injektion selbst sollte man wie oben schon dargestellt, wenigstens 3–6 mm von der Vene entfernt einstechen und sich dann außerordentlich zart dem Gefäß nähern. Die Punktion gelingt besonders gut, wenn nach dem Überwinden des leichten Widerstandes der Venenwand die scharf angeschliffene Kanülenspitze um 180 Grad gedreht wird, so daß sie im Venenverlauf liegt. So ist auch bei einem leichten Verrutschen ein Durchstechen der Vene kaum möglich. Diese Technik empfiehlt sich besonders beim Anlegen einer intravenösen Dauertropfinfusion am Unterarm. Dazu benutzen wir – besonders bei zarten Venen – die sogenannte *Butterfly*-Kanüle. Dabei wird die Blutader mit der feinen Butterfly-Kanüle, die mit zwei flügelförmigen Fingerplatten armiert ist, direkt punktiert. Nach Fixierung der Kunststoffflügel kann das Butterfly-System direkt an eine Tropfinfusion angeschlossen werden. Da zur Volumenauffüllung dieses bei Kindern und Frauen beliebte System nicht ausreicht, wird es beispielsweise nach Einleitung einer Narkose durch andere Spezialkanülen ausgetauscht. Hier kommen nach Möglichkeit die beschriebenen Spezialkanülen, wie z.B. die *Braunüle*, zur Anwendung. Durch das beinahe stumpfe Kanülenende gelingt es bei dem etwas schwierigen Punktieren der Vene – „der Ruck ist hier deutlicher als bei einer Metallkanüle" – in den meisten Fällen, die Venenwand nicht zu verletzen. Infolge der oben beschriebenen Konstruktion der *Braunüle* erkennt man schnell die richtige Lage der Injektionsnadel (Einströmen des Blutes in die Venenkanüle). Durch das Herausziehen des Mandrins und Anschließen des Systems kommt es nun zur Infusion. Wie die klinische Erfahrung gezeigt hat, kommen post injectionem bei Frauen leichte Nachblutungen erheblich häufiger vor, bzw. können sich leichter Haematome bilden. Dagegen scheint die Venenkontraktion p.inj. bei Männern infolge des dünnen Unterhautfettgewebes erheblich größer zu sein. Aus diesem Grund sollte man besonders beim weiblichen Geschlecht darauf achten, daß nach der Entfernung der Injektionsnadel, was prinzipiell mit einem schnellen Ruck zu geschehen hat, die Punktionsstelle mittels Fingerdruck komprimiert wird und anschließend

ein kleines Pflaster angelegt wird. Wenn das auch im Grunde genommen selbstverständliche Ratschläge sind, sollte man doch besonders beim weiblichen Geschlecht bedenken, daß ein persönliches Eingehen sowie eine sorgfältige Nachsorge von entscheidender Bedeutung auch in der Beurteilung der ärztlichen Leistung ist.

2.3.4. Die intravenöse Injektion und Infusion bei Kindern

Die Prinzipien der Injektion entsprechen dem schon Dargelegten. Doch genau wie bei den Frauen ist die topographische Anatomie des kindlichen Unterarmes einschließlich der Fossa cubitalis wesentlich anders als bei einem erwachsenen Mann. Wir finden hier direkte Übergänge zwischen männlichen und fraulichen Unterarmen. So kommt es beispielsweise vor, daß bereits im Alter von 2 Jahren mehrere größere Venenstämme ausgebildet sein können, die Venen also gut inspektabel und palpabel sind. Doch ist das keineswegs die Regel. Vielmehr finden wir bei kleinen Kindern, wobei hier das Alter von zwei bis acht Jahren gemeint ist, ein fettreiches Unterhautgewebe, in dem die Venen eingebettet sind.
Am häufigsten tritt schon im frühesten Alter die V. mediana cubiti zum Vorschein, so daß sie häufig gut sichtbar ist. Da man bei Kindern, falls es sich nicht um unbedingt lebensnotwendige Eingriffe handeln sollte, niemals mehr als einmal die Vene punktieren soll – schon diese Prozedur ist manchmal außerordentlich schwierig –, wird in diesem Alter die beste zur Ansicht kommenden Vene zur intravenösen Injektion benutzt. Wie wir schon ausführten, wird das in den meisten Fällen eine Kubitalvene sein. Uns hat sich dabei eine kleine Abwandlung der oben beschriebenen Technik bewährt. Durch Spannen der Haut mit Hilfe der linken Hand wird einmal das Kubitalgelenk gleichzeitig immobilisiert und der Arm des Kindes gehalten. Die Punktion erfolgt nun wie üblich, doch ist folgendes entscheidend:
Beim *Erwachsenen* wird nach Einführen der Injektionsnadel in die Vene die linke Hand losgelassen, sie wird oft zur Führung der Kanüle, bzw. zum Halten der Injektionsspritze benutzt und mit der rechten Hand injiziert der Arzt die entsprechende Lösung.
Beim *Kind* dagegen muß die linke Hand im Bereich des Ellenbogengelenks bleiben, damit der Arm weiter fixiert ist und die rechte Hand wechselt auch nicht, sondern hält die Injektionsspritze, auch wenn die Vene punktiert ist. Eine Schwester bzw. eine Hilfsperson injiziert die Lösung. Das ist besonders deshalb wichtig, weil auch manches artige Kind nach der Punktion der Vene plötzliche Abwehrbewegungen macht, die sich allzuhäufig in einer Beugung des Unterarms äußern. Aus diesem Grund hat diese Technik noch den Vorteil – wenn wir schon im Kubitalvenenbereich injizieren –, plötzliche Abwehrbewegungen abzuwenden, so daß die Kanüle in der oberflächlichen Vene liegen bleibt statt – wie es gerade bei dieser Prozedur auch schon vorgekommen ist – infolge von Abwehrbewegungen in die Tiefe zu dringen und dadurch irrtümlich intraarterielle Verletzungen zu

setzen. Wir berücksichtigen also bei Kindern nicht in dem ausgedehnten Maße die evtl. auftretenden Komplikationen nach der Injektion, sondern injizieren die am günstigsten gelegene Vene. Das hat aber zweierlei Gründe: einmal sind die zuzuführenden Medikamente im Kindesalter normalerweise keineswegs so toxisch und so hochkonzentriert wie im Erwachsenenalter, wir injizieren beispielsweise keine Mittel wie *Neosalvarsan, Zytostatika* u.a., zum anderen hat sich herausgestellt, daß Komplikationen infolge von intravenösen Injektionen im Kindesalter außerordentlich selten sind. Obwohl wir sehr häufig bei Kindern intravenös injizieren und ein Teil der in unsere Behandlung und zur Operation kommenden Kinder mit intravenösen Dauertropfinfusionen versehen werden, haben wir *bisher in keinem Falle* – trotz Zuführung des damaligen *Estils* und des heute sehr gern benutzten *Epontols* – eine *Komplikation* gesehen. Das ist zum großen Teil auf die bei Kindern speziell zubereiteten intravenösen Lösungen zurückzuführen, doch u.E. spielt hier auch die ausgeprägte kindliche Regeneration eine große Rolle. Gerade bei Kinder kommt es häufig zu mehrfachen Punktionen (nach Möglichkeit verhindern!) und auch nach fachgerechter Punktion der Vene zu einem Durchstechen des Gefäßes bzw. zu einer Verletzung der Gefäßwand. Schwerwiegende Komplikationen sind uns trotz dieser Läsionen nicht bekannt geworden.

Gohrbrandt hat sich besonders mit der Verletzung der Gefäßwand beschäftigt und führt die Komplikationen zum großen Teil auf die Zerreißung der Intima zurück. Das kommt aber bei Kindern sicher sehr häufig vor. Aus diesem Grunde glauben wir, daß der kindliche Körper noch eine so große biologische Regenerationskraft besitzt, daß solche intravasalen Venenverletzungen ohne wesentliche Nachteile ablaufen.

Liegt eine lebensbedrohende Erkrankung vor, kann man sich bei der intravenösen Zuführung von Medikamenten keineswegs auf eine einfache Injektion verlassen. Hier ist zweifellos erforderlich, einen perkutanen Venenkatheterismus durchzuführen bzw. eine Venaesectio anzulegen und einen Katheter einzuschieben, der über Tage liegenbleiben kann und jederzeit eine intravenöse Zuführung ermöglicht.

Diese Infusionen sind bei Kleinkindern nach Möglichkeit im Bereich des Oberarms anzulegen. Wir müssen bedenken, daß auch kranke Kinder von einem erheblichen Bewegungsdrang erfüllt sind, es also sehr häufig zu Unterarmbeugungen kommen würde, die dem Verbleib des Katheters keineswegs zuträglich sind. Aus diesem Grunde haben insbesondere wieder die Anästhesisten – und wir dürfen hier mit besonderem Nachdruck unsere leitende Narkoseärztin, Frau Dr. *Helga Ruf*, erwähnen – einen einfachen Weg gefunden, auch im Bereich der oberen Extremitäten einen Katheter einzulegen, der den Bedürfnissen der Klinik voll entspricht. Da wir jedoch noch einmal im einzelnen auf das Anlegen eines Kavakatheters zurückkommen, sei hier nicht näher darauf eingegangen.

Die intravenöse Dauertropfinfusion bei Kindern läßt sich natürlich, und das ist auch unter Operationen zum Blutersatz erforderlich, auch an den unteren Extremitäten anlegen. Im Gegensatz zu den Erwachsenen kommt es bei Kleinkindern häufig vor, daß sich – infolge Frühentwicklung – die V. saphena parva als ein stärkerer Venenstamm zur Punktion anbietet. Es gibt aber auch viele Kinder, bei denen die V. saphena magna bereits stärker ausgeprägt ist, so daß die Infusion dort angelegt wird. Das entspricht auch eher den Lagerungsbedingungen, denn ein fibular angelegter Dauertropf läßt sich besser auf eine Schiene fixieren.

2.3.5. Die intravenöse Injektion und Infusion bei Säuglingen

Intravenöse Injektionen bei Säuglingen kommen heute relativ selten vor. Sie spielten eine größere Rolle vor der Einführung unserer modernen Infusionstherapie. Früher mußten die Injektionen in die Galea des Säuglings vorgenommen werden. Dabei kam es infolge der kleinen Venen häufig zum Durchstechen der Gefäße mit Haematombildungen bzw. paravenösen Infiltraten. Wir benutzten damals, und das hat heute für die Blutentnahme bei Säuglingen noch eine Bedeutung, die Vv. nasofrontales, supraorbitales, supratrochleares und seltener die Vv. temporales superficiales. Da diese Venen eine sehr große Kontraktionsfähigkeit haben, mußte man mehrmals punktieren, allein schon deshalb, weil häufig nach gelungener Punktion die feine Nadel nicht richtig lag und eine Injektion lege artis nicht zustande kam. Auch hier ist ein grundlegender Wandel eingetreten. Wenn auch zu einfachen diagnostischen Hilfsmitteln, beispielsweise zur Durchführung einer Blutsenkung, noch die Stirn- und Galeavenen benutzt werden, so erfolgt heute die parenterale Zuführung von Medikamenten weitgehend durch intramuskuläre Injektionen und durch intravenöse Infusionen im unteren Extremitätenbereich.

2.3.5.1. Durchführung einer intravenösen Injektion beim Säugling

Da aber jeder junge Arzt auch über die Punktion der Galea- und Stirnvenen orientiert sein muß, sei in folgendem kurz die Technik wiedergegeben. Um Abwehrbewegungen des Säuglings auszuschalten, wird dieser entweder in ein großes Wickel- bzw. das ihm zustehende Frotté-Tuch so eingeschlagen, daß die Extremitäten fest am Körper fixiert sind und nur der Kopf frei ist. Dann wird der Säugling rücklings auf den Wickeltisch gelegt, in der Weise, daß sein Kopf über den Rand des Tisches in retroflektierter Haltung von der Schwester gehalten wird. Durch diese Lage kommt es zu einer Stauung der Venen im Kopfbereich, so daß schon nach wenigen Sekunden die oberflächlich liegenden Stirn- und Galeavenen, die mit bloßem Auge erkennbar sind, hervortreten. (Abb. 39) Mit dem von der Schwester zugereichten Tupfer zur Säuberung der Injektionsstelle, wird nun leicht auf die Vene geklopft, so daß die Stauung noch besser zur Auswirkung kommt. Dann wird eine fein angeschliffene Injektionskanüle – wir benutzen gern das von der *Fa.*

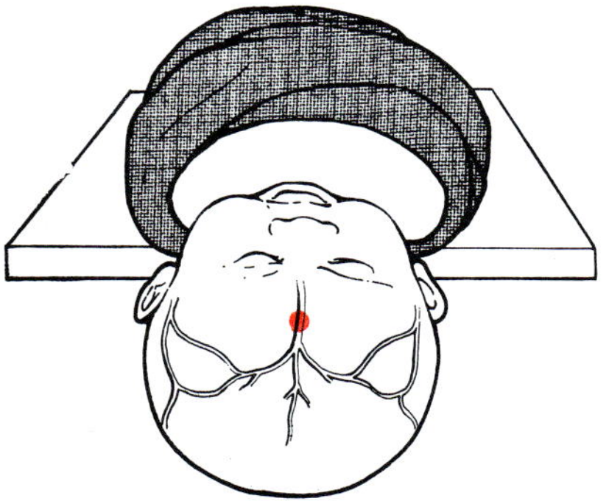

Abb. 39. Schematische Darstellung der Punktion der Schädelvene beim Säugling

Pfrimmer entwickelte „Zusatzgerät Säugling F", eine Venenpunktionskanüle mit feinlumigem Schlauch – mit der flexiblen Flügelgriffplatte (Butterfly) zwischen Daumen und Zeigefinger genommen. Die vorgesehene Vene, zumeist gelingt es am günstigsten die V. nasofrontalis bzw. supraorbitalis am Haaransatz zu punktieren, wird in folgender Weise angegangen: Einstechen etwa 2 mm neben der Vene, Drehung der Kanüle um 90 Grad, so daß das angeschliffene spitze Kanülenende zur Vene zeigt und die Vene in der richtigen Schicht liegend von der Seite her punktiert wird. Im Gegensatz zu den Venen am Arm spürt man hier keinen wesentlichen Widerstand, denn allein das Eindringen neben der Vene in Stirn- bzw. Kopfschwarte bietet einen erheblichen Widerstand, so daß bei richtiger Führung der Kanüle und regelrechter Punktion sofort Blut aus dem Konus der Injektionsnadel in den Schlauch fließt. Auch hier darf man die Kanüle nicht zu lange liegen lassen, sondern muß gleich das Blut entnehmen bzw. bei intravenöser Injektion langsam die Lösung injizieren. Dazu noch ein kurzer Hinweis: Es empfiehlt sich, die Flügelgriffplatte nach der gelungenen Punktion sofort mit einem Leukoplaststreifen zu fixieren. Nach der Blutentnahme bzw. nach der Injektion wird die Nadel mit einem Ruck entfernt und mit einem Tupfer die Punktionsstelle kurze Zeit komprimiert. Infolge der Kontraktilität der Venen im Galea- und Stirnbereich kommt es kaum zu Blutungen p. inj.

2.3.5.2. Anlegen einer intravenösen Dauertropfinfusion beim Säugling

Infolge der Entwicklung der modernen Medizin, bei der durch den Ausbau der Anästhesiologie langdauernde Eingriffe auch schon beim Säugling möglich sind, ist die intravenöse Dauertropfinfusion und die entsprechende Technik in den letzten Jahren ausgebaut worden.

Hier wird im allgemeinen die V. saphena parva bzw. die V. saphena magna perkutan punktiert, bzw. mittels Venaesectio freigelegt. Dieses Vorgehen ist natürlich

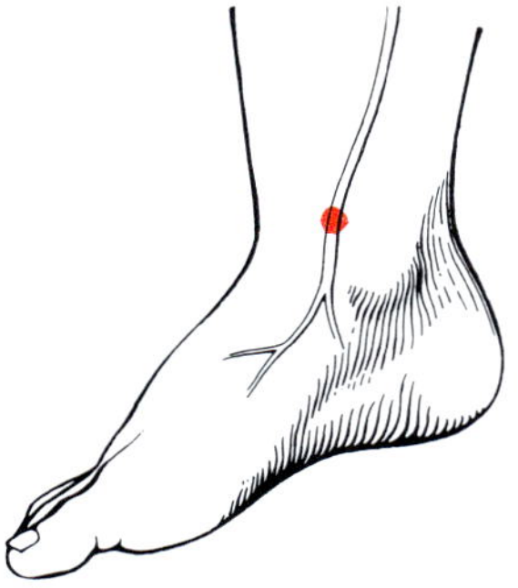

Abb. 40 Schematische Darstellung der Punktion der V. saphena magna am Kinderfuß mit Anlage des Tropfsystems

infolge der topographischen Anatomie des Fußrückens beim Säugling erheblich schwieriger als beim Kind oder Erwachsenen. (Abb. 40.) Im Gegensatz zu diesen ist das subkutane Fettgewebe bei Säuglingen durch die verminderte Funktionslosigkeit (Strampeln und Nichtlaufenkönnen) erheblicher ausgeprägt. Die Inspektion des Fußrückens läßt daher nur mit Schwierigkeiten Venen erkennen. Erst nach einer Stauung, die im Bereich des Unterschenkels durchgeführt wird, treten meist zwei sehr zarte Venenstämme hervor, deren stärkerer – im Gegensatz zu den Erwachsenen – die frühentwickelte V. saphena parva ist. Hier wird die Punktion der Vene wiederum nur mit dem „Butterflyschlauch" vorgenommen, da man sehr zart vorgehen muß. Das Punktieren der Vene geschieht in ähnlicher Weise wie an der Galea: Eingehen neben der Vene, Annäherung an das Gefäß, Drehung der Kanüle um 90 Grad, so daß das angeschliffenscharfe Ende und Lumen der Kanüle zur Vene zeigt und Einstich durch zartes Vorschieben in Venenrichtung. Auch hier ist bei den Säuglingen zumeist nicht dieser typische Venenwiderstand zu spüren. Durch das Blutaustreten in den Schlauch kontrolliert man jedoch die richtige Lage der Injektionsnadel. Danach erfolgt Anlegen des Säuglingssystems für die intravenöse Dauertropfinfusion. Bei gut sichtbaren Venenstämmen gelingt die Punktion auch mit der *„Kinderbraunüle"*.

Voraussetzung für das Gelingen einer solchen intravenösen Infusion ist die oben schon dargestellte Immobilisierung des Säuglings, also das feste Einwickeln in ein Tuch bzw. bei Operationen in breite elastische Binden.

In der erst kürzlich erschienenen Arbeit über die „Infusionstechnik" gibt *Wiethoff* folgende Ratschläge, die unsere Ausführungen noch ergänzen:

„Die Punktion der Venen erfolgt mit einer Kanüle Nr. 18. Nach straffer Fixierung der Haut in der Umgebung wird die Nadel mit aufwärts schauendem Schliff durch die Haut in Richtung des Venenverlaufs geführt. Da durch Aspirationsversuche leicht ein Kollaps der dünnwandigen Venen resultiert, empfiehlt es sich, eine kleine Menge von Kochsalzlösung zu injizieren, wenn man im Venenlumen zu sein glaubt.

Durch Injektion von Kochsalzlösungen erweitert, gelingt es ebenfalls leichter, die Kanüle allmählich weit genug in die Vene einzuführen, ohne die Wand zu perforieren. Wenn die richtige Lage der Kanüle erreicht ist, wird zunächst für eine sichere Fixierung des Konus

Sorge getragen, erst dann die Verbindung mit dem Infusionsschlauch hergestellt. Auch der Schlauch selbst wird befestigt, am besten als lockere Schleife, die bei Bewegungen gewährleistet, daß sich diese nicht unmittelbar über dem Schlauch auf die Kanüle übertragen."

Regenbrecht empfiehlt zur Kontrolle der Infusionsmenge bei Neugeborenen und Säuglingen ein kleines Zusatzgerät zur Infusionsflasche.

„Ein etwa fingerdicker Glaszylinder mit einer Graduierung von 0–30 ml wird zwischen Infusionsflasche und Tropfvorrichtung geschaltet. Auf einem Formblatt muß die Zimmerschwester stündlich die Infusionsmenge der letzten Stunde und den Skalenstand eintragen. Dieses System bringt trotz der scheinbaren Mehrarbeit für die Schwestern eine so große Sicherheit, daß die Schwestern dieses System gerne auch bei größeren Kindern benutzen, bei denen eine so genaue Kontrolle nicht mehr erforderlich erscheint. Dieses Zusatzgerät verhindert mit Sicherheit eine unbeabsichtigte Übertransfusion und erleichtert die intravenöse Dauerzufuhr von Medikamenten." Wir bevorzugen jedoch das *Plexitron-Pedatrol-Zwischenstück* für die Kinder- und Säuglingsinfusion.

2.3.6. Punktion der V. jugularis superficialis dorsalis

Es gibt Fälle, in denen die intravenöse Injektion bzw. Infusion im Extremitätenbereich nicht gelingt. Das sind vorwiegend korpulente Frauen, doch auch bei Kleinkindern kann sich die Notwendigkeit ergeben, statt im Extremitätenbereich eine Vene am Hals zur Infusion heranzuziehen. Bei Notfällen, insbesondere bei großem Volumenmangel wird immer die Punktion der V. jugularis interna oder der V. subclavia vorgezogen. Es handelt sich also bei den Infusionen im Bereich der äußeren Drosselvene meist um prophylaktische bzw. um kurzfristige Infusionstherapien.

Wie wir schon im Kapitel „Topographische Anatomie der V. jugularis superficialis dorsalis" beschrieben haben, mündet diese aus dem hinteren Kopfbereich kommende Vene in die tiefe Drosselvene. Durch diese Tatsache und die entsprechende Lagerung ist eine Stauung dieser Vene ohne Schwierigkeiten möglich. So wird zur Punktion dieser oberflächlichen Blutader der Kopf kontralateral gedreht und überstreckt, wodurch sich schon in den meisten Fällen der Venenverlauf deutlich erkennen läßt. Insbesondere die Überstreckung führt schon zu einer gewissen Stauung, die durch das Aufpressen von Zeige- und Mittelfinger der linken Hand auf die V. jugularis interna unterhalb des Kopfnickers so deutlich wird, daß eine Punktion nun ohne Schwierigkeiten möglich ist. Zur Injektion benutzen wir gern das schon beschriebene Butterflysystem bzw. die Kinderbraunüle. Man kann jedoch auch einen zentralen Venenkatheter benutzen, doch ist für diese wichtige Form der Infusionsbehandlung die V. jugularis interna wesentlich besser geeignet.

Als Kunstgriff für eine Punktion der äußeren Drosselvene empfiehlt es sich, durch eine Hilfsperson die umgebende Haut der gestauten V. jugularis superficialis dorsalis im Bereich des Kopfnickers spannen zu lassen, da diese Vene trotz des guten Staueffektes eine Flexibilität besitzt, an der manche Punktion gescheitert ist.

Entweder läßt man durch die Hilfsperson die Vene stauen, stellt sich mit der linken Hand also mit dem linken Daumen- und Zeigefinger, den Verlauf der Vene gut dar

Basisinformation Infusionslösungen Thomae

Thomædex® 60 mit NaCl

Dextran 60 · 6 % mit 0,9 % NaCl
Zusammensetzung: 1000 ml enthalten: 60 g Dextran (Polyglucose mit einem mittleren Molekulargewicht von 60000), 9 g Natriumchlorid (Na^+ 154 mMol/l; Cl^- 154 mMol/l).
Anwendungsgebiete: Kolloidaler Volumenersatz – Hypovolämie (Prophylaxe und Therapie des hypovolämischen Schocks, z. B. bei Operationen, Unfällen, Verbrennungen) – Thromboseprophylaxe – Geeignet zur Hämodilution
Gegenanzeigen: Hyperhydratationszustände – Hypervolämie – Schwere Herzinsuffizienz – Dextranallergie – Niereninsuffizienz – bei Hämodilution: Herz- und Koronarinsuffizienz; Obstruktive Lungenerkrankungen; Präoperative Hypovolämie; Leberinsuffizienz; Hämoglobin unter 12 g %; Extreme Altersklassen.
Nebenwirkungen: Wie bei allen Arzneimitteln, kann es auch bei der Anwendung dieser Lösung in seltenen Fällen zu Überempfindlichkeiten (anaphylaktoide Reaktionen) kommen.
Darreichungsform und Packungsgrößen: Packung mit 10 Infusionsflaschen à 500 ml, Packung mit 10 Plast-O-Flac à 500 ml

Thomædex® 40 mit NaCl

Dextran 40 · 10 % mit 0,9 % NaCl
Zusammensetzung: 1000 ml enthalten: 100 g Dextran (Polyglucose mit einem mittleren Molekulargewicht von 40000), 9 g Natriumchlorid (Na^+ 154 mMol/l; Cl^- 154 mMol/l).
Anwendungsgebiete: Therapie und Prophylaxe von Mikrozirkulationsstörungen – Thromboseprophylaxe – Kolloidaler Volumenersatz – Hypovolämie
Gegenanzeigen: Hyperhydratationszustände – Hypervolämie – Schwere Herzinsuffizienz – Dextranallergie – Niereninsuffizienz
Nebenwirkungen: Wie bei allen Arzneimitteln, kann es auch bei der Anwendung dieser Lösung in seltenen Fällen zu Überempfindlichkeiten (anaphylaktoide Reaktionen) kommen.
Darreichungsform und Packungsgrößen: Packung mit 10 Infusionsflaschen à 500 ml

Thomædex® 40 kochsalzfrei mit 5 % Sorbit

Dextran 40 · 10 % kochsalzfrei mit 5 % Sorbit
Zusammensetzung: 1000 ml enthalten: 100 g Dextran (Polyglucose mit einem mittleren Molekulargewicht von 40000), 50 g Sorbit. Der Zusatz von Sorbit dient dem Erhalt der Blutisotonie.
Anwendungsgebiete: Therapie und Prophylaxe von Mikrozirkulationsstörungen – Thromboseprophylaxe – Kolloidaler Volumenersatz – Hypovolämie
Gegenanzeigen: Hyperhydratationszustände – Hypervolämie – Schwere Herzinsuffizienz – Dextranallergie – Niereninsuffizienz – Fructoseintoleranz – Methylalkoholvergiftung.
Nebenwirkungen: Wie bei allen Arzneimitteln, kann es auch bei der Anwendung dieser Lösung in seltenen Fällen zu Überempfindlichkeiten (anaphylaktoide Reaktionen) kommen.
Darreichungsform und Packungsgrößen: Packung mit 10 Infusionsflaschen à 500 ml

Thomægelin® 4 % in Ringeracetat

Modifizierte flüssige Gelatine 4 % in Ringeracetat
Zusammensetzung: 1000 ml enthalten: 40 g Gelatine-polysuccinat mit einem mittleren Molekulargewicht von 30000 ($\overline{M}$w) und einem Succinylierungsgrad von 0,026*) in Ringeracetat mit

Natriumacetat (3 H_2O)	3,675 g	entsprechend	
Natriumchlorid	1,607 g		
Kaliumchlorid	0,403 g	Na^+	130 mmol/l
Calciumchlorid (2 H_2O)	0,133 g	K^+	5,4 mmol/l
Magnesiumchlorid (6 H_2O)	0,203 g	Ca^{++}	0,9 mmol/l
Bernsteinsäure	0,2 g	Mg^{++}	1,0 mmol/l
Natriumhydroxid	3,02 g	Cl^-	85 mmol/l
Konzentrierte Salzsäure	5,17 g	Acetat	27 mmol/l

*) (= Anzahl Bernsteinsäureamidgruppen / Mol Aminosäure)
Anwendungsgebiete: Volumenmangel – Kolloidaler Volumenersatz – Extrakorporaler Kreislauf (z. B. Herz-Lungen-Maschine, Künstliche Niere)
Gegenanzeigen: Hyperhydratationszustände – Hypervolämie – Schwere Herzinsuffizienz – Niereninsuffizienz – Gelatineüberempfindlichkeit.
Bei Afibrinogenämie nur in lebensbedrohlichen Notfällen. – Vorsicht bei hämorrhagischen Diathesen.
Nebenwirkungen: Wie bei allen Volumenersatzmitteln, kann es auch bei der Anwendung dieser Gelatinelösung in seltenen Fällen zu Überempfindlichkeitsreaktionen (allergische bzw. anaphylaktoide Reaktionen) kommen.
Darreichungsform und Packungsgrößen: Packung mit 10 Infusionsflaschen à 500 ml

Weitere Angaben bitten wir den Gebrauchsinformationen bzw. den Wissenschaftlichen Prospekten zu entnehmen.

und punktiert dann mit der rechten Hand. Oder aber, wie gesagt, man staut selbst – wir bevorzugen das – und läßt zur Punktion durch eine Hilfsperson die umgebende Haut im Bereich der gestauten Vene spannen.
Komplikationen kommen dabei außerordentlich selten vor. Doch soll in diesem Zusammenhang schon auf Berichte von *Hyrtl* hingewiesen werden, der in seiner berühmten Anatomie zwei Todesfälle anläßlich von Venaesektionen überliefert hat. So schreibt er:

„Der Aderlaß aus der V. jugularis externa posterior ist neuerer Zeit wieder in Aufnahme gekommen. Der Ort wird durch die anatomischen Verhältnisse bestimmt. Über der Mitte des Halses wird die Vene von den oberflächlichen Ästen des Plexus cervicalis gekreuzt, unter der Mitte schreitet kein Nerv über und unter ihr weg. In *Sabatier*'s Operationslehre sind zwei von *Bosquillon* beobachtete Fälle von Kindern aufgezeichnet, welche nach einer Venaesektion in der Mitte des Halses unter Konvulsionen starben und an welchen ein oberflächlicher Cervicalnerv verletzt gefunden wurde. Ohne untersuchen zu wollen, inwiefern die Verwundung eines bei anderen Operationen (Drüsenexstirpation) am Halse häufig und notwendig zu verletzenden Hautnerven an dem schnellen Tod anteil hatte, muß doch eine tiefere drei Finger über dem Schlüsselbeine gewählte Operationsstelle in anatomischer Hinsicht den Vorzug einer höheren behaupten. Die Gefahr des Lufteintrittes erheischt Kompression der Vene mit dem Daumen der linken Hand unter ihrer Eröffnungsstelle, welche solange zu dauern hat, bis die Venenwunde nach vollendeter Blutentziehung durch Verband geschlossen ist. Das leichte Wegschlüpfen der Vene unter der Lanzette macht auch eine Fixierung derselben über dem Einstichpunkte mit dem Zeigefinger der linken Hand notwendig, und da das Blut bei kleiner Jugularvene und longitutinaler Trennung derselben häufig Blut rieselt, so verdient der Vorschlag, den Schnitt in querer Richtung zu machen, wodurch eine Summe Fasern des Platysma durchschnitten und größeres Klaffen der Wunde erzielt wird, immerhin Beachtung (*Quain*). Es ist nicht rätlich auf die Aderlaßwunde eine Kompression mittels einer Zirkelbinde auszuüben, um den Rückfluß des venösen Blutes in den übrigen Halsvenen nicht zu behindern. Ein Streifen englischen Pflasters genügt."

Wenngleich diese historische Reminessenz lehrreich und für die heutige Zeit recht amüsant klingt, so möchten wir doch anhand diesen kurzen Abschnittes darauf hinweisen,

> daß ungeachtet oberflächlicher Hautnerven eine Punktion der V. jugularis superficialis dorsalis über dem Kopfnicker durchzuführen ist (Abb. 41).

Das Einführen der Kanüle, wie es *Hyrtl* empfiehlt – 3 fingerbreit über dem Schlüsselbein – ist der V. jugularis interna vorbehalten. Mit Recht macht *Hyrtl* auf die Gefahr der Luftembolie aufmerksam. Wir haben bereits anläßlich der topographischen Anatomie dieses Gebietes darauf hingewiesen, daß alle Venen des Halses Saugvenen sind, die durch Verspannungen offengehalten werden, so daß bei einem fahrlässigen Vorgehen sogar diese Vene zum Ausgangspunkt einer Luftembolie werden könnte. Epikritisch werden auch die Kinder, die nach einer Venaesektion der äußeren Drosselvene starben (*Bosquillon*) mit an Sicherheit grenzender Wahrscheinlichkeit an einer Luftembolie ad exitum gekommen sein.

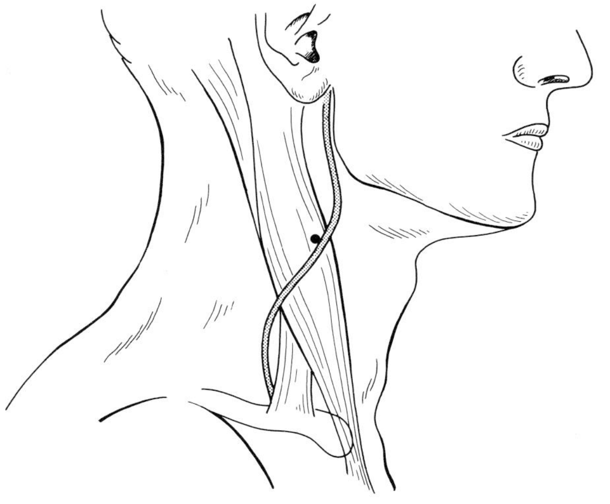

Abb. 41. Punktion der V. jugularis superficialis externa

2.3.7. Punktion der V. jugularis interna

In Notfällen, insbesondere bei starken Volumenmangelzuständen kommt der zentrale Venenkatheterismus durch die V. jugularis interna bzw. seltener durch die V. subclavia infrage. Bekanntlich bildet die V. jugularis interna jeweils zwei Bulbi, deren einer innerhalb des Foramen jugulare im Bereich der Schädelbasis und deren anderer am unteren Ende der V. jugularis interna oberhalb der Brustapertur liegt. Dieser untere Bulbus wird in den letzten Jahren zunehmend mehr zur Punktion herangezogen. Dabei wird mit Recht die rechte Seite bevorzugt, da morphologisch-anatomisch der untere Bulbus rechts wesentlich größer ist als links, wo er häufig sogar fehlen kann, so daß die Vene dann direkt in die obere Hohlvene einmündet.

Der Bulbus der rechten V. jugularis interna liegt zwischen den beiden Ursprungsköpfen des M. sternocleidomastoideus. Bei kontralateraler Überstreckung des Kopfes soll hier ohne Stauung punktiert werden.

Aus Abb. 42 ist der Bulbus der inneren Drosselvene gut zu erkennen.
Dabei soll im einzelnen folgendes Vorgehen empfohlen werden: Die Punktion der V. jugularis interna sowie die Einführung des Katheters erfolgt grundsätzlich am liegenden Patienten. Eine große Erleichterung für die Punktion ist eine gewisse Überdehnung des Kopfes. Es sollte daher eine Nackenrolle bzw. Kopfkissen unter

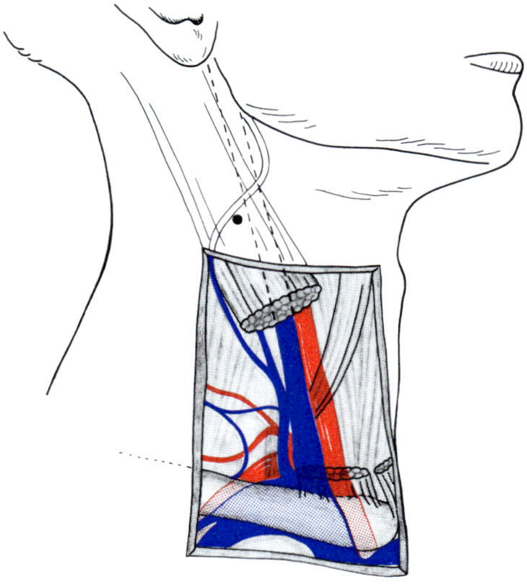

Abb. 42. Punktion der V. jugularis interna. Die Punktionsstelle soll sich in der Mitte des M. sternocleidomastoideus unterhalb der V. jugularis superficialis dorsalis befinden. Entscheidend ist bei der Punktion, daß die A. carotis comm. palpiert und mit Zeige- und Mittelfinger nach medial verdrängt wird. Die Punktionskanüle soll in die V. jugularis interna geschoben werden.

die Schulter des Patienten geschoben werden, so daß der Kopf stark zurückgebeugt und zur kontralateralen Seite gedreht werden kann. Dadurch spannt sich der M. sternocleidomastoideus und die V. jugularis superficialis dorsalis. Die genaue Palpation des Kopfnickers ist von entscheidender Bedeutung. Dabei wird man feststellen, daß man den hinteren Rand dieses Muskels gut abtasten kann bis er sich oberhalb des Schlüsselbeins wesentlich verbreitert, da er zweiköpfig am Sternum und an der Klavikula ansetzt. Aus der topographischen Anatomie wissen wir, daß gerade zwischen den beiden Köpfen dieses am Brust- und Schlüsselbein ansetzenden Muskels die V. jugularis interna zu punktieren ist. Es wäre jedoch völlig falsch, wenn man nun in diesem Bereich die Punktionskanüle einsetzt. Die Kanüle selbst muß viel höher eingestochen werden, und zwar empfiehlt es sich, die Haut unterhalb der querlaufenden V. jugularis superficialis dorsalis zu punktieren und den M. sternocleidomastoideus zu durchstechen und die Kanüle in Richtung des medialen Randes des klavikulären Muskelansatzes des Kopfnickers zu schieben. Die jeweils benutzte Kanüle – wir bevorzugen dazu das Vygoflex- bzw. Cavafix-System – darf nun auf keinen Fall oberflächlich eingeführt werden, sondern sollte mit einem Neigungswinkel von 35°–45° in Richtung Sternoklavikulargelenk vorgeschoben werden. Nach 3,5–4,5 cm Tiefe wird die Vene exakt im Bulbus punktiert, so daß nun der jeweils benutzte Katheter eingeschoben werden kann (Abb. 43).
Unerfahrene haben häufig Hemmungen die Kanüle in der 35°–45° Neigung einzustechen, da sie eine Verletzung der A. carotis communis befürchten.

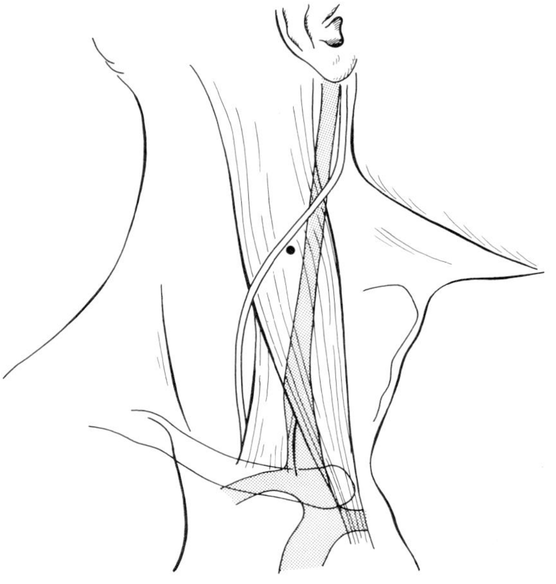

Abb. 43. Punktion der V. jugularis interna. Auch hier erkennt man den Punktionspunkt, der unterhalb der V. jugularis superficialis dorsalis liegt. Aus diesem Bild soll vor allem der transmuskuläre Zugang zu dieser Vene deutlich gemacht werden.

Die A. carotis communis liegt immer medial von der V. jugularis, sie liegt ca. 1 cm tiefer, da sich in der Gefäßloge die Vene sich immer oberhalb und lateralabwärts von der großen Halsschlagader befindet.

Außerdem ist die Konsistenz der Gefäßwände von V. jugularis interna bzw. A. carotis communis völlig anders. Während die Venenwand relativ dünn ist und ohne wesentlichen Widerstand durchstoßen werden kann, zeichnet sich die A. carotis communis durch eine besonders starke Gefäßwandung aus, die bei Arteriographien mit einem deutlichen Druck durchstoßen werden muß.

Bei jedem Vorgehen in diesem Gebiet, also der Punktion der Drosselvenen bzw. der V. subclavia ist die Gefahr einer Luftembolie immer gegeben, so daß beim Anschließen der Infusion bzw. allein schon bei Anlegen des Katheters immer darauf geachtet werden muß, daß das System geschlossen ist.

Liegt kein Notfall vor, kann man nach der Fixierung des Katheters und dem Anschluß an die Infusion, die Lage des Katheters röntgenologisch kontrollieren, da alle heute gebräuchlichen Katheter einen Kontraststreifen in der Wandung besitzen.

2.3.8. Punktion der V. subclavia

Die Punktion der V. subclavia wird auch heute noch von manchen bevorzugt durchgeführt. Da jedoch die Möglichkeit von Komplikationen hier wesentlich größer ist als bei der Punktion der Drosselvenen, ist die Anwendung der Subklaviapunktion in den letzten Jahren wieder merklich zurückgegangen. Dazu haben Fälle beigetragen, die sogar tragisch endeten. So kennen wir einen Fall, bei dem es durch beidseitige Punktion der V. subclavia zu einem beidseitigen Pneumo- und Hämatothorax und in dessen Gefolge zum exitus kam. Die Gefahr, die Pleurakuppel zu verletzen, ist bei der Punktion der V. subclavia immer gegeben. Aus diesem Grunde sollte man grundsätzlich die Vene von kaudal punktieren. Zweifellos gibt es auch geschickte Anästhesisten und Notfallmediziner, die eine supraklavikuläre Punktion der V. subclavia durchführen, doch für die Mehrzahl der Kollegen, insbesondere auch der jüngeren Ärzte, die vielleicht zum ersten Mal eine V. subclavia punktieren müssen, soll die Abb. 44 noch einmal die topographische Situation verdeutlichen. Aus diesem Bild, das eine Übersicht der Venen des Halses bringt, geht deutlich hervor, daß der günstigste Punktionsort der V. subclavia oberhalb der ersten Rippe, also direkt unter dem Rand der Klavikula liegt. In diesem Bereich liegt die Vene extrathorakal. Hier kann „theoretisch“ die Pleurakuppel nicht verletzt werden.

Bei der Punktion ist grundsätzlich die rechte Seite zu bevorzugen. Wir wissen, daß die linke A. subclavia, jedoch nicht die V. subclavia sinistra, in den Brustkorb ein-

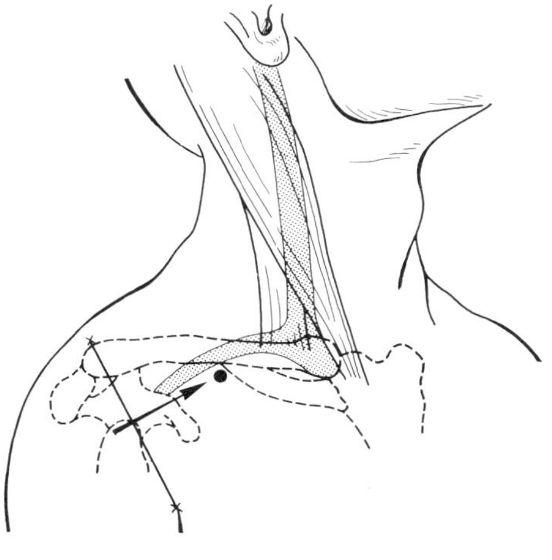

Abb. 44. Darstellung der topographischen Situation der V. subclavia mit Einzeichnung der Hilfslinien für die Punktion. Von der Achselhöhlenfalte zum äußersten lateralen Punkt der Klavikula soll man sich eine Hilfslinie denken, auf die in 90° die Kanülenrichtung angegeben ist. Man sieht sehr deutlich, daß der Punktionspunkt am Kreuzungspunkt zwischen ersten Rippe und Klavikula liegt, so daß der erstmalig von *Aubiniac* vorgeschlagene infraklavikuläre Weg als günstigstes Verfahren anzusehen ist.

tritt und eine mediastinale Verlaufsstrecke besitzt. Bei Anomalien der Gefäße kann also auch die linke V. subclavia gelegentlich mediastinal verlaufen.

> Aus diesem Grunde sollte die V. subclavia grundsätzlich rechts punktiert werden, da hier, wie schon ausgeführt, weniger Gefahr besteht, die Pleura zu verletzen.

Die Punktion der V. subclavia rechts nimmt man folgendermaßen vor: Man stellt sich auf die rechte Seite des liegenden Patienten und wird nun unter aseptischen Kautelen die linke Hand in das Supraklavikulardreieck einführen, um eine gewisse Stauung, die jedoch nicht sichtbar wird, herbeizuführen. Das Gefäß, das zur Aufnahme eines Katheters dienen soll, kann im Gegensatz zu oberflächlichen Venen nicht entweichen, da die V. subclavia festverspannt zwischen Klavikula und erster Rippe liegt, wobei vom ventralen Umfang der Vene Scherenfasern der Tunica adventitia in die Faszie des M. subclavius und in das Periost des Schlüsselbeins gehen, wohingegen kaudal die Gefäßadventitia mit dem Periost der ersten Rippe zusammenhängt. Durch diese Unbeweglichkeit der Vene und bei entsprechender Stauung, die wir durch das supraklavikuläre Eindrücken mit Zeige- und Mittelfinger der linken Hand durchführen, kann die Punktion ohne Schwierigkeiten gelingen. Entscheidend dafür ist, daß im Gegensatz zur Punktion der V. jugularis interna die Kanülenführung sich wieder der 25°–30° Grenze annähert, also wesentlich flacher durchzuführen ist. Die Richtung der Kanüle muß dabei auf den lateralen Ansatz des M. sternocleidomastoideus zeigen oder, wie *Aubaniac* angibt, senkrecht auf der Verbindung Akromio-Klavikulargelenk/vordere Achselfalte liegen. Hat man genügend Zeit und handelt es sich nicht um einen Notfall, bei dem sofort die Vene punktiert werden muß, empfiehlt es sich, mit Methylenblau die Klavikula und die erste Rippe anzuzeichnen. Dann kann man besonders deutlich den Kreuzungspunkt ermitteln, von dem die Rippe nicht mehr zu tasten ist. Palpatorisch ist dieser Punkt auch deutlich nachweisbar. Er liegt, wie aus der Abb. 44 zu erkennen ist, am Ende des medialen Drittels des Schlüsselbeins. Dabei liegt die V. subclavia oberflächlicher als die Schlüsselbeinschlagader, so daß Fehlpunktionen in diesem Bereich seltener auftreten, da auch der Arterienverlauf sich deutlich von dem der Vene unterscheidet. Direkt unter der Klavikula muß nach 3–4,5 cm Tiefe die V. subclavia erreicht werden.

Auch in Notfällen sollte man jedoch denjenigen Punkt, an dem man die Vene punktieren will, anzeichnen bzw. mit der Kanüle aufritzen, damit man nun in genügender Entfernung je nach Kanülengebrauch die Haut und nach einem entsprechenden Vorschieben in der 30° Neigung die Vene punktieren kann. Im Gegensatz zu den anderen Venen sollte man bei der Punktion der V. subclavia darauf achten, daß nach dem Treffen des Gefäßes mit dem entsprechenden Einfließen des Blutes in das jeweilige System die Kanüle keinesfalls mehr vorgeschoben wird.

Wie sich bei pathologisch-anatomischen Versuchen gezeigt hat, liegt in dem späteren Vorschieben nach dem Erreichen der V. subclavia zumeist der Grund, daß die Pleurakuppel verletzt wird.

> Nach erfolgreicher Punktion der V. subclavia Führungskanüle nicht mehr vorschieben, sondern Katheter sofort einführen. Bei einem erheblichen Vorschieben der Führungskanüle kann es zu einer Verletzung der Pleurakuppel kommen.

Puff macht darauf aufmerksam, daß „bei der Punktion der V. subclavia zwei konkurrierende anatomische Tatsachen zu beachten sind:

a) die Faszienbindung oben an den M. subclavius und unten an die erste Rippe, was bedeutet, daß die Vene wenig verschiebbar ist. Andererseits ist die Vene hier besonders muskeldünn.
b) In der übrigen Zirkumferenz der Wand ist die Muskulatur dicker und bedingt dadurch einen besseren Stichkanalverschluß.

Es empfiehlt sich deshalb, die Punktion an der Vorderseite vorzunehmen, etwas unterhalb der bindegewebigen Fixierung an der Faszienröhre des M. subclavius.“ Wenngleich wir im Hinblick auf unsere Technik nichts Wesentliches hinzugelernt haben, so soll zusammenfassend noch einmal festgestellt:

> Daß nach Markierung des Kreuzungspunktes von Klavikula und erster Rippe die Punktion für den zentralen Venenkatheterismus direkt unter dem Schlüsselbein durchzuführen ist. Die Kanüle ist von lateral in Richtung auf den klavikulären Ansatz des Kopfnickers zu führen und soll nach 3,0 bis 4,5 cm die V. subclavia erreichen. Nach der erfolgreichen Punktion soll sofort der Katheter geschoben werden, ohne daß die Kanüle eine Veränderung erfährt. Der von uns empfohlene flache Einstichwinkel sorgt für die Unverletzlichkeit der Pleurakuppel.

Weitere Einzelheiten in dem Kapitel: Zentraler Venen-Katheterismus (s. S. 159).

2.3.9. Die Bluttransfusion

Wie schon aus dem geschichtlichen Überblick der Injektions- und Infusionstherapie hervorgeht, stand die Übertragung des Blutes immer im Mittelpunkt des medizinischen Interesses. Erst in diesem Jahrhundert ist durch die Entdeckung der Blutgruppen eine gezielte Bluttransfusion möglich geworden, die inzwischen Tausenden und Abertausenden das Leben gerettet hat. Während vor einigen Jahrzehnten die Blutübertragung noch auf direktem Wege vollzogen wurde, ist in den letzten 20 Jahren eine stürmische Entwicklung durch die Entstehung sogenannter Blutbanken vollzogen worden, die infolge der modernen technischen Revolution mit der Entwicklung bestimmter Kunststoffe zu einer indirekten Bluttransfusion geführt haben.

> Die indirekte Bluttransfusion unterscheidet sich heute nicht von der Anlage einer intravenösen Dauertropfinfusion.

Aus diesem Grunde haben wir in den ersten Auflagen die Bluttransfusion nicht abgehandelt. Aus aktuellem Anlaß – in Berliner Krankenhäusern starben erst kürzlich 3 Patienten an Folgen einer Bluttransfusion – soll der junge Kollege über die Bluttransfusion unter Berücksichtigung der Neufassung der Transfusionsrichtlinien orientiert werden.
Wie jede segensbringende Einrichtung auch Komplikationen mit sich bringen kann, so hat die Bluttransfusion auch eine Anzahl von typischen Komplikationen, die wir hier im einzelnen nicht aufzählen brauchen. Entscheidend ist jedoch der Trend in der gesamten Medizin nur unter strengen Indikationen eine Bluttransfusion durchzuführen, da gerade durch die indirekte Blutübertragung Hepatitiden gehäuft auftreten, so daß nur

> der starke Volumenmangel, sei es durch Unfall oder unter der Operation, die Indikation zur Bluttransfusion ergibt.

Tab. 2. Entwicklung der „gezielten Hämotherapie" nach *H. Busch* (Hamburg-Eppendorf)

	1969	1971	1975	1977
1. Vollblutkonserven				
als „Warmblut" bis 6 h Lagerung:	223	456	1374	1538
als „Frischblut 6–72 h Lagerung:	2813	4481	6662	9428
„Normal" 3–21 Tage Lagerung:	19628	17568	15889	13285
2. Erythrozytensedimente	109	365	1764	7370
3. Leukozytenarme Erythrozytensedimente	–	–	415	364
4. Gewaschene Erythrozytensedimente	600	1002	1113	919
5. Gerinnungsaktive Fraktionen und Frischplasma	2091	4819	3352	1376
6. Leukozyten- und Thrombozytenkonzentrate	–	–	286	243
Insgesamt	25464	28691	30825	34523

Da jedoch gelegentlich auch in der Folge von Bluttransfusionen Todesfälle auftreten, die in der Mehrzahl der Fälle auf ein menschliches Versagen zurückzuführen sind, sollen in diesem Zusammenhang die Arbeiten von *Busch* und *Eisenhart-Rothe* zitiert werden, die über Möglichkeiten und Grenzen der Bluttransfusion sowie über den organisatorischen Ablauf der Blutübertragung berichteten, Ausführungen, die Allgemeingut jedes Arztes werden sollten.
Busch macht mit recht darauf aufmerksam, daß durch die Einführung der Blutkonserve jederzeit Blutübertragungen möglich sind. Das hatte eine Steigerung der Bluttransfusionsfrequenz zur Folge, die vor 25 Jahren noch unvorstellbar war. In der Tabelle 2 zeigt *Busch* die sogenannte Entwicklung der gezielten Hämotherapie. Dabei wird deutlich, daß der Hauptanteil des transfundierten Blutes aus Vollblutkonserven mit einer Lagerung von 3–21 Tagen stammt. Mit Recht macht daher *Busch* auch darauf aufmerksam, daß es

bei der Blutkonservenübertragung natürliche Grenzen gibt.

Die Ursachen dafür sind besonders die lagerungsbedingten Veränderungen im Konservenblut. Diese sogenannten metabolischen Risiken der Vollbluttransfusion sind jedoch durch alternative Maßnahmen ausgleichbar, so z.B durch neue Kunststoffilter, wie sie unten weiter noch beschrieben werden.
Durch diesen zentralen Blutspendedienst werden eine große Anzahl von Spendern erfaßt, die sorgfältig untersucht werden könnten. So berichtet *Busch*, daß er über eine Gesamtzahl von 9675 Spendern verfügt. Er betont jedoch, daß unter diesen eine große Anzahl von Spendern bestimmte Antikörper besitzen ja, daß in selteneren Fällen kombinierte Antikörper vorliegen. Da auch bei Patienten mit seltenen Blutgruppen bzw. Kombinationen von Antikörpern unter Umständen transfundiert werden muß, fordert *Busch* eine überregionale Kooperation kliniknaher Transfusionsdienste. So konnte er von Hamburg-Eppendorf aus Erlangen, Hannover, Kreuznach, Lübeck, Springe und Gießen mit Blutkonserven versorgen.
Diese erfreuliche Entwicklung der zentralen Blutbanken und Blutspendedienste, deren erste in Berlin *Heim* eingerichtet hat, entbindet jedoch den einzelnen Kollegen nicht von einem außerordentlich sorgfältigen Vorgehen bei der Bluttransfusion. Gerade die immer wieder auftretenden Komplikationen zwingen uns, einen so einfachen Eingriff wie die Blutübertragung, so sorgfältig wie möglich vorzunehmen. Da *Eisenhart-Rothe* erst kürzlich sich Gedanken über den Ablauf der Blutübertragung gemacht hat, die besser nicht formuliert werden könnten, zitieren wir einen Teil seiner Arbeit: „Früher wurde die Entnahme der Blutprobe beim Patienten, die Blutgruppenbestimmung, die Entnahme des Blutes von einem geeigneten Spender, die Verträglichkeitsuntersuchung und schließlich die Transfusion von dem behandelnden Arzt selbst vorgenommen.“

Heute ist es kaum noch üblich, daß der transfundierende Arzt die Blutgruppe des Patienten bestimmt. Auch die Verträglichkeit zwischen Empfänger- und Spenderblut wird meist von einem anderen Arzt untersucht.
Und wo zwei oder mehr Personen an der Lösung einer Aufgabe beteiligt sind, da müssen die Zuständigkeiten exakt beschrieben sein. Das führte in der Transfusionsmedizin zu Richtlinien, die erstmalig 1940 und zuletzt 1968 erlassen wurden. Es sind die „*Richtlinien mit Informationen zur Blutgruppenbestimmung und Bluttransfusion*" (Bundesärztekammer, Wissenschaftl. Schriftenreihe, Vol. 1, [Ärzte-Verlag, 1968] Köln/Berlin), die von der Bundesärztekammer in Zusammenarbeit mit dem Bundesminister für Gesundheitswesen herausgegeben wurden.
1977 wurde eine Neufassung der Richtlinien unter Zeitdruck erarbeitet und durch den Wissenschaftlichen Beirat der Bundesärztekammer trotz Bedenken einiger Fachgesellschaften verabschiedet. Leider ist diese bisher nicht veröffentlicht. *V. Eisenhart-Rothe* geht also davon aus, daß die Fassung vom November 1977 verbindlich wird. Er stellt die Teile heraus, die den Verantwortungsbereich des transfundierenden Arztes betreffen.
„In jedem Krankenhaus sollen in Anpassung an die gegebenen Verhältnisse die Zuständigkeiten des an dem Gesamtkomplex der Blutgruppenbestimmung, der serologischen Verträglichkeitsuntersuchung und der Bluttransfusion beteiligten Personenkreises exakt festgelegt werden. Der Leitende Arzt ist für die Organisation der Vorbereitung und Durchführung der Bluttransfusion verantwortlich."
Die Gesamtverantwortung des leitenden Arztes ist ausdrücklich betont. Organisationsanweisungen sollten allen ärztlichen Mitarbeitern bei der Einstellung an die Hand gegeben werden. Sie müssen die Beachtung der Richtlinien den hausspezifischen Gegebenheiten entsprechend ermöglichen. Der Empfang der Organisationsanweisungen sollte in der Personalakte des Mitarbeiters dokumentiert werden.
Da in den Gesamtkomplex der Vorbereitung und Durchführung der Transfusion heute oft 3 medizinische Teilbereiche einbezogen sind, war eine Trennung in Teilverantwortungsbereiche unumgänglich. Klinik, Bluttransfusionsdienst und Anästhesie sind unterschiedlich und wechselnd beteiligt, während früher ein Bereich bzw. ein Arzt allein verantwortlich war.
„Bei der Entnahme von Blutproben ist der entnehmende bzw. einsendende Arzt, bei der Untersuchung und Befundmitteilung der untersuchende Arzt für die Sicherung der Identität verantwortlich." Der Ablauf sieht im Prinzip folgendermaßen aus: „Die Blutprobe wird auf der Station entnommen und mit einem Begleitschein zur Blutgruppenbestimmung dem Labor oder dem Bluttransfusionsdienst übergeben. Der Befund geht auf die Station zurück. Er wird dort der Krankenakte zugeordnet. Sobald die Indikation für eine Transfusion gegeben ist, wird erneut Blut entnommen und mit einem Konserven-Anforderungsschein in das Labor bzw. den Bluttransfusionsdienst gebracht. Geeignete Blutkonserven werden hier auf ihre Verträglichkeit untersucht. Wird diese bestätigt, so geht die Konserve auf die Station. Erst jetzt ist der transfundierende Arzt zuständig."

„Vor jeder Blutentnahme ist das Probegefäß eindeutig zu kennzeichnen, ein festklebendes Etikett ist z.B. mit Namen, Vornamen und Geburtsdatum oder Code-Nr. zu versehen. Die Identität des zu Untersuchenden ist in geeigneter Weise zu sichern."

Das Probegefäß ist ohne Ausnahme vor der Blutentnahme eindeutig zu kennzeichnen. Die Röhrchen sind entweder voretikettiert oder werden am Patientenbett beschriftet.

Der ansprechbare Patient wird nach Namen, Vornamen und Geburtsdatum gefragt. Seine Angaben werden mit denen auf dem Probegefäß verglichen. Ist eine Operation geplant, so wird vor der Narkose ein Umhänger mit Namen, Vornamen und Geburtsdatum versehen und nach Überprüfung der Identität um den Hals des Patienten gehängt. Wird bei dem anästhesierten Patienten eine Bluttransfusion erforderlich, so ist eine Identitätssicherung über die Angaben auf dem Umhänger möglich.

Der unbekannte oder bewußtlos aufgenommene Patient bekommt bei der Aufnahme eine Nummer. Ein Umhänger und alle möglicherweise notwendig werdenden Laborscheine sind vorbereitet. Sie sind alle mit der gleichen Nummer markiert. Eine entsprechende Anzahl Nummeretiketten steht für die Kennzeichnung der Probegefäße zur Verfügung.

„Die Begleitscheine müssen unter Verantwortung des zuständigen Arztes ausgefertigt werden. In Normalfällen, aber auch in Notfällen, sollen die Begleitpapiere von dem Arzt selbst oder einer im speziellen Fall von ihm beauftragten Person unterschrieben werden."

Ausgefertigt unter Verantwortung des Arztes und unterschrieben vom Arzt selbst, das entspricht den Richtlinien von 1968. Daß die Begleitpapiere im speziellen Fall von einer vom Arzt beauftragten Person unterschrieben werden dürfen, ist neu und bedenklich, zumal der „spezielle Fall" nicht definiert wird.

„Notwendige Korrekturen sind kenntlich zu machen und mit Unterschrift und Stempel des Arztes sowie Datum zu versehen und so vorzunehmen, daß die ursprüngliche Eintragung erhalten bleibt."

Die Forderung, daß notwendige Korrekturen mit Datum und Unterschrift des Arztes zu versehen sind und so zu erfolgen haben, daß ihre Entstehung rekonstruiert werden kann, ist angesichts der häufig unzulänglichen Korrekturen zu begrüßen. In den alten Richtlinien durfte lediglich nicht durch Radierungen geändert werden.

„Verwechselungen kommen häufiger vor als Fehlbestimmungen. Solche Verwechselungen sind auf dem Wege zwischen der Blutentnahme, der Untersuchung, der Erstellung des Befundberichtes, der Ausfertigung des Ausweises und/oder der Einleitung der Transfusion an vielen Stellen möglich. Es ist deshalb unerläßlich, die Identität von Spendern und Empfängern mehrfach zu sichern, um Verwechselungen von Blutproben und Befunden auszuschließen."

Falsche Übertragung der Blutgruppe durch Verwechselung der Krankengeschichte, falsche Übertragung der Blutgruppe durch Hilfspersonal auf vom Arzt „blanco" unterschriebene Begleitscheine, falsche Etikettierung der Untersuchungsröhrchen nach der Blutentnahme, Verwechselung nebeneinanderliegender Patienten oder Verwechselung bei Namensähnlichkeit, das sind die immer wiederkehrenden Fehlleistungen bei der Vorbereitung der Transfusion. Alle Verwechselungen sind vermeidbar, wenn die Identitätssicherung beachtet wird.

„Blutgruppenserologische Untersuchungen unterscheiden sich von anderen Laboratoriumsuntersuchungen dadurch, daß die Blutgruppe eines Menschen sich lebenslang nicht ändert. Ein solcher Befund setzt eine zuverlässige Bestimmung voraus. Unrichtige Befunde können im Gegensatz zu anderen Ergebnissen klinisch nicht erkannt werden. Fehlerhafte Befunde führen zu gesundheitlichen Schäden, u. U. zum Tod.

Eine Zweituntersuchung ist geeignet, Verwechselungen aufzudecken, . . ."

Aus diesem Grund sollte zumindest für die Blutgruppenbestimmung und für die Verträglichkeitsuntersuchung getrennt Blut entnommen werden. Kommt es bei der einen oder anderen Blutentnahme zu einer Verwechselung, so wird eine Differenz zwischen Befund 1 und Befund 2 sichtbar. Die Verwechselung kann nicht übersehen werden.

Wird dagegen – in Notfällen u. U. gerechtfertigt – für beide Untersuchungen gleichzeitig Blut entnommen, dann kann eine mögliche Verwechselung in keinem Fall erkannt werden. Leider wird die gleichzeitige Entnahme durch die Verkürzung der Liegezeit immer häufiger.

„Die Übertragung von Blut und Blutbestandteilen ist eine ärztliche Maßnahme. Sie stellt einen so bedeutenden Eingriff dar, daß die Indikation kritisch gestellt und das jeweilige Risiko berücksichtigt werden muß.

Die Transfusion muß durch einen Arzt eingeleitet werden, der für ihre Vorbereitung und Durchführung verantwortlich ist.

Die Verantwortung für die der Identitätssicherung dienenden Maßnahme bei der Anwendung der ihm für den Patienten gelieferten Blutkonserve trägt der transfundierende Arzt."

Der die Transfusion einleitende Arzt muß sich also vor Beginn der Transfusion überzeugen, daß Blutgruppenbefund, Verträglichkeitsbefund und Blutkonserve richtig zugeordnet sind. Er muß die Blutgruppe des Patienten mit der Blutgruppe auf dem Konservenetikett und die Konserven-Nummer auf dem Verträglichkeitsbefund mit der auf dem Konservenetikett vergleichen. Er muß das Ergebnis der Verträglichkeitsuntersuchung prüfen und entscheiden, ob die Konserve transfundiert werden kann. Er muß sich überzeugen, daß die erlaubte Lagerungszeit der Konserve nicht überschritten ist.

„Darüber hinaus muß der transfundierende Arzt unmittelbar vor der Transfusion die serologische Identitätssicherung am Krankenbett (Bed-side-Test) durchführen. Der, mit Ausnahme von Notfällen, unmittelbar vor der Transfusion direkt am Patienten vorzunehmende ABO-Identitätstest (Bed-side-Test) dient dem Nachweis der ABO-Übereinstimmung des Konservenblutes (entnommen aus dem Transfusionsgerät) und des Patientenblutes (Kapillarblut oder bei liegender Kanüle Venenblut) mit Anti-A- oder Anti-B-Testseren. Durch dieses Vorgehen können möglicherweise vorgekommene Verwechselungen erkannt werden."

In den Richtlinien von 1968 wird der ABO-Identitätstest dringend empfohlen, wenn der transfundierende Arzt die Verträglichkeitsuntersuchung nicht selbst durchführt. In den neuen Richtlinien wird dieser ABO-Identitätstest obligatorisch.

Warum der Notfall ausgenommen wird, ist unverständlich. Gerade in Notfällen ist die Identitätssicherung oft unbefriedigend. Man denke an die fehlenden Angaben zur Person, an die gleichzeitige Entnahme von Blut für die Blutgruppenbestimmung und Verträglichkeitsuntersuchung, an die notwendige Transfusion von Blutkonserven vor Abschluß der Blutgruppenbestimmung und Verträglichkeitsuntersuchung und an die sicher nur selten vermeidbare Hektik bei Massenunfällen. Gerade in Notfällen ist der ABO-Identitätstest am Krankenbett notwendig.

Wie die Krankengeschichte, so sind auch der Blutgruppenbefund, der Befund der Verträglichkeitsuntersuchung und der ABO-Identitätstest, sofern er als Kartentest durchgeführt wird, Dokumente, die in der Krankenakte aufzubewahren sind.

„Eine regelmäßige Patientenüberwachung während der Transfusion ist unerläßlich."

„Nach allen Transfusionen sollte auch eine Aufbewahrung des benutzten Behältnisses mit seinem restlichen Inhalt kühl für mindestens 24 Stunden erfolgen."

Eine ununterbrochene Anwesenheit ärztlichen Hilfspersonals oder gar der transfundierenden Arztes selbst ist in vielen Fällen nicht realisierbar, in vielen Fällen auch nicht unbedingt notwendig. Eine regelmäßige Überwachung des Patienten während der Transfusion ist allerdings unerläßlich. Besonders am Beginn der Transfusion sind kurzfristige Kontrollen durchzuführen, die nach einer gewissen Zeit in größeren Abständen wiederholt werden müssen. Für den Fall der Transfusionsreaktion sollte der transfundierende Arzt sofort erreichbar sein.

Die Aufbewahrung des restliche Inhalts der Konserve kann für den Fall einer Spätreaktion zur Abklärung der möglichen Ursachen nützlich sein.

„Liegt in Notfällen das Ergebnis der serologischen Verträglichkeitsuntersuchung noch nicht vor und wurde mit der Transfusion begonnen, so ist bei einer nachträglich erkennbaren Unverträglichkeit bzw. beim Auftreten von Reaktionen die Transfusion sofort abzubrechen."

„Bei diesen Transfusionen ist die Sicherheit eingeschränkt. Über die genauen Umstände eines solchen Falles ist ein exakter Vermerk im Krankenblatt einzutragen und von dem für die Transfusion verantwortlichen Arzt abzuzeichnen."

Tritt eine Transfusionsreaktion auf, so ist die Transfusion sofort abzubrechen. Die Kanüle sollte jedoch in der Vene bleiben und eine isotonische Lösung so schnell wie möglich infundiert werden.

Zur vollständigen Abklärung einer Transfusionsreaktion – soweit dies überhaupt möglich ist – benötigt das Labor oder der Bluttransfusionsdienst 10 ml Zitratblut,

20 ml Nativblut, einen Bericht über die Art der Reaktion, die Menge des transfundierten Blutes und die Länge der Zeit, während der sie transfundiert wurde, sowie das restliche Blut aus Konserve und Transfusionsbesteck.
Zum Schluß ist zu bemerken, daß die Richtlinien von 1968 im Bereich der Transfusionsvorbereitung kaum geändert wurden. Sie stellen nach wie vor Mindestforderungen dar, die eingehalten werden müssen. Sie werden von den Gerichten als „Regeln der ärztlichen Kunst" gewertet (*v. Eisenhart-Rothe*).
Bei der heute nicht mehr üblichen direkten Blutübertragung, die mit einem 3-Wegehahn durchgeführt wurde, waren Filterungen nicht möglich. Sie waren auch nicht notwendig, da das Frischblut direkt übertragen wurde und die Hauptkomplikationen, die Unverträglichkeiten, nicht weggefiltert werden konnten. Die Ablösung der direkten Bluttransfusion mit Einführung der Blutbanken brachte es mit sich, daß das sogenannte Konservenblut längere Zeit aufbewahrt werden, daß Stabilisatoren hinzugefügt werden mußten und unterschiedliche Behälter gewählt wurden, die heute von der Glasflasche über die Kunststofflasche bis zum Kunststoffbeutel reichen. Diese optimale Lagerung unterschiedlicher Blutkonserven, die eine Sofortübertragung in Notfällen möglich macht, bringt es jedoch mit sich, daß in dem Konservenblut bestimmte Aggregate entstehen, so daß es üblich wurde, Transfusionsblut grundsätzlich zu filtern.
In den letzten Jahren setzten sich immer mehr Mikrofiltrationssysteme durch, die außerordentlich nützlich sind. *Schmidt* hat Untersuchungen zur Effektivität von Mikrofiltern durchgeführt. Er schreibt: „Obwohl die Indikation zur Transfusion homologer Blutkonserven durch die Verwendung erythrozytenfreier kolloidaler Plasmaersatzpräparate bei der Substution kleinerer Blutverluste deutlich eingeschränkt werden konnte, erfordert jede drastische Verminderung des zirkulierenden Blutvolumens nach wie vor die Zufuhr von gelagertem Konservenblut. Es ist nicht neu, daß in Blutkonserven – abhängig von der Entnahmetechnik, dem jeweils verwandten Stabilisator, dem Vorratsbehälter (Glasflasche oder Kunststoffbeutel), der Konserventemperatur und der Lagerungsdauer – unterschiedliche Mengen verschiedenartig zusammengesetzter Aggregate entstehen. Deshalb war es von jeher selbstverständlich, Transfusionsblut zu filtern. Die dazu bisher verwandten Geräte enthielten als Filterelemente Kunststoffnetze mit einer Maschenweite zwischen 170 und 240 μ. Die geltende DIN-Vorschrift 58360 erlaubt sogar Porengrößen bis maximal 315 μ. Aus neueren Untersuchungen geht jedoch hervor, daß Mikroaggregate, die die Netzmaschen der herkömmlichen Transfusionssysteme ungehindert passieren, Mikroembolien in der Lunge und anderen parenchymatösen Organen des Empfängerorganismus verursachen können und dadurch erheblich zur Ausbildung posttransfusioneller Komplikationen beitragen. Beeinträchtigungen der Lungenfunktionen stehen im Vordergrund. Eine Besserung der Prognose im posttransfusionellen Geschehen ist zu erreichen, wenn bei Blutübertragungen statt der konventionellen Transfusionssysteme Mikrofiltrationsgeräte verwandt werden, wie den Mitteilungen von *Gervin* et al., *Goldinger* et al., *McNamara* et al., *Peter* et al., *Reul* et al., *Schneider* et al. und *Schreiner* und *Silvay* zu entnehmen ist.

Für den klinischen Gebrauch stehen drei verschiedene Mikrofiltrationssysteme zur Verfügung:

1. Oberflächenfilter,
2. Tiefenfilter,
3. Kombinationsfilter."

Zusammenfassend kommt *Schmidt* zu folgendem Schluß: „Die Effektivität von vier handelsüblichen Mikrofiltern (Pall, MF 10, Schwank und Intersept) wurde in zwei verschiedenen Serien durch Gewichtsbestimmungen der Filterrückstände vergleichend untersucht.
Zunächst wurde die Leistungsfähigkeit der einzelnen Mikrofiltrationsgeräte mit der eines konventionellen Transfusionssystems durch Wiegen der Feuchtrückstände nach Transfusion von je 1000 ml 7 bis 35 Tage gelagerter Vollblutkonserven verglichen. In allen Mikrofiltern fanden sich gegenüber dem Standardtransfusionsgerät mehr als doppelt so große Rückstandsmengen. Ähnliche Resultate wurden nach Transfusion von je zwei Erythrozytenkonzentraten über das MF 10-Gerät oder über konventionelle Filter ermittelt.
Zur Quantifizierung der Effektivität der einzelnen Mikrofilter wurden Differenzwägungen der durch Nachfiltration mit einem Oberflächenfilter gewonnenen Trockenrückstände vorgenommen. Die Untersuchungen erfolgten getrennt für Schwerkraft- und Drucktransfusionen. *Nach Passage des MF 10-Gerätes und des Interseptfilters konnten weder nach Schwerkraft- noch nach Drucktransfusion nennenswerte Trockenrückstände im Nachfiltrat nachgewiesen werden.*

Es empfiehlt sich also bei Bluttransfusionen grundsätzlich Mikrofiltrationssysteme zu benutzen.

2.4. Komplikationen der intravenösen Injektion und ihre Behandlung

2.4.1. Das Durchstechen der Vene

Eine sehr häufige, aber in den meisten Fällen harmlose Komplikation stellt das Durchstechen der Vene bei der Punktion des Gefäßes dar. In vielen Fällen liegt das schlechthin an der Technik.
Wie im Kapitel „Die intravenöse Injektion und Infusion" (S. 52) schon betont wurde, ist es empfehlenswert, die Injektionsspritze zart zu halten, damit man deutlich den Widerstand der Venenwandung spürt, bzw. die Injektionsnadel so feinfühlig wie möglich zu führen, um sie bei einem Abtropfen von Blut in die

Kanüle sofort fixieren zu können. Das ist natürlich bei der indirekten Punktion sehr gut möglich, wohingegen einem bei der direkten Punktion allein schon durch den Hauteinstich dieses Gefühl zum Teil verlorengeht.
Das Durchstechen von Venen geschieht aber keineswegs nur Unerfahrenen. Gerade bei älteren Leuten mit sogenannten Rollvenen, bei denen wir die direkte Punktion empfohlen haben, kommt es manchmal vor, daß die Spitze der Kanüle die Venenwand punktiert, jedoch infolge der Punktionsrichtung die andere Venenwand durchsticht. Hier kommt der von *v. Kress* empfohlenen Kanülenführung eine entscheidende Bedeutung zu. Während bei der indirekten Methode das perkutane Eingehen und das spätere Punktieren nach unserer Methodik, also angeschliffenes Lumen der Kanülenspitze liegt nicht auf der Haut, schmerzlos und sehr empfehlenswert ist, ist bei der direkten Punktion zweifellos das von *v. Kress* empfohlene Verfahren günstiger (S. 50).
Wie aus Abb. 27a hervorgeht, ist die korrespondierende Venenseite nach der Punktion durch dieses Verfahren längst nicht so gefährdet wie bei unserem Verfahren (Abb. 27b). Die weiteren Modifikationen, also die *Kolb*sche Methode, mit dem um 90 Grad gedrehten angeschliffenen Lumen der Injektionsnadel, empfiehlt sich u. E. auch nur bei der indirekten Punktion, doch haben wir damit keinerlei Erfahrung, um das im einzelnen beurteilen zu können (Abb. 27c). Das Verfahren von *Nolte*, erst nach der Punktion der Vene die Kanüle um 180 Grad zu drehen, ist für die direkte Punktion nicht empfehlenswert (Abb. 27d). Dieses Verfahren hat *Nolte* auch nur für die gewissenhafte Aspiration in zwei Ebenen vor Injektion eines Lokalanästhetikums angegeben. Da diese Technik in diesem Rahmen interessiert, sei *Nolte* kurz zitiert:

„Bei den Lokalanästhesietechniken wird ein sehr wesentliches Detail nicht jedesmal wieder erwähnt werden. Gemeint ist die Aspiration in zwei Ebenen vor der Injektion. Zur Vermeidung intravasaler Injektionen, besonders bei der Infiltrationsanästhesie, sollte man aus Sicherheitsgründen vor jeder Injektion zweimal aspirieren. Einmal, nachdem die Kanüle eingeführt worden ist, und zum anderen Mal nach Drehung der Kanüle um 180 Grad."

Die Abbildung 27 zeigt die Kanülenführung der verschiedenen Autoren, wobei, wie aus Abb. 27a hervorgeht, es nach einmaliger negativer Aspiration doch zur intravenösen Injektion kommen kann. Es geht weiter aus der Abb. 27b hervor, daß leicht die kontralaterale Seite der Vene verletzt werden kann. Aus den Abb. 27c und 27d ersieht man, daß es manchmal zur intramuralen bzw. zur paravenösen Injektion kommen kann, erst die um 90 bzw. 180 Grad gedrehte Kanülenspitze ermöglicht eine intravenöse Injektion lege artis (vgl. S. 51).
Diese von *Nolte* empfohlene Technik, die Kanülenspitze nach Punktion des Venenlumens um 180 Grad zu drehen, finden wir auch bei *Wiethoff*, der wörtlich schreibt:

„Es ist zweckmäßig, die Kanüle so zu führen, daß bei großen Venen der Schliff nach oben, bei kleinen nach unten zeigt, dadurch lassen sich auch kleine Venen mit relativ großen Nadeln punktieren, ohne daß durch Perforation ein Haematom entsteht bzw. die Kanüle durch die anliegende Venenwand okkludiert wird. Eine andere Möglichkeit ist, nach erfolgter Punktion des Venenlumens mit nach oben gerichtetem Schliff die Kanüle im Gegenuhrzeigersinn zu drehen, so daß der Schliff nach unten zeigt."

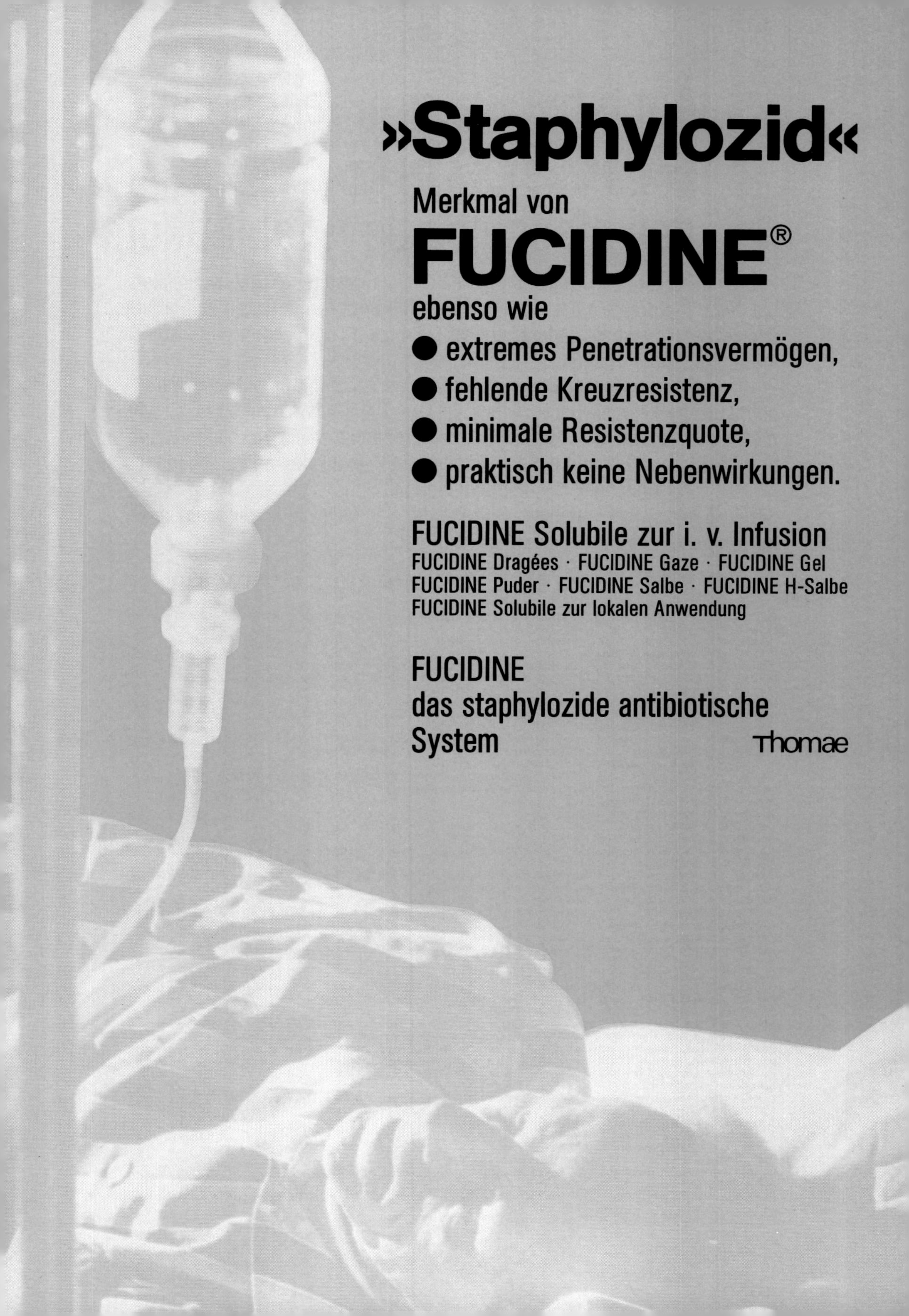
»Staphylozid«
Merkmal von
FUCIDINE®
ebenso wie
● extremes Penetrationsvermögen,
● fehlende Kreuzresistenz,
● minimale Resistenzquote,
● praktisch keine Nebenwirkungen.
FUCIDINE Solubile zur i. v. Infusion
FUCIDINE Dragées · FUCIDINE Gaze · FUCIDINE Gel
FUCIDINE Puder · FUCIDINE Salbe · FUCIDINE H-Salbe
FUCIDINE Solubile zur lokalen Anwendung
FUCIDINE
das staphylozide antibiotische
System
Thomae

Wenn auch der Kanülenschliffführung einige Bedeutung zukommt, so ist zweifellos das Entscheidende für diesen Eingriff die Sicherheit und Erfahrung des Geübten. Deshalb sei in diesem Rahmen noch einmal, trotz der Beschreibung der topographischen Anatomie, folgendes wiederholt:
Zwischen der sich häufig anbietenden V. mediana cubiti bzw. besonders der V. mediana basilica bestehen enge topographische Beziehungen zur A. cubitalis und dem auf der ulnaren Seite sie begleitenden N. medianus. Die Hautvene einerseits, die Ellenbogenschlagader und der N. medianus andererseits sind in der Ellenbeuge nur durch den individuell wechselnd stark entwickelten Lacertus fibrosus getrennt. Die Dicke des Lacertus ist abhängig von der Entwicklung des M. biceps. Bei mageren Personen springt die Arterie bei gestrecktem Ellenbogen durch den Lacertus vor, so daß manchmal die Pulsation der Arterie der V. mediana basilica mitgeteilt wird. Diese engen Beziehungen zwischen Hautvene, Hautnerv und Gefäßnervenbündel in der Tiefe finden sich an der Ellenbeuge nur an der ulnaren Seite, und zwar hauptsächlich kranial der Ellenbogenfalte.

Man soll also bei intravenösen Injektionen im Ellenbogenbereich die ulnare Seite, unter allen Umständen aber den proximal-ulnaren Quadranten der Ellenbeuge vermeiden, um auf diese Weise etwaige Nebenverletzungen unmöglich zu machen.

Das Durchstechen der Vene ist an sich harmlos, wenn man es sofort diagnostiziert und nicht paravenös injiziert. Aus Abb. 27 geht hervor, daß in manchen Fällen eine deutliche Blutaspiration vorhanden ist und es dennoch zu einer paravenösen Injektion kommen kann. Das gilt besonders für das Anstechen der Vene, aber auch für das Durchstechen des Gefäßes so daß im Beginn jeder intravenösen Injektion erhöhte Aufmerksamkeit erforderlich ist. Kommt es durch Setzen eines Injektionsdepots zu einem paravenösen Infiltrat oder zu erheblichen Schmerzen z. B. bei Applikation des *Novalgins*, ist die intravenöse Einspritzung abzubrechen.
Bei sehr differenten Medikamenten, von denen man weiß, daß eventuelle Nekrosen zustande kommen können (*Neosalvarsan, Zytostatika*), sollte man, falls eine geringe Menge der Injektionslösung paravenös gelangt ist, nach Unterbrechung der Injektion die entsprechende Stelle mit 0,9prozentiger Kochsalzlösung infiltrieren (*Kress*).

2.4.2. Komplikationen nach lege artis durchgeführter intravenöser Injektion

Bei kunstgerechter intravenöser Injektion eines Medikaments, auch wenn nach Entfernung der Kanüle ein Rückfluß des mit Blut vermischten Arzneimitteldepots in das Subkutangewebe durch geeignete Kompression verhütet wird, kann als lokale Schädigung eine parietale Thrombose der Vene auftreten. Geringe örtliche Thrombenbildungen sind entsprechend der immer erfolgenden Endothelverletzung wohl bei jeder Einspritzung anzunehmen auch bei entsprechenden Leichenuntersuchungen nachgewiesen worden (*Goldhahn* und *Schläger*).

> Klinisch in Erscheinung tretende Armvenenthrombosen kommen bei kunstgerechter Injektion häufiger vor:
> Wenn die Einspritzung in die Vene öfter wiederholt werden mußte,
> wenn die Injektion längere Zeit in Anspruch nahm oder
> wenn eine besonders endothelschädigende Lösung (pH-Wert, Konzentration der Lösung u. a. m.) eingespritzt wurde.

Hier muß jedoch betont werden – und wir beziehen uns auf unsere einleitenden Bemerkungen über die Biologie der Venenstruktur –, daß es sich in vielen Fällen gar nicht um eine Thrombose handelt. Man glaubt vielmehr an eine Thrombose, doch wird nach einigen Tagen die Vene wieder geschmeidig und schon mit bloßem Auge betrachtet wieder durchgängig (*Leriche*). Es handelt sich vielfach nur um einen initialen Venenspasmus, der das makroskopische Bild einer verhärteten, ja einer thrombotischen Vene bietet. Daß dieser Spasmus natürlich die Entstehung eines Thrombus begünstigt, geht schon aus den Worten *Leriche*'s hervor: „Besteht ein Spasmus, so moduliert sich die Wand dem Thrombus an, sie immobilisiert ihn und begünstigt sein Haften: die Symptomatologie ist die einer Phlebitis." *Loose* wies nach, daß bei den klinisch als Venenspasmus imponierenden Krankheitsbildern nach operativer Freilegung perivasale Infiltrate an den Venen vorlagen, nach deren Durchtrennung der Spasmus beseitigt werden konnte.
Bekannt sind ausgedehnte Armvenenthrombosen nach längerer Strophanthinverabreichung (*Oehlecker*), doch höher ist die Thrombosewahrscheinlichkeit bei anisotonischen oder chemisch besonders aktiven Flüssigkeiten, wie z. B. bei Injektionen von konzentriertem Traubenzucker oder Kochsalzlösungen, *Neosalvarsan*, Zytostatika u. ä. Daß hier bestimmte Kreislauffaktoren eine Rolle spielen, ist selbstverständlich, denn bei hochvisközem Blut kommt es erheblich leichter zu Komplikationen, wobei jedoch immer wieder hervorgehoben werden muß, daß **täglich tausende intravenöser Injektionen verabfolgt werden, die komplikationslos verlaufen.** Auch der Diabetes disponiert in manchen Fällen zu diesen Erscheinungen. Eine besondere Neigung zur Thrombose wird man bei zeitlich länger ausgedehnten intravenösen Injektionen erwarten dürfen. Hier empfiehlt sich in jedem Falle die Anlage eines intravenösen Dauertropfes. *Keutner* beschrieb eine regelmäßige Thrombose der Armvenen bei Verwendung isotonischer Lösungen bei länger als 4 × 24 Stunden in Betrieb befindlicher Dauertropfinfusion.
Dafür spricht auch die interessante Arbeit von *K. O. Fröhlich* „*Das örtliche Gewebsbild nach intravenöser Injektion*". Diese von einem Pathologen publizierten

Untersuchungsbefunde zeigen uns Klinikern, daß trotz der angeblich völlig normal verlaufenden Einspritzungen häufig histologische Befunde erhoben werden, die das Bild folgenschwerer Schäden besser verständlich machen. *Fröhlich* hat von 50 unausgewählten Fällen des laufenden Sektionsgutes mit makroskopisch erkennbaren Injektionsspuren im Bereich der Regio cubitalis 3 × 2 cm große ovaläre Hautstücke mit anhängenden subkutanem Fett- und Muskelgewebe und der sie enthaltenden Vene, meist der Vena mediana cubiti entnommen und histologisch ausgewertet. Nach Anfertigung von Stufen- und Längsschnitten zeigt sich, daß pathologische Veränderungen teils leichten, teils schweren Grades an fast allen in der Ellenbeugenhaut liegenden Strukturen vorkommen. Sie sind in der folgenden Tabelle zusammengestellt. Aus ihr ist zu entnehmen, daß im Bereich der Vene als häufigste Veränderung die Thrombose, der Nachweis eines Stichkanals und die Entzündung der Venenwand gefunden wurden. Im perivenösen Gewebe herrschen die Blutungen vor, während an der Epidermis in der Hälfte der *Fröhlich*schen Fälle eine Entzündung nachgewiesen werden konnte. Im Gegensatz zur Kutis, in der relativ wenig entzündliche Veränderungen nachweisbar waren, zeigte die Subkutis einen sehr hohen Anteil an Blutungen. Interessant ist auch der Nachweis vielfacher degenerativer und entzündlicher Veränderungen in den zu den Anhangsgebilden der Haut gehörigen Schweißdrüsen.

Zur Thrombose der punktierten Vene führt *Fröhlich* aus: „Die Anlegung der Staubinde hat eine fast plötzlich eintretende Abflußbehinderung und damit einen fast plötzlichen Stillstand des Blutstromes, zumindest distal vom Stauort, zur Folge.

Tab. 3. Anatomisch-morphologische Befunde nach intravenösen Injektionen (nach *Fröhlich*)

Art der Veränderungen	Vene	Perivenöses Gewebe	Epidermis	Kutis	Subkutis	Anhangsgebilde Haar	Schweißdrüse	Nerven
Thrombosen	58							
Degenerative Veränderungen	18	2	2	4	10		26	6
Blutungen	6	68	6	8	86		4	8
Fettgewebsblutungen					22			
Ödeme	2	2	2	2	6		2	2
Entzündungen	38	2	50	12	10	4	14	
Fremdkörper	2	4		6			2	
Riesenzellen					2		4	
Stanzstellen und -stücke	4		4	6				
Stichkanäle	52		24	8				

Die Zahlen verstehen sich als Prozentwerte.

Die häufig geübte herzwärts gerichtete Weichteilmassage, welche die distal vom Stauort liegenden Venen teilweise entleert, kann durch Drehung zu einer leichten Zunahme des Venenrohrquerschnittes führen, die unter Umständen durch nervöse Gegenregulation wieder rückgängig gemacht werden kann. Strömungsstillstand oder Strömungsverlangsamung geben Thrombozyten und Leukozyten die Möglichkeit, sich aus ihrer Lage im zentralen Achsenstrom zu entfernen und in den plasmatischen Randstreifen zu treten.
Endothelschädigung, humorale und hämodynamische Anomalien bilden so die Voraussetzung für die Entstehung eines Blättchenthrombus, aus dem nach Lösung des Staues und infolge weiterhin vorhandener Ungleichmäßigkeit der Blutströmung (Zwischenaspiration!) durch fortschreitendes Wachstum des Primärgerinnsels ein Abscheidungs- und schließlich ein Kombinationsthrombus wird.
Das Schicksal der Thrombose ist unterschiedlich:
Entweder kommt es zur puriformen Erweichung oder zur bindegewebigen Organisation, in deren letztem Stadium sich dann eine plattenartige, bindegewebige Verdickung der Gefäßwand findet, deren zentrale Teile gelegentlich eisenpositives Hämosiderin oder Hämatoidin enthalten.
Die bindegewebige Verdickung der Venenwand erscheint im Schritt als Fibrose, die teils nur das Endothel, teils Intima und Media, teils auch alle drei Wandschichten einschließlich des periadventiellen Bindegewebes der Vene in unterschiedlicher Ausdehnung umfaßt."
Die degenerativen Veränderungen, die *Fröhlich* beschreibt, manifestieren sich in einer erheblichen Verquellung oder in einner vakuoligen Degeneration der Intima. Nach Meinung dieses Autors sind jedoch diese dystrophischen Erscheinungen reversibel, so daß sie auf die Dauer keine Beeinträchtigung der Funktionsfähigkeit des geschädigten Gefäßabschnittes hinterlassen. Jedoch lassen die *Fröhlich*schen Untersuchungen erkennen, daß das Injektionsmittel am Injektionsort den stärksten Grad seiner Wirkung entfaltet, während die sich im weiteren Verlauf der Injektion durch zunehmende Vermischung mit nachströmenden Blut einstellende Konzentrationsminderung des Injektionsmittels zu einer Herabsetzung seiner schädigenden Wirkung auf die weiter herzwärts gelegenen Venenabschnitte führt.
Die in der Tabelle 3 aufgeführten Blutungen unterscheiden sich in 6% intramuraler und 68% perivenöser Blutungen. Das erklärt *Fröhlich* folgendermaßen: „Erst durch langsame Entfernung der Kanüle nach beendeter Injektion kann Blut zwischen die locker gefügten Bauelemente der Venenwand eindringen. In den meisten Fällen scheint aber die Wandelastizität zu schwach ausgeprägt zu sein, um nach Entfernung der Kanüle den sicheren Verschluß des Stichkanals zu gewährleisten. So klafft letzterer weit auseinander und, unterstützt durch den Binnendruck der Vene, kommt es zum meist sehr massiven Blutaustritt in den perivenösen Raum." In der Subkutis beobachtete *Fröhlich* in 86% der Fälle meist „große Blutungen, die insofern Unterschiede aufwiesen, als sie zum Teil zwischen und in den stark verbreiterten, die subkutanen Fettläppchen umhüllenden Bindegewebssepten, zum anderen Teil hauptsächlich innerhalb der Fettläppchen zwischen den

einzelnen Fettzellen lagen. Interessant war, daß sich die zuletzt genannten Blutungen in der Regel nur dann nachweisen ließen, wenn mehrere Venenpunktionen innerhalb des gleichen Areals der Ellenbeuge vorgenommen worden waren."
Diese histologische Erfassung von Folgen, die dem Kliniker häufig gar nicht auffallen, stellt eine wichtige Ergänzung zu den Ansichten von *Stör* und *Goldhahn* dar. Wie wir besonders bei der irrtümlichen intraarteriellen Injektion ausführen werden, vermutete *Stör* – und diese Arbeit bestätigt ihn – daß nicht allein die intraarterielle Injektion umfangreiche Schäden setzt, sondern daß vor allem die schädlichen Folgen von den perivenösen und periarteriellen Arealen, die durch die Einspritzung berührt werden, ausgehen. Mit Recht meint *Goldhahn*, daß zu folgenschweren Injektionsschäden ein Zusammenwirken mehrerer ungünstiger Faktoren notwendig ist.
Obwohl *Fröhlich* nur in 2% ödematöse Veränderungen sah, meint er u. E. mit Recht, „daß die Berührung mit dem Injektionsmittel eine eintretende Störung der Wanddurchlässigkeit der Endothelzellen und eine nachfolgende Änderung des Quellungszustandes ihrer Kolloide auslöst.
Ein Ödem im Bereich perivenöser Blutungen kam nur dann zustande, wenn sich diese im Zustand bindegewebiger Organisation befanden. Die dabei auftretende Kompression oder Verlegung von Kapillaren mit Erhöhung des Kapillardrucks im Venolenbereich führt zu vermehrter Flüssigkeitsabgabe an das Gewebe."
Als Ursache für die 6% der ödematösen Veränderungen in der Subkutis ist nach Ansicht von *Fröhlich* deren lockeres Gefüge, das die Ablagerung ursprünglich anderen Ortes deponierter Gewebswasseransammlungen begünstigt und andererseits die in einem Teil seines Untersuchungsgutes offensichtlich durch paravenöse Injektionen gesetzten Depots von Injektionsflüssigkeit schuld.
Der relativ hohe Anteil an Entzündungen ist nach Meinung von *Fröhlich* teils bakteriell (Stanzdefekte) bedingt, teils Ausdruck einer Reizung des Injektionsmittels. Wie sehr die Stanzwirkung der Kanüle unterschätzt wird, zeigt *Fröhlich*, indem er schreibt:

> „So konnten wir sowohl an der Vene, als auch in der Epidermis und Kutis heterotopes Epithel und in einem Fall ausgestanztes Fettgewebe im Venenlumen nachweisen."

Diese interessante Arbeit wertend, müssen wir feststellen, daß diese Untersuchungen vorwiegend für die Regio cubitalis zutreffen, deren V. mediana cubiti in der Überzahl der Fälle entnommen und histologisch untersucht wurden. Die aufgeführten, histologisch nachweisbaren Schäden unterstreichen wiederum unsere Forderung, die Injektion in den Handrücken bzw. in den Unterarm zu verlegen, da dort die Arterien wesentlich tiefer liegen, so daß diese auch dort sicher erfaßbaren histologischen Schäden ohne Folgewirkung ausheilen können.
Über die Behandlung näheres im Kapitel „Die Thrombophlebitis" (S. 108).

2.4.3. Das Haematom

Als Folge des Durchstechens einer Vene, insbesondere mit dicken Kanülen, kommt es vor allem bei noch liegender Stauung zum Austreten von Blut aus der doppelt anpunktierten Vene, also zu einem Haematom. Hier muß sofort der Stauschlauch gelöst werden, dann ist ein Kompressionsverband anzulegen und dem Patienten zu empfehlen, Gebrauch von der lokalen Applikation von *Hirudoid-*, *Thrombophob-* u. ä. Salben zu machen, die sich bei solchen harmlosen Haematomen bewährt haben. Das Auftreten von Haematomen kommt aber auch nach ordnungsgemäßer Venenpunktion vor. So kann nach Entfernen der Kanüle besonders bei sklerotischer Venenwand etwas Blut in das perivenöse Gewebe abfließen. Reine perivenöse Haematome können aber eigentlich nur bei der Venenpunktion zur Blutentnahme entstehen bzw. beim eben zitierten Durchstechen der Vene, während die nach vollzogener intravenöser Injektion infolge des Austretens von Blut-Medikamenten-Gemisch sich bildenden Haematome besser als paravenöse Infiltrate bezeichnet werden. Reine Haematome, deren Entstehung durch geeignete Kompression verhütet werden kann, bilden sich wohl in kürzester Zeit, unterstützt durch die Anwendung feuchter Wärme und die oben erwähnten Salben zurück, ohne Folgen zu hinterlassen.

Ernstliche Komplikationen sind nur gesehen worden, wenn statt der Vene durch diese hindurch die A. cubitalis punktiert wurde, und es infolge besonders hohen Blutdruckes und abnorm brüchiger Gefäßwand zum Austritt größerer Blutmengen, ja sogar zur Ausbildung eines Aneurysma kam (*Liniger*). Bei hämorrhagischen

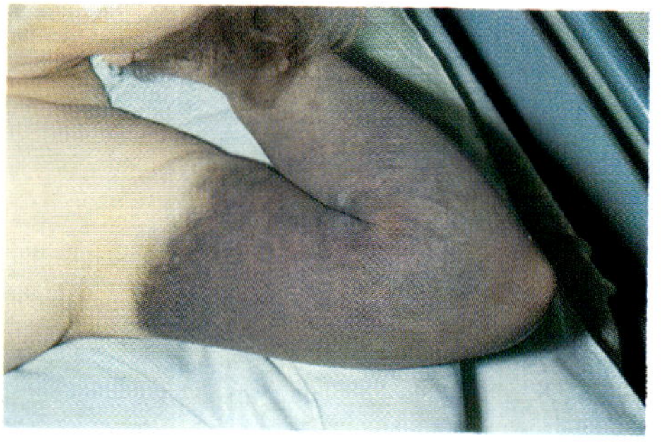

Abb. 45. Wir selbst haben kürzlich nach einer lege artis durchgeführten intravenösen Blutentnahme ein solches Haematom beobachtet, das sich über Ober- und Unterarm erstreckte. Die Injektion war in den im Unterarm liegenden Venenstamm der V. cephalica vorgenommen worden. 24 Stunden später zeigte sich eine bläuliche Verfärbung des Unterarms bis weit in den Oberarmbereich. Pulsationen der Aa. radialis et ulnaris waren palpabel, doch war das makroskopische Bild so bedrohlich, daß wir schon an eine ernsthafte Komplikation dachten. Die konservative Behandlung mit Hilfe von *Hepathrombin*-Salbe (12000 I.E. Heparin/100 g), die im Bereich des gesamten Haematoms dick aufgetragen wurde, und mit kühlenden Umschlägen brachten jedoch innerhalb von 48 Stunden eine wesentliche Besserung.

Diathesen – besonders bei den Koagulopathien – kann es jedoch auch zu erheblichen Nachblutungen und zu umfangreichen Haematomen kommen (Abb. 45).

2.4.4. Die paravenöse Injektion

Paravenöse Infiltrate setzen meistens eine nicht ordnungsgemäße Injektionstechnik voraus, sei es, daß der Spritzeninhalt vor oder nach doppelter Punktion der Venenwand in das Subkutangewebe entleert wird, sei es, daß die Kanülenöffnung bei der Einspritzung teilweise innerhalb, teilweise außerhalb des Venenlumens gelegen ist. Eine Infiltratentstehung durch Rückfluß von Blut und Medikament nach beendigter Einspritzung durch das Offenbleiben einer phlebosklerotischen Venenwand zählt zu den Seltenheiten.

> Das Auftreten des Infiltrates gibt sich durch eine während des Spritzens sichtbar werdende Anschwellung in Kanülennähe zu erkennen, führt meist zur Schmerzäußerung des Patienten und macht sich durch vermehrten Widerstand beim Vorschieben des Spritzenkolbens bemerkbar.

Der Schmerz bei paravenöser Injektion ist dabei von dem gelegentlich vom Kranken angegebenen Krampfgefühl entlang der Vene zu trennen. Dies kann, wie eine Selbstbeobachtung von *Köstlin* zeigt, sehr heftig sein und sogar zur Unterbrechung der Injektion zwingen. Zum Unterschied von den Schmerzen bei paravenöser Injektion ist dieser Krampf aber nicht an der Punktionsstelle und in deren nächster Umgebung zu spüren, sondern häufig weiter oberhalb im Verlauf der Vene. Auch *Eckart* bestätigte uns, daß solche Erscheinungen auftreten. So hat sie anläßlich einer Injektion von *Cylotropin* einen so heftigen Schmerz bis in die Axilla verspürt, daß die Injektion angebrochen werden mußte.
Ursache des Krampfes ist neben den schon von *Leriche* erwähnten arteriovenösen Reflexen meistens die Reizwirkung des jeweils injizierten Präparates auf die Intima. Die gelegentlich geäußerte Vermutung, daß nicht mit der Körpertemperatur übereinstimmende, gerade aus dem Kühlschrank entnommene Präparate, diesen Spasmus auslösen, trifft nach der Selbstbeobachtung von *Köstlin* nicht zu. Durch Anwärmen der jeweiligen Lösung war der Krampfschmerz nicht zu beheben, er trat nur etwas verzögert auf.
Nach *Goldhahn* ist die

> Ursache des paravenösen Infiltrates stets die Reizwirkung des Medikamentes,

dabei steht dessen Menge durchaus nicht im Verhältnis zur Schwere und Ausdehnung des Infiltrates. In einigen Fällen von schweren paravenösen Schäden ließ sich nachweisen, daß nur eine sehr geringe Menge des Medikamentes in die die Vene umgebenden Weichteile gelangt sein konnte. Damit gewinnt die Ansicht *Köstlins* Boden, der bei besonders stark gewebsreizenden Mitteln schon die kleinen, der Außenwand einer nicht vorher abgewischten Kanüle anhaftenden Flüssigkeitsmengen für die Infiltratentstehung anschuldigt. Die Folgen bestehen in einer Entzündung, die sich bis zur später zu beschreibenden Nekrose ausweiten kann.

> Je nach der Größe des Infiltrates und der Beschaffenheit der verwendeten Injektionslösung kommt es zu einer schnellen folgenlosen oder zu einer langsameren Resorption, die dann meist eine subkutane Bindegewebsschwiele für längere Zeit oder auch für dauernd hinterläßt.

Perret, der sich ausgiebig mit den Schäden im Rahmen der Injektionstherapie beschäftigt hat, und den wir noch des öfteren zitieren werden, hat erst kürzlich therapeutische Hinweise nach versehentlicher paravenöser Injektion gegeben.
Die Behandlung, also „alle aktiven Maßnahmen, die bei para- und perivenösen Haematomen nach intravenösen Injektionen oder versehentlicher paravenöser Injektion des Arzneimittels empfohlen worden sind, können unter den Begriff „Gegenspritze" zusammengefaßt werden.
Solche Gegenspritzen wurden erstmals ernster zur Diskussion gestellt, als man vor etwa 25 Jahren sich mit der Injektionsbehandlung der Krampfadern befaßte. Es wurden damals Präparate verwandt, die, perivenös gesetzt, zu erheblichen subjektiven Mißempfindungen, tiefen Nekrosen usw. führten, *Linser* empfahl deshalb eine Umspritzung mit 5–10 ml Eigenblut, *Bamberger, Wolf* u. a. sahen nach Blaulichtbestrahlung, Föhnwärme, *Bier*scher Stauung. *Nococain*umspritzung, Bepinselung mit 4prozentigem Senfspiritus u. a. Erfolge. *Schneider* empfiehlt auch heute noch die Umspritzung mit 10–20 ml Eigenblut oder auch physiologischer Kochsalzlösung. *Marquardt* betont, daß Nekrosen bei Varizenverödung auch ohne perivenöse Injektion vorkommen, und daß solche, auch wenn sie einmal durch perivenöse Injektion verursacht wären, sofort umschnitten und exzidiert werden sollen. Die heute gebräuchlichen Verödungsmittel sind jedoch weniger gewebsschädigend als jene, die man früher verwandt hat, so daß die „Gegenspritze" dabei nicht mehr die Bedeutung hat, die sie sicherlich früher gehabt haben dürfte.

> Bei paravenösen Infiltraten (Haematome, Arzneimittel) in der Ellenbeuge nach intravenösen Injektionen ist gelegentlich von einzelnen Autoren auch eine aktive Behandlung mit „Gegenspritzen" empfohlen worden.

Scheit sah nach *Novocain* Erfolge, *Büchsel* nach *Impletol, Atursberg* nach „reichlichen Mengen" von 1/3prozentiger *Novocain*lösung plus Kochsalz. Andere Auto-

ren, wie *Hübner, Köstlin, Goldhahn* u. a., die sich ausführlich zu den Komplikationen paravenöser Injektionen äußerten, erwähnten aktive Gegenmaßnahmen nicht. *Feuerstein* empfiehlt eine Infiltration des Gewebes mit *Novocain* (ohne *Suprarenin*zusatz!). Die Arzneimittelfirmen haben zuweilen in ihren Gebrauchsanweisungen den Hinweis gegeben, daß bei paravenösen Infiltraten u. ä. Umspritzung mit physiologischer Kochsalzlösung und *Novocain* angezeigt sei.
Paravenöse Infiltrate – wobei nie sicher zu entscheiden ist, ob es sich dabei nur um ausgetretenes Blut oder Arzneimittel handelt, können in verschiedener Intensität auftreten, es kann viel, es kann wenig ausgetreten sein. Es kommt dazu, daß nur wenige bestimmte Arzneimittel, wenn sie paravenös gelangen, zu Gewebsnekrosen Anlaß geben. Bedeutsam ist aber, daß nicht zu entscheiden ist, ob das Infiltrat mehr neben oder mehr hinter der Vene liegt. Vor allem letztere Tatsache besagt, daß eine reichliche Umspritzung notwendig ist, wenn man mit Sicherheit durch die „Gegenspritze" eine „Neutralisation" (also eine Verdünnung der ausgetretenen Lösung) erreichen will. Deshalb hat man auch angegeben, größere Mengen (bis zu 20 ml) zu injizieren.
Ob solche Mengen von Gegenmitteln, unbeschadet ob es sich dabei um *Novocain*, Kochsalzlösung oder Blut handelt, absolut gefahrlos sind, ist eine offene Frage. Eine reichliche Umspritzung in der Ellenbeuge, wie auch am Krampfaderbein, muß eine Durchblutungsstörung setzen, mehrfache Einstiche „im Dunkeln und in die Tiefe" werden sicherlich auch neue Gefäßverletzungen und neue paravenöse Infiltrate setzen können.

„Der Erfolg der verschiedenen vorgeschlagenen Maßnahmen (Einspritzungen von *Novocain, Impletol,* Kochsalz, Blut, die Strahlung in verschiedener Form, die *Bier*sche Stauung usw.) dürfte also problematisch sein." (*Perret*).

Die Wirkung der angegebenen Mittel zur sogenannten „Gegenspritze" beruht ja auf verschiedenen Faktoren. So wird sowohl das *Novocain* wie auch das *Impletol* weitgehend den Schmerz aufheben und die Spasmen lösen, wohingegen die Infiltration mit Kochsalz eine Verdünnung der injizierten Lösung bewirken wird. Das Umspritzen eines paravenösen Infiltrates mit Blut erscheint uns in keinem Fall sinnvoll. Die tägliche Praxis zeigt jedenfalls, daß bei den üblichen paravenösen Infiltraten, die in der Regel unvermeidbare Komplikationen darstellen, die Ruhigstellung des Armes, anfangs evtl. unter Zusatz feuchter Umschläge mit Alkohol, und später nach Ausbildung des Haematoms durch feuchte Wärme und Applikation der bereits erwähnten *Thrombophob-, Hirudoid-* u. ä. Salben noch immer das Verfahren ist, das ohne zusätzliche Schädigung schnelle Abheilung gewährleistet.

„Sind einmal tatsächlich größere Mengen differenter Arzneimittel ausgetreten, dann wird man von Fall zu Fall sich der empfohlenen Maßnahmen erinnern. Man wird dann aber auch diffusionsbeschleunigende Mittel (Hyaluronidase) anwenden, worauf *Feuerstein, Link* u. a. hingeweisen haben. Keinesfalls kann es als „Fehler" gewertet werden, wenn bei den üblichen Infiltraten, die auf minimalen Austritt von Blut oder Arzneimittel beruhen, die konservative Behandlung Platz greift. Ob mit keineswegs von allen Autoren vorgeschlagenen aktiven Maßnahmen eine schnellere Behebung des Schadens und die Vermeidung eines Zusatzschadens gewährleistet ist, dürfte problematisch sein. Wenn Arzneimittelfirmen

Anweisungen geben, dann sind dies keine anerkannten Regeln der ärztlichen Forschung, sondern nur ‚Empfehlungen an den Arzt' – Urteil des Kammergerichts vom 8. 12. 1955. In diesem Urteil ist auch die Frage der Notwendigkeit der ‚Gegenspritze' behandelt."

„. . . ein fahrlässiges Verhalten scheidet aber insofern aus, weil ein sicher wirkendes Gegenmittel weder im ärztlichen Schrifttum, soweit ersichtlich, noch vom Sachverständigen genannt wird. Dieser hält es allerdings für möglich, daß ein Nachspritzen einer Kochsalzlösung unter Zusatz von Novocain den Nervenschaden vielleicht hätte verhindern können . . ."

„Es kann somit keinesfalls eine Fahrlässigkeit darin gesehen werden, daß der Beklagte keine Kochsalzlösung nachgespritzt hat." (*Perret*).

Wie das eben zitierte Urteil zeigt, kann es also bei einer einfachen paravenösen Injektion nicht dem Arzt zur Pflicht gemacht werden, eine sogenannte „Gegenspritze" zu verabreichen.

Wie die Erfahrung zeigt, sind die meisten paravenösen Injektionen bzw. Infiltrate harmlos und verschwinden schon nach kurzer Zeit unter konservativer Behandlung.

2.4.5. Die Thrombophlebitis

2.4.5.1. Thrombus

Wir unterscheiden Abscheidungs- und Gerinnungsthromben. Da in diesem Zusammenhang nur die Abscheidungsthromben interessieren, sei kurz auf ihre Entstehung eingegangen. Um den neueren Erkenntnissen der Blutgerinnung und der entsprechenden Nomenklatur mit Berücksichtigung der einzelnen Gerinnungsfaktoren gerecht zu werden, sei hier ein kurzes Schema eingeblendet, das in vereinfachter Form die Thrombusentstehung zeigt:

Ist die Intima eines Gefäßes verletzt, und das ist sie bei einer intravenösen Injektion stets, „so wird an dieser Stelle durch den Gewebszerfall Thromboplastin frei. Unter seiner Einwirkung entsteht aus dem Fibrinogen des Blutplasmas zunächst die nicht fädige Vorstufe des Fibrins, das Profibrin. Dieses hat die Eigenschaft, vorbeiströmende Blutplättchen zur Agglutination zu bringen, so daß sie ein kompaktes Häufchen über der geschädigten Stelle bilden. Dadurch daß an der Oberfläche der ersten Anhäufung immer neue Plättchen ankleben, entstehen kleine, polypös vorspringende Körper, oft in großer Anzahl nebeneinander. In sie sind stets vereinzelte Leukozyten eingeschlossen. Deren Hauptmasse aber heftet sich auf dem Rand der polypösen Blutplättchenmassen an, die also von Leukozyten rings umhüllt werden, mit Ausnahme des oberen Saumes, auf den sich wieder neue Plättchen abscheiden. Da sich dieses ganze Geschehen am Rande eines Flüssigkeitsstromes abspielt, wird dieser naturgemäß einen bedeutenden Einfluß auf Größe und Form der Plättchenabscheidung nehmen. Am Ufer eines schnell fließenden Blutstromes – V. jugularis beispielsweise – werden sich die Plättchen auch dann schwer absetzen, wenn alle Voraussetzungen gegeben sind, da sie ja immer wieder

Tab. 4. Schematische Darstellung der Entstehung einer endovasalen Thrombose (nach *Kappert*)

Allgemeine Faktoren

vor allem für arterielle Thrombosen verantwortlich

1. Gefäßwandschädigung
2. Erhöhte Gerinnungsbereitschaft des Blutes
3. Stagnation des Blutstroms

vor allem für venöse Thrombosen verantwortlich

Thrombogenese (vereinfacht)

Gewebe ←→ *Blut*

(Mikroläsion)

Gewebefaktor
Faktor VII
Faktor X
(Stuart-Prower)
Faktor V
Calcium **

Prothrombin

Aktives Gewebe-Thrombo-plastin

Aktives Plasma-Thrombo-plastin

(veränderte Grenzfläche)

Faktor XII (Hagemann)
Faktor XI (PTA)
Faktor VIII
Faktor IX
Faktor X
Plättchenfaktor 3
Faktor V
Calcium **

Thrombin → Fibrinogen

Visköse Metamorphose der Blutplättchen-Aggregation (Plättchenthrombus)

Agglutination von Leukocyten und Erythrocyten

Fibrin

Endovasale Thrombose

weggerissen werden. Hat sich trotzdem einmal ein Plättchenthrombus gebildet, so geht sein weiteres Wachstum viel langsamer vor sich als am Rande einer nicht so rasch fließenden Blutsäule – wie z. B. der V. cephalica am Unterarm. Weiterhin beeinflußt die Strömung auch die Form des Plättchenhaufens, und zwar in derselben Weise „wie etwa den Sand am Grunde eines strömenden Baches, der in quer zur Stromrichtung angeordneten wellenförmigen Erhebungen zusammengeschoben wird.“ (*Hamperl.*)

Ebenso weisen auch die Plättchenmassen eine quer zur Längsrichtung des Gefäßes eingestellte oberflächliche Furchung auf: so bilden sich einzelne Lamellen, die kammartig vorspringen, während in ihren Zwischenräumen die anderen Blutbestandteile abgelagert werden.

Aus seiner Entstehungsweise läßt sich leicht die kennzeichnende makroskopische Beschaffenheit des Abscheidungsthrombus ableiten. Er sitzt immer einer Gefäßwandstelle auf, ist also wandständig und an seiner freien Oberfläche vom Blut-

strom bespült. „Zunächst wird er also die Gefäßdichtung höchstens einengen, kann aber im Verlaufe seines Wachstums zum verschließenden (obturierenden) Thrombus werden, wenn seine freie Oberfläche mit der gegenüberliegenden Gefäßwand in Berührung tritt“ (*Hamperl*).
Aus dieser Darstellung geht die Pathogenese eines Thrombus hervor. Doch soll gerade hier noch einmal betont werden, daß im Verlauf von intravenösen Injektionen diese Thrombenbildungen außerordentlich selten sind. *Krieg* betont, daß die *Virchow*sche These für die Entstehung einer Thrombose – Blutstromverlangsamung + Gefäßwandschädigung + Änderung der Blutbeschaffenheit – noch immer nicht an Aktualität verloren hat.
Wie aus dem Schema von *Kappert* hervorgeht, bemüht sich die moderne Forschung, das Wesen und die Bedeutung der einzelnen Faktoren zu klären und ihre gegenseitigen Wirkungen abzuwägen.

> Die artifiziellen Thrombosen der Armvenen, also die iatrogen gesetzten Thrombosen infolge intravenöser Injektionen, werden von *Krieg* als harmlos bezeichnet. „Ein Weiterschreiten auf größere Strecken wird kaum beobachtet, die Abheilung unter konservativer Therapie ist immer eine Zeitfrage!“

2.4.5.2. Phlebitis

An den Venen könnte man die Entzündung nach ihrer Lokalisation benennen, also von einer Endo-, Meso- und Periphlebitis reden. Eine scharfe Abgrenzung oder Einteilung ist in dieser Richtung aber nicht möglich, weil die Entzündung sehr schnell alle Wandschichten ergreift. Die akute Entzündung kommt in der Regel durch äußere Einflüsse zustande. So kann allein die Fortleitung einer Entzündung bzw. ein Trauma, wie es bei der Injektionstherapie vorkommt, eine bakterielle oder eine abakterielle Phlebitis verursachen. Da sich die Entzündung in der dünnen, locker gebauten Venenwand leicht ausbreiten kann, erreicht sie sehr bald die Intima. Andererseits kann beispielsweise bei einer sogenannten intramuralen Injektion ursprünglich eine Mesophlebitis entstanden sein, die ebenfalls sehr schnell die ganze Venenwand ergreift, ebenso wie die schon beschriebene Verletzung der Intima einen solchen Prozeß auslösen kann. Auf der Intima bildet sich nun ein Thrombus, der meist durch die eindringenden Bakterien eitrig eingeschmolzen wird. Man spricht dann von einer

2.4.5.3. Thrombophlebitis

Da dieser beschriebene Thrombus weiter in die Gefäßlichtung hineinwächst und gleichzeitig die Bakterien den Thrombus fortschreitend eitrig einschmelzen, wird nunmehr die Venenwand auch von innen her infiziert.

Dabei kann es zur Nekrose und Vereiterung der inneren Wandschichten der Vene sowie des Thrombus kommen, so daß die Vene mit Eiter gefüllt ist und die Venenwand eitrig einschmilzt bzw. zu einer jauchigen Masse zerfällt. Wie *Adams* bereits 1944 betont, tritt gewöhnlich die Thromboplebitis erst nach einiger Zeit auf, und zwar gewöhnlich erst zwischen dem 5. und 10. Tage. Infolge der Bakterieninvasion kommt es dann anfangs nur lokal zu den typischen Entzündungszeichen: Rubor, Dolor, Calor, Tumor, die sich je nach Schwere des Krankheitsbildes proximalwärts jedoch auch distalwärts fortsetzen können.
In der neueren Literatur wird prinzipiell die Thrombophlebitis, also der thrombotische Verschluß eines Venenabschnittes mit entzündlicher Veränderung der Gefäßwand von der Phlebothrombose, der Thrombose ohne entzündliche Reaktionen, unterschieden. In der Praxis erleben wir häufig Mischformen. Wir haben uns hier jedoch nur mit der Thrombophlebitis zu beschäftigen, da die Phlebothrombose meistens in den tiefer gelegenen größeren Gefäßen auftritt.
Da für die Thrombophlebitis der Schmerz ein Leitsymptom ist, soll im folgenden, bevor wir auf die Thrombophlebitis post injectionem eingehen, kurz über die Sensibilität der Venen berichtet werden.

Im Normalzustand ist die Sensibilität der Venenadventitia nicht ausgeprägt. Sie ist rein reflexogen. Ein Stich in die Vene wird gewöhnlich nicht wahrgenommen. Wenn einmal das unangenehme Gefühl des Durchstechens der Haut verschwunden ist, dringt die Nadel in die Vene ein, ohne in der großen Mehrzahl der Fälle ein Gefühl wachzurufen. Man kann bei dem gleichen Individuum Hunderte von Stichen an der gleichen Stelle wiederholen, ohne eine ausgeprägte Sensibilität bewußt werden zu lassen. Es wird immer nur das unangenehme Gefühl des Hauteinstichs sein, das der Patient zu überwinden hat.

Wir finden also im Gegensatz zu den insbesondere mit arteriellen Gefäßkrankheiten behafteten Patienten bei Gesunden eine relativ geringe Schmerzempfindlichkeit der Venen. *Ratschow*, der sich mit den Gefäßschmerzproblemen auseinandergesetzt hat, betont jedoch, daß auch die Gefäßwände selbst Ursprungsort von Schmerzen sein können. So zeigt die bekannte Beobachtung, daß die Injektion hypertonischer Lösungen in eine Arterie oder Vene „durchrasende“ Schmerzen verursachen kann. Bei Einspritzungen in die Vene hören die Schmerzen auf, sobald das hypertonische Injektionsmittel stärker mit Blut durchmischt ist.
Wenn jedoch die Nadel nicht auf den ersten Stich in das Venenlumen eindringt, dann bewirkt der Stich in die Adventitia trotzdem bei vielen Menschen sofort eine mehr oder weniger ausgedehnte Zusammenziehung der Vene. Sie zeigt also eine reflexogene Sensibilität. Die Vene scheint dann ausweichen zu wollen, anstatt sich zu entfalten. Sie rollt sich zusammen wie eine Schnur. Manchmal breitet sich die

Venenkontraktion sehr weit aus. Man hat beobachtet, daß durch sie Venen, die bis dahin gut sichtbar waren, nach unten und sogar nach oben zum Verschwinden gebracht wurden.

Interessant ist in diesem Zusammenhang die Beobachtung, daß sich manchmal Stunden bis zu einigen Tagen liegende Kavakatheter nicht herausziehen lassen. Viele führen das auf eine Kontraktion der Venen zurück. Doch wird hier im allgemeinen die Adhaesionskraft unterschätzt, die infolge der umfangreichen Oberfläche des liegenden Katheters zustande kommt. Der Katheter liegt der Vene so dicht an, daß infolge dieser Oberflächenspannung eine Bewegung des Schlauches nicht möglich ist. Eine Infiltration von *Novocain*lösung ohne *Suprarenin*zusatz zwischen Vene und Katheter behebt diesen Zustand sofort. Lange liegende Herzkatheter beispielsweise nach Anlage eines Schrittmachers reagieren völlig anders, doch wird dieses Verhalten auf S. 171 näher erörtert.

Obwohl histologisch keine Endothelnerven bei Venen beschrieben worden sind, gibt es nach *Leriche* zweifellos eine Sensibilität des Endothels. Das Endothel ist außerordentlich tolerant, wenn man bedenkt, wieviel Arten von Präparaten in die Vene injiziert werden. Jeden Tag werden Tausende und aber Tausende von intravenösen Injektionen ausgeführt und die wenigsten rufen unangenehme Empfindungen hervor. Einige Präparate verursachen ein Gefühl der lokalen Wärme, andere wiederum, aber das sind relativ wenige, sind schmerzhaft. Die früher verwendeten Jodlösungen bewirken ein brennendes Gefühl, gefolgt von dem Eindruck einer warmen Spannung im ganzen Unterarm. Ähnliches tritt bei Vitamin-B_6-Präparaten auf, die ein wärmendes Gefühl im Bereich der Extremitäten zur Folge haben. *Leriche* hat 1949 über die Schmerzempfindung der Venen folgendes gesagt:

„Man kann sie nach Stichen in die Venenwand oder nach der Injektion gewisser Substanzen, hauptsächlich von Jodpräparaten, beobachten. Der Schmerz kann sehr stark sein. Ich habe ihn zweimal als Dauerzustand gesehen, wie eine echte Kausalgie. Beim ersten Fall war eine Kalziumeinspritzung bei einer Tuberkulosekranken ausgeführt worden. Der Schmerz war in der ganzen oberen Extremität außerordentlich intensiv, verhinderte den Schlaf und war durch Morphium nicht zu beeinflussen. Das ganze Glied befand sich in einem Zustand der Vasokonstriktion, der mehrere Monate andauerte und erst mit dem Fortschreiten der Krankheit endete.

Der zweite Fall war ernster. Hier die Beobachtung kurz zusammengefaßt: X, 51 Jahre alt, Injektion von *Tenebryl* (Jodpräparat) in die V. basilica ohne Zwischenfall (!!). Nach Verlauf von acht Tagen begann Herr X in der Ellenbeuge und in der Gegend der Epikondylen Schmerzen zu verspüren. Die Vene war etwas verhärtet. In den folgenden Tagen wurde die Behinderung bedeutend größer. Die Vene war bis zur Achselhöhle wie eine Schnur gespannt, wie eine harte, schmerzhafte, warme Schnur. An der Streckseite des Oberarms ein leicht brennendes Gefühl. Es trat ein Oedem auf. Kein venöser Kollateralkreislauf, oszillometrisch gleichartige Zirkulation auf beiden Seiten. Am 23. 11. wurde der Kranke untersucht. Er hatte Schmerzen in der Achselhöhle und im Oberarm bis zur Ellenbeuge. Es bestand eine unangenehme Hyperästhesie der Haut. Die Hand war seit zwei Tagen etwas zyanotisch. Der Schmerz war so stark, daß man beschloß, die Vene freizulegen, sie zu resezieren und, wenn nötig, eine periarterielle Sympatektomie am Oberam durchzuführen.

Die Operation wurde 51 Tage nach der Injektion ausgeführt.

Ich fand die V. basilica verdickt, in ihrem unteren Anteil obliteriert, im oberen nicht. Ich resezierte sie auf eine Länge von 18 cm, was ohne Wirkung blieb. In den folgenden Tagen klagte der Operierte über Brennen im Unterarm und in der Gegend der Epikondylen sowie über Kontraktionen des M. biceps, ferner über einen Schmerz in der Schulter mit Bewegungsbehinderung.
In den folgenden Monaten verschlimmerte sich die Situation. Drei Dinge herrschten vor: ein Schmerz in der Schulter, besonders bei der Abduktion, längs des Deltamuskels und der Außenseite des Oberarms mit Kontraktur des Bizeps. Ein Schmerz in der infrakondylären Region und entlang einer Vene, die man sehen konnte, und ein brennender Schmerz an der Beugeseite des Unterarms.
Die Schmerzen traten spontan auf: Die Bewegung steigerte, nichts erleichterte sie, weder die gewohnten Medikamente noch Infiltrationen entlang der Vene und unter den Deltoides oder in die Schulter noch Stellatuminjektionen.
Im Mai zeigten Röntgenaufnahmen eine deutliche Entkalkung des Oberarmkopfes, eine leichtere am Ellenbogen und an der Hand. Die Schulter war versteift, der obere Teil der Venenresektionsnarbe schmerzhaft. Im Juni erschienen in der anderen Schulter geringe Schmerzen. Unnötig zu sagen, daß der seelische Zustand sehr schlecht auf die Entwicklung der Erscheinungen reagierte. Dann besserte sich im Herbst nach einer Kur in Aix die Situation. Die Schmerzen waren weniger stark, aber die Schulter blieb versteift.
Die histologische Untersuchung (des Operationspräparates) zeigte, daß im unteren Abschnitt des Venenstückes eine unvollständige Thrombose bestand. Die Vene war mit umfangreichem endophlebitischem Granulationsgewebe ausgekleidet, das zahlreiche Gefäße und einige Pigmentinfiltrationen enthielt. Am oberen Ende war die Lichtung breit durchgängig. Es bestand noch eine leichte Endophlebitis und hauptsächlich eine hypertrophische Sklerose der Wand, welche die Muskelfasern ohne infiltrative Reaktion auseinander drängte.
Diese Entwicklung stellt selbstverständlich einen Ausnahmefall dar. Aber wir müssen den eminent schmerzhaften Charakter mit Ausstrahlung auf die benachbarten Partien festhalten."

Betrachtet man epikritisch diesen Fall von *Leriche*, so fällt einem sofort die Punktion der V. basilica auf. Aus unseren mehrfach gemachten anatomischen Angaben ist zu ersehen, daß gerade dieser Bereich für eine intravenöse Injektion eines bereits vom Autoren als schmerzhaft erkannten Medikaments nicht empfehlenswert ist. Abgesehen von den oberflächigen Hautnerven, die eine Verbindung zum N. medianus besitzen, und der Nähe der A. ulnaris bzw. brachialis, die eventuell tangiert wurden, muß hier an einen arteriovenösen Spasmus evtl. sogar an eine irrtümliche intraarterielle Injektion gedacht werden, die durch intramurale Verletzung mit Folgen einer Thrombophlebitis diese heftige, über ein Jahr dauernde Kausalgie auslöste.
Gohrbrandt hat sich mit der intravenösen Injektionstechnik beschäftigt und weist darauf hin,

> daß die Thrombophlebitiden meistens nur dann zustande kommen, wenn Präparate intramural injiziert werden, also wenn die Intima einer Vene nicht punktförmig verletzt wird, sondern in einem größeren Abschnitt aufgerissen wird.

Er schreibt wörtlich:

„Solche intramuralen Injektionen sind nur möglich, wenn die Injektionsnadel eine sehr lange Spitze hat, so daß ein Teil der Spitze in der Venenwand, der übrige Teil im Venenlumen liegt. Wenn man nun aspiriert, so bekommt man natürlich Blut aus der Vene, und zwar durch den Teil der Nadel, der im Hohlraum der Vene liegt. Bei der Injektion kommt nun aber das Präparat nicht nur in das Lumen der Vene, sondern auch in die Venenwand. In einem solchen Fall kommt es gewöhnlich zu Thrombophlebitiden. Wir betonen besonders, daß es sich hier um Thrombophlebitiden handelt, also um Entzündungen, die von Reizerscheinungen der Venenwand selbst ausgehen, und nicht um Phlebothrombosen, die immer Abscheidungsthromben sind. Die Thrombophlebitis ist wesentlich weniger gefährlich als die Phlebothrombose, sie führt gewöhnlich nicht zu embolischen Prozessen. Sie kann jedoch einige Tage schmerzhaft sein und den Arm in seiner Gebrauchsfähigkeit behindern. Man kann diese Verletzung der Venenwnd vermeiden, wenn man zur Injektion eine Nadel benutzt, die eine kurzgeschnittene Spitze hat, so daß nicht ein Teil der Spitze in der Venenwand und der andere im Venenlumen liegt. Man muß ferner beim Ansaugen darauf achten, daß das Blut im vollen Strahl in die Spritze einströmt."

Diese Technik könnte die Entstehung von Thrombophlebitiden vermeiden, doch wissen wir heute, daß für das Zustandekommen solcher Venenentzündungen gewisse Präparate prädestiniert sind. Allein der Fall von *Leriche* zeigt, wie sehr man Applikationsort, -form und das jeweilige Medikament beachten muß.

> Trotz aller Vorsicht wird es daher durch intravenöse Injektionen immer wieder zu Venenwandreizungen kommen, die je nach der Ausgangslage des Patienten harmlos oder schwerwiegend verlaufen können.

Dagegen ist die Thrombophlebitis als Folge einer Infusionstherapie eine leider häufig unerwünschte Begleiterscheinung (*Mollinson, Vere* m. *Sykes* u. *Armitage*). Die damit verbundenen Schmerzen sowie der notwendig werdende Wechsel der Infusionskanüle bedeuten eine erhebliche Belastung für den Patienten, aber auch für das Pflegepersonal.

Wilhelm hat sich erst kürzlich zur Prophylaxe von Infusionsthrombophlebitiden geäußert. Durch eine Doppeltblindstudie konnte er sowohl durch den Jod 125 Fibrinogentest wie auch durch die Thermometrie und durch die klinische Verlaufskontrolle feststellen, daß bei 26 von 49 Patienten der Behandlungsgruppe innerhalb des Beobachtungszeitraums eine Thrombophlebitis auftrat. Dagegen blieb nur ein Kranker von 48 mit Placebo behandelten Patienten ohne Entzündungserscheinungen. Aufgrund dieser Untersuchungen empfiehlt er die Aesczin-Heparinoid-Gelkombination (*Reparil-Gel*).

Im einzelnen wurden bei 46 Patienten Braunülen bzw. Abbocath angelegt. 24 Kranke wurden mit *Reparil-Gel* behandelt, 22 Patienten erhielten eine Placebo-Gel-Behandlung. Während unter der Placebotherapie in allen Fällen eine Thrombophlebitis auftrat, blieben bei Applikation von *Reparil-Gel* 7 Patienten ohne Entzündungserscheinung. *Wilhelm* macht vor allem auf den deutlichen Unterschied zugunsten der *Reparil*-Medikation aufmerksam. Während bei Behandlung

mit dem Prüfpräparat die Infusionsnadel bis zum Beginn der Thrombophlebitis, im Mittel 4 Tage, liegen konnte, waren dies unter Placebobehandlung lediglich 3 Tage. Bei Verwendung zentraler Venenkatheter blieben aufgrund der Reparil-Gel-Medikation 19 der 25 Patienten ohne Entzündungserscheinung. Dieser Unterschied ist im Verhältnis zur Placebogruppe hoch signifikant. Im Hinblick auf die Objektivierung durch den Jod-125-Fibrinogentest konnte festgestellt werden, daß bei einem Auftreten der Thrombophlebitis in der Behandlungsgruppe geringere Aktivitäten gemessen werden konnten als in der Placebogruppe. Auch die thermometrischen Messungen zeigten, daß bei einem Auftreten von Thrombophlebitiden die Temperatur im Behandlungskollektiv statistisch signifikant geringer war als in der Placebogruppe.
Diese *Wilhelm*sche Studie zeigt die vorteilhafte Anwendung heparinoidhaltiger Präparate zur Verminderung der infusionsbedingten Thrombophlebitis.
Wir stimmen mit *Burri*, aber auch mit *Wilhelm* überein, wenn wir der Pflege der Punktionsstelle eine große Bedeutung zumessen. Dennoch muß bedacht werden, daß unterschiedliche Kathetermaterialien sich auch unterschiedlich auswirken können. So haben kürzlich *Löffler* und *Bauer* Untersuchungen zur Thrombogenität verschiedener Kathetermaterialien durchgeführt. Dabei wurden sieben verschiedene Kathetertypen untersucht, wobei die Tierexperimente an 21 männlichen Schäferbastardhunden durchgeführt wurden. Dabei wurde je ein Katheter in die Vena jugularis externa und einer in die kontralaterale Vena femoralis eingelegt. An Materialien standen zur Verfügung:

1. Polyäthylen (PE), ein hochmolekulares Paraffin-Kohlenwasserstoff-Polymerisat, das als Hochdruckpolyäthylen einen weichen, transparenten, ohne Weichmacher verformbaren Kunststoff darstellt.
2. Polyäthylen heparinisiert (PEH), ein Polyäthylen-Katheter, dessen Innen- und Außenfläche mit Heparin beschichtet ist.
3. Polyurethan (PUR), ein weichelastischer Kunststoff, der durch Polyaddition von Di-Iso-Cyanat und mehrwertigen Alkoholen entstanden ist.
4. Äthylen-Acrylsäure-Copolymerisat (EAA), ein sehr weicher und gut verformbarer Kunststoff.
5. Silicon (SIL), ein Kunststoff, der je nach Wahl der beteiligten reagierenden Grundmoleküle als visköses Öl, Silicon, Kautschuk oder hartes Siliconharz Verwendung findet.
6. Teflon (ETF), ein systematisch mit Polyäthylen verwandter, nicht brennbarer, unbenetzbarer Kunststoff, der gute Chemiekalienbeständigkeit zeigt.
7. Polyvinylchlorid (PVC), ein Kunststoff, der bei Zimmertemperatur hart und spröde ist und sich erst durch Zusatz von Weichmachern (Phthalaten) als Material für Venen-Katheter verwenden läßt.

Die Liegedauer der Katheter betrug jeweils 21 Tage. Die Tiere wurden nach dieser Zeit getötet und der gesamte Verlauf der katheterisierten Venen präparatorisch dargestellt. Nach Phlebotomie wurde der makroskopische Befund protokolliert, die vorhandenen Thromben wurden zum Wiegen herausgelöst. Thrombengewicht, Ausmaß der Phlebitis sowie des Gefäßverschlusses wurden in einer Schwereskala erfaßt.

Zusammenfassend kommen die Autoren zu folgenden Resultaten:

„Neben exogenen und endogenen Faktoren kommt der Materialeigenschaft eines Venenkatheters bezüglich katheterabhängiger thrombotischer intravasaler Komplikationen besondere Bedeutung zu. Da mit physikalischen Messungen und in vitro das thrombogene Verhalten nicht vorhersagbar ist, sind in vivo Langzeitstudien am Tier erforderlich. Günstigste Resultate hinsichtlich des Thrombengewichts, der Thrombenausdehnung, Lumenverschluß und Phlebitis zeigten die Katheter aus Polyurethan, Silicon und Äthylen-Acrylsäure-Copolimerisat, am ungünstigsten erwiesen sich Teflon und Polyäthylen."

Dagegen zeigen Untersuchungen an Venen-Verweilkanülen (*Anders, A., R. Häring, M. Müller, K. J. Bauknecht*), daß zwischen der Quote der Venenkomplikationen und den Material- und Punktionseigenschaften enge Beziehungen bestehen. Teflon-Verweilkanülen schnitten am besten ab, wobei besondere Bedeutung der Gestaltung der Übergangszone zwischen Mandrin und Kunststoff zukommt. Die tierexperimentell ermittelten Thrombentrockengewichte bei 6 unterschiedlichen Venen-Verweilkanülen zeigten für Polyfluoräthylen (PTEE) bzw. Polyäthylen (PE) niedrige Werte, während die anderen ein Anwachsen des Thrombentrockengewichtes zwischen 24- und 48stündiger Liegedauer aufwiesen.

Grundsätzlich muß hervorgehoben werden, daß die Pflege der Eintrittsstelle eines Cava-Katheters außerordentlich wichtig ist. Ob die sorgfältige Säuberung mit einem Antibiotikaspray oder mit dem *Reparil Gel* durchgeführt wird oder durch ein entsprechendes Medikament erfolgt, spielt u. E. keine Rolle. Entscheidend ist das aseptische Vorgehen bei der Anlage des Katheters und die Pflege der Eintrittsstelle des Kunststoffschlauches.

Die Behandlung der Thrombophlebitis erstreckt sich auf Ruhigstellung, anfangs Alkoholumschläge und später feuchte Wärme und die schon empfohlene Salbenbehandlung in Form des *Hirudoids, Thrombophobs, Hepathrombins, Reparil-Gel u. ä.* Bei den schweren Fällen, bei denen evtl. eine Phlebothrombose befürchtet wird, ist absolute Bettruhe, sowie Ruhigstellung der Extremität auf einer Schiene dringend anzuraten. Die lokale konservative Therapie wird gleichzeitig durchgeführt. Eingriffe im Bereich des Sympathikus, beispielsweise eine Stellatum-Blockade, sind durchaus angebracht, doch steht heute bei

der Behandlung der schweren Form der Thrombophlebitis die Antikoagulantientherapie an erster Stelle (Prophylaxe, Behebung des akuten Zustandes, Nachbehandlung). Dadurch tritt eine Verkürzung der Bettruhe, Verhütung der weiteren Entwicklung einer Thrombose und einer Embolie auf.

Wir selbst haben bisher noch keinen Fall einer Embolie bei Thrombosen der oberen Extremität beobachten können, auch *Eckart* bestätigt das, so daß hier mit Nachdruck betont werden soll, daß gerade solche Komplikationen außerordentlich selten sind. Kontraindiziert ist diese Antikoagulantientherapie bei allen Krankheiten mit Blutungsbereitschaft, aktiver Tuberkulose, Endokarditis lenta, Niereninsuffizienz und schweren Leberstörungen.

Initial- und Sofortbehandlung mit *Heparin.* 60 000–80 000 I. E. täglich, Einzeldosis 10 000–20 000 I. E. *Heparin.* (*Braun.*) Wir begnügen uns mit Einzeldosen von 5000 I. E., die wir sechsmal in 24 Stunden zuführen. In letzter Zeit sind wir dazu übergegangen, eine intravenöse Dauertropfinfusion mit *Heparin* durchzuführen.

Heparin greift direkt in den Gerinnungsvorgang ein. Heparinoide haben ähnliche Wirkung: *Thromboid, Eleparon.* Bei beiden Gruppen nach 6 bis 10 Tagen Übergang auf Cumarine. Vorteil der Cumarin-Therapie ist die orale Anwendungsform. Nach *Heparin* und Heparinoiden tritt zuweilen Haarausfall auf, der jedoch durch schnelles Wiederwachsen kompensiert wird. In schweren Fällen einer Thrombophlebitis entfaltet die am anderen Ort angelegte intravenöse Dauertropfinfusion von *Panthesin-Hydergin* eine ausgezeichnete Wirkung. In letzter Zeit wird bei so schweren Fällen eine Thrombolyse mit Streptokinase durchgeführt.

Kommt es zu einem akuten Verlauf der Venenentzündung mit hochfieberhaften Zuständen, sind Antibiotika indiziert. Das Ansetzen von Blutegeln in der Nähe der Erkrankungsstelle bewährt sich immer wieder, doch darf es nur dann durchgeführt werden, wenn keine Antikoagulantienbehandlung vorgesehen ist.

Manche Autoren (*Osten*) stehen auf dem Standpunkt, daß die Anwendung von Blutegeln veraltet wäre und nicht ungefährlich sei, da hier Superinfektionen auftreten können.

Chirurgische Maßnahmen, wie die Resektion der entzündeten und thrombosierten Vene, sind infolge der relativ guten Heilungstendenz erfreulicherweise sehr selten indiziert.

2.4.6. Die irrtümliche intraarterielle Injektion

Die versehentliche intraarterielle Punktion bei einer intravenösen Injektion ist in den 60er Jahren auf Grund der Zwischenfälle mit den kurz wirkenden Narkotika weit in den Vordergrund gerückt. *Macintosh* hat sich bereits 1943 mit diesem Problem beschäftigt und *Cohen* hat schon im Jahre 1948 eine umfangreiche Arbeit über versehentliche intraarterielle Injektionen von Medikamenten veröffentlicht, die bis zum heutigen Tage an Aktualität nichts eingebüßt hat.

Wir haben uns in den vorigen Kapiteln bemüht zu zeigen, auf welche Weise, insbesondere in topographischer Hinsicht, die später zu zitierenden Zwischenfälle zu vermeiden sind. *Cohen* beschäftigt sich insbesondere mit den versehentlichen intraarteriellen Injektionen von *Penthothal.* Er hat sich also lange Zeit vor den

in den letzten Jahren bekannt gewordenen Zwischenfällen intensiv mit dem Problem beschäftigt. Die von ihm zusammengefaßten 12 Fälle zeigen folgendes Endresultat:
Bei 6 Fällen mußte die Amputation des ganzen Armes oder Unterarmes erfolgen, 2 endeten mit dem Verlust von Fingern, 2 erlitten schwere Nervenschädigungen, von denen einer dieser beiden Fälle zusätzlich eine *Volkmann*sche Kontraktur der Mm. interossei des Thenar bekam.
Bei dem Versuch, die Arzneischäden in ihrer Häufigkeit zu erfassen, die bei versehentlicher, nichtbestimmungsgemäßer Anwendung auftreten können, wie etwa bei irrtümlicher intraarterieller Verabfolgung eines zur intravenösen Anwendung bestimmten Präparates, kommen zu den rein technischen – durch das seltene Vorkommen bedingten – Beurteilungsschwierigkeiten noch naheliegende und menschlich verständliche Komplikationen hinzu. Gerät doch ein über solche Vorkommnisse berichtender Arzt in die Lage, sich öffentlich mit der Möglichkeit eines ihn unter Umständen selbst belastenden Kunstfehlers auseinandersetzen zu müssen.
In der Literatur der weiter zurückliegenden Jahre findet man nur gelegentlich einmal eine Einzelmitteilung über derartige Schwierigkeiten. Man findet allenfalls eine Aufzählung von Medikamenten, bei deren Injektion solche vaskulären Zwischenfälle aufgetreten sind, selten oder fast nie aber Angaben, die sich in verläßliche Beziehung zu den Zahlen insgesamt behandelter Patienten setzen lassen.
An Gründen für die Unvollständigkeit der Berichterstattung lassen sich vielleicht drei Punkte namhaft machen:

1. Es bestand (und besteht zum Teil auch noch) eine Zurückhaltung, über Zwischenfälle in der eigenen Praxis oder Klinik zu berichten.
2. Vielfach gehen Arzt und geschädigter Patient außergerichtliche Vergleiche ein, so daß auch im Material der Gerichte keine sicheren Zahlen zu finden sind.
3. Aus verschiedenen Gründen erkennen weder der Patient noch der Arzt oder beide die eigentlichen Ursachen des Körperschadens, so daß jede Mitteilung unterbleibt.

Wie wir schon oben zitiert haben, hat *Cohen* sich mit den möglichen Schäden bei versehentlicher intraarterieller Injektion des Barbituratpräparates *Penthotal* auseinandergesetzt und über 12 Schadensfälle berichtet. Bei insgesamt 25 000 Behandlungsfällen ist es zu 3 irrtümlichen intraarteriellen Injektionen mit entsprechend schwerwiegenden Folgen gekommen.
Für das Steroidnarkotikum Hydroxydion (*Presuren*) wurden von *Schwarzkopf* in deutschen Kliniken 11 schwere Zwischenfälle nach intraarterieller Injektion zusammengetragen. In allen genauer beschriebenen Fällen mußte der Unterarm amputiert werden. Offenbar ist diese Gesamtzahl von 11 Fällen durch eine private Umfrage zustandegekommen (über 4 Fälle berichtet der Autor aus der eigenen Klinik), also sind kaum alle tatsächlich vorgekommenen Zwischenfälle erfaßt.
In einer späteren Veröffentlichung von *Lübke* werden 18 Fälle erwähnt, ohne jedoch eine Gesamtbehandlungszahl zu nennen. Durch Schätzung der in Deutschland in der fraglichen Zeit abgegebenen *Presuren*-Ampullen läßt sich demnach die

Risikogröße der schweren Armschädigungen durch versehentliche intraarterielle Injektion von Hydroxydion (*Presuren*) auf 11 : 45 000 festlegen. Eine Anfrage bei der Herstellerfirma des Hydroxydion bestätigt in Ermangelung neuerer Arbeiten und Untersuchungen diese Zahl.

Bei einem noch etwas später in die Therapie eingeführten Kurznakotikum auf nicht barbiturhaltiger Basis, dem *Estil*, konnte in der Zeit seiner Anwendung ebenfalls wieder eine Reihe von schweren Zwischenfällen bei versehentlicher intraarterieller Injektion zusammengetragen werden. Diese Zwischenfälle gewannen eine erhebliche Publizität, so daß die bisher geübte Zurückhaltung aufgegeben wurde. Die behandelnden Ärzte berichteten über die aufgetretenen Komplikationen, weil sie der Meinung waren, daß die Gefäßschädigung vorwiegend mit den Eigenschaften des Medikamentes erklärt und nicht auf ihre Injektionstechnik zurückzuführen sei.

Nach Berechnung der Herstellerfirma sind in der Verwendungszeit des *Estil* ziemlich genau 130 000 Narkosen vorgenommen worden. Da gleichzeitig insgesamt 16 schwere Zwischenfälle durch die versehentliche intraarterielle Injektion des Mittels bekanntgeworden sind, läßt sich ein klarer Vergleich ziehen zwischen den Gefäßschädigungen durch versehentliche intraarterielle Injektion (die meist den Verlust des Armes zur Folge hatten) bei drei ganz verschiedenartigen Präparaten gleichen Anwendungszweckes.

Im Falle des *Estil* wurde erstmals in Deutschland behördlicherseits der genaue Umfang der Schadensfälle nach intraarterieller Fehlinjektion ermittelt. Dadurch ist die Angabe wirklich verläßlicher Verhältniszahlen (Gesamtzahl der Injektionen: Schadensfälle) möglich geworden.

Das Vorkommen schwerwiegender Gefäßschäden durch versehentlich intraarteriell injizierte Präparate, die bestimmungsgemäß zur intravenösen Narkose vorgesehen sind beträgt:

Tab. 5. Gefäßschäden nach Anwendung von kurzwirkenden Narkotika

Präparat	Zahl der Anwendungen	Gefäßschäden	auf 10 000 Anwendungen
Barbiturat (*Pentothal*)	25 000	3	1,2
Hydroxydion (*Presuren*)	45 000	11	2,4
Phenoxyacetamid (*Estil*)	130 000	16	1,2

Um bei einer klinischen Erprobung wenigstens einen einzigen derartigen Fall mit 95prozentiger Sicherheit zu entdecken, wären nach der Methode von *Kühne* bei den drei genannten Präparaten folgende Fallzahlen vorauszusetzen:

Thiopental	27 600
Hydroxydion	13 000
Phenoxyacetamid	28 000

Es läßt sich – die hier genannten verhältnismäßigen Schädigungszahlen als korrekt berichtet und gewonnen unterstellt – nunmehr auch mittels der inversen Sinustransformation der Streuungsbereich ausrechnen, innerhalb dessen mit 95-prozentiger Wahrscheinlichkeit das Vorkommen solcher Zwischenfälle liegen müßte:

Thiopental	1 : 3390 – 1 : 44 400
Hydroxydion	1 : 2431 – 1 : 8 260
Phenoxyacetamid	1 : 5240 – 1 : 14 250

Es ergibt sich also nach der vorstehenden Aufstellung, daß sich die Schäden durch versehentliche intraarterielle Injektionen, die beim *Estil* beobachtet wurden, in ihrer Häufigkeit nicht von denen unterscheiden lassen, die während der ersten Jahre der Verwendung der gleichen Zwecke dienenden Präparate *Presuren* und *Pentothal* beobachtet worden sind.

Da die **Diagnostik der irrtümlichen intraarteriellen Injektion** von entscheidender Bedeutung ist, wollen wir in Anlehnung an *Cohen* hier die Initialsymptome beschreiben, die bei jeder intraarteriellen Injektion auftreten können.

2.4.7. Diagnostik und Leitsymptome einer irrtümlichen intraarteriellen Injektion

2.4.7.1. Schmerz

„Eine versehentliche intraarterielle Injektion löst heftige Schmerzen aus; sie beginnen, wenn ungefähr 2 ml verabreicht wurden. Der Schmerz ist äußerst qualvoll. Die Patienten beschreiben ihn so, „als würde kochendes Wasser über meine Hände gegossen“ – „ein Gefühl, als ob meine Hand brennt“ – „die Hand ist wie ein Zweig, der in Flammen steht“.

In einigen Fällen wurden die Schmerzangaben der Patienten während der Injektion ihrer „Nervosität“ zugeschrieben. In einem Fall wurde die Möglichkeit, daß das *Pentothal* für die postoperativen Schmerzen verantwortlich sei, so vollständig übersehen, daß ein Neurologe zugezogen wurde, er entdeckte die Thrombose der A. radialis und konnte so die Ursache der Schmerzen klären.

„Nervosität“ seitens des Patienten kann allerdings nicht völlig außer acht gelassen werden als ein Faktor, der zu der Entwicklung der schweren Folgezustände mit beiträgt. Intensive vorübergehende Vasokonstriktion, besonders der peripheren Arteriolen kann zum Abfangen des Injektionsmittels oder zur verzögerten Zirkulation in der Peripherie führen. *Perret* hat auf Grund neuerer Zusammenstellungen nachgewiesen, daß das Initialsymptom „Schmerz“ bei der irrtümlichen Punktion einer Arterie nicht oder in sehr verminderter Masse auftritt. Dafür sprechen der schon zitierte Fall von *Leriche* und weiter unten aufgezählte Kasuistiken von *Weese* und von *Oehlecker*.

2.4.7.2. Frühsymptome einer irrtümlichen intraarteriellen Injektion

Frühsymptome: *Weißwerden der Hand* (Handinnenfläche und Handrücken) und die *Zyanose der Finger.*

Wie *Lewis* dargelegt hat, zeigt die Zyanose der Finger weder einen venösen Spasmus noch einen Stopp des Venenblutes an, sondern bei einer warmen Hand nur eine „träge arterielle Zirkulation". Dadurch kommt es unter Vergrößerung der arteriovenösen O_2-Differenz zu einer Vermehrung des reduzierten Haemoglobin und damit zu einer Zyanose (bei einem „Stop" kann keine Zyanose auftreten, wenn der venöse Abfluß ungestört ist).
Einige Finger werden gleich zu Anfang dunkelrot, an diesen manifestieren sich dann auch die Spätschäden. Andere Finger bleiben aschgrau. Der Thrombose in den Hauptgefäßen folgt jeweils eine ausgedehnte Gangrän der betreffenden Gliedmaße. Soweit dieses nicht der Fall ist, manifestiert sich der betreffende Schaden jeweils nach der Strömungsrichtung des Injektionsmittels. Wenn dieses sich in die Muskeln verteilt, bleiben die Finger oft verschont. Aus anatomischen Gründen führt die versehentliche Injektion in die leicht zu verwechselnde oberflächlich liegende A. ulnaris seltener dazu, daß die Lösung die Bifurkation der A. brachialis erreicht und diese schädigt. In diesem Fall ist die Prognose besser, da die gesamte Blutversorgung des entsprechenden Gliedes nicht gefährdet ist.

2.4.7.3. Hautveränderungen bei einer irrtümlichen intraarteriellen Injektion

Mehrere Fälle wiesen außer der Beteiligung von Hand und Fingern blau-grüne Flecken auf der Haut des Unterarms im Bereich des Ellenbogens und am Oberarm oberhalb der Einstichstelle auf. Einige dieser Hautveränderungen waren pustulös und mit klarer oder sero-sanguinöser Flüssigkeit gefüllt. An anderen Stellen ging die Haut zugrunde und sequestrierte, ausgestanzte geschwürige Stellen blieben zurück, die mit der Zeit verschorften.
Ähnliche Hautveränderungen und Ecchymosen wurden beobachtet bei Zwischenfällen nach Arteriogrammen. *Lambert* und *Leclerc* beschrieben 1935 violette Flecken, die auf der Haut des Abdomens lokalisiert waren und im Anschluß an Konstrastdarstellungen der A. femoralis aufgetreten waren. Man hielt diese Veränderungen für kutane und subkutane Haemorrhagien, *Leveuf* (1935) und *Wagner* (1944) beschrieben dasselbe Bild nach Anwendung von *Jodoxyl* bei Kontrastdarstellung der A. brachialis. Die Letztgenannten schrieben diese fleckigen Veränderungen einer sekundären Ausbreitung von Thromben zu, die sich vom Hauptgefäß

zu den peripheren Hautverzweigungen erstreckten. „Die Thrombose der A. brachialis kann als Ursache der Komplikationen bei den *Pentothal*-Fällen ausgeschlossen werden. In den Fällen, bei denen fleckige Hautveränderungen aufgetreten waren, wurden operativ keine Blutgerinnsel nachgewiesen" (*Cohen*). Es scheint, als würden die Hautflecken durch direkte lokale Wirkung der *Pentothal*-Lösung ausgelöst, die in die Hautgefäße eindringt. Die Arbei von *Freudental* unterstützt diesen Eindruck. Er wies nach, daß in Fällen, bei denen versehentlich Wismuth in eine Glutäalarterie eingespritzt wurde, ein Hautgangrän auftrat, wobei die Blockierung der Hautgefäße durch Wismuth-Salzkristalle mikroskopisch nachgewiesen werden konnte. Wie wichtig die Beachtung der jeweiligen Präparate sowie der Injektionstechnik ist, geht aus den sog. Spätschäden hervor. *Kolar* und *Vrabec* berichteten 1967 über einen ungewöhnlichen *Thorotrast*-Spätschaden. Sie schreiben:

„Die Aufmerksamkeit, die einzelnen Zwischenfällen nach diagnostischer Anwendung thoriumhaltiger Röntgenkontrastmittel in den letzten Jahren gewidmet wird, ist aus mehreren Gründen berechtigt: Erstens sind sie ein typisches Beispiel für ein zuerst für unschädlich gehaltenes Kontrastmittel, das sich später durch Bindegewebsreaktionen auf Fremdkörper und seine ionisierende Strahlung als schädlich erwies; zweitens ist beim Thorium die ausgeprägte Beziehung zum retikuloendothelialen System merkwürdig; drittens befinden sich gerade nun die am Leben gebliebenen Patienten mit chronischer *Throtrast*speicherung in jener kritischen Zeitspanne, in der besonders Geschwulstbildungen auf Grund dieser Deponierung auftreten. Die Schädigungen beruhen vor allem auf dem fibrinogenetischen Effekt der Thoriumpräparate, auf deren kanzerogener Wirkung und auf ihrem Einfluß auf das Knochenmark."

Da im Vordergrund der Aufmerksamkeit besonders Neubildungen stehen, bei denen ein Zusammenhang mit der Thorotrastose angenommen wird, und weil es sich des öfteren um Hämangioendotheliome der Leber, Leukämien und nur ausnahmsweise um Sarkome oder Karzinome am Applikationsort handelt, soll hier eine Beobachtung der Autoren gebracht werden:

„Es handelt sich um eine 54jährige Hausfrau, die sich in unserer Sprechstunde mit einer krebsverdächtigen Ulzeration in der linken Ellenbeuge vorstellte (Abb. 46 a). Diese bestand schon mehr als vier Monate und konnte vom Hausarzt nicht mehr konservativ geheilt werden. Anamnestisch gibt sie an, daß im befallenen Bezirk in den letzten Jahren mehrmals oberflächliche Ulzerationen und Krusten bestanden, die jedoch immer spontan oder unter konservativer Behandlung ausheilten. Sie wiederholten sich an einer Stelle, an der im Unterhautgewebe eine harte Resistenz getastet werden konnte, die die Extensionsbewegungen behinderte. Offensichtlich handelte es sich um einen alten, indurierten Bluterguß. Die Kranke gab weiter an, daß sie im Jahre 1935 an einer der medizinischen Kliniken in Prag mit cholezystopathischen Beschwerden hospitalisiert wurde. Im Rahmen der klinischen Untersuchungen wurden ihr auch ungefähr 20 ml eines Kontrastmittels in die linke Kubitalvene eingespritzt, und kurz darauf waren mehrere Aufnahmen der Bauchgegend gemacht worden. Der Zweck dieser Röntgenuntersuchung läßt sich leider nicht mehr feststellen, da die Protokolle durch Kriegsereignisse verlorengegangen sind (Versuch der Cholangiographie oder Urographie?). Kurz nach der Injektion bemerkte sie eine schmerzhafte Schwellung im Bereich der Ellenbeuge und ein Hämatom im Unterhautgewebe. Nachdem die akuten Symptome zurückgegangen waren, blieb an dieser Stelle eine nicht schmerzhafte

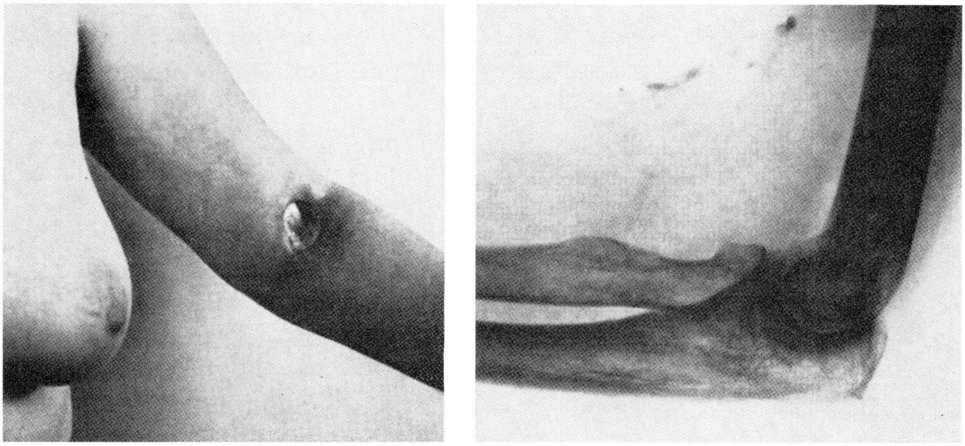

a b

Abb. 46. a) Lokaler Befund bei exulzeriertem Thorotrastom. (Beobachter Doz. Dr. *Kolar* und Doz. Dr. *Vrabek*)
b) Röntgenaufnahme des Ellenbogengelenks mit Resten von verkalkten Unterhautmassen. (Beobachtung Doz. Dr. *Kolar* und Doz. Dr. *Vrabek*)

Schwellung und Verhärtung zurück, und nun, nach 27 Jahren, fand sich ein kraterförmiger Zerfall, etwa 2,5 cm breit, bis zur Muskulatur reichend. Am Boden fand sich ein nekrotischer Detritus mit eitrigem Belag. Schon bei der klinischen Untersuchung erweckten die erhöhten Randwülste in der Umgebung des Geschwürs den Eindruck, daß es sich um einen sekundären Zerfall von fibrösen Gewebsmassen handelt. Bei der Röntgenuntersuchung, die eine Komplikation am Knochen ausschließen sollte, fanden sich kalkdichte Schatten im Unterhautgewebe (Abb. 46b). Unser Verdacht, daß es sich um Reste eines Thorotrastoms handelt, bestätigte sich durch Röntgenaufnahmen der Bauchgegend, wobei sich typische granulierte Verschattungen in der Milz und Verkalkungen der Lymphknoten im Leberhilus fanden.
Wegen des Verdachts auf Malignität und weil keine Hoffnung auf konservative Heilung bestand, wurde mit ausgezeichnetem Erfolg eine Exzision und Deckung mit freiem Hauttransplantat unternommen. Bei der histologischen Untersuchung fand man eine harte Sklerose im Unterhautgewebe, Gefäßobliterationen und Fremdkörpergranulome mit gehäuften Makrophagen. In der Wand des nekrotischen Geschwürs konnten an mehreren Stellen Paratypien in epidermalen Zellen gefunden werden, mit proliferierenden epidermalen Knospen eines wenig verhornenden Pflasterzellkarzinoms.
Die Kranke ist seit vier Jahren beschwerdefrei.“
Bei dieser Beobachtung sind alle drei Bedingungen erfüllt, die nach *Dahlgren* zur Anerkennung eines kausalen Zusammenhanges der Thorotrastose mit Tumorbildung notwendig sind.

1. Die Thorotrastdeposita lagen in der direkten Nachbarschaft der Geschwulst.
2. Die Latenzzeit war genügend lang (27 Jahre).
3. Die Strahlenmenge muß genügend hoch sein (obwohl sie nicht genau bestimmt werden konnte).

2.4.7.4. Ödembildung, Muskelgewebszerfall, Nervenbeteiligung anläßlich einer irrtümlichen intraarteriellen Injektion

Ein auffallendes Symptom war die ausgedehnte Ödembildung an Hand und Unterarm in einigen Fällen von *Cohen*. „Diese Ödembildung kann innerhalb von zwei Stunden beginnen und innerhalb von fünf Stunden deutlich manifest sein. Zu diesem Zeitpunkt kann sie sich auch nach dem Oberarm hin ausbreiten oberhalb der Einstichstelle. Bei chirurgischer Freilegung des Unterarms quollen die Muskeln hervor, sobald man die Faszie inzidierte. Die Muskeln hatten eine normale Farbe. Das Ödem scheint die Blutversorgung nicht gestört zu haben. In einigen Fällen schien die Ödembildung eine Beugestellung der Finger auszulösen. Die passive Fingerstreckung war noch möglich. In einigen Fällen wurde die Fingerstreckung nach Ablauf von sechs Stunden unmöglich. Die Finger waren in Beugestellung rigide fixiert wie beim Rigor moritis und ähnlich der *Volkmann*schen ischämischen Muskelkontraktur. Dies ist eine wichtige Beobachtung (*Johnson*), denn sie bestätigt die Ansicht von *Louis*, daß das Muskelgewebe eine völlige Ischaemie von mehr als sechs Stunden Dauer nicht überstehen kann. Die Zerlegung von drei amputierten Extremitäten zeigte, daß die Extensoren wie auch die Flexoren nekrotisch waren. Die ist ebenfalls ein wichtiger Befund, denn die Extensoren haben eine gute Blutversorgung durch die tiefen Gefäße und man könnte annehmen, daß diese nicht zugrunde gehen wie es bei der *Volkmann*schen Kontraktur im Anschluß an ein Trauma häufig der Fall ist. Es ist wahrscheinlich, obgleich wir keinen histologischen Beweis dafür haben, daß die *Pentothal*-Lösung sich in die A. interossea ergoß und diese durch Thrombose verstopfte, und zwar auch in ihrem Verlauf auf der Extensorenseite. Damit war der Zustrom aus den tiefen Gefäßen blockiert. Diese Befunde zeigen die Notwendigkeit der exakten Sektion solcher amputierten Arme.

Die Untersuchung der Ausdehnung der Thrombose der Unterarmgefäße ist ebenfalls wichtig. Sie trägt in diesen Fällen zur Erklärung der Nervenschädigung bei. *Adams* legte 1942 dar, daß die größeren Nerven in ihrem Verlauf im Unterarm ihre Blutzufuhr aus den Hauptarterien erhalten. Eine Störung der Blutzufuhr schädigt auch die Nervensubstanz (*Holms* u.a., *Bentley* u. *Schlapp*). Die A. interossea, die aus der A. ulnaris entspringt, ist besonders wichtig für die Blutzufuhr zum N. medialis. Dieser Umstand erklärt, wie die Anästhesie und Atrophie der tiefen Handmuskeln zustande kam. Es scheint, als wäre eher eine Ischaemie der Nervenstämme durch Arterienthrombose als die lokale Wirkung des *Pentothal* für die Nervenschädigung der Hand verantwortlich.

Es ist von Bedeutung, daß die Ödembildung in diesen Fällen nicht ins Auge springt. *Parkes* hat 1945 den Beweis geliefert, daß die Kompression durch ein Ödem genügt, um die Blutzufuhr zu den Nerven zu drosseln und doch den Puls und die Ernährung der peripheren Teile der Extremitäten unbeeinflußt zu lassen. Seine Schlußfolgerungen stützen sich auf die Beobachtungen von *Lewis* u.a., die nachgewiesen haben, daß die Nervensubstanz leichter der Ischaemie anheimfällt, weil die

Blutzufuhr durch die nutritiven Arterienäste allein durch Absinken des Blutdrucks auf Werte von 60–70 mm Quecksilber unterdrückt werden kann. Die Arbeit von *Parkes* zeigt, daß eine Gewebsentspannung mittels einer Inzision erwogen werden muß, wenn das Ödem nach der intraarteriellen Injektion von *Pentothal* ein schweres Ausmaß annimmt. Die Indikation dafür wäre die zentripetale Ausbreitung der Anästhesie. Solche Gewebsentlastung wurde in einem Fall mit gutem Erfolg durchgeführt (*Cohen*).
Es wurde außerdem beobachtet, daß die Finger, die später von einer Gangrän befallen wurden, von Ödemen frei waren, im Gegensatz zu den Fingern, an denen keine krankhaften Erscheinungen zurückblieben. Das Ausbleiben der Ödembildung gibt einen Hinweis dafür, daß der Blutkreislauf in diesen Fingern vollkommen zum Stillstand gekommen sein muß und daß die wichtigsten Gefäße für die Blutversorgung der Finger thrombosiert sind. Bei den Fingern, an denen keine krankhaften Erscheinungen zurückblieben, kann nur ein vorübergehender Spasmus der Gefäße vorgelegen haben."
Die Ödempathogenese ist nach *Küchmeister* in folgender Weise schematisch dargestellt worden (Tab. 6):

Tab. 6. Ödempathogenese nach *Küchmeister*

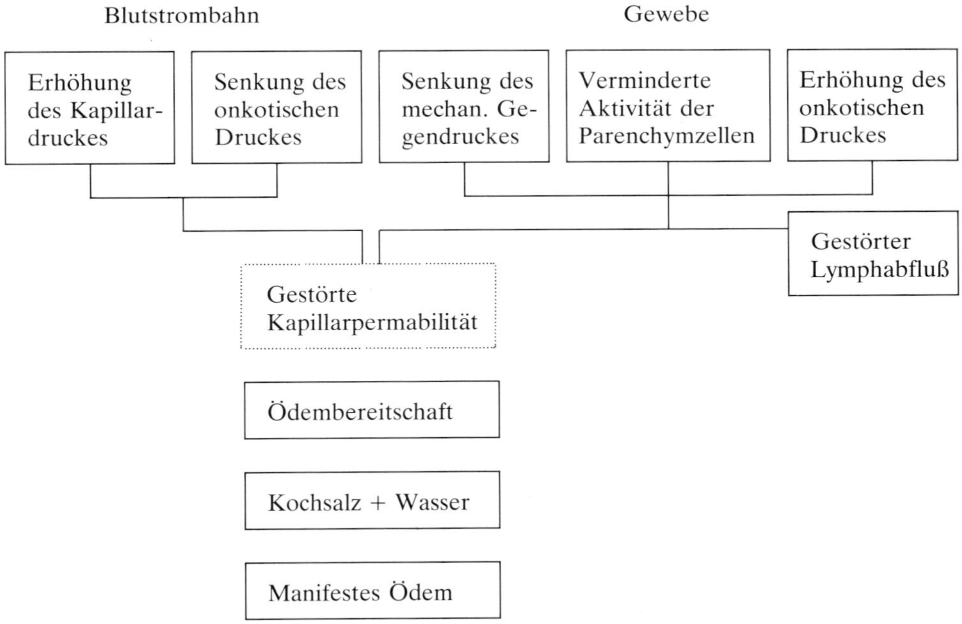

Unseres Erachtens ist das Ödem die Folge eines „lokalen Schadens", d.h. nach totaler Ischaemie folgt die lokale metabolitische Azidose und dann die Transsudation ins Gewebe. Voraussetzung zu dieser Ödembildung, d.h. der Transsudation ist natürlich ein noch erhaltener Blutstrom. In diesem Zustand wäre die einzige

noch mögliche Therapie die hyperbare Oxygenisation. *Ratschow* hat sich ausführlich mit dem Problem der örtlichen Ödeme insbesondere bei den Angiolopathien beschäftigt. Er schreibt: „Zur Ödempathogenese liegt umfangreiche Literatur vor, die u.a. in der Monographie von *Küchmeister* und dem Hamburger Kapillar-Symposion gesammelt wurde."
Der Krankheitsablauf in den Fingern nach irrtümlicher intraarterieller Injektion ähnelt so sehr den Fällen von „hochgradigen Erfrierungen", die wir während des Krieges gesehen haben, daß wir die hervorragenden Arbeiten von *Davis* u.a. zum Vergleich der pathologischen Erscheinungsbilder ohne weiteres heranziehen können. Sie wiesen durch kapillarmikroskopische Untersuchungen nach, daß in den peripheren Arteriolenschlingen entweder eine Thrombose oder ein starker Spasmus vorlag; letzterer kann mindestens 24 Stunden anhalten. Wenn diese Fingergefäße einmal von einer Thrombose befallen sind, ist jede Therapie zwecklos und das trifft auch für die *Pentothal-Fälle* zu. Interessant ist auch die Beobachtung, daß einige Fälle von „hochgradigen Erfrierungen" ein Überempfindlichkeit gegen Kälte entwickelten im Sinne des „*Raynaud*schen Phänomens". Einer der Pentothal-Patienten, den *Cohen* mehrere Jahre nach der Injektion untersuchte, klagte über ähnliche Sensationen. Diese Tatsache ist vielleicht von gutachtlicher Bedeutung.

2.4.7.5. Verzögerung des Narkoseeintritts bei irrtümlicher intraarteriell verabfolgter Injektion eines intravenösen Narkotikums

Wie wir schon in dem Kapitel „*Intravenöse Injektion*" (S. 11) ausgeführt haben, beträgt die Zirkulationszeit des Blutes bei einer Meßdistanz von Arm – Fuß 43 Sekunden. Bei einer Messung der Zirkulationszeit von Kubitalvene zur entgegengesetzten Hand ist der Wirkungseintritt nach 17 Sekunden feststellbar. Noch kürzer ist die Arm-Ohr-Zeit (8–14 Sekunden).
Der Wirkungseintritt eines intravenösen zu verabfolgenden Narkosemittels ist bei lege artis durchgeführter Applikation 20 Sekunden (*Hunter*).
„Nach intraarterieller Injektion von *Pentothal* stellte sich der Bewußtseinsverlust gewöhnlich mit einer Verzögerung ein, die im allgemeinen 45–50 Sekunden nicht überstieg. In einigen Fällen war die Wiedererlangung des Bewußtseins außerordentlich schnell.
Da nach Verabfolgung von 4 ml einer 10prozentigen *Pentothal*-Lösung eine totale Gliedmaßengangrän eintrat, und der Patient das Bewußtsein verlor, ist daraus zu schließen, daß die Hauptmenge des Narkosemittels die peripheren Arterienverzweigungen passiert hat und nur kurzfristig aufgefangen und festgehalten worden ist. Folglich muß die gewebsschädigende Wirkung des *Pentothal* unverzüglich eingetreten und sehr heftig sein. Dieser Umstand erklärt, daß die intraarterielle In-

jektion von örtlich wirkenden Antidots – selbst wenn diese gleich zur Hand sind – zu spät käme.

Infolge des aktuellen Wertes der *Cohen*schen Arbeit sollen zwei von ihm beobachtete Fälle über die irrtümliche intraarterielle Punktion bei der intravenösen *Pentothal*-Narkose wiedergegeben werden.

Fall 1: Ein Soldat unterzog sich eines kleinen operativen Eingriffs am Kniegelenk unter Lumbalanästhesie. Als die Staubinde (gemeint ist die Anlage des Stauschlauchs bzw. der Manschette zur Erzielung der Blutleere), angelegt wurde, wurde er unruhig und klagte über heftige Schmerzen. Das Operationsfeld war empfindungslos. Das Einsetzen der chirurgischen Haken wurde nicht wahrgenommen, die Operation wurde fortgesetzt. Patient wurde jedoch aufgeregt und ängstlich, er warf den Kopf von einer Seite auf die andere.

Mit der Injektion einer 5prozentigen *Pentothal*lösung in die rechte V. basilica (!) in Höhe des Ellenbogens wurde begonnen. Patient klagte sofort danach über Schmerzen an der Injektionsstelle. Da wiederholte Aspiration kein Arterienblut nachwies (?), wurden die Schmerzen der ungewöhnlichen Erregung des Patienten zugeschrieben. Nach Gabe von 5 ml machte der Patient plötzlich eine schnellende Bewegung mit dem Arm, und es bildete sich ein großes Haematom. Die Nadel wurde herausgezogen und die Narkose mit Zyklopropan fortgesetzt. Nach dem Erwachen und drei Stunden p. inj. klagte der Patient über erhebliche Schmerzen in der Ellenbeuge und ein prickelndes Gefühl in der rechten Hand. Die Schmerzen in der Ellenbeuge wurden einer paravenösen Infiltration zugeschrieben.

Lokale Wärmeapplikation. Sechs Stunden und 15 Minuten nach der Injektion hielt der Patient Finger und Handgelenk in starker Beugestellung. Die Hand wurde weiß und kalt. Der Radialpuls verschwand. Die Pulsation der A. brachialis war oberhalb des Ellenbogens gerade noch fühlbar, unterhalb nicht mehr. Die ganze Hand und der Unterarm waren völlig gefühllos. Bei der chirurgischen Freilegung fand man die A. brachialis normal bis auf eine Stelle 5 cm oberhalb der Bifurkation. Hier verlief sie durch einen wurstartigen Tumor aus Blutextravasaten. Der Tumor war weich, und die weitere Untersuchung des Gefäßverlaufs ergab auch Extravasate in der Adventitia. Das Gefäßlumen war durch einen Thrombus verstopft bis zur Bifurkation und darüber hinaus.

Arterektomie: 6,5 cm der A. brachialis wurden reseziert und der Thrombus der A. radialis und ulnaris entfernt.

Postoperativer Verlauf: Die linke Hand und das rechte Bein wurden in ein Wasserbad von etwa 45 Grad gelegt, um die Zirkulation anzuregen. Am anderen Tage fühlte sich das obere Drittel des Unterarmes etwas warm an. Die Sensibilität kehrte wieder und blieb auch erhalten, der „Spasmus" der Flexoren war nicht mehr nachweisbar. Eine Demarkationslinie begann sich auszubilden, sie war vollständig am 8. Tage. Sie erstreckte sich von einem 10 cm

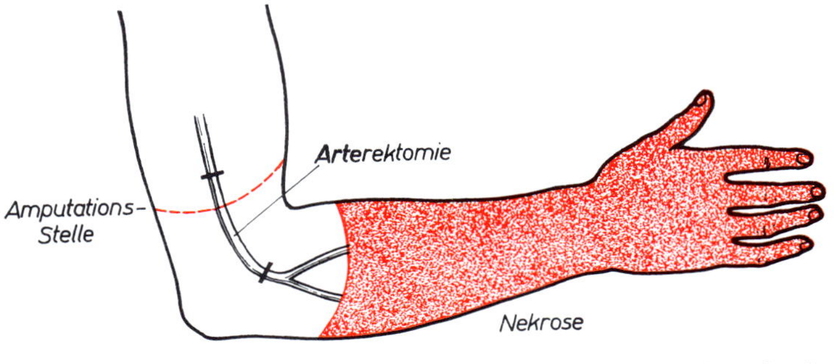

Abb. 47. Amputation oberhalb des Ellenbogengelenks infolge einer irrtümlichen intraarteriellen Penthotalinjektion am 15. Tage nach der Injektion. (Umzeichnung nach *Cohen*)

unterhalb des Ellenbogens lateral gelegenen Punkt nach distal bis zur Medialseite des Ellenbogens. Die Erhaltung des Gelenkes war unmöglich. Armamputation am 15. Tage nach der Injektion. (Abb. 47.)

Die ausgedehnte Arterienthrombose besiegelte das Schicksal dieser Extremität sehr schnell. Man kann die A. brachialis im allgemeinen ohne Schaden unterbinden, wenn die Kollateralen intakt sind. Man gewinnt daher den Eindruck, daß sowohl die Kollateralen als auch die wichtigsten peripheren Gefäße durch einen weichen Thrombus verstopft waren. Die Arterektomie löste sicher nicht den sogenannten ‚reflektorischen Spasmus der Kollateralen" aus. Das Warmwerden der Haut am oberen Unterarmdrittel ist ein Hinweis dafür, daß dieser auf keinen Fall hier vorgelegen haben kann. Ein periarterielles Haematon kann nach einer Arterienpunktion durchaus auftreten; doch im Vergleich zu anderen Fällen ist es ein ungewöhnlicher Befund. Wie berichtet wurde die 5prozentige *Pentothal*-Lösung verwendet, mit der im allgemeinen solch unglückliche Spätfolgen nicht hervorgerufen werden" (*Cohen*).

Stör hat schon 1933 darauf hingewiesen, daß die intra- *und* periarteriellen Injektionen die schlimmsten Folgezustände auslösen. Bei diesem von *Cohen* beschriebenen Fall geht aus dem Verlauf und der postoperativen anatomisch-pathologischen Untersuchung des Op.-präparates deutlich hervor, daß hier neben der intraarteriellen Injektion auch eine periarterielle Infiltration zustandegekommen ist.

Solman hat sich mit dem Wirkungsmechanismus des *Pentothal* auseinandergesetzt und hat festgestellt, daß dieses Pharmakon sehr schnell vom Fettgewebe resorbiert wird (daher die kurze Wirkung). Kommt es zu einer periarteriellen Injektion und somit zu einem Austritt in das Fettgewebe, erfolgt hier eine außerordentlich rasche Resorption, die bei azidotischer Stoffwechsellage noch gesteigert ist. Dieser Wirkungsmechanismus erklärt die von *Cohen* beschriebenen lokalen Veränderungen des Applikationsortes:

„*Fall 2:* Einem 45jährigen Soldaten wurde wegen chirurgischer Versorgung einer Impressionsfraktur des Jochbeins eine zehnprozentige Lösung eines „neuen Thiobarbiturates, das dem *Pentothal* klinisch und pharmakologisch sehr ähnlich ist", intravenös injiziert. Die genaue Menge läßt sich nicht mehr feststellen. Unverzügliche Klagen über heftige Schmerzen in Hand und Arm. (Aus den Aufzeichnungen geht hervor, „die Lösung wurde in eine aberrierende oberflächliche Ulnaarterie eingespritzt".) Wenige Sekunden nach der Injektion wurde die ulnare Hälfte der Hand und die ulnare Seite des Unterarms feuerrot. Diese Rötung verschwand sehr schnell, eine fleckige Blässe trat an ihre Stelle. Durch die unverzügliche Blockade des Brachialplexus wurde eine „ausreichende Vasodilatation" erzielt. Die Operation wurde unter *Zyklopropan*-Narkose fortgesetzt. Gegen Ende des Eingriffs wurde eine intravenöse Tropfinfusion von physiologischer Kochsalzlösung und *Heparin* eingeleitet. Trotz Heißwasserbad beider Arme und Wärmepackung trat etwa drei Stunden nach der Operation erneutes Blaßwerden der Hand auf, die Spitzen des 3., 4. und 5. Fingers zeigten weiße Flecken, ein Taubheitsgefühl der Finger war nachweisbar. Beim Hochhalten des

Armes wurde die Ulnarisseite der Hand entschieden kälter als die übrige Hand und der Arm. Die Pulsation der Hauptarterien war erhalten. Die Blockade des rechten Ganglion stellatum wurde nun mit einer zweieinhalbprozentigen Procainlösung durchgeführt und der *Horner*sche Symptomenkomplex ausgelöst. Starke Vasodilatation der rechten oberen Extremität folgte; die Blässe der Ulnarseite der Hand verschwand, die Hand wurde warm. Die *Heparin*zufuhr wurde fortgesetzt. Die Gerinnungszeit zwei Stunden nach der Stellatumblockade betrug 27 Minuten.

> Die Vasodilatation nach der Stellatumblockade zeigt deutlich, daß damit ein brauchbarer Therapievorschlag zur Behandlung solcher Zwischenfälle gemacht wurde.

Da die Hauptgefäße in vollem Umfang pulsierten, konnte ein Verschluß (Thrombose) hier ausgeschlossen werden. Die günstige Wirkung der Stellatumblockade mußte auf der Spasmenlösung in den peripheren Arteriolen beruhen.“

Aus diesen von *Cohen* zitierten Fällen – bei dem im *Fall 1* der Unterarm verloren ging, im *Fall 2* auf die Dauer keine Folgeerscheinungen zurückblieben – erkennt man, daß die Zusammensetzung eines bestimmten Präparates bei versehentlicher intraarterieller Injektion zu folgeschweren Zwischenfällen führen kann, daß jedoch bei schnellem, aktiven therapeutischen Handeln (Stellatumblockade!) eine restitutio ad integrum möglich ist.

2.4.7.6. Schäden durch Kombinationen irrtümlicher intra- und periarterieller Injektionen

In Deutschland ist es besonders *Perret*, der sich mit der versehentlichen intra- und periarteriellen Punktion bei intravenösen Injektionen in der Ellenbeuge beschäftigt. Er hat bereits 1947 eine Arbeit veröffentlicht, in der er darauf hinweist, daß nach den Beobachtungen von *Heymann, Dienst* u. a. es wahrscheinlich ist, daß nicht allein das chemisch-differente Mittel die alleinige Ursache der mehr oder minder starken Durchblutungsstörungen ist, sondern daß noch andere Faktoren ursächlich auslösend sind. Ebenso wie *Leriche* macht er auf das sympathische Versorgungsgebiet des Gefäßes wie auch des Nervenstranges aufmerksam und glaubt, daß diese beim Ablauf der verschiedenen Störungen beteiligt sein müssen. So wissen wir, daß schon geringe Verletzungen eines peripheren Nerven oder Gefäßes oder die Druckwirkung eines Haematoms sowie bestimmte Narbenbildungen imstande sind, einen Erregungszustand des sympathischen Versorgungsgebietes des Nerven- sowie Gefäßstammes auszulösen. Die Grenzstrangbahn eines Gefäßes ist z. B. imstande, in einzelnen Fällen Schmerzreize ins Rückmark zu leiten und ins Bewußtsein gelangen zu lassen (*Förster*).

So wird von *Perret* der initiale Schmerz bei versehentlicher intraarterieller Injektion gedeutet und schon damals fordert er, daß diese Schmerzsensation als „*Pathologischer Schmerz*“ bezeichnet werden sollte. Im Gegensatz zu *Leriche*, der den Gefäßspasmus primär entstehen sieht, glaubt *Perret*, daß es je nach Stärke und

Lokalisation des arteriellen Traumas sofort zu diesem pathologischen Schmerz und es erst in der Folgeerscheinung, also sekundär, zum Gefäßspasmus kommt. In späteren Arbeiten betont *Perret* jedoch, daß dieser „Pathologische Schmerz" keineswegs immer bei einer irrtümlichen intraarteriellen Injektion zustandekommen muß.

Die Deutung von *Leriche* läßt *Perret* ebenfalls offen, und das ist völlig verständlich, denn das Initialsymptom ist sehr häufig der Schmerz und erst in der Folge erkennen wir die Auswirkungen der Venen- und Arterienspasmen, die *Leriche* so eingehend beschrieben hat, doch über ihre Entstehung bzw. über ihren Beginn können wir nichts Exaktes sagen.

Schon in dieser Arbeit aus dem Jahre 1947, die gewissermaßen eine Ergänzung zu der *Cohen*schen Arbeit ist und ebenfalls schon als klassisch bezeichnet werden muß, werden die in den letzten Jahren durchgeführten tierexperimentellen Untersuchungen und pathologischen Befunde nach Amputation der durch die irrtümlich intraarterielle Injektion geschädigten Gliedmaße bestätigt. So beschreibt *Perret* auch einige Fälle, die teilweise relativ harmlos abliefen, doch zitiert er auch den von *Stör* publizierten Fall, bei dem zwecks Vorbereitung einer Kontrastdarstellung der Gallenblase mittels Jodkontrast (*Jodtetragnost*) zur Steigerung der Leberfunktion und damit zur intensiveren Darstellung der Gallenblase Natriumcholat intravenös in eine Kubitalvene injiziert wurde. Hier kam es unter den typischen Anzeichen ebenfalls zu einer versehentlichen intraarteriellen Injektion, so daß nach 7 Tagen wegen Nekrose des Unterarms im Bereich der Ellenbeuge der Arm amputiert werden mußte.

Die im Anschluß an diesen Fall durchgeführten experimentellen Untersuchungen von *Stör* zeigten, das nicht nur intraarterielle Injektionen zu Reizwirkungen in solchem Ausmaß führen, sondern daß diese auch durch periarterielle Injektionen ausgelöst werden können, eine Kombination beider soll die schwersten Folgeerscheinungen auslösen.

Interessant sind in diesem Zusammenhang die experimentellen Beobachtungen von *Nakamura*, die von *Nasseri, Neuhaus* und *Seki* bestätigt wurden, der nachgewiesen hat, daß man mittels einer periarteriellen Injektion bereits Intimaverletzungen der Arterie setzen kann.

Der Beweis dafür, daß auch eine periarterielle Injektion, die ja wegen der Nähe der Arterie der Vene sehr leicht möglich ist, (– „Das Durchstechen der Vene" S. 97 und „Die paravenöse Injektion" S. 105 –) als Reiz für die Auslösung einer prognostisch so ungünstigen Durchblutungsstörung führen kann, zeigt der von *Dienst* beschriebene Fall.

Hier gelang es einem Medizinstudenten erst nach zweimaligem Einstechen in die Kubitalvene *Evipan* zu injizieren. Gleich nach dem Einstechen kam es zu „einem unangenehmen Gefühl im ganzen Arm". Später stellte sich eine Atrophie am Unterarm und an der Hand ein. Zeigefinger und Daumen mußten wegen einer Nekrose amputiert werden. *Dienst* konnte daraufhin im Tierversuch zeigen, daß eine intraarterielle Injektion von *Evipan* zu keinen Schäden führte, daß also keine Durchblutungsstörungen, auch nicht vorübergehender Art, auftraten. Es muß angenommen werden, daß das *Evipan* teils periarteriell – teils intravenös injiziert wurde, und daß dieser periarteriell gesetzte traumatische Reiz mit einem dem Körper chemisch-indifferenten Mittel zur Auslösung einer Durchblutungsstörung geführt hat, die teilweise irreparabel war.

Perret wies auch auf die von *Förster* gemachten Ausführungen hin, daß unter besonderen Umständen (Gefäß- und Nerventrauma) die Auslösung eines Erregungszustandes im sympathischen Versorgungsgebiet eines Gefäßstranges zustande kommt. *Kroh* hat daher diese spastische Kontraktion eines arteriellen Gefäßes als traumatisch-segmentalen Gefäßkrampf beschrieben. Und *Heymann* meinte schon früher, daß es sich bei diesen Schäden nicht um direkte intraarterielle Injektionen handelt, sondern daß aus der durchstochenen Venenhinterwand koagulierende Medikamente austreten und das sympathische Geflecht der Kubitalarterien schädigen.

Auch in der 1953 erschienenen Arbeit von *Oehlecker* „*Beitrag zur Entstehung des Sudeck-Syndroms durch versehentliche Strophantininjektion in die A. cubitalis*" berichtet der Autor über 2 Fälle, bei denen es im Verlauf von Strophantininjektionen (1. Fall 11.i.v. Injektion, 2. Fall 8.i.v. Injektion) zu dem Auftreten eines *Sudeck*-Syndroms gekommen ist. Anläßlich eines Gutachtens hat er noch einen weiteren Fall in dieser Arbeit beschrieben, bei dem wegen einer entzündlichen fieberhaften Erkrankung ein Sulfonamid-Präparat versehentlich intraarteriell injiziert wurde, so daß infolge der oben beschriebenen pathologischen Erscheinungen der Unterarm abgesetzt werden mußte. *Perret* veröffentlichte dann 1959 eine

Liste der publizierten Schäden nach versehentlichen intraarteriellen Injektionen, an denen folgende Arzneimittel, alphabetisch geordnet, und von uns ergänzt, beteiligt waren:

Argoflavin,	*Irgapyrin, Jodtetragnost,*	*Solvochin,*
Basinarcon, Calcium,	*Kupfersulfat,*	*Strophanthin,*
Cer, Digalen, Epontol,	*Natriumcholat,*	*Sulfapyridin,*
Estil, Eunarkon,	*Neosalvarsan,*	*Sulfathiazol,*
Evipan,	*Pentothal, Perabrodil,*	*Thiopenton,*
Evipan + My 301	*Presuren, Reparil,*	*Thorotrast, Trasentin,*
(Reorganin-Ampullen),	*Salyrgan,*	*Uroselektan*

Durch das Aufkommen neuerer Präparate, insbesondere intravenös anzuwendender Narkotika, deren klinischer Wert durch die fehlende Atemdepression in einer initialen Hyperventilation und einer sehr kurzen Erholungszeit lag, häufte sich das Schrifttum über die versehentliche intraarterielle Injektion.

Diese Mittel – so das *Presuren, Estil, Basinarcon* und neuerdings das *Epontol* – wurden wegen ihrer ausgezeichneten klinischen Wirkung – die Narkose ist ausreichend tief, die Narkosedauer dem Präparat entsprechend kurz, die Ausschlafzeit beträgt nur wenige Minuten –, im Gegensatz zu den bisher bei allen intravenös zuzuführenden Narkotika mit der typischen Atemdepression, sehr schnell aufgegriffen und vielfach angewendet.

Da den meisten Klinikern die Arbeiten von *Macintosh, Cohen, Stör, Oehlecker, Perret* u.a., nicht bekannt waren, wurden diese Präparate wie bei allen üblichen intravenösen Injektionen in der Kubitalgegend und dabei eben sehr häufig in die V. mediana cubiti bzw. V. mediana basilica verabfolgt. Es wurde also nicht die ulnare Seite, besonders der proximal-ulnare Quadrant der Ellenbeuge, vermieden, so daß es in kurzer Zeit, infolge der nicht indifferenten Mittel zu einer Anzahl von Zwischenfällen kam, über deren Publikation wir im einzelnen aus Platzgründen nicht in der Gesamtheit berichten können.

Schwarzkopf berichtete über Gefäßschäden nach irrtümlichen intraarteriellen *Presuren*-Injektionen bei 4 Patienten, bei denen die Amputation des Armes infolge der weitreichenden Nekrose durchgeführt werden mußte. Weiter beschreibt er eine Armvenenthrombose nach *Presuren*-Injektion:

„Ein 51jähriger Mann verstarb zehn Tage nach einer in *Presuren*-Basisnarkose durchgeführten Magenresektion an einer Oberbauchperitonitis infolge Nahtinsuffizienz. Die zur *Presuren*-Injektion verwendete V. cephalica war von der Ellenbeuge bis zur Mitte des Oberarms thrombosiert. Mikroskopisch war die Venenwand stellenweise hyalinisiert, aufgequollen und von Leukozyten infiltriert. Der Innenfläche haftete ein die Lichtung breit ausfüllender Thrombus mit lockerem Fibrinnetz an.“

Weese publizierte ebenfalls die Folgen einer intraarteriellen Injektion (1959). Er betont mit Recht, daß bei der heutzutage ausgedehnten Anwendung intraarterieller Injektionen, in erster Linie zur Röntgendarstellung des Gefäßbaumes, andererseits aber auch bei der Behandlung organischer Durchblutungsstörungen der Gliedmaßen und Bekämpfung schwerer Infektionen, man sehr leicht verführt werden kann, anzunehmen, daß eine intraarterielle Injektion nicht gefährlicher sei als eine intravenöse. Wenn auch *Jorns*, der sich besonders mit der arteriellen Therapie beschäftigt hat, betont, daß Komplikationen bei dieser Therapie selten auftreten, so muß doch zwischen der beabsichtigten intraarteriellen Injektion und der versehentlichen peri- oder endoarteriellen Einspritzung anläßlich einer intravenösen Injektion ein großer Unterschied gemacht werden.

Bei der intravenösen Injektion geht man davon aus, daß das Medikament, in eine kleinere Vene injiziert, proximalwärts fließt und damit nur große Gefäße erreicht, das nach Durchlaufen des Kreislaufes weitgehend entgiftet und abgeschwächt im Kapillarbereich zur Wirkung kommt.

Im Gegensatz dazu kommt es bei einer intraarteriellen Injektion infolge des Blutstroms zu einem Fluß in die Peripherie, also in das Kapillarsystem. Durch diese Feststellung allein unterscheidet sich die beabsichtigte von der versehentlichen intraarteriellen Injektion. Denn die intraarteriellen Therapeutika sind von vornherein auf ihre biologische Verträglichkeit untersucht. Dagegen wurde bis vor kurzer Zeit die intravenös anzuwendenden Medikamente nur auf ihre intravenöse Verträglichkeit geprüft. Die *Deutsche Gesellschaft für Innere Medizin* hat daher Empfehlungen ausgearbeitet, daß bei Neueinführung von intravenös zu verabfolgenden Medikamenten die intraarterielle Verträglichkeit untersucht werden sollte. Durch die oben erwähnte Tatsache, also die Applikation von nicht auf die Arterienverträglichkeit geprüften intravenös zu verabfolgenden Medikamente, erklärt sich ohne weiteres das Auftreten der Zwischenfälle.

Der von *Weese* publizierte Fall soll als Beispiel zitiert werden:

„Die am 22.4.1890 geborene Frau H.W. stürzte am 25.12.1956. Am 27.12.1956 erfolgte eine Drahtextension durch den Tibiakopf, die 12 Wochen liegen blieb." Wegen ungenügender Kallusbildung wurde eine Schenkelhalsnagelung vorgeschlagen.

Dieser Eingriff wurde am 8.4.1957 durchgeführt. „Als Narkosevorbereitung erhielt sie eine Injektion eines „lytischen Cocktails" in den linken Arm. Als die Assistenzärztin auch noch *Basinarcon* in die Vene spritzen wollte, mißlang dies, da die Nadel aus der Vene herausrutschte; es gelang ihr nicht, die Vene am linken Arm wiederzufinden. Daraufhin spritzte der Operateur selbst das *Basinarcon* nach Aspiration dunklen Blutes in die rechte Ellenbeuge. Anschließend wurde in Äthernarkose die Schenkelhalsnagelung vorgenommen.

Am zweiten Tag nach der Operation, dem 10.4.1957, klagte Frau W. über Schmerzen in der rechten Ellenbeuge. Es bestand eine geringgradige Schwellung des rechten Armes. Bis zum 11.4.1957 vormittags hatte die Schwellung in der rechten Ellenbeuge zugenommen, der Puls in der Speichenschlagader war noch fühlbar. Gegen 17 Uhr desselben Tages war der Arm weiß, die Schmerzen hatten sich gesteigert, der Puls in der Speichenschlagader war nicht mehr tastbar. Es erfolgte jetzt Behandlung mit Stellatum-Blockaden und *Eupaverin*, eine Besserung trat jedoch nicht ein. Der rechte Unterarm blieb weiß bis zur Ellenbeuge, die Pulse waren nicht vorhanden. Am 25.4.1957 bestand eine trockene Nekrose sämtlicher Finger der rechten Hand, der ganze Unterarm war bläulich verfärbt und geschwollen, es war eine deutliche Demarkationsgrenze des ernährten Oberarmes gegen den nicht ernährten Unterarm vorhanden, welche auf der Innenseite des Oberarmes vier Finger breit oberhalb der Ellenbeuge beginnend durch die Ellenbeuge zur Außenseite des Unterarmes verlief, dort drei Finger breit unterhalb der Ellenbeuge endend. Die nicht zu umgehende Amputation wurde am 26.4.1957 im Oberarm zwei Finger breit oberhalb der Grenze vom gesunden zum kranken Gewebe vorgenommen. Sie wurde ohne Blutleere durchgeführt. Aus der Oberarmschlagader und den Begleitvenen quoll geronnenes Blut, es erfolgte keine Blutung aus der Oberarmschlagader. Die Amputationswunde heilte sekundär.

Von einer Schmerzäußerung wurde während der Injektion des *Basinarcon* am 8.4.1957 nichts bemerkt, wie alle an der Operation Beteiligten nach einer Befragung vier Tage später bestätigten. Die Patientin selbst gab jedoch bei der Vernehmung ein halbes Jahr später an, sie hätte gleich nach der Injektion ‚wahnsinnige Schmerzen' im Arm gehabt. Sie war im Glauben, daß sie immer geschrien habe: „Mein Arm, mein Arm." Wahrscheinlich hätte sie zum Schreien keine Kraft mehr gehabt."

In ähnlicher Weise berichten *Wolf* und *Burkhardt* über die Folgen einer versehentlichen intraarteriellen Injektion von *Basinarcon* an der oberen Extremität. Aber auch das Hexobarbital (Evipan) kann, wie *Weese* und *Hentschel* 1961 berichteten, erhebliche Schäden setzen.

Dienst, der einen ähnlichen Fall publizierte, ist nach seinen im Anschluß an diesen Zwischenfall durchgeführten Tierexperimenten der Meinung, daß das Evipan teils periarteriell, teil intravenös injiziert worden war. Da eine arterielle Injektion von Hexobarbital keinen Schaden setzte, müßte dieser periarteriell gesetzte traumatische Reiz zur Auslösung einer Durchblutungsstörung geführt haben, der teilweise irreparabel war. *Weese* und *Hentschel* glauben infolge der typischen Symptomatologie an eine intraarteriellen Injektion, die, wie *Stör* schon schrieb, u.E. teilweise

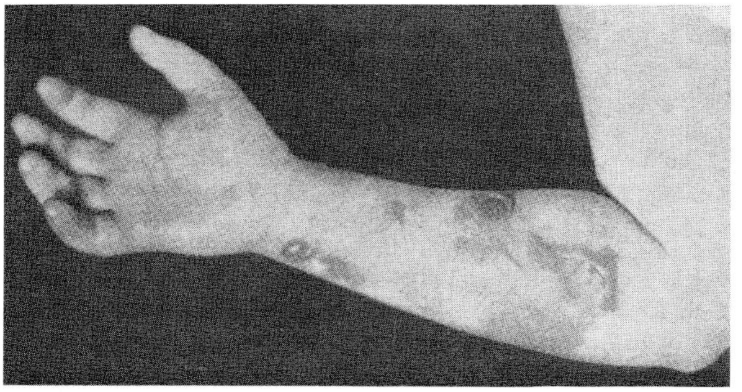

Abb. 48. Re. Hand und Unterarm 3 Tage nach Injektion von Hexobarbital und GGG forte in die re. A. cubitalis. Blaue Marmorierung, ödematöse Schwellung und Blasenbildung an Hand und Unterarm. (Beobachtung Prof. Dr. *K. Weese* und Prof. Dr. *M. Hentschel*)

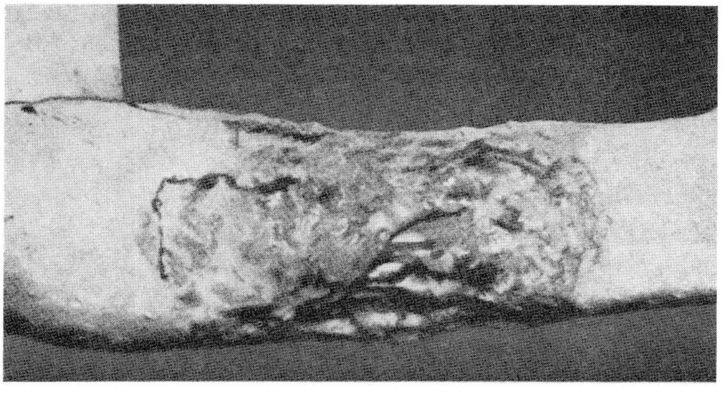

Abb. 49. Zustand 42 Tage nach der intraarteriellen Injektion. Weichteilnekrosen bis zur Ulna. Muskulatur und Sehnen liegen frei. (Beobachtung Prof. Dr. *K. Weese* und Prof. Dr. *M. Hentschel*)

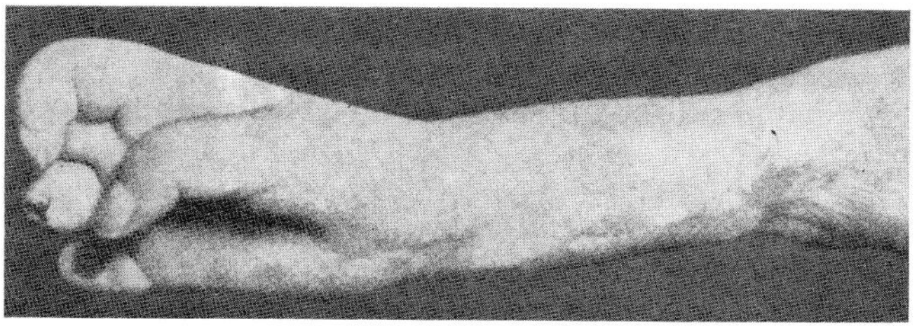

Abb. 50. Zustand 10 Monate nach der intraarteriellen Injektion und Abstoßung der End- und Mittelglieder der Finger 3, 4 und 5. Zangenstellung der Finger 1 und 2. Schwere Narbenbildung am Unterarm bei ausgedehntem Muskelverlust. (Beobachtung Prof. Dr. *K. Weese* und Prof. Dr. *M. Hentschel*)

auch periarteriell und intravenös verlaufen kann, wenn man die Topographie der Ellenbeuge, insbesondere bei atypischer Lage der Gefäße nicht berücksichtigt.
Aus den folgenden Bildern, die mir freundlicherweise der Verlag *Lehmann*, München, zur Verfügung gestellt hat, ist der Zustand der Patientin drei Tage, 42 Tage

und 10 Monate nach der intraarteriellen Injektion zu erkennen. (Abb. 48–50.) Der Folgezustand ist in einer Abstoßung der End- und Mittelglieder der Finger 3, 4 und 5, Zangenstellung von Finger 1 und 2 und schwerer Narbenbildung im Unterarm bei ausgedehntem Muskelverlust gekennzeichnet. Ergänzt wird diese Mitteilung von *Böhmer* und *Rügheimer*, die eine schwere Armverstümmelung infolge einer irrtümlichen intraarteriellen Injektion mit Hexobarbiton sahen und angeregt dadurch interessante Tierversuche über die arterielle Verträglichkeit von Barbituraten durchführten (S. 136).

Auch *Hallermann* hatte einen interessanten Fall zu beurteilen, bei dem eine versehentliche intraarterielle Injektion einer erfahrenen und ständig überwachten Schwester eines Kreiskrankenhauses passierte:

Sie hatte auf Anordnung des Arztes, der in Narkose eine Wirbelsäulenstreckung wegen eines Bandscheibenschadens vornehmen wollte, nach einer vorangegangenen Prämedikation mit *Morphium-Atropin* in Gegenwart von drei Ärzten 18 ml *Inactin* gespritzt, und als der Patient schlief, durch die in der Vene liegen gebliebene Nadel eine mäßige Menge des Muskelrelaxans My 301 (Guajakoglycerinäther in 5% Lävulose) nachgespritzt. Der Patient soll nach Aussagen der Ärzte und der Schwester entgegen seiner späteren Erinnerung keine Schmerzäußerung getan haben. Sofort nach der Einspritzung stellte sich eine einige Zentimeter breite Rötung an der Beugeseite des Unterarmes und in der Hohlhand ein, die zu einem sehr schmerzhaften langwierigen Krankheitsbild mit ischämischer Nekrose am Kleinfingerballen führte, deren Ursache in einer Beeinträchtigung des das Gefäß umgebenden Nervengeflechts gesehen werden muß.

Das Gericht hat nach ausführlichen Ermittlungen und unserer eingehenden gutachtlichen Stellungnahme, in denen die Beobachtungen *Weeses* und der experimentellen Untersuchungen von *Stör* weitgehend Berücksichtigung fanden, das Klagebegehren des Geschädigten abgewiesen." (*Hallermann*)

Der Höhepunkt der Publikationen, und damit endlich grundlegende tierexperimentelle Untersuchungen über die arterielle Verträglichkeit intravenös anzuwendender Präparate, kam durch Prüfung des *Estils* zustande. Nach anfänglich positiven klinischen Berichten (*Weimann, Just, Gohrbandt* u. *Bauers, Ostrowski* u.a.) in denen die oben genannte gute klinische Wirksamkeit beschrieben wurde, kam es bald zu kritischen Bemerkungen über Komplikationen nach *Estil*-Narkosen. So berichteten beispielsweise *Doenicke, Spieß* und *Jürdner* über Komplikationen nach *Estil*-Narkosen. Sie haben insgesamt 42 Fälle überprüft, von denen nach ihrer Veröffentlichung nur 13 Fälle komplikationslos verliefen.

Erst *Perret* beschäftigt sich wieder in einer grundsätzlichen, das Problem durchaus erkennenden Weise im Januar 1963, in seiner Arbeit „*Neue Gesichtspunkte zur Vermeidung versehentlicher intraarterieller Injektionen*“, mit den neuen Zwischenfällen infolge der versehentlichen intraarteriellen Injektion der neueren Kurznarkotika *Presuren* und *Estil*.

Im Gegensatz zu *Cohen, Möller* u.a. macht *Perret* zum ersten Mal darauf aufmerksam, daß bei der versehentlichen intraarteriellen Injektion sehr häufig keine Schmerzsymptome bzw. nur geringe Schmerzen auftreten.

Perret bringt noch einmal eine genaue topographische Anatomie, stellt aber bedauernd fest:

„Diese anatomischen Varianten des arteriellen Gefäßverlaufs sind den Anatomen längst bekannt, den praktisch tätigen Ärzten aber überwiegend unbekannt. Das heißt nichts anderes, als das schon immer einmal versehentlich die gebräuchlichen Arzneimittel für die intravenöse Injektion (Traubenzucker, Cardiaka, Vitamine usw.) intraarteriell injiziert wurden, dies jedoch wegen der chemischen Struktur und Konzentration dieser Mittel gefahrlos war, weshalb die Mehrzahl dieser versehentlichen intraarteriellen Injektionen überhaupt nicht bemerkt wurde."

Daß diese versehentlichen intraarteriellen Injektionen nicht selten sind, und daß sie bei den verschiedensten Medikamenten auftreten, ist aus einer Anzahl von Arbeiten zu ersehen.

So berichten *Schnoebelen, Traumann* u. *Forster* über Hautnekrosen nach intravenösen *Noradrenalin*-Infusionen bei fünf Patienten. *Deacon* beschreibt ein Gangrän nach intravenöser Verwendung von *Promazin*, in gleicher Weise warnt *Fischer* vor intravenöser Verabreichung von *Promazin* und *Loch* berichtete erst kürzlich über eine lokale *Trenimon*-Unverträglichkeit. Auch *Möller* befaßt sich mit dem drohenden Zwischenfall bei der intravenösen Injektion, der irrtümlichen intraarteriellen Applikation am Arm.

Kürzlich ist es anläßlich einer i.v. Injektion von *Reparil* zu einer ulnaren Haut-Muskelnekrose gekommen. Dabei hatte der Kollege im Kubitalbereich eine Einspritzung lege artis durchgeführt. Erst nach der Injektion von 7 ml *Reparil* äußerte der Patient Beschwerden, die zu einem Abbruch der parenteralen Therapie führte. Dennoch kam es über die bereits beschriebenen Leitsymptome Schmerz, Schwellung usw. – trotz aller therapeutischen Bemühungen – zu einer umfangreichen Haut-Muskelnekrose im Kubitalbereich.

Die Pathogenese dieses Falles war relativ schwierig zu klären, spielten doch hier verschiedene Faktoren – insbesondere die von der pharmazeutischen Firma empfohlene Injektionsgeschwindigkeit u.a. eine Rolle. *Carstensen* glaubte an eine paravenöse Injektion, wohingegen wir der Meinung sind, daß es sich um die bereits von *Stör* beschriebene paravenöse Einspritzung mit gleichzeitiger periarterieller Infiltration bzw. um ein Anstechen der Arterie gehandelt haben muß.

Die nun einsetzenden tierexperimentellen Untersuchungen, insbesondere von *Weis* und *Fischer*, von *Böhmer* und *Rügheimer* sowie von *Löschke, Soga, Zierl* und *Beer, Hartmann, Ständer* und *Morgenstern* u.a. brachten eine weitere Klärung dieses Problems.

Hartmann, Ständer und *Morgenstern* haben Untersuchungen über die intraarterielle Verträglichkeit des *Thiopental, Brevinarkon,* und *Hexobarbital* durchgeführt.
Hexobarbital (*Evipan*) führte nicht zu Nekrosen.
Nach *Brevinarkon* kam es bei 4 Tieren zu Nekrosen. (14,4% ± 15.)
Nach *Brevinarkon* und *Hexobarbital* bei 2 Tieren Nekrosen. (4,9 ± 11,4%, nicht signifikant.)
Nach *Thiopental* traten Nekrosen bei 7 Tieren auf. (22,3% *β* 17,4.)
Nach *Thiopental* und *Hexobarbital* Nekrosen ebenfalls bei 7 Tieren. (65,5% ± 11,3.)

Nach diesen Autoren ist die Ursache für die Gefäßschäden noch nicht geklärt: Arterieller Spasmus nach Freisetzung von *Noradrenalin* aus den Gefäßwänden, Stase mit folgender Gefäßwandschädigung, Thrombose u.a. Es wird angegeben, daß z.B. in der Ellenbeuge ein atypischer Gefäßverlauf bis zu 25 % gefunden wird.
Das Ausmaß der Schädigung hängt von der Konzentration und der Injektionsgeschwindigkeit ab, aber auch eine minimale Testdosis ist nicht immer gefahrlos.
Da seit kurzer Zeit das *Epontol* (Propanidid) im Handel ist, war es selbstverständlich von entscheidender Bedeutung vor Einführung des Mittels zu wissen, ob durch versehentliche intraarterielle Injektion dieses Kurznarkotikums ähnliche Zwischenfälle auftreten können.

Hoffmeister, Grünvogel und *Wirth* haben umfangreiche tierexperimentelle Untersuchungen zur intraarteriellen Verträglichkeit von Narkotika durchgeführt.
Zusammenfassend kommen sie zu folgendem Resultat:

1. Keines der untersuchten Narkotika ist absolut arterienverträglich, jedoch bestehen deutliche Verträglichkeitsunterschiede zwischen den einzelnen Substanzen. Die Verträglichkeit nimmt in folgender Reihenfolge zu:
   MAP (*Estil*) 5 %ig in 10α-Naphthylessigsaurem-Na
   MAP in 5 %iger Lezithin-Emulsion.
   Hydroxydion 1–5 %ig in H_2O oder NaCl
   Thiopental 5 %ig in H_2O
   Propanidid 5 %ig in Cremophor El
   Thiopental 2,5 %ig in H_2O
   Propanidid 2,5 %ig in Cremophor El
   Die Verträglichkeit von Hexobarbital-Na in 10- oder 5 %iger Lösung dürfte etwa mit derjenigen der 5- bzw. 2,5 %igen Propanidid-Lösung vergleichbar sein.
2. Das Ausmaß der Schädigung nimmt – soweit untersucht (*Epontol* und *Thiopental*) – mit Höhe der Dosis zu. Bei funktionellen Schäden bestehen klarere Dosis-Wirkungsbeziehungen als bei anatomischen Laesionen.
3. Verdünnte Lösungen (*Thiopental* und *Epontol* 2,5 %ig) sind relativ besser verträglich als konzentrierte (5 %ige Lösungen). Die 2,5 %igen Lösungen verursachen in höheren Dosen jedoch ebenfalls Schäden.

> Demnach scheint die Gefährdung eines Patienten bei versehentlicher intraarterieller Injektion mit der Höhe der applizierten Dosis und der Konzentration der Lösung zuzunehmen. Dabei dürfte die Dosis jedoch größeren Einfluß auf die Verträglichkeit haben als die Konzentration.

Dieser Ansicht können wir auf Grund unserer Erfahrungen (*Gabka*) zustimmen. In gleicher Weise liegen eine Anzahl von Arbeiten aus den verschiedensten medizinischen Fachdisziplinen vor, die die gute Verträglichkeit des *Epontols* bestätigen. *(Symposion: Die intravenöse Kurznarkose mit dem neuen Phenoxyessigsäurederivat Propanidid [Epontol] Eckart u. a.).*
Dennoch muß berücksichtigt werden, daß auch *Epontol* – irrtümlich intraarteriell injiziert – Nekrosen setzen kann. Ein typischer Fall, der prozessuale Folgen hatte, wird auf S. 335 abgehandelt.

Auf Grund der Tierversuche (insbesondere der Aussagen von *Hoffmeister, Grünvogel* und *Wirth*, nach denen bei versehentlichen intraarteriellen Injektionen von *Epontol* sich ausgeprägtere Ödeme als nach dem *Thiopental* fanden), sollten jedoch die in diesem Buch genannten Applikationsorte exakt berücksichtigt werden, um auch bei der *Epontol-Narkose* eine versehentliche intraarterielle Injektion zu vermeiden.

2.4.8. Therapie

Die Behandlung der versehentlichen intraarteriellen Einspritzung setzt sich aus zwei Phasen zusammen, von denen die erstere nur dann durchführbar ist, wenn man sofort bemerkt hat, daß die Kanüle intraarteriell liegt. In diesem Falle ist es empfehlenswert, die Kanüle in der Arterie liegen zu lassen und sofort intraarteriell eine Ampulle *Panthesin-Hydergin* (200 mg *Panthesin* + 0,3 mg *Hydergin*) und eine hohe Dosis eines Prednison-Derivats (40 mg *Urbason,* 50 mg *Solu-Decortin-H* u. ä.) zu injizieren. Anschließend sollte man noch intraarteriell 10 ml einer einprozentigen *Novocain*lösung sowie hohe Dosen von *Eupaverin* bzw. *Ronicol* verabreichen. Erst dann wird die Kanüle entfernt, und am anderen Arm eine intravenöse Dauertropfinfusion mit 600 mg *Panthesin* + 0,9 mg *Hydergin*, 40 mg *Urbason* und 3 Ampullen *Calcium-Vitamin C* zu 10 ml (0,5 g L-Ascorbinsäure + 1,375 Calcium-Gluconolactobionat in 500 ml 5prozentiger Glukose) sowie 20 ml *Actihaemyl* angelegt.
Falls die Operation des Patienten noch nicht begonnen worden ist, ist diese abzusetzen. Wie die Fälle aus der Literatur aber ergeben haben, wird die intraarterielle Injektion sehr häufig gar nicht erkannt und erst Stunden später die Diagnose gestellt. Die Therapie besteht dann in folgenden Maßnahmen:

1. *Stellatum Blockade.* Die Technik der Stellatum-Blockade ist inbesondere von *Leriche* empfohlen worden. Wir wissen, daß sich durch Beeinflussung der sympathischen Grenzstrangganglien die arteriovenösen Spasmen im Bereich der betroffenen Extremität aufheben lassen. Es erfolgt eine umfangreiche Vasodilatation. Die Ausschaltung des Ganglions durch ein 1prozentiges Lokalanaesthetikum führt also zu einer wesentlich besseren Durchblutung der eben genannten Region und kann daher schon über Erfolg bzw. Mißerfolg des gesamten Vorgehens entscheiden.
2. *Antikoagulantien.* In dem Kapitel „Thrombophlebitis“ haben wir uns bereits ausführlich mit dieser Frage beschäftigt, so daß wir darauf verweisen (S. 116). In jedem Falle ist die Dosierung hoch genug zu wählen.

Sympathikusblockaden durch Lokalanästhetika dürfen aber nicht gleichzeitig bei Anwendung von Antikoagulantien ausgeführt werden. Todesfälle durch Blutungen bei Verletzungen kleinerer Gefäße sind nach derartigen Maßnahmen vorgekommen (*Kuschinsky*). Daher zuerst die Stellatumblockade und dann erst Beginn der Antikoagulantientherapie.

2.4.8.1. Technik der Stellatumblockade

Im allgemeinen wird die Ausschaltung nach *Herget* vorgenommen. Der Patient wird mit dem Rücken, mit einer Rolle unter den Schultern so gelagert, daß der Kopf retroflektiert, also der Hals, insbesondere der M. sternocleidomastoideus gut dargestellt ist. Die A. carotis communis ist in dieser Lage deutlich zu palpieren. Etwa zwei Querfinger breit über dem Schlüsselbein wird die 8 bis 10 cm lange Injektionsnadel am medialen Rand des M. sternocleidomastoideus eingestochen und unter Entleerung des Anaesthetikums in dorsaler Richtung kaudal-medial geführt, so daß sie etwa in Richtung auf den siebenten Halswirbel zeigt (Abb. 51).

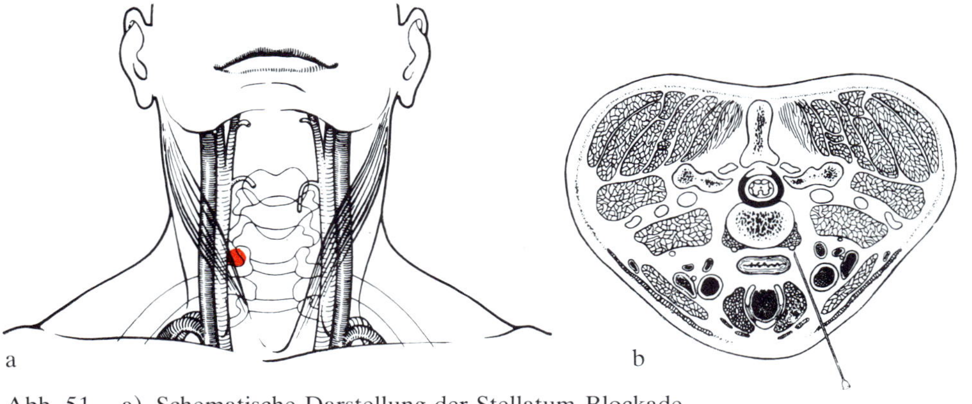

a b

Abb. 51. a) Schematische Darstellung der Stellatum-Blockade
b) Lage der Nadel nach dem Verfahren von *Herget*

Um die Gefäßloge des Halses zu schonen, hält man mit dem linken Zeigefinger den pulsierenden Gefäßstrang mit der A. carotis communis zur Seite, so daß die Nadel medial am Karotisstamm vorbeigleitet. Sie wird soweit eingestochen, bis man auf das Köpfchen der ersten Rippe oder den Querfortsatz des 7. Halswirbel stößt. Nach einem negativen Aspirationsversuch wird die einprozentige *Lidocain*-Lösung – im allgemeinen 5 ml – injiziert. Da in den seltensten Fällen das Ganglion selbst getroffen wird, empfiehlt sich, eine Mischung der Injektionslösung mit Hyaluronidase (*Kinetin* 150 I. E.). Auf diese Weise wird die Injektionsflüssigkeit schnell im lockeren Halsgewebe verteilt und der *Horner*sche Symptomenkomplex gibt Auskunft über den Erfolg der Injektion (Enophthalmus, Ptosis, Miosis).

Als Komplikation gilt die Punktion der Pleurakuppe, ein Zwischenfall, der jedoch selten auftritt. Die Berührung der Pleurakuppe mit der Injektionsnadel löst einen

typischen Schmerz aus, so daß meistens eine differentialdiagnostische Klärung möglich ist. Es kommt jedoch vor, auch *Cohen* beschreibt einen solchen Fall, daß die relativ hochgelegene Pleurakuppe punktiert wird. Die Folgen bestehen speziell nach Anwendung von Antikoagulation in einer Haemoptoe; in schweren Fällen kann es sogar zu einem Pleurahaematom kommen, das erhebliche Atembeschwerden verursacht.
Wird die Technik der Stellatum-Blockade nicht beherrscht, ist in jedem Fall eine

2.4.8.2. Blockade des Plexus brachialis

durchzuführen.
Der Patient liegt hierzu auf dem Rücken. Der Kopf wird zur kontralateralen Seite gedreht. Den zu anästhesierenden Arm zieht man nach kaudal längs des Körpers herab. Eine Hautquaddel wird oberhalb der Mitte der Klavikula angelegt. Sie sollte unmittelbar lateral von der Stelle liegen, an der die Pulsationen des A. subclavia eben noch tastbar sind. Durch die Hautquaddel führt man eine 5 cm lange Kanüle unter Entleerung des Anästhetikums medio-dorsalwärts in Richtung des 2. und 3. Brustwirbeldornfortsatzes. Noch vor Erreichen der 1. Rippe durchsticht die Kanüle das Plexusgebiet und der Patient gibt Parästhesien im entsprechenden Arm an. An dieser Stelle und nur bei Auftreten von Parästhesien injiziert man 10 ml einer 1prozentigen *Lidocain-Adrenalin*-Lösung. Auch hier besteht die Gefahr, die Pleurakuppe zu punktieren. Es ist ratsam, mit der Kanüle lateralwärts den Kontakt zur 1. Rippe zu suchen und dann fächerförmig von ventral-dorsal die Region über der 1. Rippe abzutasten bis man den Plexus trifft (Abb. 52).

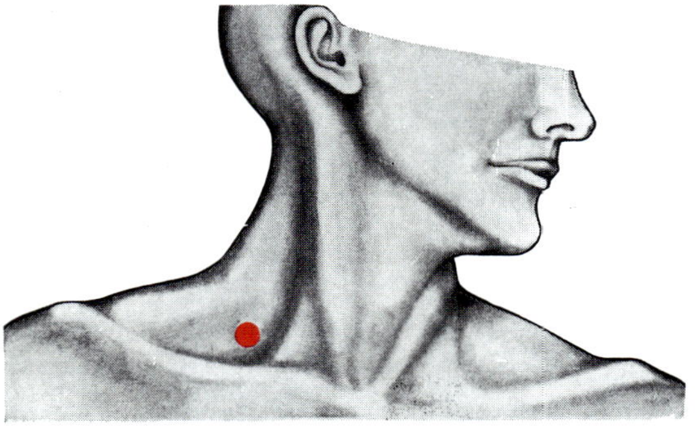

Abb. 52. Schematische Darstellung der Anästhesie des Plexus brachialis

Cohen empfiehlt die Blockierung des Plexus brachialis, da er der Meinung ist, daß nur wenige die Technik der Stellatum-Blockade beherrschen. Er zitiert *Macintosh* und *Mushon*, die nachwiesen, daß in 50% der Fälle, bei denen eine Blockierung des Plexus brachialis vorgenommen worden war, sich der *Horner*sche Symptomenkomplex einstellte. Das führt er auf eine Verteilung der Lösung und eine Blockierung der sympathischen Ganglien zurück, die sicher eintreten wird, wenn der *Lidocain*lösung 150 I. E. Hyaluronidase zugesetzt wird.

2.4.8.3. Alkaloide

Adäquate Mengen *Dolantin, Morphium* u. ä. sind notwendig, um Schmerzen zu erleichtern und Gefäßspasmen zu beseitigen, *Learmonth, Goetz* und *Wilkins* haben gezeigt, daß schmerzvolle Stimuli eine heftige periphere Vasokonstriktion verursachen. Schlaf hemmt den Vasokonstriktoren-Tonus, und während des Schlafes wird eine volle periphere Vasodilatation in der Normalperson erreicht. Dies wurde durch paarweise Thermo-Ableitungen von den Zehen bestätigt (*Ingram*).

2.4.8.4. Maßnahmen zur Unterstützung der kollateralen Zirkulation

„Nach solchen Zwischenfällen sollte der Patient warm gehalten werden und es sollte immer der Versuch unternommen werden, die kollaterale Zirkulation durch Eintauchen der *anderen* Extremität in 42–45° C warmes Wasser oder durch Anwendung eines Heizkastens über dem übrigen Körper zu erzwingen. Das von diesen Gliedmaßen zum Thalamus zurückströmende angewärmte Blut bremst den Vasokonstriktoren-Tonus des Vasomotorenzentrums und führt zur Erweiterung der peripheren Gefäße, der Blutstrom in die Finger kann so in einer normalen Person erheblich verstärkt werden. Eine derartige Behandlung war jedoch in diesen Fällen nicht immer erfolgreich" (*Cohen*).

2.4.8.5. Hochlagerung von Gliedmaßen

Die befallene Extremität sollte hochgelagert werden, um sowohl die venöse als auch die lymphatische Durchströmung zu unterstützen. Diese Hochlagerung sollte sich allerdings nicht oberhalb der Herzebene befinden und auf etwaig auftretende Schmerzen muß geachtet werden. „Der Patient hat Recht", ist eine wohlbegründete Regel. Wenn der Patient über starke Schmerzen klagt, sollte die betreffende Extremität etwas niedriger gelagert werden (*Cohen*). Die Wichtigkeit, die venöse Durchblutung zu fördern, kann nicht genug betont werden, denn die Erfahrung lehrt, daß das Schicksal der Extremität besiegelt ist, falls ein venöses Gerinnsel in der Extremität mit herabgesetzter Zirkulation auftritt (*Cohen, Leriche*). Leichte Fingerübungen sind förderlich, während starke Bewegungen nicht erlaubt werden sollten, da solche Übungen eine weitere Ausbreitung der Thrombose fördern können. Man glaubt, daß die arterielle Pulsation eine nicht unbeträchtliche Rolle für den Weitertransport des Blutes in den begleitenden Venen spielt (*Clark*).

Bei einer arteriellen Thrombose wirkt die Hochlagerung der Extremität gewissermaßen kompensatorisch auf den partiellen Ausfall der Pulsation.
Auch die Wichtigkeit, die lymphatische Ableitung durch Hochlagerung zu unterstützen, um den Ödemen an Hand und Unterarm einen Abfluß zu verschaffen, darf nicht übersehen werden. Diesen von *Cohen* erhobenen Forderungen stehen nach *Ratschow* Erfahrungen gegenüber, die keinen wesentlichen therapeutischen Einfluß durch die Hochlagerung der Extremitäten sehen. *Cohen* empfiehlt weiterhin

2.4.8.6. Maßnahmen zur Aufrechterhaltung der Temperatur in der Extremität

Die Extremität sollte in ein steriles Tuch gewickelt und mit Wolle bedeckt werden, sie darf nicht kalt werden oder der freien Luft ausgesetzt werden. Eine solche Abkühlung verstärkt die arterielle Vasokonstriktion und die Venen und Venolen kontrahieren sich als direkte Antwort auf die Kälteeinwirkung. Die Vorbeugung eines Wärmeverlustes an der Extremität ist wichtig. Wie die Sauerstoffdissoziationskurve zeigt, wird Sauerstoff bei geringeren Temperaturen weniger freigegeben. Bei milder Wärme wird der venöse Tonus vermindert und der arterielle Druck vollständiger nach der venösen Seite transferiert (*Bowers*). Eine zu starke Erwärmung der Extremität mit einem Heizkasten oder anderen Mittel muß jedoch vermieden werden, denn es ist bekannt, daß dadurch der Stoffwechsel der Zellen gesteigert wird mit einem gleichzeitigen Ansteigen des Sauerstoffverbrauchs (RGT-Regel).

2.4.8.7. Vasodilatatoren

Papaverin, Alkohol und andere Spasmolytika sind bei Zwischenfällen nach irrtümlicher intraarterieller Injektion ohne eine entscheidende Besserung angewendet worden. Solche Maßnahmen können versucht werden, aber es mag von Nutzen sein, darauf hinzuweisen, daß *Davis* nach Experimenten sowohl an normalen Personen als auch an Patienten, die sich von starken Kälteschädigungen der Finger erholt hatten, zu dem Schluß kamen, daß im Gegensatz zu der allgemein angenommenen Wirkung – wie sie in Lehrbüchern berichtet wird – keine dieser Drogen (Amylnitrit, Nitroglyzerin, Alkohol) eine Steigerung der Temperatur in den distalen Abschnitten oder eine Dilatation der kapillaren Schlingen verursachen. Demgegenüber ist die intravenöse Zuführung hochdosierter *Panthesin-Hydergin-Prednisolon*-Lösungen mittels intravenösem Dauertropf sehr zu empfehlen. Nach *Böhmer* und *Rügheimer* – *Möller* hat diese Therapie übernommen – soll die Infusionstherapie mit täglich drei Ampullen *Panthesin-Hydergin,* 40 mg *Urbason,* drei Ampullen *Calcium Vitamin C* über acht Tage fortgesetzt werden.

Der Autor empfiehlt dringend, in diese Infusion täglich 20 ml *Actihaemyl* hineinzunehmen.

Die Therapie der „versehentlichen intraarteriellen Injektion" zusammenfassend soll *Kuschinsky* zitiert werden:

„Bei der Behandlung eines plötzlichen Arterienverschlusses ist zu berücksichtigen, daß der Embolus in der Arterie vielleicht nur 1 cm des Gefäßes verstopft, während die reflektorische Konstriktion des Gefäßes sich auf einen Bereich von 15–30 cm in zentraler Richtung erstreckt, auch werden die Kollateralen reflektorisch geschlossen. Deshalb kann ein möglichst bald gegebenes, gefäßerweiterndes Mittel in vielen Fällen eine Gangrän verhindern. (Cornell Conferences on Therapy). Bei derartigen akuten Verschlüssen hat sich nach *Redisch, Rangco* und *Saunders* besonders gut Diäthylaminoäthanol bewährt. Die Substanz greift wahrscheinlich direkt an die Gefäßwand an und beseitigt reflektorische Spasmen. Als Dosis wird angegeben: 4 g in 60 ml Flüssigkeit intravenös alle 4 bis 6 Stunden. Auch mit Procain (*Novocain*) kann man, z. B. mit einer intravenösen Dauerinfusion eine ähnliche Wirkung erzielen. Besonders mit Procain wird im Körper das gefäßerweiternde Diäthylaminoäthanol ziemlich schnell gespalten. Antikoagulantien sind nach Arterienverschluß durch Embolie indiziert, weil der Embolus am Verschlußort verwachsen kann und an der Herkunftsstelle neue Embolien entstehen können (selten). Sympathikusblockaden dürfen aber nicht gleichzeitig mit Antikoagulantien ausgeführt werden. Unter den gefäßerweiternden Substanzen kommen vor allen Sympatholytika, wie *Priscol* und *Regetin* in Betracht, ferner auch das hauptsächlich zentral wirkende *Hydergin*. Bei den in oberflächlichen Venen ablaufenden Phlebitiden hat sich eine Therapie mit *Butazolidin* bewährt. Nicht wirksam war *Butazolidin* bei primär in der Tiefe entstehenden Thrombosen (*Stang, Triebold*)."

2.4.9. Die lokale und demarkierende Nekrose

Die lokale bzw. demarkierende Nekrose tritt als Folgeerscheinung der versehentlichen intraarteriellen Injektion auf. Hier kommt also das jeweilige Medikament – infolge des Blutstroms – nicht wie vorgesehen in die großen Venen, sondern gelangt in die kleinen Arterien und Arteriolen der Hand und Finger. Das wird schon durch die im Jahre 1933 erschienene Arbeit von *Stör* bestätigt, der in eindrucksvollen Tierversuchen nachweisen konnte, daß

> die Ursache des plötzlichen Gefäßverschlusses in einem lokalen Spasmus der Arterienmuskulatur zu suchen ist, der am stärksten bei gleichzeitiger peri- und intraarteriellen Injektionen auftritt, während rein arterielle Einspritzungen zwar einen sofortigen, jedoch weniger kräftigen, und rein periarterielle Einspritzungen einen schwächeren und dazu noch verspäteten Spasmus auslösen.

Für die Annahme eines derartigen Spasmus auch beim Menschen sprechen die immer sehr stürmischen klinischen Erscheinungen (Schmerz, Ernährungsstörung), die häufig noch während der Injektion auftretende Leichenblässe der Finger, das

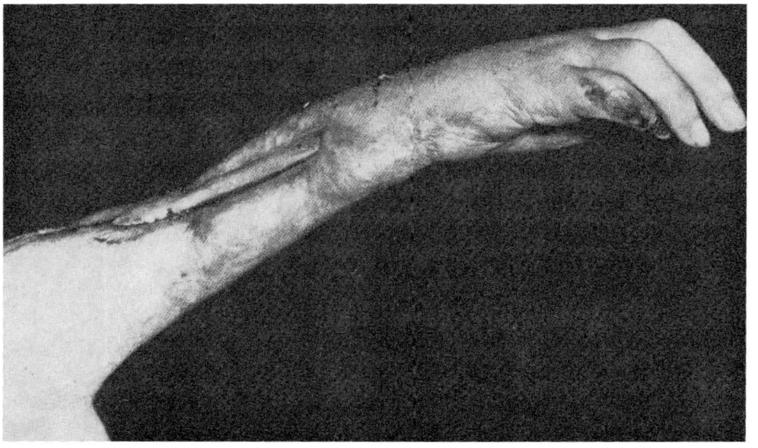

Abb. 53. Schwere Hautnekrose mit Zerfall der Ulna nach einer intravenösen Injektion (irrtümlichen intraarteriellen Injektion)

oftmals sofortige Verschwinden des Radialispulses, „kurz das schlagartige Auftreten des bei Herzkranken bekannten Bildes der peripheren Extremitätenembolie" (*Keutner*). Wir wissen, daß allein nicht der lokale Arterienspasmus zur lokalen oder demarkierenden Nekrose führt, zweifellos ist Dosis, Konzentration und chemische Beschaffensdheit der Injektionslösung von entscheidender Bedeutung.

Wie wir weiter vorn ausgeführt haben, wird heute das Auftreten dieses sogenannten Arterienspasmus teilweise angezweifelt. *Ratschow* stellt fest, daß es bei evtl. vorkommenden Kontraktionen von Arterien keineswegs zu nachweisbaren Weitenveränderungen des Gefäßlumens kommt, „die Frage der sogenannten Gefäßspasmen ist noch nicht gelöst". Dazu kommt noch die heute feststehende Tatsache der Selbststeuerung des Organismus, die bei gesunden Kreislaufverhältnissen bei hypoxämischen Zuständen dafür sorgt, daß es immer zur Gefäßerweiterung kommt. So muß man zusammenfassend sagen, daß es immer mehrere Faktoren sein müssen, die eine lokale bzw. demarkierende Nekrose auslösen.

Bei der Injektionstechnik wird es also stets das unglückliche Zusammentreffen von Gefäßanomalien, mehrfachen Punktionsversuchen, wie paravenöser bzw. peri- und endoarterieller Einspritzung mit Haematomen, Reizung des periarteriellen Nervengeflechtes sein, die bei Anwendung eines gefäßschädigenden Medikamentes solche schweren Folgezustände auslösen.

Daß es beispielsweise nach einer intravenösen Injektion von 33prozentigem Alkohol, noch dazu bei einem 78jährigen Patienten, zu einer Gangrän anfangs im Bereich der Phalangen (Arteriolen!) und schließlich zu einer demarkierenden Nekrose des Unterarms kam, nimmt nicht wunder (*Olivier*).

Rettig und *Eichler* zeigen im „*Handbuch der plastischen Chirurgie*" einen Zustand nach versehentlicher intraarterieller Injektion, bei dem eine schwere Hautnekrose mit Zerfall der Ulna zustande kam (Abb. 53).
Solche lokalen Nekrosen sind noch als relativ harmloser Folgezustand zu werten. Leider kam es in der überwiegenden Anzahl der Zwischenfälle nach „sogenannten intravenösen Injektionen", also intra- bzw. periarteriellen Einspritzungen von Medikamenten, zu demarkierenden Nekrosen und damit zum Absetzen des Unterarms bzw. der gesamten Extremität.
Ein Faktor muß jedoch noch erwähnt werden, der u. E. einen großen Einfluß auf die Entstehung von Zwischenfällen nach intravenösen Injektionen hat. Wir kennen eine Anzahl von Gefäßerkrankungen – angefangen bei der Arteriosklerose bis zur Endangitis obliterans –, die auf Grund ihres pathologischen Befundes in der Lage wären, jene im gesunden Jugendalter harmlos verlaufenden Injektionskomplikationen erschwerend zu beeinflussen. Es kommt bei der allgemeinen Behandlung der arteriellen Durchblutungsstörungen mit ihren typischen Erscheinungen, beispielsweise der Leichenfinger (Abb. 54), der diffusen progressiven Sklerodermie (Abb. 55) oder sogar im Verlauf eine Endangitis obliterans (Abb. 56) zu häufigen intravenösen Injektionen. Daß hier schon allein durch ein paravenöses Infiltrat, erst recht noch beim Durchstechen einer Vene, also eventuell bei einer periarteriellen Injektion, eine demarkierende Nekrose auslösen kann, liegt auf der Hand.

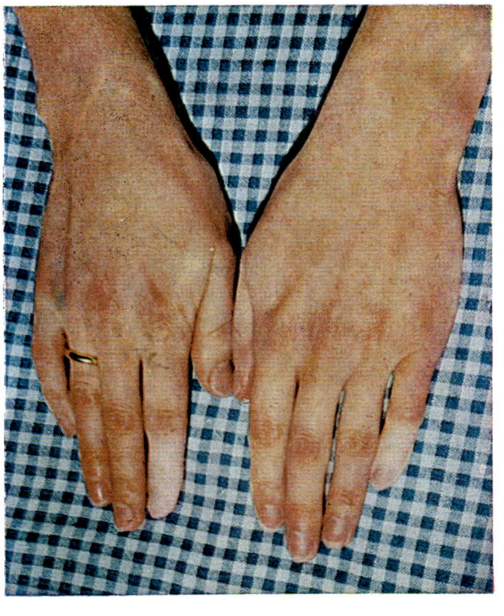

Abb. 54. Typische Veränderungen der sogenannten „Leichenfinger". Diese Erscheinungen treten meist als erstes Symptom einer sich später entwickelnden *Raynaud*schen Krankheit auf.

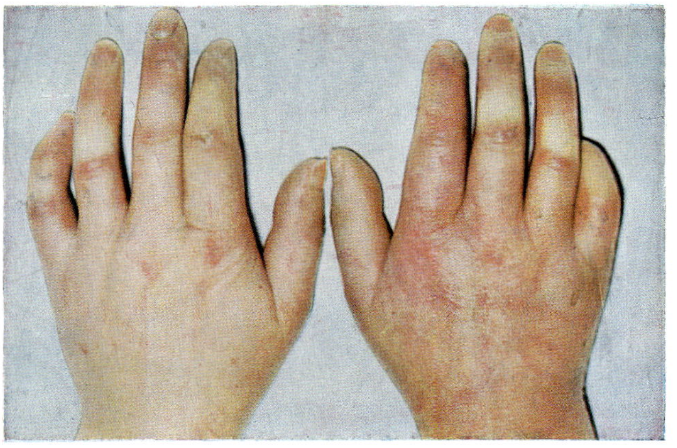

Abb. 55. Diffuse progressive Sklerodermie im Bereich der Hand

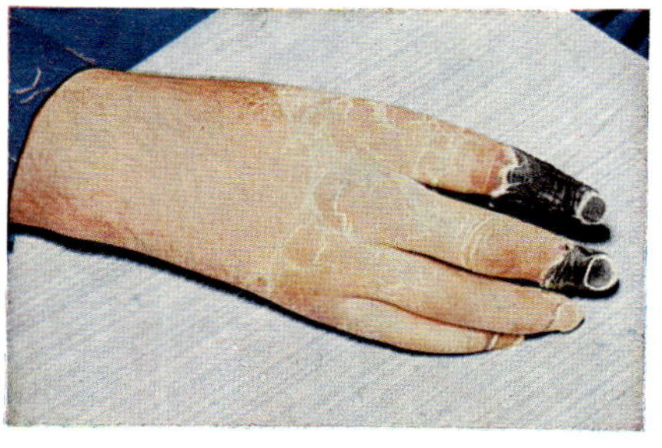

Abb. 56. Beginnende Nekrose der Endphalangen 2 und 3 bei Endangitis obliterans (Die Abbildungen 54–56 sind mit freundlicher Genehmigung des *Schattauer-Verlags* dem Werk *Klostermann-Südhof-Tischendorf: „Der diagnostische Blick"* entnommen worden)

Daraus ergibt sich, daß gerade bei diesen Krankheiten, aber auch, wie wir schon oft genug betont haben, bei allen intravenösen Injektionen der Applikationsort im Unterarmbereich zu suchen ist. Nur in Ausnahmefällen ist in der Ellenbogengegend, und dann immer im Bereich der lateral gelegenen V. cephalica zu injizieren. Die Behandlung der lokalen und demarkierenden Nekrose deckt sich völlig mit der eingehend beschriebenen Therapie im Kapitel „Die irrtümliche intraarterielle Injektion" (S. 138).

In Ergänzung zu dem eben Gesagten, möchten wir kurz auf die Ausführungen von *Pasch* und *Volkholz* zurückkommen, die auf dem *23. Kasseler Symposium über Akutdiagnostik und Akuttherapie* sich über die Problematik der irrtümlich intraarteriellen Injektionen äußerten. Wir stimmen mit den Autoren überein, wenn sie feststellen, daß die Häufigkeit dieser Behandlungszwischenfälle sich in der Literatur nur selten niederschlägt, so daß über die Frequenz dieser Komplikationen kaum Aussagen gemacht werden können. Daran dürfte sich nach *Pasch* auch nicht viel ändern, denn: „Genauere Zahlen sind nicht zu erhalten, weil viele Fälle wegen der drohenden juristischen Konsequenzen nicht publiziert werden und wahrscheinlich des öfteren versehentlich intraarteriell injiziert wird, ohne daß für den Patienten schwere Schäden resultieren, wenn das Mittel nur geringe schädigende Potenz hat."

Nach Schätzungen von *Pasch* würden auf 5000–10 000 intravenöse Injektionen ein Fall von irrtümlich intraarterielle Injektion erfolgen. Als Ursachen für die Entstehung der schon geschilderten Komplikationen werden vier Theorien diskutiert:

1. Der arterielle und arterioläre Spasmus mit konsekutiver Ischämie;
2. die Präzipitation von Mikrokristallen;
3. die Thrombose;
4. die toxische Schädigung der Gefäßwand und des perivaskulären Gewebes.

Je nach der Konzentration bzw. Toxizität des jeweiligen Präparates werden u. E. mehrere dieser Mechanismen auftreten, die dann zu den oben beschriebenen Krankheitsbildern führen, die leider auch bis zu einem Absetzen der oberen Extremität reichten.

Zusammenfassend hat *Pasch* und *Volkholz* drei Tabellen veröffentlicht, die unseres Erachtens so wichtig sind, daß wir sie hier übernehmen. Wir wissen zwar, daß wir uns dabei wiederholen, doch können die Grundlagen der Therapie dieses manchmal sehr dramatischen Krankheitsbildes nicht oft genug zitiert werden.

Tab. 7. Pharmaka, die bei intraarterieller Injektion schädigend wirken können

Barbiturate
Thiopental, Pentobarbital, Methohexital und Hexobarbital

Auch das Eugenol-Derivat, Propanidid, über dessen Arterienverträglichkeit wir eingehend gesprochen haben, zählt nach *Pasch* zu den schädigend wirkenden Pharmaka.

Unter den Benzodiazepinen wird das Diazepam und das Flunitrazepam aufgezählt.

Sonstige Medikamente:

- *Tubocurarin*
- *Phenathiazine*
- *Amphetamine*
- *Strophantine* und
- *Chinin.*

Damit wird die von *Perret* und von mir ergänzte Liste der publizierten Schäden nach versehentlicher intraarterieller Injektion erheblich erweitert. Dennoch müssen wir zu der von *Pasch* veröffentlichten Liste einige Bedenken anmelden. Obwohl das Hexobarbital einwandfrei Schäden gesetzt hat, sind – wie wir vorn berichteten – sorgfältige Versuche an später amputierten Gliedmaßen, die eine intraarterielle Evipan-Injektion erfuhren, durchgeführt worden. Sie sind ohne

Schaden geblieben. Das gleiche gilt jedoch nicht für Epontol (Propanidid) (s. S. 136). Schäden durch *Valium* (Diazepam) sind mir bisher noch nicht bekannt geworden. Ebenso wie das *Strophantin* nur dann schädigend wirkt, wenn wie *Stör* schon 1933 beschrieben hat, mehrere ungünstige Faktoren zusammen kommen müssen. Dabei ist die Schädigung wesentlich größer, wenn neben einer intraarteriellen eine perivenöse Injektion erfolgt. Im einzelnen verweisen wir auf das vorangegangene Kapitel. Die folgenden Tabellen 8 und 9 übernehmen wir von *Pasch* und *Volkholz*, müssen jedoch auch hier feststellen, daß sie weitgehend mit den von uns schon vor langer Zeit veröffentlichten Therapievorschlägen übereinstimmen.

Tab. 8. Therapie nach versehentlicher intraarterieller Injektion

1. Kanüle in Arterie liegen lassen!
2. Sofort mit 10–20 ml Na-Cl-Lösung 0,9%ig spülen.
3. Mit 10 ml Lidocain-Lösung 0,25%ig nachspülen
   (z. B. 2,5 ml *Xylocain* 1%ig + 7,5 ml NaCl 0,9%ig)
4. Wasserlösliches Glukokortikoid nachinjizieren
   (z. B. 1 Amp. à 80 mg *Volon A solubile*)
5. 1 Amp. *Panthesin-Hydergin* + 1 Amp. à 200 mg *Volon A solubile* mit NaCl 0,9%ig in 50 ml Perfusorspritze aufziehen und langsam in Arterie infundieren.
6. Plexus-brachialis-Blockade
7. Antikoagulation (initial 7500–10000 USP-E. *Heparin* i.v.)
8. Gegebenenfalls operative Therapie (Thrombektomie, Faszienspaltung).

Tab. 9. Prophylaxe der irrtümlichen intraarteriellen Injektion

1. Korrekte Lagerung des Armes
   Nicht zu stark abduzieren
   supinieren
   überstrecken
2. Anatomie berücksichtigen
   Möglichst Unterarm- oder Handrückenvene punktieren
   In Ellenbeuge nur an radialer Seite punktieren
3. Korrekte Stauung
   Diastolischen Druck nicht überschreiten
4. Infusionsprobe
   Beobachtung von Tropfenfolge
   Flüssigkeitsspiegel in Tropfkammer
   Blutrücklauf im Infusionsschlauch
5. Verwendung verdünnter Lösungen
   z. B. nur 2,5%ige *Thiopental*-Lösungen injizieren
6. Testdosis 25–50 mg *Thiopental* als Testdosis geben
7. Kennzeichnung arterieller Katheter
   Makierungen von Dreiwegehähnen und Verbindungsschläuchen

2.4.10. Todesfälle nach intravenöser Injektion

Bei den im Anschluß an intravenöse Injektionen aufgetretenen Todesfällen handelt es sich zumeist um Verwechslung von Präparaten. So ist gerade kürzlich wieder ein Fall bekannt geworden, bei dem ein Kollege statt physiologischer Kochsalzlösung Kaliumchlorid intravenös injizierte. Trotz aller Gegenmaßnahmen verstarb die Patientin infolge dieser Ampullenverwechslung.
Wie schwierig solche Fälle zu beurteilen sind, sieht man daraus, daß die Schwester dem Kollegen eine aufgesägte NaCl-Ampulle gezeigt hatte und beide damit glaubten, die Sicherungsmaßnahmen und Sorgfaltspflicht eingehalten zu haben.
Hallermann hat erst kürzlich über Zwischenfälle und Kunstfehler im Krankenhaus berichtet. Er zitiert den von *Ilchmann* und *Christ* schon beschriebenen Fall, bei dem es nach einer intravenösen *Betaxin*-Injektion zu einem anaphylaktischen Schock mit tödlichem Ausgang kam.

„Eine 35jährige Frau mit einer Plexusneuritis des rechten Armes war während vieler Monate laufend mit *Betaxin*-Injektionen (auch intravenös) behandelt worden. Nach Besserung des Zustandes war vier Wochen mit der Behandlung ausgesetzt worden. Jetzt erbat die Patientin, die erneute Schmerzen bekommen hatte, wieder eine Einspritzung und erhielt 25 mg *Betaxin forte* intravenös. Es kam im direkten Anschluß an die Injektion zur Übelkeit, die unter Krämpfen zur Bewußtlosigkeit führte, die Atmung setzte trotz *Coramin* und *Lobelin*gaben nach 20 Minuten aus und fünf Minuten später trat der Tod ein. Die Sektion und histologische Untersuchung ergaben in Übereinstimmung mit den spärlichen klinischen Beobachtungen und den Befunden in Tierversuchen (*Tislowitz*) einen Tod im anaphylaktischen Schock mit typischen Veränderungen in Lungen, Leber und im Gefäßsystem.
Die vorausgegangene Betaxin-Behandlung hatte zu einer Sensibilisierung durch das *Aneurin* bzw. *Thiamin* geführt und bei der nach dem Intervall gegebenen starken Betaxin-Zufuhr den tödlichen anaphylaktischen Schock bewirkt."

Die meisten Todesfälle nach intravenösen Injektionen kommen jedoch durch menschliche Unzulänglichkeit, also durch Verwechslungen, Hörfehler und zu große Sorglosigkeit zustande. So ist zum Beispiel eine Verurteilung eines Arztes erfolgt, weil dieser anstelle einer 2,5prozentigen Kochsalzlösung eine 20prozentige Lösung injiziert hatte.

„Es handelte sich um einen 34jährigen Mann, der nach einem harmlosen Sturz auffallenden Durst zeigte und bei dem der bislang in dem Krankenhaus nicht bekannte *Carter-Robbins*-Test zur Differentialdiagnose zwischen Diabetes insipidus und psychogener Polydipsie angestellt wurde. Dieser Test war in einem bekannten diagnostischen Lehrbuch erwähnt, in dem infolge eines Druckfehlers eine 25prozentige Kochsalzlösung anstatt einer 2,5prozentigen Kochsalzlösung angegeben war. Der ausführende Arzt hielt sich nicht genau an diese (falschen) Angaben, sondern er machte einen Dauertropf einer 20prozentigen Kochsalzlösung, gab davon 400 ml, so daß dem Patienten in kurzer Zeit 80 g Kochsalz zugeführt wurden. Die Herstellung der Lösung erfolgt in der Krankenhausapotheke und die Anlegung des Tropfes durch eine Krankenschwester. Als es zum Auftreten erheblicher Schmerzen und motorischer Unruhe kam, versäumte sie es, den Arzt sofort darauf aufmerksam zu machen. Bei der Visite war der Patient somnolent, und erst, als sich der Zustand am nächsten Morgen nicht besserte, erfolgte die Verlegung in eine Universitätsklinik, in der der Patient zehn Tage in Lebensgefahr schwebte, dann aber gerettet werden konnte."

Perret berichtet in seinem Buch „*Arzthaftpflicht*" ebenfalls schon über verschiedene Todesfälle durch Arzneimittelschäden. So wird kurz ein Fall geschildert, bei dem es auch zu einer Verwechslung von Arzneimitteln kam.

„Durch einen Hörfehler verstand die Schwester nicht, daß eine Einpritzung von 10 ml *Protocid* und 10 ml *Decholin* vorzubereiten sei. Die Schwester nahm an, daß sie eine Mischspritze aus *Protocid* und *Cholin* bereithalten sollte. Der Arzt injizierte diese falsche Lösung und der Kranke verstarb."

Hallermann zitiert noch einen sehr lehrreichen Fall, aus dem hervorgeht, daß der Arzt die Pflicht hat, bestimmte Anordnungen, die er mündlich bei der Visite gemacht hat, zu kontrollieren. Der Hörfehler der Schwester spricht ihn nicht von der Verantwortung frei, die Hilfskraft zu überwachen.

„Ein Assistenzarzt in einem Kreiskrankenhaus ordnete bei einem Patienten eine Bandwurmkur an. Der Arzt diktierte bei der Visite einer jungen Schwester, die die Vertretung hatte, ‚für Sonnabend abends 0,3 g Calomel, für Montag 5 cm^3 Chloroform durch die Duodenalsonde, eine halbe Stunde später 0,45 g Calomel und anschließend Einläufe.' Die Schwester notierte in ihrem Visitenbuch, wie sie später angab, für Sonnabend abend 0,2 g Calomel, für Montag 50 cm^3 Chloroform, anschließend 0,3 g Calomel, später Einläufe. Der mann starb an Chloroformvergiftung. Der Arzt wurde verurteilt, weil er seiner Kontrollpflicht nicht genügt hatte. Das diesbezügliche Urteil des Bundesgerichtshofes (BGHSt 3.91, 1953) trägt den bezeichnenden Obertitel „Mängel der ärztlichen Ausbildung, schlechte Vorbildung und fehlende Erfahrung entschuldigen unter Umständen ärztliche Kunstfehler, aber nicht a) Eingriffe ohne eigene Diagnose, b) ungenügende Überwachung von Hilfskräften."

„Es gibt keine Entschuldigung dafür, daß der Angeklagte die Verordnung sich nicht hat vorlegen oder wenigstens wiederholen lassen, wenn er sie schon nicht abzeichnete. Wie groß die Gefahr ist, wird gerade aus dem vorliegenden Fall deutlich, in dem alle drei Dosierungen anders aufgeschrieben worden sind, als der Angeklagte sie gegeben haben will." Der Arzt hätte bemerken müssen, daß die Verordnung der jungen Schwester offenbar nicht geläufig war; eine zusätzliche Kontrolle hätte den tödlichen „Hörfehler" vermieden.

Perret sagt dazu: „Verwechslungen ähnlich klingender Arzneimittel, Überdosierungen durch Verhören und Versprechen sowie viele andere möglichen Schäden durch Arzneimittel haben verschiedenste Ursachen, sie liegen teils in der menschlichen Unzulänglichkeit, teils auch in unberechtigter Sorglosigkeit. Handelt es sich um ein Versehen des Apothekers, ist also vom Arzt richtig rezeptiert, von der Apotheke jedoch falsch beschriftet worden, dann kann den Arzt nie ein Verschulden treffen, denn er hat keine Möglichkeit, das Mittel zu analysieren, bzw. zu prüfen. Ist es infolge eines Druckfehlers zu falscher Dosierung gekommen und übernimmt diese der Arzt, so hat das Gericht verlangt, daß er bei neuen Mitteln selbst noch Nachprüfungen über die Dosierung durchführt. Das erscheint als eine Überspannung der Sorgfaltspflicht an den Arzt, obwohl zugegeben werden muß, daß es immer wieder bestimmte Arzneimittel sind (*Percain* statt *Procain* u. a. m.), die leicht bei der Angabe der Dosierung dem Druckfehlerteufel zum Opfer fallen.

Wenn der BGH es grundsätzlich für erforderlich gehalten hat, daß mündlich gegebene Verordnungen über Arzneimittel und deren Dosierung an die Schwester wegen der naheliegenden Gefahr des Verhörens wiederholt, bzw. abgezeichnet werden müssen, so kann diesem Ausmaß an Sorgfaltspflicht in ärztlicher Betrachtung kaum zugestimmt werden.

Jahrelange Erfahrung hat eindeutig gezeigt, daß ohne diese besonderen Sicherungsmaßnahmen auszukommen ist. Wiederholungen, Abzeichnung oder ähnliche Sicherungsmaßnahmen können deshalb nicht als grundsätzlich erforderlich betrachtet werden. Notwendig sind sie nur, wenn es sich um von der Regel abweichende Verordnungen handelt, oder die aufnehmende Schwester unerfahren ist oder es sich um eine Lernschwester handelt. (Siehe *Hallermann*scher Fall.)

Ein ‚Verschulden' in allen ähnlich gelagerten Fällen kann – in ärztlicher Betrachtung – nur darin liegen, daß der Arzt nicht die Gesamtsituation erfaßte, aus den Mienen der Schwester nicht entnahm, daß diese unsicher war, daß sie nicht richtig verstanden hat, oder wenn ganz ungewöhnliche Dosierungen von Arzneimitteln verordnet werden. Würden grundsätzlich wörtliche Wiederholungen der Aufzeichnungen oder Abzeichnung usw. für erforderlich gehalten werden, so müßte dem entgegengehalten werden, daß auch diese Maßnahmen nicht als ‚narrensicher' betrachtet werden können.
Die Gefahr der Überspannung von Sicherungsmaßnahmen liegt darin, daß sich dann andere menschliche Unzulänglichkeiten einschleichen, die bei der bisher üblichen und ausreichenden Sorgfalt vermieden worden sind. Die Nachschau der Ampullen, als vom Gericht angenommene sichere Vorsichtsmaßnahme, ist keineswegs in allen Krankenhäusern, Kliniken usw. üblich. Sicherungsmaßnahmen lassen sich nicht in starre Regeln pressen! (Das sieht man besonders an dem obigen Fall, wo mit Sicherheit NaCl und KCl-Ampullen nebeneinander lagen, und die Schwester im guten Glauben, es handele sich um eine physiologische Kochsalzlösung, dem Arzt eine aufgeprägte Ampulle einer vorher entnommenen NaCl-Lösung vorwies.) Jeder Arzt und jedes Krankenhaus haben andere Sicherungsmaßnahmen, die aber ebenso wie die Nachschau der leeren Ampullen erfahrungsgemäß eine Komplikation durch Überdosierung oder Verwechslung nicht hundertprozentig ausschalten können. In der Analyse solcher Verwechslungen ergibt sich immer wieder, daß viele einzelne Unzulänglichkeiten und Irrtümer, die kaum je für sich allein zu einem fatalen Ausgang führen würden, im absolut seltenen Ausnahmefall zu einer Kettenreaktion führen, deren Folgen auch nicht durch nachträglich errechnete Sicherungsmaßnahmen zu vermeiden sind. Es erscheint gefahrvoll, ein bisher bis auf wenige Einzelfälle versagendes übliches System durch komplizierte, starre Methoden ersetzen zu wollen."

Dazu ist zu sagen, daß u. E. ein entsprechender Sicherungsbeitrag von seiten der pharmazeutischen Industrie bisher fehlt. So könnten bestimmte Medikamente, deren Injektion eventuelle Reaktionen auslöst, besonders gekennzeichnet werden, auch könnte ohne weiteres die Ampullenform verändert werden. Möglichkeiten, die einer modernen Industrie keine Schwierigkeiten bereiten *v. Schleyer* teilte uns mit, daß in seiner Klinik *bestimmte Medikamente, deren Injektion lebensgefährlich sein könnte, farbig markiert sind.* Werden im Laufe einer Operation, insbesondere unter Intubationsnarkose, bestimmte Medikamente injiziert, wird bei uns jede aufgezogene Injektionsspritze mit einem Leukoplaststreifen versehen, auf dem der Name des Mittels vermerkt ist.
Es muß jedoch betont werden, daß es unbedingt erforderlich ist, daß in der heutigen modernen Medizin, die einen ungeheuren Zuwachs an sehr differenzierten Pharmaka aufzuweisen hat, nur diejenigen Präparate gespritzt werden, deren Indikation, Kontraindikation – und deren Applikationsort der Arzt genau kennt. So ist beispielsweise bei einem unter *Strophanthin*medikation stehenden Patienten

eine intravenöse Injektion von *Kalzium*präparaten nicht indiziert, ja sie kann sogar zum letalen Ausgang führen.

Wie wir bereits gezeigt haben und noch weiter ausführen werden, hat sich unter bestimmten Umständen und bei bestimmten Fällen die Venenpunktion zentralwärts verlagert. Die Punktion der V. subclavia bzw. der V. jugularis interna – zumeist zum Anlegen von zentralen Venenkathetern – ist für den Geübten nicht schwieriger, jedoch ist die Komplikationsrate bei diesen zentralen Punktionen wesentlich höher als diejenigen im Extremitätenbereich. So nimmt es nicht Wunder, daß infolge solcher Behandlungen auch Todesfälle aufgetreten sind. Erst kürzlich erfuhren wir von dem letalen Ausgang einer Subklaviapunktion, die erst rechts mißlang und auf Anraten der Patientin, einer Medizinalperson, anschließend links durchgeführt wurde. Auch hier mißlang die Punktion. Es kam zu einem Hämatothorax, an dem die Patientin trotz aller Maßnahmen zur Erhaltung ihres Lebens verstarb.

Auch *Burri* und *Ahnefeld*, deren Monographie „*Zentraler Venenkatheterismus*" wir nur empfehlen können, berichten über in der Literatur beschriebene Todesfälle nach den Punktionen im Subklavia- und Jugularisbereich.

2.4.11. Blutentnahme zur Bestimmung des Blutalkoholspiegels

Da sich die normale Blutentnahme nicht von der Technik der intravenösen Injektion unterscheidet, soll hier nur die Entnahme des Blutes bei der Blutalkoholprobe kurz aufgeführt werden. Formaljuristische und ärztliche Bedenken über Indikation und Kontraindikation können in diesem Rahmen nicht abgehandelt werden, es soll daher nur über die Technik berichtet werden.

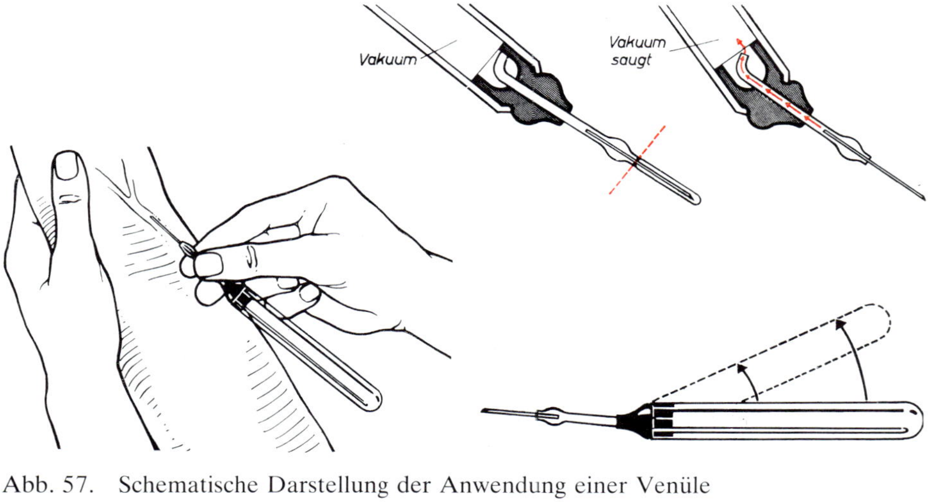

Abb. 57. Schematische Darstellung der Anwendung einer Venüle

Bei dem Blutalkoholtest wird als Säuberungsmittel, wie schon erwähnt, eine Sublimatlösung benutzt. Als Blutentnahmespritze hat sich hier besonders die sogenannte *Venüle* bewährt. Das ist eine Injektionsspritze mit zugeschmolzenem Glaskolben, in dem ein Unterdruck künstlich erzeugt wurde (Abb. 57). Dieser Glasteil ist durch eine Gummimanschette von dem Kanülenteil getrennt, so daß kein Druckausgleich zustande kommen kann. Wird die Kanüle in eine Vene eingeführt, so ist darauf zu achten, daß Glaskörper und Kanüle achsengerecht eingestochen werden. Erst nachdem die Kanüle bereits in der Vene bzw. im Unterhautfettgewebe liegt, ist eine Abweichung von der Achse „Kanüle – Glaskörper" erforderlich. Durch diese Knickung wird die Gummimanschette, die den Kanülenteil abschließt geöffnet und bei richtiger Lage in der Vene wird automatisch das Blut infolge des negativen Druckes in den Glaskörper aspiriert (Abb. 57).

2.4.12. Venaesectio, intravenöse Tropfinfusion, Technik und Lagerung

Während in früheren Zeiten die Venaesectio nur dann durchgeführt wurde, wenn nach mehrfachen vergeblichen Venenpunktionen eine Blutader nicht darzustellen war, ist die Venaesectio heute, infolge der Fortschritte der modernen Medizin, besonders nach schweren Unfällen, Schlafmittelvergiftungen, langdauernden eingriffen u. ä. zu einem für jeden Arzt routinemäßig zu beherrschenden Eingriff geworden. Dabei muß bedacht werden, daß inzwischen die perkutanen Techniken zur Anlage von zentralen Kathetern so ausgebaut sind (s. Kapitel „*Zentraler Venenkatheterismus*", S. 159), daß eine Venaesectio häufig nur noch im haemorrhagischen Schock durchgeführt wird, um eine schnelle Volumenauffüllung zu erreichen.

Dabei ist es häufig erforderlich, mehrere Venen freizulegen, wenn beispielsweise die eine Vene diagnostischen Zwecken, die andere therapeutischen Maßnahmen dient. Auch für die sogenannten Verweilkatheter einschließlich der Kavakatheter sowie für die verschiedenen Maßnahmen zur Anlage eines Herzkatheters ist manchmal die Venaesectio erforderlich. Wie wir bereits bei der intravenösen Infusionstherapie berichtet haben, sind wir heute in der Lage, perkutan diese Katheter anzulegen, doch wird insbesondere bei Säuglingen, Kleinkindern und bei älteren Läuten eine Venaesectio durchgeführt, da die perkutane Technik, besonders bei Kleinkindern und Säuglingen nur einem Erfahrenen gelingt.

Auch diese kleine Operation ist prinzipiell unter aseptischen Kautelen durchzuführen. *Vaillant* berichtet über lokale Komplikationen beim Venenkatheterismus. Bei 234 von verschiedenen Operateuren nach derselben Technik durchgeführten Venaesectionen, um einen Polyäthylenkatheter anzulegen, wiesen 34 Fälle Komplikationen auf, davon 10 Phlebitiden. Je länger der Katheter lag, um so höher war die Komplikationsrate (1% wenn der Katheter vor Ablauf von 12 Stunden, 3%

wenn er vor Ablauf von 36 Stunden, 38% wenn der Katheter nach 36 Stunden entfernt wurde).
Die Untersuchungen ergaben, daß diese entzündlichen Veränderungen auf bakterieller Grundlage entstehen. Trotz länger liegender Katheter konnten wir solche Komplikationen nur selten beobachten.

2.4.12.1 Technik der Venaesectio

Die operative Freilegung einer Vene ist eine aseptische Operation, zu deren Ausführung Händedesinfektion, sorgfältige Säuberung des Operationsfeldes, *Merfen-, Jod-* oder ähnlicher Anstrich sowie ein Abdecken mit sterilen Tüchern erforderlich ist. Die Haut des Unterarmes, bei Säuglingen des Oberarmes, bzw. die Haut im Bereich der freizulegenden Vene, wird sodann nach Anlegen einer Staubinde und Durchführung einer Lokalanästhesie in meist waagerechter Richtung – also quer zum Verlauf der Vene – gespalten. Zur Anlage des Kavakatheters ist die Venaesectio prinzipiell im Bereich des Oberarmes anzulegen. Die Querinzision empfiehlt sich, da man auf diese Weise bestimmten Abnormitäten der Venenverzweigung begegnen kann. Bei Mißlingen einer Venaesectio, bzw. beim Auffinden eines thrombosierten Gefäßes, kann sofort ohne Schwierigkeiten durch Verlängerung der Inzision eine weitere Vene aufgesucht werden.
Eine Inzision in Richtung des Blutflusses, wie sie früher insbesondere zu Zwecken des Aderlasses vorgenommen wurde, und die auch noch in seltenen Fällen durchgeführt wird, ist nur zu empfehlen, wenn eine deutlich sichtbare Vene nachweisbar ist und man mit Hilfe der Venaesectio umfangreichere diagnostisch- bzw. therapeutische Eingriffe durchführen will. Im letzteren Falle wird etwa 2 bis 3 mm neben der Vene ein etwa 1 1/2 cm langer Schnitt gelegt, und nach Eindringen in das subkutane Fettgewebe der Vene von der Seite her dargestellt. Das gleiche gilt für die allgemeine Methode der Freilegung einer Vene. Hier wird ebenfalls ein etwa 1 1/2 cm langer Schnitt quer zum Verlauf der vermuteten Vene angelegt, wobei nun der Assistent die Haut mit zwei feinen dreizinkigen Häkchen anhebt und der Operateur mit einer stumpfen Präparierschere die Vene aus dem Bereich des subkutanen Fettgewebes isoliert. Ist das Gefäß gefunden und sorgfältig freipräpariert, führt man eine mit einem Katgutfaden armierte *Deschamps*sche Nadel unter der Vene hindurch und ligiert das distale Ende der Blutader (Abb. 58).
Ist nur eine einfache intravenöse Injektion vorgesehen und nicht die Anlage eines Dauertropfs, bzw. das Einschieben eines Katheters, wird die Vene nur einmal mit einem Katgutfaden unterfahren und durch das Hochhalten der Fäden kann nun die Injektionskanüle in die Vene eingeführt und das jeweilige Medikament injiziert werden. Diese Maßnahme kommt jedoch heute nur noch außerordentlich selten vor, da man letztlich nicht nur eine intravenöse Injektion verabreichen, sondern das Gefäß wenigstens für 24 Stunden offen halten will. Aus diesem Grunde kommt das folgende Verfahren zur Anwendung:

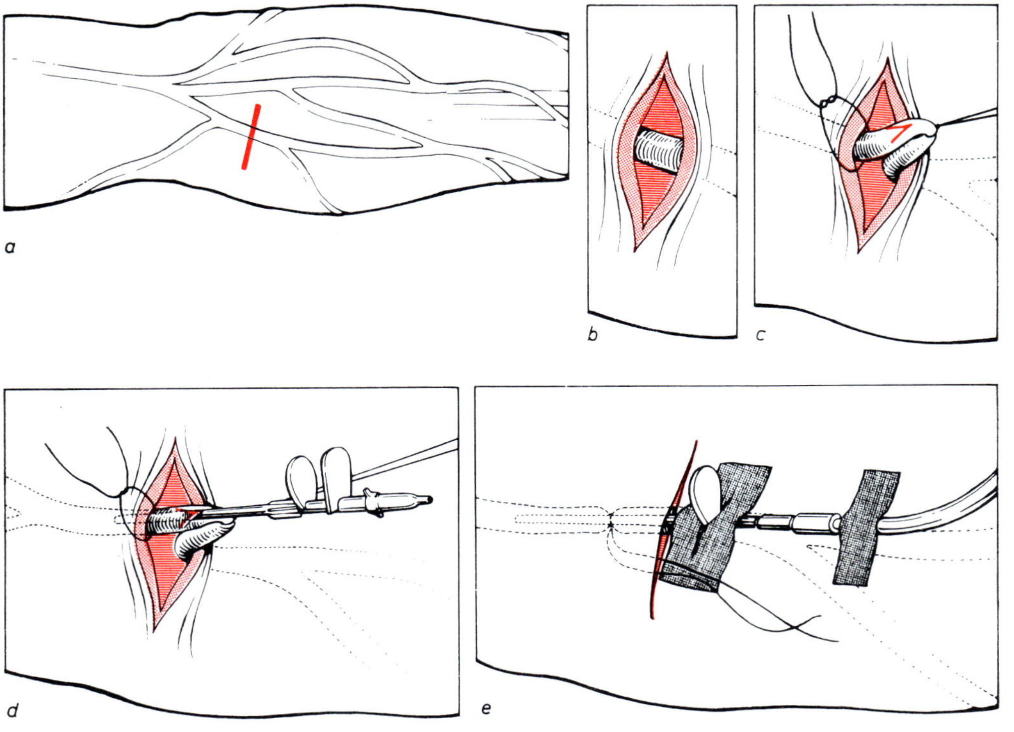

Abb. 58. Technik der Venaesectio im Bereich der V. cephalica

a) Inzisionsstelle
b) Darstellung der Vene
c) Nach distal ist die Vene ligiert, nach proximal ist ein loser Faden geschlungen. Scherenschlag zur Eröffnung der Vene
d) Einführung der Braunüle bzw. eines Kunststoffkatheters (über die Vene und den Kunststoffverweilkatheter wird die proximalwärts gelegene Ligatur geknüpft)
e) Naht mit eingelegter intravenöser Dauertropfinfusion

Nachdem das distale Ende ligiert ist und der Faden lang gelassen wurde, wird ein zweiter Katgutfaden mit Hilfe der *Deschamps*schen Nadel um das Gefäß geschlungen, wobei jedoch der Faden noch nicht geknüpft sein soll. Wir gehen hierbei so vor, daß wir zwar den ersten Knoten legen, ihn jedoch nicht zuziehen. Darauf hebt der Assistenz die Enden der proximalen nicht fest verknoteten Katgutfäden an und sperrt dadurch einen evtl. venösen Rückfluß. Der Operateur schneidet nun die Vene mit einer feinen spitzen Schere zipfelartig an und schiebt die Kanüle bzw. den Katheter in die Vene. Liegt die Kanüle – wir benutzen heute vorwiegend Kunststoffkanülen – richtig in der Vene, wird der um das Gefäß und um die Kanüle lose geknotete Faden fest ligiert. Beim Schieben eines Katheters geht man in der gleichen Weise vor.

In letzter Zeit ist man davon abgekommen, Catgutnähte zu versenken. Durch diese Maßnahme kann sich die Komplikationsrate steigern. Sie ist im Verhältnis zum perkutanen Venenkatheterismus in jedem Fall höher (*Burri* und *Ahnefeld*).

Bei Notfällen – besonders beim Volumen-Mangelschock – kommt eine zusätzliche Venaesectio im Inguinalbereich infrage. Diese Technik ist jedoch auch in den letzten Jahren zugunsten des zentralen Venenkatheterismus (s. S. 159) mehr und mehr verlassen worden.

Beim **Legen eines Kavakatheters** wird die Venaesectio nur noch selten durchgeführt. Der perkutane Venenkatherismus ist besonders durch die *Fa. Braun*, Melsungen, u. a. technisch so perfektioniert worden, daß operative Eingriffe in der Mehrzahl der Fälle entfallen können. Soll doch eine Venaesectio durchgeführt werden, wird die Venenpunktion im Oberarmbereich angelegt, um die Ellenbeuge zu meiden und den Katheter gleich in größere Gefäße gleiten zu lassen, so daß er leicht in die V. cava cranialis eindringen kann. Der von der V. cephalica geschobene Kavakatheter erreicht die V. cava cranialis über die V. axillaris oder V. subclavia, der über die V. basilica geschobene Katheter die V. brachialis. Dem Basilikakatheter soll der Vorzug gegeben werden (Abb. 59).

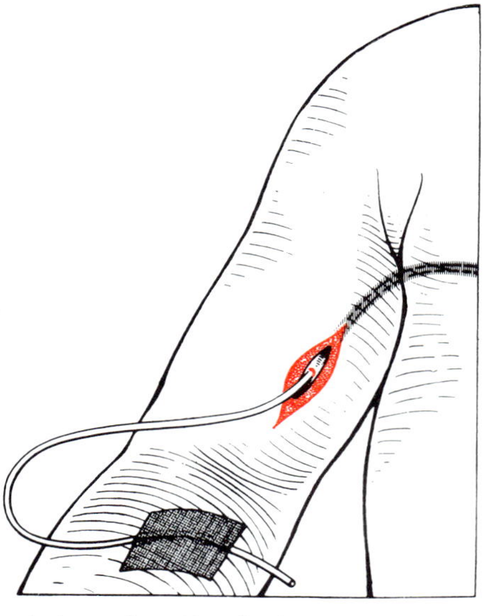

Abb. 59. Anlage eines Kavakatheters von einer oberflächlich gelegenen Vene des Oberarms

Näheres darüber im Kapitel „*Zentraler Venenkatheterismus*“ (vgl. S. 159).

Beim Anlegen eines Herzkatheters wird dieser Vorgang mit Hilfe des Bildverstärkers-Fernsehkette kontrolliert. Während man bei einer einfachen Venaesectio im Unterarmbereich die Extremität auf ein kleines Tischchen wie zu handchirurgischen Eingriffen lagert, ist es beim Schieben des Kavakatheters nicht unbedingt erforderlich, die Extremität auf eine Schiene zu lagern.

> Beim Schieben eines Kavakatheters kann es manchmal vorkommen, daß ein gewisser Stop eintreten kann, wenn der Schlauch in die V. axillaris bzw. subclavia hineinrutscht. Hier empfiehlt sich ein kleiner Trick, den uns *Eckart* demonstriert hat: Während des Schiebens des Katheters, wobei von vornherein darauf zu achten ist, daß die Extremität gewissermaßen in Verlängerung der großen Venenstämme im Schulterbereich gelagert wird, wird der Arm leicht abduziert bzw. rotiert, so daß der Schlauch gewissermaßen „besser die Kurve nehmen" kann, und in den großen Venenstamm hineingleitet.

Um den Kavakatheter richtig zu führen, muß man wissen, wieweit man ihn vorzuschieben hat. So muß man den Kunststoffschlauch vom Oberarm etwa 40 cm, von der rechten Halsseite ca. 12 cm und von der linken Halsseite etwa 15–20 cm vorschieben. Die Kavakatheter können auch über die V. saphena magna am Oberschenkel gelegt werden, doch wird diese Methode außerordentlich selten angewendet, da sie mit einer erheblich größeren Komplikationsrate belastet ist.
Nachdem der Polyvinylschlauch richtig gelagert ist, wird er im Venaesectiobereich fixiert. Eine Hautnaht beendet den Eingriff.
Nach *Burri* sind die häufigsten fehlerhaften Positionen
beim *Basilica Katheter*: die V. subclavia oder die V. axillaris
beim *Jugularis Katheter*: die V. subclavia oder die V. axillaris, oder die Venen des Halsgeflechts
beim *Subclavia Katheter*: die V. axillaris der gleichen oder der Gegenseite bzw. die V. jugularis interna.
Prinzipiell muß eine Röntgenkontrolle der Lage des Kavakatheters durchgeführt werden. In seltenen Fällen kann der Katheter zu weit vorgeschoben sein. Liegt der Kunststoffschlauch in der V. cava cranialis, also richtig, muß dennoch beachtet werden, daß *bei weit vorgeschobenem Katheter evtl. bis in die Nähe der Trikuspidalklappe*, die jeweilige Infusionsflüssigkeit eine *irreversible Schädigung der Herzklappe* auslösen kann.
Verständlicherweise ergeben Quernähte bei der Venaesectio, die wir hier empfehlen, nicht so schöne Narben wie eine Naht nach Längsinzision. Doch bei einer Venaesectio kommt es letztlich nicht auf das kosmetische Resultat, sondern wie schon vorn ausgeführt, auf die Zweckmäßigkeit an. In jedem Falle aber wird man bei der Wundnaht sehr gewissenhaft vorgehen und die Hautwunde mit feinen Kunststoffäden verschließen. Die Kunststoffkanüle, bzw. der an das System angeschlossene Katheter, werden zusätzlich meist in Schlingenform mit Leukoplast fixiert. Der Eingriff wird mit der endgültigen Fixierung der Extremität auf der Schiene mittels elastischer Binden beendet.
Beim Säugling und manchmal auch beim Kleinkind – hier spielt die operative Situation eine wesentliche Rolle – ist für die **Freilegung einer Vene zur intravenö-**

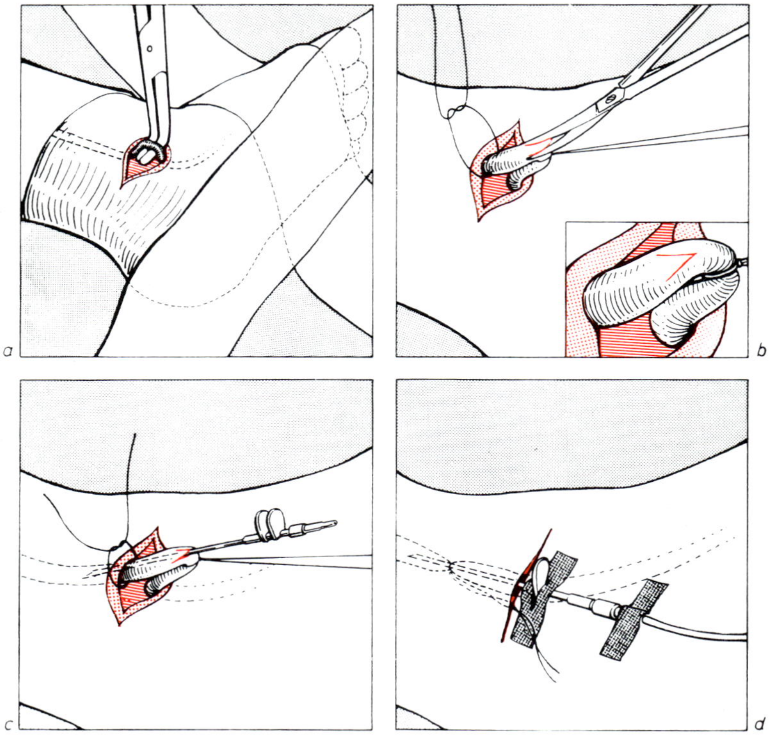

Abb. 60. Venaesectio im Bereich der V. saphena magna

sen Infusion, bzw. Transfusion, die V. saphena magna knapp über dem tibialen Malleolus an der Konvexität der Vorderseite besser geeignet als die im Arm befindlichen Venen, die gegebenenfalls später auch noch Verwendung finden können. Das dort fast immer sicht- und tastbare Gefäß legt man in Lokalanästhesie mittels ca. 1 cm langen Querschnitts frei, wobei das ganze Bein in Dorsalflexion des Fußes mit der Außenseite auf eine kleine gepolsterte *Kramer*schiene gelagert und so gut am Tisch oder Bett fixiert wird.

Die Umspritzung der Haut mit einem 1prozentigen Lokalanästhetikum erfolgt im Verlauf der Vene in 2 cm Ausdehnung. Auch hier gibt es verschiedene Anschauungen über die Schnittführung zur Freilegung der Venen. Während wir aus den oben angeführten Gründen eine Querinzision für günstiger halten, empfiehlt beispielsweise *Ritter* die Inzision über dem Gefäß in $^1/_2$ cm Länge. Wenn man schon einen Längsschnitt durchführt, sollt man jedoch auf keinen Fall den Hautschnitt über dem sichtbaren Gefäß durchführen. Ist das Gefäß wirklich gut inspektabel und palpabel, ist die Inzision in Längsrichtung nur neben dem Gefäß zu verantworten.

Die auf dem Periost, bzw. auf der Faszie, locker aufliegende und meist von kleineren Hautnerven begleitete Vene wird dann mittels einer stumpfen Präparierschere

isoliert. Das Einlegen der Kunststoffkanüle, bzw. des Katheter, wird wie oben schon beschrieben durchgeführt (Abb. 60).
Abschließend erfolgt Hautnaht. Wir empfehlen gerade bei Säuglingen, den Katheter wenigstens 24 Stunden liegen zu lassen, da auf diese Weise jederzeit eine Vene offen ist.

2.5. Zentraler Venenkatheterismus

Obwohl in den letzten Jahren eine große Anzahl von Publikationen über Kava-Katheter erschienen sind und speziell das Buch von *Burri* und *Ahnefeld* zum Standardwerk über den zentralen Venenkatheterismus geworden ist, soll entsprechend unseres Kapitels über die topographische Anatomie noch einmal ausführlich auf die moderne Technik der perkutanen Punktionen zentraler Venen eingegangen werden.

Indikationen für den zentralen Venenkatheterismus

Es würde den Rahmen des Buches sprengen, würden wir im einzelnen die Indikationen für die Anlage eines Kava-Katheters aufzählen. Grundsätzlich müssen wir jedoch zwei unterschiedliche Ausgangslagen unterscheiden.

1. Indikationen des Kava-Katheters in Notfallsituationen
2. Indikationen des Kava-Katheters bei normaler Ausgangslage.

Bei Notfallsituationen handelt es sich in der überwiegenden Anzahl um Schocksituationen, wobei für den Chirurgen der Volumenmangel, also der hämorrhagische Schock, an erster Stelle steht. Auch bei bestimmten anaphylaktischen Schockarten und toxischen Reaktionen sowie bei einem Kreislaufstillstand zählt die Auffüllung des Volumens, also die grundsätzliche Schockbekämpfung, zur wichtigsten Therapiemaßnahme.
Da gerade bei den Schocksituationen ein allgemeiner Gefäßkollaps sich in der Peripherie bemerkbar macht, ist die Möglichkeit zur Punktion im Bereich der peripheren Venen außerordentlich eingeschränkt. Dazu kommt, daß gerade bei adipösen Patienten häufig solche Situationen auftreten können. In solchen Fällen mußte früher eine Venaesectio im Extremitätenbereich durchgeführt werden (s. S. 153). Das Legen von Kava-Kathetern ersetzt die Venaesectio, die nach neueren Untersuchungen eine größere Komplikationsrate auslöst. Aus diesem Grunde hat der perkutane Venenkatheterismus in den letzten 15 Jahren sehr große Fortschritte gemacht, so daß diese Maßnahmen an allen Reanimationszentren, Anästhesieabteilungen, ja sogar schon vom Notdienst (das jedoch nur partiell) zu routinemäßigen Eingriffen geworden sind.
Gerade bei diesen Notfällen kommt der Punktion der Vena subclavia bzw. Vena jugularis interna eine besonders große Bedeutung zu, da insbesondere das indu-

striell uns zur Verfügung stehende Kathetereinmalmaterial inzwischen perfektioniert werden konnte. Vorwiegend wird mit dem Cavafix bzw. mit Intrakath gearbeitet, wobei in gewisser Weise trotz unterschiedlicher Bauart eine gewisse Normierung für den Behandler eingetreten ist.
Die Indikation für den zentralen Venenkatheterismus bei normaler Ausgangslage beinhaltet vorwiegend die intravenöse Langzeittherapie. Dabei stehen mehrere Indikationen im Vordergrund.

1. Die parenterale Ernährung
2. Die regelmäßige parenterale Zuführung von Medikamenten
3. Die Messungen des zentralen Venendruckes und
4. die Möglichkeit für längere Zeit einen venösen Zugang offenzuhalten.

Während bei den Notfällen eine absolute Indikation zum zentralen Venenkatheterismus vorliegt, machen *Burri* und *Ahnefeld*, denen wir in diesem Kapitel weitgehend folgen, darauf aufmerksam, daß die Indikationsstellung des Kava-Katheters bei Erwachsenen, insbesondere aber auch beim Kind auf keinen Fall kritiklos zu stellen ist „sondern auf den Einzelfall bezogen zurückhaltend zu erfolgen ist".

2.5.1. Punktionsstellen zur Einführung eines Kava-Katheters

Die Punktionen von peripherwärts gelegenen Venen haben wir schon ausführlich besprochen. Ebenso die Technik der Venaesectio. Dabei haben wir darauf hingewiesen, daß nach Möglichkeit oberhalb des Ellenbogengelenkes diese Punktion erfolgen soll, damit eine gewisse Ruhigstellung des Katheters gegeben ist. Darüber hinaus machen *Burri* und *Ahnefeld* darauf aufmerksam, daß von allen Venen des Armbereiches der Zugang über die Vena basilica die besten Aussichten hat, die Vena cava cranialis zu erreichen. Diese Autoren berichten eingehend darüber, daß seit 1958 der Basilikakatheter von der Arbeitsgruppe um *Opderbecke* angewandt wird, und daß die Nürnberger Anästhesiegruppe den Basilikakatheter auch heute noch bevorzugt.
Die Punktion der Vena basilica erfolgt wie schon auf S. 156 beschrieben auf der Innenseite der Ellenbeuge, wenn möglich, oberhalb des Gelenkes. Nach Einschieben des Katheters durch die Punktionskanüle um einige Zentimeter wird der Stauschlauch bzw. die Blutdruckmanschette entfernt und der Katheter vorgeschoben bis seine Spitze nach vorangegangener Längenabschätzung von 40–50 cm – je nachdem, wo man den Oberarm punktiert hat – im Bereich der Vena cava cranialis liegt.

2.5.1.1. Punktion der V. jugularis externa posterior

Auf S. 44 haben wir bereits die topographische Anatomie dieser Vene beschrieben und auf S. 82 unsere Technik. In diesem Kapitel wollen wir jedoch *Burri*

und *Ahnefeld* zu Worte kommen lassen und ihre Technik im einzelnen erläutern:
„Zur Punktion der Vena jugularis externa posterior wird in *Trendelenburg*-Lage der Kopf des Patienten nach der Gegenseite gedreht, wobei der M. sternocleidomastoideus zusammen mit der Vena deutlich sichtbar wird. Durch Kompression des Gefäßes fingerbreit über der Kavikula und Pressenlassen des Patienten wird das Gefäß besser sichtbar gemacht. Zur Punktion der Vena jugularis externa wird von einigen Autoren die Verwendung von Lokalanästhesie empfohlen, sie ist aber nach unseren Erfahrungen in den meisten Fällen überflüssig. Der Einstich in die Vena erfolgt in der Mitte des Kopfnickers oder etwas distal davon (Abb. 61).

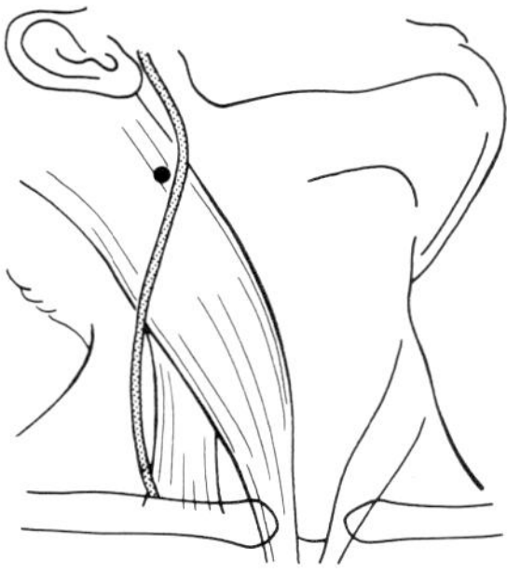

Abb. 61. Punktion der V. jugularis superficialis dorsalis. In Höhe des medialen Randes bzw. je nach dem Gefäßverlauf wird von hieraus die Vene punktiert.

Wenn das Blut durch die Nadel in den Katheter zurückfließt, kann dieser vorgeschoben werden. Um mit Sicherheit eine zentrale Katheterlage zu erreichen wird auf der rechten Seite (die bevorzugt werden sollte), der Plastikschlauch 15–20 cm, auf der linken 20–25 cm vorgeschoben.
Auch hier empfiehlt sich die Verwendung eines Bildwandlers, in jedem Falle ist die zentrale Katheterlage durch eine Thoraxübersichtsaufnahme zu verifizieren.
Beim Zugang über die Vena jugularis externa kommt es relativ häufig vor, daß sich dem Katheter Widerstände durch die Venenklappe an der Einmündungsstelle oder durch Abweichen in ein anderes Halsgefäß entgegenstellen. Bleibt die Katheterspitze im Bereich der Klavikula stecken oder nimmt sie den Weg in eine oberflächliche Vene, kann diese Fehllage häufig durch Zug am Arm nach distal und Druck auf die Katheterspitze von außen beseitigt werden. (Wir haben gute Erfahrungen mit einem Laufenlassen der Infusionsflüssigkeit gemacht, wodurch sich die Katheterspitze zielgerecht entwickelt.)
In jedem Falle ist ein Zurückziehen des Katheters durch eine liegende Nadel verboten.
Gegen die Verwendung von Plastikkanülen, die wegen ihrer Kürze nur in der Vena jugularis externa posterior liegen sollen, möchten wir an dieser Stelle Bedenken anmelden. Dieses Verfahren, das gern bei Säuglingen und Kleinkindern ange-

wendet wird, kann beim Erwachsenen nur während Operationen Verwendung finden, da beim wachen Patienten durch die ständigen Drehbewegungen des Kopfes die Gefahr der Perforation der Kanülenspitze besteht."

2.5.1.2. Punktion der V. jugularis interna

Diese Technik erstmalig 1966 von *Hermoshura* angegeben, wurde im europäischen Raum besonders von *Heitmann* gefördert. Er prüfte sie auf eine breitere Anwendbarkeit und stellte für die Punktion dieses Gefäßes drei Forderungen auf:

1. Möglichst weit weg von der Pleura
2. Möglichst weit weg von den Arterien
3. Möglichst achsengleicher Verlauf von Punktionsnadel und Vene

„Aufgrund dieser Forderungen ergab sich eine Punktionstechnik, die im Gegensatz zu den unterschiedlichen Empfehlungen von *Daily, English* und *Jernigan* durch einen weit kranial und transmuskulär liegenden Zugang gekennzeichnet ist."
Bezüglich Indikation und Asepsis beim Einlegemanöver sowie der Katheterpflege gelten bei der Vena jugularis interna-Punktion gelten die allgemein bekannten Regeln. Das aseptische Vorgehen muß peinlichst genau eingehalten werden.
„Zur sicheren Katheterapplikation über die Vena jugularis interna empfehlen wir folgendes Vorgehen:

1. Wegen des absolut geraden Gefäßverlaufs (Vena jugularis interna – Vena anonyma – Vena cava superior) sollte der rechten Seite stets der Vorzug gegeben werden.
2. Es hat sich bewährt, ein Dreieck, das durch die Fixpunkte Mastoid, Jugulum und Punktionsstelle für die infraklavikuläre Subklaviapunktion definiert ist, mit steriler Abdeckung zu versehen. Auf diese Weise bleiben die Zugangsmöglichkeiten über die Vena jugularis externa sowie über die Vena subclavia als Alternativen, sollte die Punktion der Vena jugularis interna einmal nicht möglich sein.
3. Die Punktion sollte, wegen der besseren Venenfüllung und zur absoluten Vermeidung einer Luftembolie, stets in *Trendelenburg*scher Position, wenn es sein muß, auch bei extremer Kopftieflage, durchgeführt werden, insbesondere bei erheblichem Volumenmangel und bei kleineren Kindern.
4. Nach sorgfältiger Identifizierung der Arteria carotis und der Vena jugularis unter dem M. sternocleidomastoideus mit dem tastenden Finger, was am relaxierten Patienten in Narkose einfach, in Lokalanästhesie für den in der Methode Geübten aber ebenfalls möglich ist, wird in Höhe der den Muskel kreuzenden Vena jugularis externa posterior in einem Winkel von 30°–45° zur Hautoberfläche, in Richtung auf den medialen Rand des klavikulären Muskelansatzes transmuskulär punktiert (Abb. 62). In einer Tiefe von 3,5–4,5 cm

erreicht man beim Erwachsenen, nach Überwindung eines durch die Muskelfaszie hervorgerufenen deutlichen Widerstandes (Achtung, Verwechslung mit der starren Wand der A. carotis communis möglich! Daher unter der Punktion immer linken Mittelfinger auf die Halsschlaggader legen!), das Lumen der inneren Drosselvene.
In den meisten Fällen läßt sich der Katheter ohne Schwierigkeiten dann in die Vena anonyma und weiter in die Vena cava cranialis vorführen.

5. Die Probepunktion mit einer dünnen Nadel vor der Punktion mit dem Verweilkatheter wird empfohlen. Diese Maßnahme ist insbesondere bei den sehr kleinen anatomischen Verhältnissen bei Neugeborenen und Säuglingen von Vorteil. Versehentliche Karotispunktionen lassen sich hierdurch erheblich einschränken.
6. Das Einlegen des Katheters sollte, wenn irgend möglich, unter Röntgenbildwandlerkontrolle erfolgen, um sofort eine korrekte Lage der Katheterspitze sicherzustellen. Insbesondere weiche Katheter aus Polyaethylen neigen vermehrt zu Schlingenbildungen, die unter Röntgensicht vermieden bzw. sogleich korrigiert werden können. Besteht nicht die Möglichkeit der Nutzung eines Bildwandlers, hat eine Röntgenkontrolle durch eine Thoraxübersichtsaufnahme zu erfolgen."

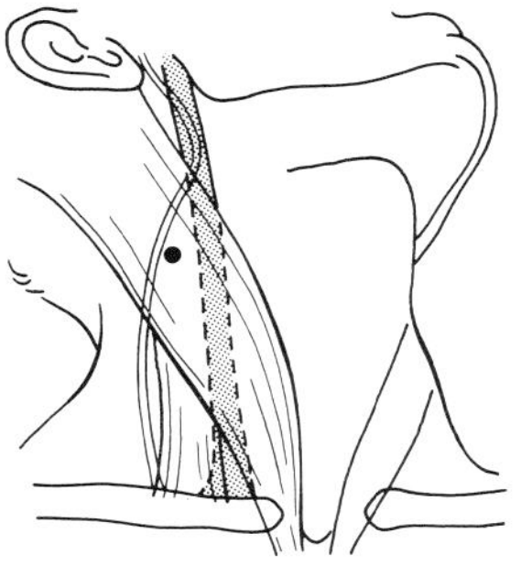

Abb. 62. Punktion der V. jugularis interna. Auch hier ist deutlich die V. jugularis superficialis dorsalis zu erkennen. Unterhalb derselben ist in der Mitte des M. sternocleidomastoideus der Zugang transmuskulär möglich.

2.5.1.3. Punktion der V. subclavia

Auf S. 87 haben wir den infraklavikulären Zugang modifiziert nach *Aubaniac* bereits eingehend dargestellt. In Ergänzung dazu folgen wir *Burri* und *Ahnefeld*.
„Für die Katheterisierung der Vena cava cranialis aus der Schlüsselbeinregion sind vier Techniken angegeben:

1. der supraklavikuläre Zugang nach *Yoffa*,
2. der infraklavikuläre Zugang nach *Aubaniac*,
3. die Punktion des Angulus venosus,
4. die Direktpunktion der Vena anonyma.

Die Punktionsstelle für das direkte Eingehen in die Vena anonyma liegt zwischen der Klavikula und der ersten Rippe, 1–1,5 cm lateral vom Manubrium sterni. Dieses Verfahren ist von einzelnen Anästhesieabteilungen standarisiert worden, doch meinen wir mit *Burri* und *Ahnefeld*: „*Diese Technik wird wegen der unmittelbaren Nähe der Lungenspitze rechts und der engen Nachbarschaft zur Arteria carotis communis und der kreuzenden Arteria subclavia links allgemein gemieden*". Die Punktion des Angulus venosus, d.h. das Eingehen in die Vena subclavia kurz vor der Mündungsstelle der Vena jugularis interna, kranial der Klavikula den vorderen Rand des Musculus sternocleidomastoideus perforierend, ist ebenfalls ein selten gewählter Zugang, weil hier die Gefahr einer Traumatisierung des Truncus lymphaticus mit der Folge des Chylothorax für nicht gering gehalten werden muß."

> Die bevorzugten Wege zur Vena subclavia sind die Punktionstechniken, wie sie von *Aubaniac* und *Yoffa* empfohlen wurden.

2.5.1.3.1. Der supraklavikuläre Zugang nach *Yoffa*

Bei dieser Technik dieses australischen Autors, der das Vorgehen 1965 beschrieben hat, sollte ein rechtshändiger Operateur die Venenpunktion, wenn immer möglich, von der linken Seite ausführen. „Diese korrekte Identifizierung des Sternocleidomastoideus-Winkels bietet den Schlüssel zu diesem Vorgehen. Das Erkennen des Muskelrandes kann bei fettleibigen Patienten schwierig sein, wird jedoch durch Anspannen des Muskels unter Anheben des Kopfes erleichtert. Kann der Muskelrand trotz dieser Maßnahme nicht sichtbar gemacht werden, gelingt seine Lokalisation mit Sicherheit durch Palpation. Die Vorbereitung der Haut geschieht in der üblichen Weise durch Entfettung und Desinfektion. Die Einstichstelle liegt am lateralen Ansatzpunkt des Musculus sternocleidomastoideus gegen die Klavikula. Hier wird eine Hautquaddel mit Lokalanästhesie gesetzt. Dann erfolgt das Einstechen der Punktionskanüle, die in einem Winkel von 45° zur Sagittal- und 15° über die Horizontalebene gebracht wird. Die Nadel perforiert die tiefe zervikale Faszie und dringt in die Vena subclavia ein. Es ist ein intravasale Katheterlänge von 15–20 cm notwendig, um der Spitze eine Position im oberen Hohlvenengebiet zu sichern. Bei diesem Vorgehen ist zu bedenken, daß die Nadelspitze von oben gegen die Pleuraspitze gerichtet wird, und es somit leicht zu einer Verletzung des Pleuraraumes kommen kann. Die Pleura liegt nur 5 mm unter der Vena subclavia und in der Stoßrichtung der Nadel. Ein Suchen nach der Vena subclavia in mehr als 2–3 cm Tiefe wird gefährlich."

2.5.1.3.2. Der infraklavikuläre Zugang nach *Aubaniac* u.a.

Unsere eigene Technik, die eine modifizierte Technik der infraklavikulären Punktion der Vena subclavia nach *Aubaniac* darstellt, haben wir auf S. 87 dargestellt. Wir bevorzugen dieses Verfahren, besonders im Hinblick auf die Pleurakuppel und die getrennt liegende Arterie, aber auch weil die Punktionsstelle am Kreuzungspunkt zwischen Klavikula und erster Rippe liegt und somit relativ gut aufzusuchen ist (Abb. 63). *Burri* und *Ahnefeld* sagen folgendes dazu:

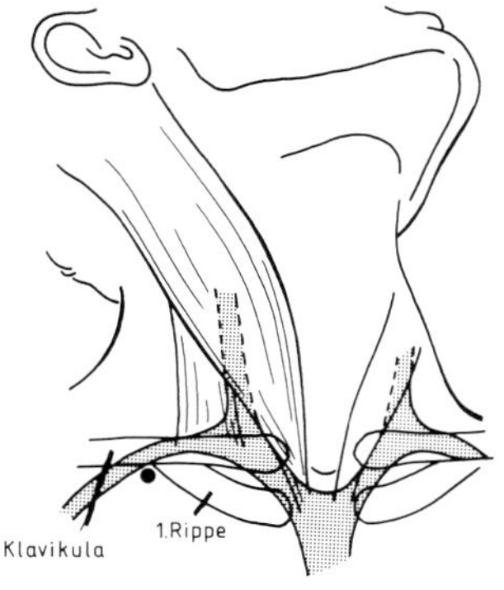

Abb. 63. Punktion der V. subclavia. Aus diesem Bild wird besonders deutlich, daß die Punktion am Kreuzungspunkt zwischen erster Rippe und Schlüsselbein durchzuführen ist.

„Bei der Punktionstechnik orientiert man sich nach der Klavikula. Der Knochen liegt unmittelbar unter der Haut und ist gut abzutasten. Wenn man nun infraklavikulär, etwa in der Mitte der Klavikula, mit der Punktionsnadel eingeht, so hat man nur verhältnismäßig wenig Schichten bis zum Erreichen der Vene zu durchdringen. Unter den Platysmafasern und den meistens nur wenig ausgebildeten Panniculus adiposus stößt man zunächst auf das obere derbe Blatt der Fascia pectoralis, das mit dem M. pectoralis major fest verbunden ist, erreicht bei weiterem Vorgehen der Nadel das tiefe Blatt der Faszie und trifft nach Passage lockeren Bindegewebes das Gefäß. Nur wenn die Nadel besonders dicht unter der Klavikula durchgeführt wird, muß neben den angegebenen Schichten auch der M. subclavius durchbohrt werden.

Die Einstichstelle der Nadel liegt im Bereich der Klavikulamitte oder etwas medial davon. An der auserwählten Stelle unterhalb des Schlüsselbeines wird die Punktionskanüle in einer Richtung geführt, die der Senkrechten auf die Verbindung Akromio-Klavikulargelenk/vordere Achselfalte entspricht. Die Vene wird in einer Tiefe von 3–5 cm zwischen Klavikula und erster Rippe erreicht.

Zur Vermeidung einer Luftembolie empfehlen zahlreiche Autoren neben der Punktion in *Trendelenburg*-Lage des Patienten die Verwendung einer Injektionsspritze, mit der dauernd eine leichte Aspiration durchgeführt wird. Die Punktion der Vena subclavia kann jedoch auch ohne dieses Hilfsmittel mit gebrauchsfer-

tigen Einlegegeräten durchgeführt werden, wobei unter Kopftieflage Blut in den Katheter zurückfließt und so die intravasale Lage der Nadelspitze anzeigt. Beim Nachweis von venösen Blut in der Spritze oder im Katheter kann dieser vorgeschoben werden. Die intravasale Länge ist entsprechend den anatomischen Gegebenheiten auf der linken Zugangsseite etwas größer; sie entspricht ungefähr derjenigen beim Jugularis externa-Katheter.
Das Vorschieben des Katheters gelingt bei der direkten Punktion der Vena subclavia meistens leicht. Es können jedoch auch bei dieser Zugangsstelle Fehllagen nachgewiesen werden. Bildwandler oder Röntgenkontrolle sind deshalb auch hier obligat.
Tofield gab 1969 eine geringfügige Modifikation der *Aubaniac*schen Technik an, die bedeutend sicherer sein soll: Nach diesem Autor muß die Nadel unter Wegdrehen des Kopfes des Patienten in der Klavikularmitte steiler eingeführt werden. *Borja* dagegen geht medialer ein, d.h. zwischen mittlerem und medialem Drittel der Klavikula und führt die Nadel mehr in horizontaler Richtung. Dieses Vorgehen entspricht bereits weitgehend der Punktionstechnik für die Vena brachiocephalica. *Merkel* beschrieb eine Technik zur Freilegung der Subklavia, wobei er den Plastikschlauch durch einen Seitenast in das Gefäß einschiebt."

2.5.2. Kathetermaterial

Burri und *Ahnefeld* haben sich eingehend mit der Verträglichkeit und Komplikationsrate der unterschiedlichen Kathetermaterialien beschäftigt. Sie haben sorgfältige Untersuchungen über die zumeist gebräuchlichen Kunststoffe angestellt, die sich vorwiegend aus Polyvinylchlorid (PVC), Polyäthylen (PE), Teflon, Polyurethan und Silastik u.a. zusammensetzen.
„Aus der Fülle der angebotenen Kathetermodelle sollen stichpunktartig die geläufigsten Modelle vorgestellt werden:
Das außerordentlich bekannte Modell *I-Cath* der Firma *Bard* ist sehr einfach zu handhaben, hat eine scharf geschliffene, aber nicht entfernbare Nadel, so daß immer die Gefahr des Abschneidens und der Katheterembolisation besteht.
Der Kunststoff besteht aus PVC mit erheblichen Weichmacheranteilen.
Ähnlich konzipiert ist das Modell *E-Z-Cath* der Firma *Deseret*. Die Nadel besteht ebenfalls aus einer nicht entfernbaren Stahlkanüle, der Kunststoffschlauch aus PVC. Gegenüber dem *I-Cath* hat dieses Modell keinen Vorteil.
Von der gleichen Firma ist neuerdings ein Modell im Handel, bei dem die Nadel entfernbar ist. Der Katheterschlauch besteht aus relativ starrem Teflon.
Das Modell *Medi-Cath* der Firma *Chesebrough-Ponds-Inc.* besteht aus weichem Silastik, ist durch die Injection-Chamber aseptisch, aber sehr kompliziert und kaum zu handhaben. Die Nadel ist entfernbar.
Das Modell *Vercath* der Firma *Vermed* in Frankreich besteht aus Teflon ohne Mandrin. Die Kanüle ist ventral geschlitzt, so daß der Katheter durch die ventrale

Nadelöffnung direkt an der Haut der Einstichstelle entlanggleitet. Er wird so mit Gewebsthrombokinase benetzt, möglicherweise sogar mit pathogenen Keimen.
Das Modell *Intrafusor* der Firma *McGaw*, USA, besteht aus einem PVC-Schlauch mit nicht entfernbarer Stahlkanüle. Er ist sehr umständlich zu handhaben.
Die Kunststoffschläuche der Katheter der Firma *Wallace* bestehen aus außerordentlich starrem Teflon-Material.
Das Modell *Cavafix* der Firma B. Braun-Melsungen besteht aus silikonisiertem Polyäthylen mit Kunststoffmandrin. Die Kanüle besitzt nach dem Prinzip der *Braunüle* eine entfernbare Stahlnadel. Nadel- und Katheterteil sind voneinander getrennt. Die Handhabung ist zwar etwas umständlich, der Katheter ist aber wegen seiner günstigen Materialeigenschaften und wegen der sicheren Vermeidbarkeit von Katheterembolien zur Verwendung zu empfehlen.
Unter Berücksichtigung aller wesentlichen Fakten, die zu Komplikationen beim Kava-Katheterismus führen, wurde in Zusammenarbeit mit Kunststoff-Fachleuten, Technikern und der Industrie ein eigenes (*Burri-Husted-Andersen*) Modell entwickelt. Der Katheterschlauch besteht aus silikonisierten Polyäthylen, ist serienmäßig mit einem Mandrin versehen und ist röntgendicht.
Die Punktionskanüle dieses Katheters ist auf ihrer Oberseite gespalten und auf der Unterseite eingekerbt, so daß sie aufspaltbar und damit entfernbar wird. Durch einen oben gelegenen Spalt in der Nadel wird ein Abscheren des Katheters beim Zurückziehen praktisch unmöglich gemacht.
Mit diesem Modell sollte es möglich sein, die Zahl der schwerwiegenden Folgezustände niedriger zu gestalten.
Aufgrund experimenteller und klinischer Erfahrungen kommt man zu den Schlußfolgerungen:
1. Modelle aus PVC mit oder ohne Silikonüberzug sollten keine Verwendung mehr finden.
2. Empfohlen werden die Einmalgeräte aus weichem, silikonisiertem Polyäthylen, welches wegen seiner Gewebeverträglichkeit die Thrombose-, Embolie- und Infekthäufigkeit signifikant zu reduzieren vermag.
3. Die Anwendung von Modellen mit entfernbarer Nadel ist anzuraten.“ (*Burri Ahnefeld.*)

2.5.3. Komplikationen beim zentralen Venenkatheterismus

Auch im Hinblick auf die Komplikationen beim Kava-Katheter haben *Burri* und *Ahnefeld,* deren Buch „*Kava-Katheter*“ im *Springer* Verlag erschienen, wir nur dringend empfehlen können, unseres Wissens das größte Material zusammengetragen. Dabei haben sie Seriendarstellungen mit Angaben der Katheter, die auf eine bestimmte Punktionsstelle entfallen, mit insgesamt 40058 Fällen erfaßt, von denen 3241 Fälle als eigenes Material angesehen werden kann. Diese Autoren kommen zu dem Schluß, daß zumindest für den Anfänger der Basilika-Katheter am günstigsten anzuwenden sei. Sie schreiben: „Dieser Zugang erscheint technisch einfach. Einige Kliniken, wie beispielsweise die Nürnberger Anästhesie-Gruppe um *Opderbecke*, die sich auf diesen Zugang spezialisiert hat, geben mit dem Verfahren hervorragende Ergebnisse an. In der übrigen Literatur sind die Komplikationsraten jedoch erheblich höher. Aus den von *Burri* und *Ahnefeld* übernommenen Tabellen 10 und 11 lassen sich die Komplikationen hervorragend ablesen.

Tab. 10. Komplikationen beim Basilika-Katheter
(30 Autoren – 8058 Fälle) nach *Burri* u. *Ahnefeld*

Komplikationen	Häufigkeit in %	
	Literatur n = 8058	eigene n = 1776
Punktion nicht möglich	4,07	14,1
Falsche Lage	9,47	16,7
Thrombose	7,64	9,7
Embolie	0,16	0
Phlebitis	12,70	10,0
Sepsis	0,50	0,06
Tod des Patienten	0,24	0,18

Tab. 11. Komplikationen beim Subklavia-Katheter
(77 Autoren – 20 451 Fälle) nach *Burri* u. *Ahnefeld*

Komplikationen	Häufigkeit in %	
	Literatur n = 20 451	eigene n = 1098
Punktion nicht möglich	6,18	27,8
Falsche Lage	5,96	9,3
Thrombose	0,34	1,4
Embolie	0,04	0
Phlebitis	0,12	0,6
Sepsis	0,49	0
Arterienpunktion	1,39	1,0
Pneu	1,08	0,82
Tod des Patienten	0,14	0

In ähnlicher Weise berichten die Autoren über den Subklavia-Katheter. Hier zeigt die Tabelle die unterschiedliche Komplikationsrate, wobei sich herausstellt, daß die Fallzahl der Zwischenfälle wesentlich geringer ist als beim einfacher zu schiebenden Basilika-Katheter.

Wörtlich schreiben die Autoren:
„Die schwerwiegendsten Komplikationen des Subklavia-Katheters sind akute Folgezustände, bedingt durch Verletzungen der Nachbarorgane anläßlich der Punktion. In der Literatur finden sich in 1,39 % der Fälle Verletzungen der Arteria subclavia sowie in 1,08 % solche der Pleura. Die Perforationen der Pleura führen zu einem Pneumothorax, einem Hydro- oder Hämatothorax, wobei diese Folgen allein oder in Kombination auftreten können. Todesfälle infolge einer Subklavia-Punktion sind aufgrund der Literaturangaben in 1 ‰ der Fälle zu erwarten.“
Ein solcher Todesfall hat sich vor einiger Zeit in Berlin ereignet. Dabei sollte bei einer Medizinalperson ein Kava-Katheter gelegt werden. Auf ausdrücklichen Wunsch der Patientin mußte eine Subklavia-Punktion vorgenommen werden. Sie erfolgte zuerst rechts, wobei es infolge anatomischer Variationen, aber auch aufgrund einer u. E. nicht lege artis erfolgten Punktion zu einem Hämatothorax kam. Leider wurde in der gleichen Sitzung auch anschließend links der Versuch einer Subklavia-Punktion durchgeführt, die ebenfalls zu einer schweren Komplikation führte, so daß die Patientin kurze Zeit nach diesen Punktionen verstarb.

Der Subklavia-Katheter soll grundsätzlich nur auf der rechten Seite geschoben werden. Ein weiterer Versuch auf der linken Seite in der gleichen Sitzung hat grundsätzlich zu unterbleiben.

Der früher sehr häufig angewandte supraklavikuläre Zugang nach *Yoffa* sollte m. E. zugunsten der von uns modifizierten Punktion nach *Aubiniac* verlassen werden. Mit Recht machen *Burri* und *Ahnefeld* darauf aufmerksam:
„Die Zahl der akuten punktionsbedingten Situationen läßt jedoch davor warnen, dem Ungeübten diesen Zugang als Routine zu empfehlen. Die Punktion der Vena subclavia hat u. E. nur von einem Geübten oder unter Beisein eines solchen zu er-

Tab. 12. Komplikationen beim Jugularis Externa-Katheter (12 Autoren – 1637 Fälle) nach *Burri* u. *Ahnefeld*

Komplikationen	Häufigkeit in % Literatur n = 1637	eigene n = 273
Punktion nicht möglich	14,54	32,5
Falsche Lage	11,06	17,8
Thrombose	1,74	3,4
Embolie	0	0
Phlebitis	2,22	5,0
Sepsis	0	0
Tod des Patienten	0	0

folgen. Bei Patienten mit kardialer oder respiratorischer Insuffizienz sowie bei Verletzten mit Thoraxtrauma empfiehlt es sich, darauf zu verzichten, oder bei einseitig lokalisierter Schädigung, die gesunde Seite zu schonen."
Die Komplikationen beim Jugularis externa-Katheter sind nach den Angaben von *Burri* und *Ahnefeld* relativ gering.
Aus der Tabelle geht deutlich hervor, daß in relativ vielen Fällen die Punktion nicht möglich ist oder eine falsche Lage zustande kommt.
Liegt erst einmal der Jugularis externa-Katheter richtig, sind die Komplikationen außerordentlich gering.
Zum Jugularis interna-Katheter schreiben *Burri* und *Ahnefeld*:
„Dieser Zugang ist relativ neu und erscheint nicht ohne Problematik. Es erstaunt deshalb, daß die 17 Autoren mit zusammen 10013 Fällen nur in 1,8 % eine Fehlpunktion und in weniger als 1 % eine falsche Lage angeben. Die Arterienpunktion mit 0,5 %, der Pneumothorax mit 0,5 ‰ und der Hydrothorax mit 0,2 ‰ sind praktisch zu vernachlässigen. In keinem Fall mußte der Tod eines Patienten auf diesen Zugangsweg zurückgeführt werden.

Tab. 13. Komplikationen beim Jugularis Interna-Katheter (17 Autoren – 10 013 Fälle) nach *Burri* u. *Ahnefeld*

Komplikationen	Häufigkeit in %
Punktion nicht möglich	1,76
Falsche Lage	0,85
Embolie	0
Phlebitis	0,01
Sepsis	0,01
Arterienpunktion	0,51
Pneu	0,05
Hydrothorax	0,02
Tod des Patienten	0

Nach einer neuesten persönlichen Mitteilung von *Heitmann* mußte dieser bei 3612 Punktionen zweimal arterielle Blutungen durch Verletzungen der Arteria subclavia und einmal einen Hämatothorax, einmal ein epipleurales Hämatom inkauf nehmen. Bei einem 1 ½jährigen Jungen kam es nach einer Katheterperforation in den Pleuraraum zu einem Infusionshydrothorax, der durch Drainage beseitigt werden konnte, und einmal mußte als Rarität eine arteriovenöse Fistel zwischen der Arteria carotis communis und der Vena jugularis interna inkauf genommen werden, die operativ komplikationslos versorgt werden konnte. Trotz langer Liegezeiten kam es in keinem Fall zu einer klinisch manifesten Thrombose, noch ließen sich solche auf dem Sektionstisch nachweisen. Nach Ansicht dieses Autors besteht sicherlich kein Zweifel daran, daß bezüglich des Auftretens von Thrombosierungen im katheterführenden Gefäß, eine deutliche Abhängigkeit vom Lumen und dem Verlauf der betreffenden Vene besteht. Der zwanglose gerade Katheterverlauf der Verwendung der rechtsseitigen Vena jugularis interna dürfte Intimalaesionen, Keimzellen nachfolgender Thrombusbildung, kaum provozieren“ (*Burri* u. *Ahnefeld*).

Auf die einzelnen Komplikationen beim Kava-Katheter also auf die Thrombosen, die Infektionen durch den Kava-Katheter, auf die Gefäßperforationen, auf die Luftembolien und die Herzperforationen sowie auf die Embolisation von Kava-Kathetern gehen wir nicht ein. Wir verweisen in diesem Zusammenhang auf das schon mehrfach zitierte Buch von *Burri* und *Ahnefeld* „*Kava-Katheter*“, *Springer* Verlag, 1977.

Insgesamt jedoch zeigt sich, daß trotz der in den Tabellen aufgeführten Komplikationsraten die Folgezustände nach dem Legen eines zentralen Venenkatheters im Verhältnis zu der veröffentlichten Fallzahl relativ gering sind. Dennoch muß sich jeder über die Komplikationsmöglichkeit im klaren sein und daher die Indikaton sorgfältig abwägen.

> Das Legen von Kava-Kathetern ist zum jetzigen Zeitpunkt noch eine Maßnahme, die keinesfalls routinemäßig von jedem Kliniker angewendet werden kann. Im Rahmen der Notfall- und Intensivmedizin, auch im Bereich größerer Anästhesieabteilungen ist es zu einem routinemäßigen Verfahren geworden, doch sollte gerade hier jeder Anfänger den Rat eines Erfahrenen suchen.

In diesem Zusammenhang ist eine neuere Dissertation von *Cornelia Gins*, die auf Veranlassung von *Stein* erarbeitet wurde, sehr interessant.

2.5.4. Histo-morphologische Untersuchungen an zentralen Venenkathetern

Gins hat auf Veranlassung von *Stein* histo-morphologische Untersuchungen an länger liegenden Venenkathetern durchgeführt. Dabei stellte sich folgendes heraus:

„Nach 6tägiger Liegedauer liegt der Katheter noch völlig frei im Venenvolumen. Seine glatte Kunststoffaußenschicht ist jedoch von einem feinen, filmartigen Belag bedeckt, der sich als ein spinnenwebdünner Fibrinmantel erweist. Er löst sich bei Berühren leicht von der Katheteroberfläche ab.

Nach 6wöchiger Liegezeit waren einzelne Haftstellen des Katheters an der Intima der großen Venen festzustellen. Sie ließen sich jedoch noch relativ leicht lösen, konnten demnach nur als Verklebung gelten. Eine förmliche Übertunnelung des Katheters war nirgends eingetreten.

Eine solche war auch nach 14 Wochen noch nicht vorhanden, jedoch war die Fixierung ausgeprägter, fester, schon bindegewebig imponierend. Auffällig war dabei die Tatsache, daß die Fixationspunkte fast immer an denjenigen Stellen der Gefäßabschnitte auftreten, wo infolge des Kurvenverlaufs des Gefäßes eine natürliche bzw. unvermeidliche Kontaktaufnahme zwischen dem Katheter und der Gefäßintima bestand. Der frei in der Blutbahn liegende oder flottierende größere Teil des Katheters hatte sich inzwischen mit einer stärkeren und nunmehr auch schwerer ablösbaren mantelförmigen Fibrinschicht eingescheidet.
Diese Verhältnisse waren noch ausgeprägter nach 6 Monaten und 1 Jahr. Nach 1-und 2jährigem Liegen des Katheters ist die Haftstelle der Sonde an der Veneninnenstelle so fest, daß sie nur mit dem Messer oder der Schere gelöst werden kann. Nicht mehr fibrin-, sondern eine derbe gummiartige feste Hyalinverbindung hat sich zwischen den beiden einander so fremden Substanzen entwickelt. Dieses Hyalin ist zum Teil auch deutlich zellulär durchsetzt. Oft ist der Katheter nicht nur punktförmig, sondern auf einer Strecke von 3–6 cm fest mit der Intima der Vene verwachsen, buchstäblich hyalineingemauert bzw. übertunnelt (Abb. 64).

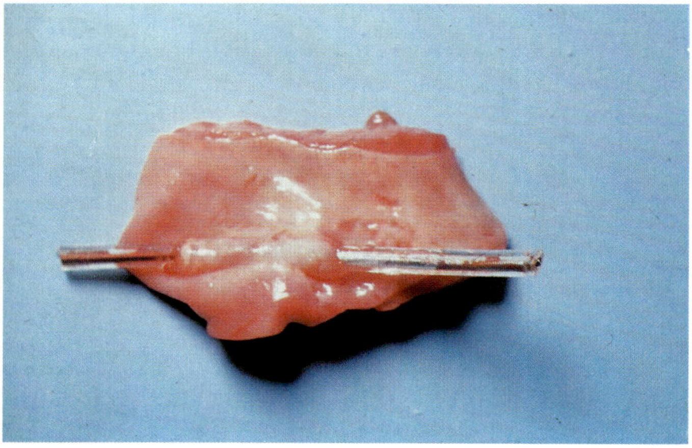

Abb. 64. Man blickt auf die aufgeschnittene Vena cava cran. und erkennt die glänzende glatte Intima. ein wie ein Glasstab erscheinender, jedoch biegsamer Herzkatheter ist nach 18monatigem Liegen an ihrer Innenschicht fest verwachsen und wirkt wie „übertunnelt". Der dunkle Strang im Zentrum des Katheters entspricht dem metallischen Stromleiter, der von dem durchscheinenden Silikonkautschuk umgeben ist (nach *Gins*)

Wir glauben beobachtet zu haben, daß der primäre Vorgang entscheidend ist. Erscheint uns auch die äußere Kunststoffbeschichtung des Katheters als glatt, so ist sie jedoch nicht so glatt, als daß kein Fibrin an ihr ausfällt. Immerhin ist auffällig, daß kein kompletter Thrombus entsteht und die Gefäße total verschließt.
Durch die primäre Fibrinumhüllung verklebt der Katheterstrang an denjenigen Stellen mit der Venenintima, an denen er längeren und regelmäßigen Berührungs-

kontakt hat. Aus diesem wird allmählich ein Fixationsdauerkontakt. Wahrscheinlich geht eine mechanische, kleine Intima-endothelläsion voraus. Diese ruft eine Aktivierung des Intimaendothel hervor, nach der das Schema erneuter Fibringerinnung Plättchenaglutination und Thromboplastinfreisetzung abläuft, wie es von der Blutgerinnung her geläufig ist. Das alternative Zusammenwirken von Blut und Gefäßwandendothel dürfte die zunächst fibrinöse, später dann die hyaline Fixierung des Katheters an der Gefäßinnenwand bewirken. Nie jedoch fanden wir den Katheterstrang in der gesamten Länge mit der Vene verwachsen. Stets waren größere Abschnitte frei, flottierend und beweglich an ihr anzutreffen.
Das Fibrin, mit dem sich der Katheter zunächst umgibt, schafft erst die Voraussetzung zum örtlichen Verklebungsprozeß mit der Intima. Es hyalisiert mit der Zeit und wird zum sogenannten „Kautschukhyalin“, wie wir es aus älteren Parietalthromben und Aneurysmen der arteriellen Strombahn sowie aus Hämatomen kennen.“
Zusammenfassend stellt *Gins* fest: „Der im strömenden Blute liegende Silikonkautschukkatheter wird in drei Phasen natürlich beschichtet. Fibrin (Primärschicht), Hyalin (Kondensationsprodukt des Eiweißes Fibrin) und bindegewebig zelluläre Organisation. Die Verwachsung des Katheters an der Veneninnenfläche nach anfänglich nur bestehender fibrinöser Verklebung an den Kontaktstellen kennzeichnet diese Phasen. Der hyalinbindegewebige Mantel um den Katheter entwickelt eine endothelähnliche Intima, die jedoch keine funktionelle Endothellage darstellt. Sie wird vermutlich aus den Monozyten des Blutes aufgebaut, die sich auch unter Umwandlung in Histiozyten in die tieferen Schichten des Hyalins durch aktive Wanderung ausbreiten und dieses organisieren können. Eine aktive

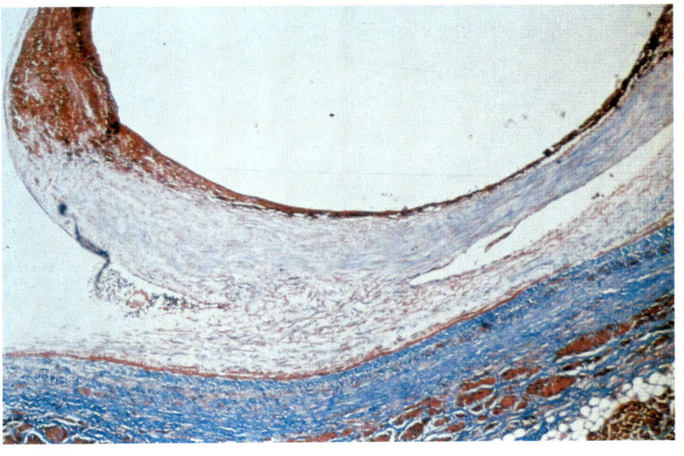

Abb. 65. Die kreisrunde, bogenförmige Einscheidung des „herausgezogenen“ Katheters wird innen von einer zarten Fibrinschicht (rot gefärbt) ausgekleidet. Diese Schicht wird nach außen von einem helleren, bläulichen bindegewebig organisierten Hyalin begrenzt. Diese wiederum steht in breitem Kontakt mit dem tiefblauen Intimabindegewebe der Venenwand, dessen Muskelschichten (rot) am unteren Bildrand erscheinen (nach *Gins*)

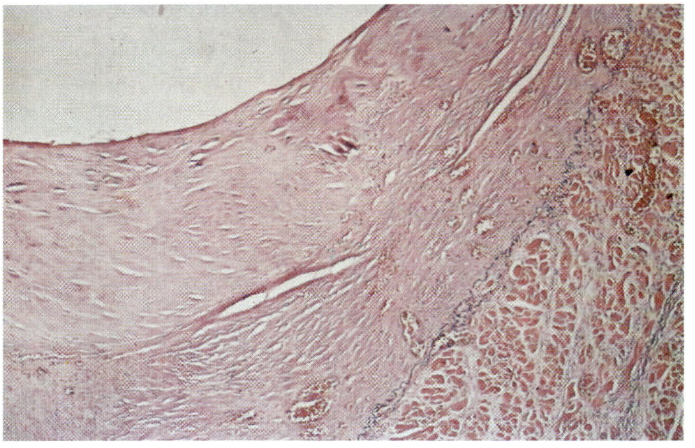

Abb. 66. Die Abbildung zeigt das Dreieck zwischen Venenwand, – in der rechten unteren Bildecke erkennt man Venen, Venenmuskulatur, – und hyalinisierter Mantelschicht des Katheters. Das Hyalin, – das aus Fibrin entstand, – ist (noch) zell- und gefäßärmer als die Intima des Gefäßes, aus der die Kapillaren aussprossen. Die länglichen Spalträume markieren die Grenzlinie zwischen Gefäßwand und Katheterhyalin (nach *Gins*)

Rolle der Venenendothelzellen ist allenfalls an den Kontaktstellen des Katheters mit der Veneninnenfläche anzunehmen, möglicherweise auch nur Perizyten vorbehalten. Eine Kapillarisierung des Kathetermantels ist indessen von hieraus sicher möglich (Abb. 65 u. 66).
Die oft über Jahre hinaus komplikationslos funtionierende Herzschrittmachereinlage stellt ein erstaunliches Beispiel für eine gelungene Verbindung zwischen Kunststoffmaterial und natürlichem Gewebe dar, bei welcher die gewöhnlich üblichen Vorgänge der Abwehr, Abstoßung, Sequestration bzw. anderer Komplikationen: Thrombosen, Entzündungen, narbige Obliterationen erfolgreich vermieden werden können" (*Gins*).
Das gilt zwar nicht im allgemeinen, denn wie wir vorher gesehen haben, kommt es auch hier – bei zentralen Venenkathetern – in seltenen Fällen zu Komplikationen, doch ist gerade die Einlage von Kathetern für das Funktionieren von Herzschrittmachern in der heutigen Zeit weitgehend komplikationslos.

Entscheidend ist jedoch auch die Tatsache, die durch die *Gins*'sche Dissertation herausgearbeitet wurde. Nach Jahren des Liegens des Katheters muß man damit rechnen, daß dieser vollständig hyalinbindegewebig eingescheidet und streckenweise mit der Venenwand fest verbunden ist. Er ist daher nicht mehr gewaltsam durch Herausziehen zu entfernen. Dieser Versuch würde in jedem Falle Gefäßwand, in manchen Fällen sogar Herzwandverletzungen zur Folge haben müssen.

Wertet man abschließend den heutigen Stand des zentralen Venenkatheterismus, so sei festgestellt, daß durch eine große Anzahl von Spezialisten, vor allem auf den Intensiv- und Anästhesieabteilungen eine Technik erarbeitet wurde, die heute schon für viele zu Routineeingriffen geworden ist. Sie ist für die Notfall- und Intensivmedizin von entscheidender Bedeutung und stellt eine weitere Bereicherung der Therapie in diesem Bereich dar. Trotz der relativ einfachen Technik muß sich jedoch jeder junge Kollege darüber im klaren sein, daß neben sorgfältiger anatomischer Kenntnis und Fingerspitzengefühl für jegliche Art dieser Eingriffe die Indikation entscheidend ist. Es erübrigt sich an dieser Stelle darauf hinzuweisen, daß grundsätzlich diese Maßnahmen unter einem Bildwandler zu erfolgen haben, daß jedoch in bestimmten Notfällen, in denen ein Kava-Katheter ohne sofortige Röntgenkontrolle geschoben werden muß, die Lage des Katheters immer überprüft werden muß.
Abschließend sei noch auf eine Renzension unseres Buches (2. Auflage) von *Kirchner* im „*Niedersächsischen Ärzteblatt*“ eingegangen.
Im Gegensatz zu diesem Autoren stehen wir – und nicht wir allein – auf dem Standpunkt, daß die Kava-Katheterisierung grundsätzlich unter aseptischen Kautelen vorgenommen werden muß. Lediglich in Notfällen, beispielsweise bei einem Volumenmangelschock, kann man im Hinblick auf das Leben des Patienten auf diese Maßnahmen verzichten. Unterstrichen werden muß jedoch die Forderung von *Kirchner* die Einführungsstelle des Katheters sehr sorgfältig zu pflegen, denn die Infektionseinschleppung im Bereich der Punktionskanülen geschieht neben der Bewegung des Katheters vorwiegend durch schlechte Pflege während der Liegezeit.

2.6. Anhang

2.6.1. Intrakardiale Injektion

Bei absoluten Notfällen (Herzversagen unter der Narkose u. ä.) ist die intrakardiale Injektion angezeigt. Obwohl über den Wert dieser Maßnahme manchmal noch gestritten wird, sollte jeder Arzt von diesem gewissermaßen vitalen therapeutischen Eingriff, Gebrauch machen. Es spielt ja letztlich gar keine Rolle, ob Berichte vorliegen, daß eine intrakardiale Injektion keinen Nutzen brachte. Wir wissen jedoch, daß das Herz genau wie durch eine Herzmassage durch eine intrakardiale Injektion einer 1 ‰-*Suprarenin*-Lösung manchmal seine Funktion wieder aufnimmt.

2.6.2. Technik der intrakardialen Injektion

Mit langer dünner Kanüle wird dicht neben dem Brustbein, am besten im vierten Interkostalraum, bei Kindern und Jugendlichen manchmal auch im fünften Interkostalraum 4 bis 5 cm in die Tiefe gegangen, bis ein deutlicher Widerstand das Durchstechen der Herzwand anzeigt. Bei weiterem Vorschieben der Kanüle und bei gleichzeitiger Aspiration wird man feststellen können, ob die Nadel richtig liegt: Infolge der Aspiration füllt sich die Injektionsspritze mit reichlichen Mengen dunklen Blutes, ein Zeichen dafür, daß die Kanülenspritze im Herzlumen liegt. Darauf injiziert man 1 bis 2 ml einer 1 ‰-*Suprarenin*-Lösung und setzt die Herzmassage und die künstliche bzw. assistierte Beatmung fort (Abb. 67).

a b

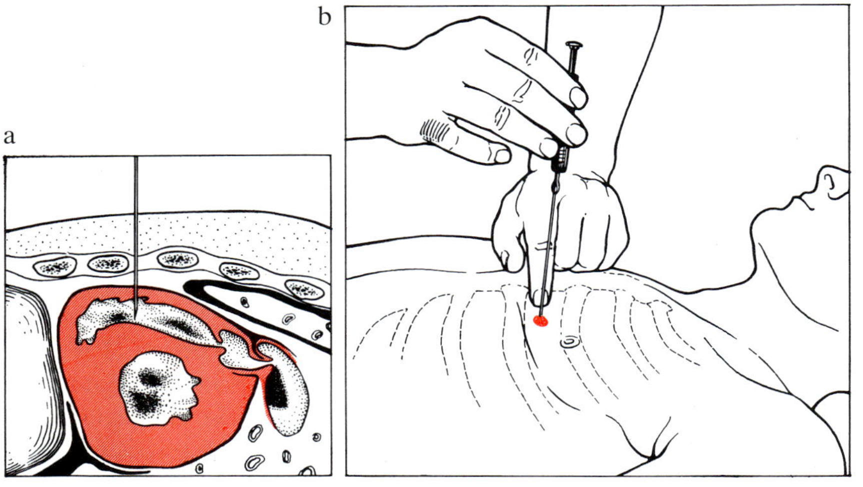

Abb. 67. Technik der intrakardialen Injektion
a) Punktionsstelle
b) Punktionskanüle in situ

3. Die intramuskuläre Injektion

3.1. Allgemeines

Die meisten Medikamente werden intramuskulär appliziert. Die Zirkulationsgeschwindigkeit, bzw. der Wirkungsbeginn des jeweils injizierten Medikamentes ist im Gegensatz zu der intravenösen Injektion, bei der wir die Zirkulationsgeschwindigkeit des Blutes messen können, verschieden und richtet sich u.a. nach Lösungsmittel, Konzentration und Dosierung. Da sich *Dost* mit diesen Fragen eingehend beschäftigt hat, verweisen wir auf seine Monographie „*Der Blutspiegel*“.
Zur Resorption und zum Wirkungseintritt des von uns zur Praemedikation meist verwendeten Cocktail lytique, bestehend aus *Atropin, Atosil* und *Dolantin*, benötigt der Körper, und das ist je nach Individuen wieder verschieden, ca. 30 bis 50 Minuten. Körpergröße, -gewicht und Ausgangslage beeinflussen diesen Faktor wesentlich.
Die parenterale Therapie setzt sich heute also hauptsächlich aus der intravenösen und intramuskulären Verabreichung von Pharmaka zusammen. Die anderen Anwendungsformen sind weit in den Hintergrund gerückt. Bei einer Zusammenstellung aus unserer Klinik, die Lokalanästhesie ausklammert, wurde festgestellt: An 500 Patienten, die stationär eine längere Liegezeit als 12 Tage aufzuweisen hatten, also Patienten, die mittelschwere bis schwere Operationen bzw. Entzündungszustände durchzumachen hatten, wurden insgesamt

1083 intramuskuläre Injektionen (75,94%)
297 intravenöse Injektionen (20,84%)
46 subkutane Injektionen (3,22%)

vorgenommen. Bei 404 Patienten (80,8%) wurde eine intravenöse Dauertropfinfusion durchgeführt, in der Mehrzahl der Fälle im Zusammenhang mit der Narkose.
Wie wir anhand dieser kleinen Fallzahl ersehen können, stützen sich die therapeutischen Bemühungen zum großen Teil auf die intramuskuläre Injektion. So finden wir in unserem Krankengut 75,94% intramuskuläre Injektionen gegenüber 20,84% intravenösen Verabreichungen (mit Ausnahme der zumeist im Rahmen der Intubationsnarkosen durchgeführten i.v. Dauertropfinfusionen). Die erhebliche Zunahme der intramuskulären Injektionen gegenüber früheren Zeiten basiert vor allem auf der Verordnung von Antibiotika und der systematischen Praemedikation bei der modernen Narkose.
Doch ist das nicht allein der Grund für die Zunahme der intramuskulären Injektionen. Eine weitere Bevorzugung der intramuskulären Injektionen liegt in der

Bequemlichkeit für Arzt und Patienten. Da das Pflegepersonal befugt ist, intramuskuläre Injektionen durchzuführen, wird der Arzt wesentlich entlastet, andererseits scheuen viele Patienten die intravenöse Spritz-Technik, so daß oft auf die intramuskuläre Verabreichung von Medikamenten zurückgegriffen wird.
Das Hauptindikationsgebiet der intramuskulären Injektionen ist je nach medizinischer Fachdisziplin verschieden. Es liegt bei uns in der Anwendung von Antibiotika, Sedativa (Praemedikation), vieler Schmerzmittel, Kortisone u.ä. Es gibt nur eine Kontraindikation für die intramuskuläre Injektion, und zwar die verlängerte Blutungs- und Gerinnungszeit. So ist nach Möglichkeit jede Injektion in die Muskulatur zu vermeiden, wenn der Patient unter Antikoagulantientherapie steht. Durch die wesentlich verlängerte Blutungszeit kommt es hier sehr leicht zu Haematomen, die in gesteigerter Form, ja in grotesker Form bei den Koagulopathien, also beispielsweise bei der Haemophilie auftreten. Bei Patienten, bei denen auf Grund pathologischer bzw. therapeutischer Befunde die Blutungszeit wesentlich verlängert ist, ist eine intramuskuläre Injektion kontraindiziert.

3.2. Applikationsorte

3.2.1. Topographische Anatomie der Glutäalgegend

Die Haut der Glutäalregion ist außerordentlich derb und durch starke Bindegewebszüge der Subkutis mit der darunter liegenden Faszie verbunden. Zwischen diesen Subkutisfibrillen ist das Fett in kleinen Kammern eingelagert. Die Haut läßt sich daher nur mit der Unterlage zusammen in Falten abheben. Ergüsse, also auch Spritzenabszesse, können sich daher nur schwer ausbreiten und verursachen durch die starke Gewebsspannung, die sie erzeugen, heftige Schmerzen.
Über die hintere Gegend der Hüfte, das Gesäß, schreibt *Hyrtl*:

„Sie ist bei kerngesunden, kräftig konstituierten Personen schön gerundet, besonders im weiblichen Geschlechte (Venus callipygos), derb und prall anzufühlen und bei kräftigen männlichen Gestalten selbst in der Afterfurche behaart (Hercules melampygos), wird sie bei siechen und ausgemergelten Individuen schlaff, hängend, schlotternd. Der Rand der Hinterbacke hängt tiefer, ihre Wölbung sinkt selbst zu einer Grube ein."

> „Hiatque turpis inter aridas nates
> Podex, velut crudae bovis (*Horaz*)."
> Und häßlich klafft der Hintern zwischen den
> dürren Backen wie beim rohen Rindvieh.

Im Subkutangewebe findet man nur kleine Hautarterien und Venen. Die Hautnerven erreichen die Region von allen Seiten und stammen daher aus ganz verschiedenen Quellen. So sind es inbesondere die Nn. cluneum superiores, medii und inferiores. Die großen Arterien- und Venenstämme liegen in der Tiefe, so daß man diese relativ selten einmal anstechen kann.

Schmerzhafte, frustrane Hustenstöße vermeiden mit Silomat®-Ampullen.

Silomat®

- stillt Hustenreiz zentral, wirksam wie Codein.
- hat pharmakologisch und toxikologisch entscheidende Vorteile.
- ist hervorragend verträglich: Atmung, Kreislauf, Stoffwechsel, Darmtätigkeit bleiben unbeeinflußt. Kein analgetischer, kein anästhesierender Effekt. Keine Gewöhnung.
- erleichtert die Pflege im Stationsbereich, weil seine Anwendung nicht der Betäubungsmittelverordnung unterliegt.

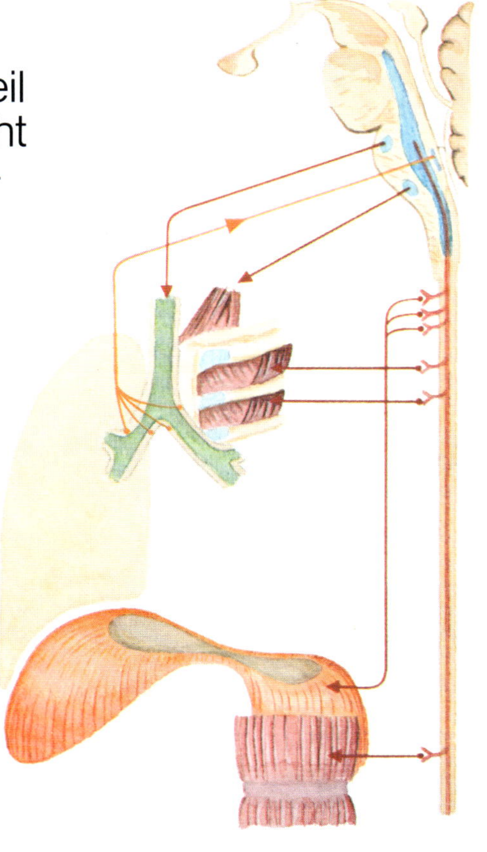

Die Reflexbahnen.
Aus seiner Funktion, die Atemwege freizuhalten, ergibt sich die Lokalisation der reflexogenen Zonen des Hustenreizes. Periphere sensible Rezeptoren liegen hauptsächlich in der Schleimhaut der Atemwege, besonders dicht in der Trachea und in der Umgebung der Bifurkation.

Von hier aus zieht der afferente Schenkel meist in den Ästen des Vagus zu den „Zentren".

Den Reflexbogen setzt der efferente Schenkel ebenfalls meist via Vagus fort und endet an der Bronchialmuskulatur.

„Die Gefäße und Nerven treten aus dem Becken durch das Foramen ischiadicum majus in die Glutäalregion ein und benutzen hier teilweise das Foramen suprapiriforme, teils das Foramen infrapiriforme“ (*Hafferl*).

Unter dem subkutanen Bindegewebe und der Fascia superficialis folgt die Aponeurose, die vom Darmbeinkamm entspringt. Sie besteht in ihrem Ursprung bis zum äußern Rand des großen Gesäßmuskels hin nur aus einem, von dahin aber aus zwei deutlich getrennten Blättern, von denen jedoch das oberflächliche auf dem großen Gesäßmuskel gelegene infolge seines bindegewebigen Aussehens und seines auffallend geringen Querschnitts kaum als Aponeurose angesprochen werden kann. Das tiefe unter den großen Gesäßmuskeln eindringende Blatt zeigt sich als typische Aponeurose. Am unteren Rand des großen Gesäßmuskels verbinden sich beide Blätter zur Fascia lata.
Die Muskeln des Gesäßes liegen in drei Schichten übereinander: M. glutaeus maximus, M. glutaeus medius und M. glutaeus minimus. Die Glutäalfaszie steht mit den Faszien der Umgebung in direkter Beziehung, ventral umscheidet sie bei ihrem Übergang in die Fascia lata den M. tensor fasciae latae; Kranial heftet sie sich an den Darmbeinkamm. Durch diese bindegewebige Einscheidung der Glutäalmuskeln bleiben Ergüsse und Eiterungen in diesem Muskelbereich, wie sie z. B. nach intramuskulären Injektionen vorkommen können, stationär und sind sehr schmerzhaft, ohne aber Erscheinungen an der Oberfläche zu machen.

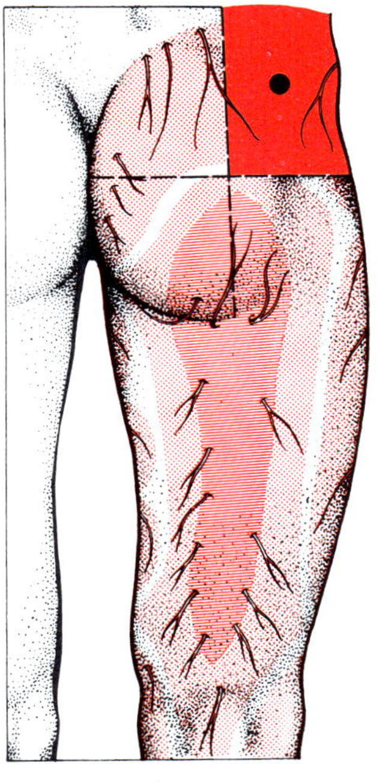

Abb. 68. Darstellung der Regio glutaealis mit Injektionsort für die intramuskuläre Injektion. Der obere äußere Quadrant mit der Injektionsstelle ist deutlich dargestellt.

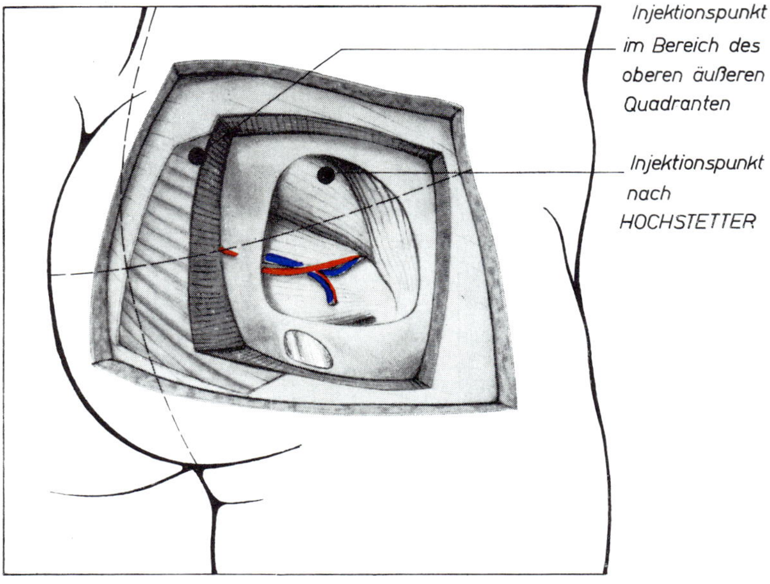

Abb. 69. Schematische Darstellung der intraglutäalen Punktionsstellen, wobei deutlich wird, daß in den empfohlenen Arealen keine Nerven- und Gefäßverletzungen zustandekommen können.

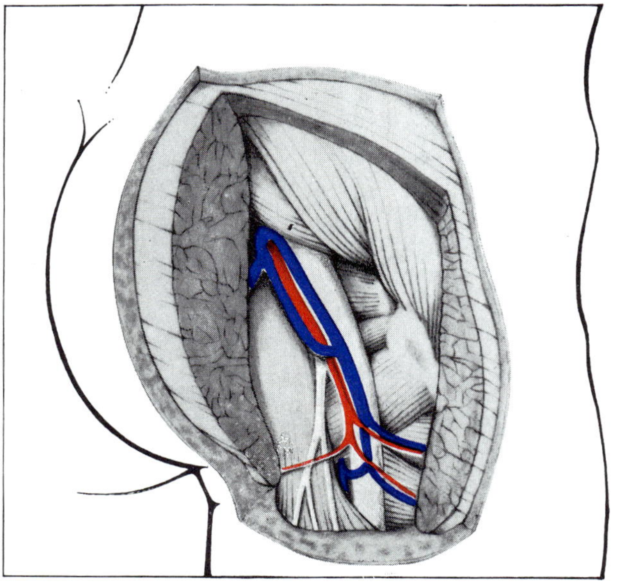

Abb. 70. Lage der tiefen Gefäße und Nerven der Glutäalgegend. Eine unterhalb des oberen äußeren Quadranten durchgeführte Injektion kann daher Komplikationen hervorrufen.

Die Abbildungen (68–70) zeigen nach dieser kurzen Schilderung der topographischen Anatomie den günstigsten Injektionsort für die glutäale Einspritzung. Üblicherweise bezeichnet man diese Gegend als den oberen äußeren Quadranten. Wir wissen, daß hier nur eine mäßige Gefäß- und Nervenversorgung vorliegt, so daß noch heute die meisten Injektionen dort ausgeführt werden. Da man sich, wie wir weiter unten zeigen werden, häufig in der Bestimmung des oberen äußeren Quadranten irren kann, hat *Hochstetter*, der sich als Anatom eingehend mit der intraglutäalen Injektion beschäftigt hat, einen sehr interessanten Vorschlag gemacht:

„Die linke Hand wird auf die Hüfte des Patienten gedrückt, daß der Handteller den großen Rollhügel fühlt und von den maximal gespreizten Schwurfiguren (Mittel- und Zeigefinger) der ventral gelegene mit der Kuppe die Spina ilica ventralis tastet. Das durch die Schwurfinger begrenzte und gespannte Hautfeld wird gereinigt: im mittleren Bereich wird senkrecht zur Hautoberfläche eingestochen. Die nötige Stichtiefe ergibt sich meist aus dem vorangegangenen Palpationsbefund der Subkutis. In unklaren Fällen sticht man mit langer Nadel usque ad os und zieht dann 1 cm zurück. Hierauf wird nach fehlender Aspiration von Blut langsam injiziert. Liegt die Injektionsspritze nach Reinigung des Hautfeldes nicht in Reichweite, markiert man sich die Einstichstelle (z. B. mit Jod), injiziert aber nur unter neuerlichem Aufdrücken der Hand und Palpation der genannten ‚Knochenmarken' (Abb. 71).

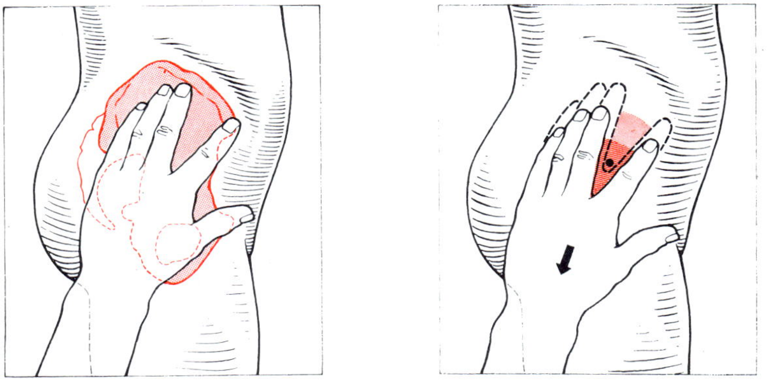

Abb. 71. Schematische Darstellung der *Hochstetter*schen Technik zur intraglutäalen Injektion

Die Nadelachse soll dabei keinen der Schwurfinger unterkreuzen und eher ein wenig gegen den Darmbeinkamm als gegen den großen Rollhügel gerichtet sein. Günstig ist Seitenlage des Patienten mit leicht überkreuzten Beinen, doch kann bei einiger Übung mit Palpieren auch in Rückenlage des Patienten injiziert werden.

Wichtig ist die exakte Feststellung der Spina ilica ventralis, die mit der etwa 7 cm von ihr gelegenen lateralsten Prominenz des Darmbeinkammes, der Eminentia christae ilicae (Tuberculum glutaeum anterius) verwechselt werden kann. Die Spina weist als scharf begrenzter Höcker ventralwärts. Der dorsale Schwurfinger erreicht bei entsprechender Handlänge die Prominenz, die man übungsweise zur sicheren Orientierung tasten soll. Im Dreieck zwischen Eminentia Christae ilicae, Spina ilica ventralis und Trochanter major liegt das günstige Muskelfeld zur intramuskulären Injektion."

Modifikationen der *Hochstetter*schen Technik sind in letzter Zeit beschrieben worden. Eine interessante Technik gibt *Dvořák* an. Nach Beschreibung der *Hochstetter*schen Methode, zu der er wörtlich sagt:

„Die Methode von *Hochstetter* ist anatomisch einwandfrei. In der Praxis bietet sie allerdings einige Nachteile: Das Tuberculum glutaeum anterius ist, besonders bei adipösen Patienten, nicht leicht zu tasten, in den meisten anatomischen Atlanten ist es nicht gesondert bezeichnet, seine Existenz damit nicht allgemein bekannt. Weiterhin liegt die Einstichstelle so dicht an den Fingern des Untersuchers, daß sie leicht von deren Haut verunreinigt werden kann. Ein weiterer Nachteil der Methode besteht darin, daß der Patient bei ihrer Anwendung zumindest Seitenlage einnehmen muß."

Wir können das keineswegs bestätigen. Die *Hochstetter*sche Technik ist nach einer gewissen Übungszeit so einfach, daß man sie in jeder Position durchführen kann. Auch beim stehenden Patienten läßt sich der Injektionspunkt sehr schnell bestimmen, so daß man m. E. beim *Hochstetter*schen Punkt bleiben sollte. Dennoch wollen wir diese neue von *Dvořák* beschriebene Methode beschreiben, die angeblich die obenaufgeführten Nachteile umgeht und die anatomische Orientierung, besonders für das Pflegepersonal vereinfacht.
„Wird die Injektion von der rechten Hand in der rechten Gesäßhälfte ausgeführt, so tastet die linke Hand mit ihrem Daumen die Spina iliaca ventralis und mit ihrem Mittelfinger die Crista ilica. Der Mittelfinger hakt sodann hinter den Darmbeinkamm, der Daumen verläßt die Spina ilica ventralis und fixiert zusammen mit dem Zeigefinger (ohne gewaltsame Abduktion zwischen Zeige- und Mittelfinger) die Haut in einer Richtung, die der Längsachse der Extremität entspricht. Die Injektion findet etwa in der Mitte zwischen Daumen und Zeigefinger statt. In einer Tiefe von etwa 5 cm oder mehr erreicht die Nadelspitze den M. glutaeus medius. Vorsichtshalber wird die Kanülenspitze bis zum Periost geführt, danach wird ein wenig zurückgezogen. Sie ist hierbei etwas zum Darmbeinkamm hin geneigt.
Bei der Injektion in die linke Gesäßhälfte übernimmt der kleine Finger der linken Hand des Untersuchers die Funktion, die der Daumen dieser Hand bei der Injektion in die rechte Gesäßhälfte hatte. Das heißt, der kleine Finger tastet die Spina ilica ventralis, der Mittelfinger hakt hinter den Darmbeinkamm, die Injektion findet wieder zwischen Daumen und Zeigefinger statt. Beim Linkshänder ist die Händefunktion umgekehrt.

Die Vorteile dieser neuen Methode sind folgende:

1. Man ist nicht auf die Palpation des Tuberculum glutaeum anterius angewiesen, das oft schlecht zu tasten ist.

2. Eine forzierte Abduktion zwischen Zeige- und Mittelfinger ist unnötig und auch nicht möglich, so daß die größeren Gefäße und der N. ischiadicus nicht gefährdet werden können.

3. Die Kanüle bleibt immer weit von den Fingern des Untersuchers entfernt.

4. Die Injektion kann in jeder Position des Patienten ausgeführt werden, also auch in Rückenlage, und zwar bequemer als bei der Methode nach *Hochstetter*, bei der die ganze Handfläche einschließlich des Thenar und Hypothenar angelegt werden muß."

Wir haben die *Dvořák*sche Technik absichtlich als eine Modifikation der *Hochstetter*schen Methode bezeichnet, da man je nach Erfahrung nach dem Einüben *Hochstetter*schen Technik zumeist nicht mehr die Hand auf den Trochanter majus legen muß, um nun den Injektionsort exakt zu finden. Durch die klare Abgrenzung von dem Einspritzungsort „Mitte des oberen äußeren Quadranten" wird wesentlich weiter lateral und kranial eingespritzt, so daß viele mit der *Hochstetter*schen Technik vertraute Ärzte und Pflegepersonen sicher auch einmal den *Dvořák*schen Injektionspunkt dabei treffen.

3.2.2. Topographische Anatomie des Oberschenkels (Regio femoris ventralis)

Die Haut der ventralen Seite des Oberschenkels ist zwar dick, aber nicht besonders dicht behaart. An der inneren Seite und in der Nähe der Leistenbeuge finden sich zahlreiche Talgdrüsen. Die Haut besitzt auf Grund der Vielzahl subkutaner Lymphgefäße in diesem Bereich erheblich mehr Absorptionskraft als an der dorsalen Seite.
Am Oberschenkel sind drei Muskelgruppen vorhanden. Die Extensorengruppe, die Adduktoren- und Flexorengruppe. Obwohl dadurch die Möglichkeit einer Ausbildung von drei Septen gegeben wäre, kommt es nur an einer Stelle zur Ausbildung eines stärkeren bindegewebigen Septums.
Dieses befindet sich an der fibularen, also an der äußeren Seite und entsteht dadurch, daß sich die Fascia lata an der lateralen Seite der Extensoren in die Tiefe senkt und am Femur befestigt. Dieses Blatt trennt, oft als Septum intermusculare laterale bezeichnet, die ventral liegenden Extensoren von der dorsalen Flexorengruppe. An der medialen Seite des Oberschenkels kann man von einem Septum aber kaum sprechen. Hier liegen die verschiedenen Muskelgruppen, zwischen denen bestimmte Spatien bestehen. Dagegen finden wir ventral zwischen den Adduktoren und Extensoren das Septum intermusculare mediale ausgebildet, das die großen Gefäße aufnimmt. So haben wir am Oberschenkel zwei verschiedene Spatien, den Raum der großen Gefäße an der Innenseite des Oberschenkels und die der Muskulatur an der Außenseite.
Wie Abb. 72 zeigt, erkennt man deutlich, daß der Oberschenkel vom N. cutaneus femoris lateralis und von den Rr. cutanei anteriores N. femoralis versorgt werden. Wir erkennen aus diesem Bild jedoch schon die günstigste Injektionsstelle, die sich prinzipiell lateral bzw. fibular, also immer mehr zur Fascia lata hin richten muß.

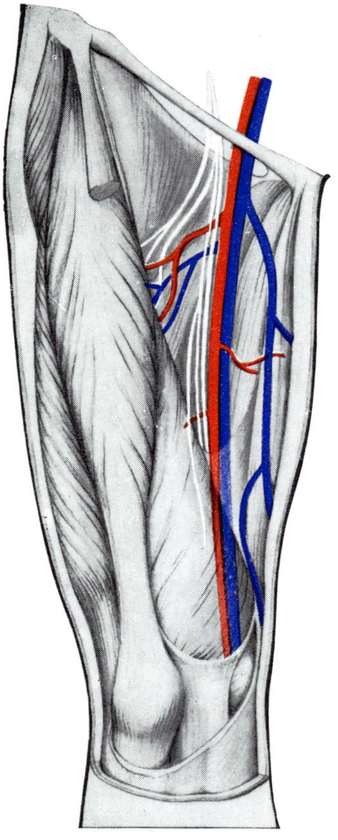

Abb. 72. Gefäß-Nervenbündel im Bereich des Oberschenkels. Anhand dieser Abbildung erkennt man, daß die Gefäße medialwärts liegen und der günstigste Injektionsort für eine intramuskuläre Injektion im Bereich des Oberschenkels fibular liegt.

Der Gefäßnervenstamm liegt medial bzw. tibial und ist von den großen Muskelgruppen geschützt. Oberflächlich finden wir selbstverständlich kleine Arterien und Venen, die sich zur A. femoralis bzw. V. saphena hin orientieren. Aus diesem Grunde ist es besonders wichtig, schon in diesem Rahmen darauf hinzuweisen, daß intramuskuläre Injektionen nur in einem bestimmten Bereich des Oberschenkels zu verabfolgen sind. Der seitliche und der mittlere Bauch des M. quadriceps femoris eignet sich vorzüglich zur intramuskulären Injektion.

Man muß sich immer vor Augen halten, daß in der Nähe der Inguinalgegend auch rückläufige Gefäße nach lateral verlaufen (V. circumflexa ilium cran.), also daß wenigstens eine Handbreit unterhalb des kaudalen Ansatzes des Leistenbandes die obere Grenze für die Injektion ist. Da sich der Oberschenkel nach distal verjüngt, die Muskulatur entsprechend ihren Ansätzen und entsprechend der Knochenstruktur des Femur konturreich und aponeurotisch wird, gilt das gleiche für die untere Grenze, die mit einer Handbreite über dem Knie angegeben wird. Aus der Abb. 73 ist das Applikationsfeld für eine intramuskuläre Injektion zu ersehen.

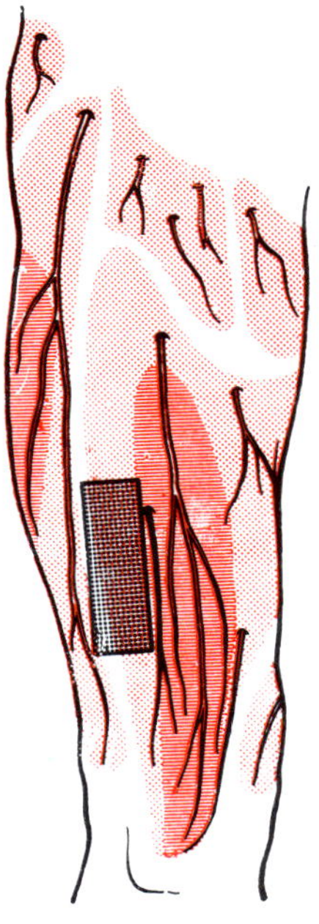

Abb. 73. Applikationsfeld der intramuskulären Injektion im Bereich des Oberschenkels

3.2.3. Topographische Anatomie des Oberarmes

Die Haut des Oberarmes ist an der inneren, vorderen Seite, also ulnarwärts, wesentlich zarter als an der äußeren, radialwärts gelegenen Region, wo sie sich der Schulter und Rückenhaut nähert. Sie enthält dort starke Talgdrüsen und Haarbälge, wodurch das Phänomen der „Cutis anserina" deutlicher hervortritt als an der ulnaren Seite. Die Haut ist überall faltbar und leichter um die Peripherie herum als nach oben oder unten zu verschieben. Ihre Verschieblichkeit gestattet, selbst die Lefzen einer Wunde mit Substanzverlust in Kontakt zu bringen und primär zu vereinigen. Das hat sowohl für die intramuskuläre Injektion im Bereich des Oberarmes, aber besonders für die subkutane Technik eine besondere Bedeutung. Bei der subkutanen Technik, auf die wir noch im einzelnen zu sprechen kommen, benötigen wir verschiebliche Haut, die wir anheben können, um die Injektionslösung zu injizieren.

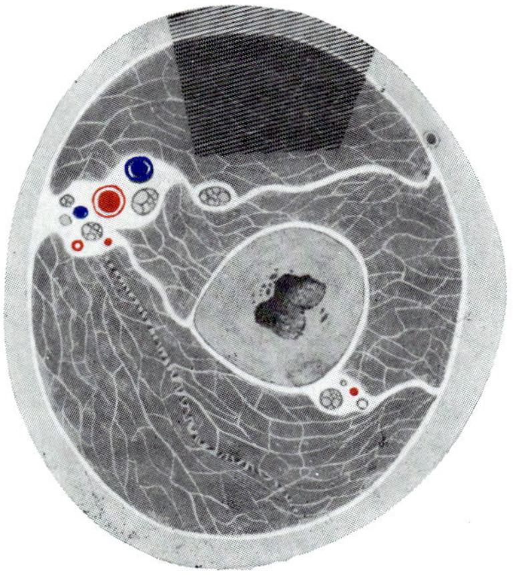

Abb. 74. Querschnitt des Oberarms aus dem – gestrichelten Feld – der Applikationsort für eine intramuskuläre Oberarminjektion ersichtlich ist. Man erkennt deutlich den medial liegenden Gefäß-Nervenstamm, so daß die Injektion im medio-lateralen Anteil des M. biceps durchgeführt wird.

Das ist im Bereich des Oberarmes, im Bereich des M. biceps, insbesondere auf seiner Mittellinie der Fall. Für die intramuskuläre Injektion spielt die Verschieblichkeit der Haut eine große Rolle, denn hier wird eine unten näher zu erläuternde Technik empfohlen, die von dieser abhängig ist. Das subkutane Bindegewebe erscheint als doppelte Lage, die Oberfläche von beiden ist bei Kindern und Frauen reich an Fettzellen und rundet die Form des Armes. Bei muskelstarken Individuen ist die Muskulatur konturreich und Ursprung und Ansatz lassen sich wesentlich leichter studieren. Die tiefere Lage des subkutanen Bindegewebes ist fettarm und läßt sich als Fascia superficialis bei mageren Individuen darstellen. Das subkutane Bindegewebe erhält die oberflächlichen Hautnerven und Venen: „Letztere sind für den Wundarzt wichtiger als erstere. Es findet sich hier:

1. Die V. cephalica, welche im Sulcus bicipitalis externus nach aufwärts steigt, um in die Furche zwischen Pectoralis major und Deltoides einzudringen, wo sie viel tiefer als am Oberarm liegt, und deshalb zum Aderlaß nach *Lisfranc* nur mittels eines vorläufigen Hautschnittes benutzt werden könnte. Sie führt ihren Namen Cephalica – Kopfvene, von dem Vorurteil der alten Medizin, welche aus ihr nur bei Kopfleiden und Zahnschmerz zur Ader zu lassen pflegte.
2. Die V. basilica verläuft im Sulcus bicipitalis internus und entleert sich schon am Oberarm, nachdem sie die Fascia durchbohrte, in die V. brachialis. Die Alten nannten die rechte Basilica auch Hepatica und die linke Splenica, weil sie nur bei Krankheiten dieser Eingeweide diese zu eröffnen pflegten. Entzündungen dieser subkutanen Venen läßt ihren Verlauf als harte, schmerzhafte, rötliche Stränge, mit knotigen Anschwellungen an der Stelle der Klappen durch die Haut hindurchschimmern. Die oberflächlichen Saugadern begleiten in großer Anzahl diese Venen, besonders die Basilica, und durchsetzen zwei bis drei Lymphknoten, die in wandelbaren Entfernungen im Sulcus bicipitalis internus vorkommen“ (*Hyrtl*).

In ähnlicher Weise, wie wir schon die anatomische Situation zur intramuskulären Injektion im Oberschenkelbereich schilderten, liegt der Gefäß-Nervenstrang geschützt und von der großen Oberarmmuskulatur bedeckt im Sulcus bicipitalis medialis (ulnaris). Dieser Sulcus stellt die Rinne dar, die medial von der Fascia brachii bedeckt wird. Auf der lateralen Seite finden wir ebenfalls einen entsprechenden Sulcus bicipitalis lateralis. Beide sind gewissermaßen die Begrenzungen für die Vorwölbung des M. biceps und führen distal in die Ellenbeuge und bilden dort als Sulci cubitales mediales und laterales die oberen Schenkel der Y-förmigen Grube der Ellenbeuge.
Aus der Abb. 74 läßt sich deutlich der Querschnitt des Oberarmes erkennen, wobei die schraffierte Region dem Applikationsort für eine intramuskuläre Injektion entspricht. Man erkennt deutlich den großen Gefäß-Nervenstamm, der medial liegt und vom M. biceps und insbesondere der Fascia brachialis geschützt wird.

3.3. Die intramuskuläre Injektionstechnik

3.3.1. Zur Frage des richtigen Instrumentariums unter besonderer Berücksichtigung der Kanülenlänge bei der Intraglutäalinjektion

In der letzten Zeit mehren sich die Angaben über Komplikationen bei der intraglutäalen Einspritzung (*Kienitz* u. *Braun-Falco, Weyers* u. a.). Da wir in dieser Frage schon des öfteren als Gutachter tätig werden mußten, konnten wir dabei übereinstimmend feststellen, daß es sich in der Mehrzahl der aufgetretenen Hautnekrosen bzw. der sogenannten Embolia cutis medicamentosa, um Schäden nach sogenannter „lege artis" durchgeführter intramuskulärer Injektionen in die Glutäalmuskulatur handelte. Dabei hat u. E. das Arzneimitteldepot infolge der Verwendung von zu kurzen Kanülen die Muskulatur nicht erreicht, so daß durch die Präparatentleerung in das subkutane Fettgewebe eine Nekrose der Haut und der oberflächlichen Gewebe erfolgte. Aus diesem Grunde haben wir, abgesehen von einer eigenen Pilotstudie, unseren Doktoranden *Mathias Höhne* beauftragt, die Frage der erforderlichen Kanülenlänge bei der Intraglutäalinjektion zu überprüfen.
Es erübrigt sich, darauf hinzuweisen, daß als Injektionsspritzen heute nur mehr Einmalinstrumentarium herangezogen wird, das industriell so hervorragend hergestellt wird, daß alle Forderungen nach Sterilität usw. an die Injektionsspritzen erfüllt sind.
Auch die uns zur Verfügung gestellten Einmalkanülen entsprechen den Wünschen der Ärzteschaft,

doch müssen wir immer wieder feststellen, daß die Mehrzahl der Ärzte und der Schwestern bei der intraglutäalen Injektion zu kurze Kanülen benutzen.

Hochstetter, der sich mit den Injektionsorten im Bereich der Glutäalmuskulatur eingehend beschäftigt hat, stellte schon 1955 fest, daß im Hinblick auf geäußerte Schäden „keine exakten Angaben über die wesentlichen Daten der verwendeten Injektionstechniken gemacht werden. Vom Einstichort erfährt man nie mehr, als vage Bezeichnungen, wie „in den oberen äußeren Quadranten" . . . Angaben über Stichtiefe fehlen meist gänzlich . . . Weil es keine exakte Definition der intraglutäalen Methode gibt, entbehren die immer wieder vorgebrachten Äußerungen, daß auch bei „sachgemäßer Injektion" Spritzenschäden unvermeidbar sind, jeder Grundlage."
Obwohl wir sowohl in der ersten und der zweiten Auflage dieser Monographie schon mehrere Male darauf hingewiesen haben, daß die intramuskuläre Injektionstechnik in den Glutäalbereich nach *Hochstetter* als komplikationsärmste aller Einspritzungstechniken angesehen werden kann, sind gerade in letzter Zeit umschriebene Hautnekrosen nach intraglutäaler Injektion häufiger geworden.

Die Ursache dafür ist u. E. eine Technik, die wir als subkutane Fehlinjektion der intraglutäalen Injektionstechnik bezeichnen.

Gerade bei adipösen Patienten muß mit Einspritzungen ins Fettgewebe gerechnet werden. Schließlich läßt sich die optimale Lage der Kanüle in der Muskulatur nicht direkt kontrollieren, wie es z. B. bei der intravenösen Injektionstechnik der Fall ist. Wir haben daher schon mehrere Male darauf hingewiesen, daß trotz der Angaben, es wäre lege artis injiziert worden, intramuskuläre Injektionen keineswegs die Muskulatur erreicht haben, weil die Nadelspitze das Zielgebiet nicht erreichte.
Aus diesem Grunde sollten solche Therapieversager und bestimmte Komplikationen nicht primär dem Heilmittel angelastet werden, sondern es sollte überprüft werden, ob das verwendete Instrumentarium als optimal angesehen werden kann. Die Länge der verwendeten Injektionskanülen ist dabei von ausschlaggebender Bedeutung. *V. Hochstetter*s Angaben zum Problem der exakten intramuskulären Lage der Kanüle beschränken sich darauf, daß in dem von ihm angegebenen Punkt das zu durchstechende Fettgewebe durch Faltung gut abschätzbar sein soll, was bei adipösen Patienten bestimmt ziemlich schwierig sein dürfte. In dorsaler gelegenen Bereichen aber ist nach *v. Hochstetter* „die palpatorische Abschätzung der Mächtigkeit des subkutanen Fettgewebes bei prallen Gesäßbacken unmöglich".
Es war daher Aufgabe unseres Doktoranden *Mathias Höhne,* festzustellen, ob die Kanülenlänge einen Einfluß auf Komplikationen der intramuskulären Technik

haben und Zwischenfälle bei Einspritzungen ins Fettgewebe auftreten können. Weiterhin sollte er untersuchen, welche Möglichkeiten bestehen, eine solche Fehlinjektion zu vermeiden. Durch systematische Messungen der Gewebedicken, speziell der Fettgewebe im Glutäalbereich sollte festgestellt werden, mit welchen durchschnittlichen subkutanen Fettgewebe wir rechnen müssen. Dabei hat *Höhne* in Anlehnung an meine eigene Pilotstudie sich auf zwei Punkte beschränkt, nämlich auf die Messung der Gesamtgewebedicke und des jeweiligen Fettanteils im Bereich der beiden häufigsten Injektionspunkte bei der intraglutäalen Einspritzung:

1. der Mitte des oberen äußeren Quadranten und
2. den von *Hochstetter* angegebenen Injektionspunkt.

Um diese Messungen durchzuführen, haben wir ein Meßgerät entwickelt. Es besteht im wesentlichen aus einer langen Injektionsnadel, an der die Einstichtiefe abgelesen werden kann. Durch einen von uns entwickelten Schieber, der aus einer stabilen Metallskala mit Millimeter- und Halbmillimetereinteilung besteht, kann nach der Injektion in den Glutäalbereich – die Injektionskanüle wird hier bis zur Beckenschaufel vorgeschoben – exakt die Gesamtgewebedicke abgelesen werden. Dazu wird nach sorgfältiger Säuberung des Meßgebietes die Kanüle senkrecht zur Hautoberfläche ruckartig eingestochen und bis zum Knochenkontakt vorgeschoben. Die Metallskala wird nun bis zum Kontakt mit der Kutis herangeführt, wobei die Fläche T tangential dem Einstichpunkt anliegt. Die Gewebedicke kann auf der Skala am eingekerbten Ende des Schiebers direkt abgelesen werden (Abb. 75).

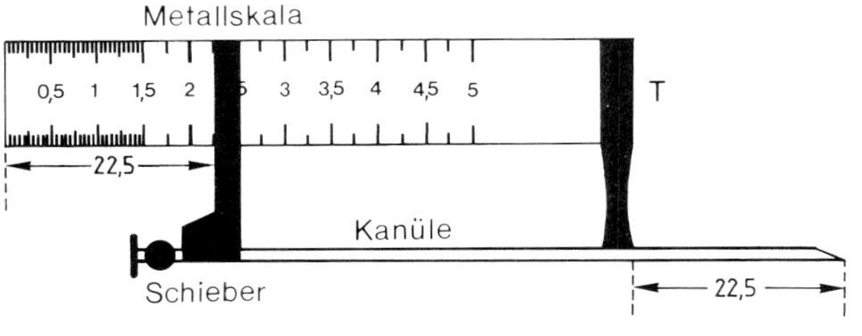

Abb. 75. Von *Gabka* entwickeltes Meßgerät zur Feststellung der Gewebedicke im Bereich der intraglutäalen Injektionspunkte

Die Messungen wurden an zwei Gruppen vorgenommen. Die eine Gruppe umfaßte 154 Patienten (82 Frauen, 72 Männer), die andere 122 nicht konservierte Leichen (62 Frauen, 60 Männer). Die Auswahl der Probanden war rein zufällig. Der Zeitraum, in dem die Messungen – insgesamt 796 – durchgeführt wurden, betrug 9 Monate.
Bei der Patientengruppe wurden die Messungen ausschließlich während einer Intubationsnarkose durchgeführt.

Bei den Leichen handelte es sich um Personen, deren Exitus nicht mehr als 4–5 Stunden vor dem Zeitpunkt der Messungen lag, also meist noch vor dem Einsetzen des Rigor mortis der unteren Extremitäten. Die Leichen wurden möglichst schnell in Bauchlage gebracht, um durch den Verlust des Gewebsturgors keine Ergebnisverfälschungen zu erhalten.
Obwohl man bei den Patienten nur die Gesamtgewebedicke ermitteln konnte – einerseits in der Mitte des oberen äußeren Quadranten und andererseits am *Hochstetter*-Punkt (Abb. 76) – wurde am Sektionsmaterial die Fettgewebedicke direkt errechnet. Dabei wurde nach sorgfältiger Messung der Gewebedicke mit unserem Meßinstrument je ein etwa 5–8 cm langer Hautschnitt über dem jeweiligen Meßpunkt gelegt. Das subkutane Fettgewebe wurde sorgfältig dargestellt und mit der Präparationsschere bis zur darunterliegenden Faszie durchtrennt. Danach wurde in den beiden vorher gemessenen Punkten die Haut–Muskeldistanz (Fettgewebedicke) mit dem Meßinstrument bestimmt, so daß auch diese Werte sofort erfaßt werden konnten.

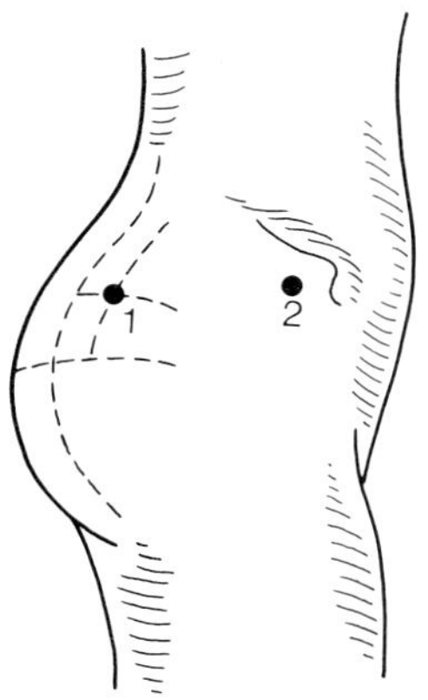

Abb. 76. Die von uns empfohlenen Injektionspunkte zur intraglutäalen Injektion.
1 = Mitte des oberen äußeren Quadranten, 2 = *Hochstetter*scher Punkt.
Es erübrigt sich, noch weiter auszuführen, daß wir dem *Hochstetter*schen Injektionspunkt eine geringere Komplikationsrate einräumen.

Die Ablesegenauigkeit bei den Messungen war gleichbleibend, da sämtliche Messungen von *Höhne* allein und immer in der gleichen Weise durchgeführt wurden. Durch die besondere Konstruktion des Meßgerätes konnten Unterschiede mit einer Irrtumswahrscheinlichkeit von weniger als 3% in der Gesamtgewebedicke und von weniger als 6% in der Fettgewebedicke festgestellt werden.
Es erwies sich als notwendig, die Leichen und die Patienten bestimmten Gruppen zuzuordnen. Diese sind:

Grundgesamtheit A = alle männlichen Leichen (60)
Grundgesamtheit B = alle männlichen Patienten (72)

Grundgesamtheit C = alle weiblichen Leichen (62)
Grundgesamtheit D = alle weiblichen Patienten (82)

Diese vier Grundgesamtheiten wurden jeweils in fünf Untergruppen aufgeteilt. Die Unterteilung ging von der Überlegung aus, daß bei zunehmendem Körpergewicht sich die Gewebedicken direkt proportional dazu verhalten.
Ausgangs- und Bezugspunkt ist das sogenannte Normalgewicht (N) Erwachsener, das durch folgende Formel berechnet wird:

Normalgewicht (kg) = Körpergröße (cm) − 100

Das Idealgewicht (I) ist das Gewicht mit der höchsten statistischen Lebenserwartung. Es liegt bei Männern 10%, bei Frauen 15% unter dem Normalgewicht. Diese Werte sollten bewußt eine nur grobe Unterteilung ermöglichen. So ergab sich:

Gruppe 1 = untergewichtige Personen: das Gewicht liegt unter dem Idealgewicht (I)
Gruppe 2 = Personen, deren Gewicht zwischen Normal- und Idealgewicht liegt
Gruppe 3 = Personen, die zwischen Normalgewicht und 10% darüber liegen
Gruppe 4 = übergewichtige Personen: sie wiegen mindestens 10% mehr als das Normalgewicht; maximal jedoch nur bis zu einer Grenze, die 20% über dem Normalgewicht liegt
Gruppe 5 = stark übergewichtige Personen, deren Gewicht mindestens 20% über dem Normalgewicht liegt.

Ausgewertet wurden 1624 erhobene Daten bei insgesamt 276 gemessenen Probanden (770 Lebenduntersuchungen und 854 Leichenuntersuchungen). Davon entfallen 552 Daten auf Größen- und Gewichtsangaben, die eine Unterteilung in Gruppen ermöglichten. 276 Altersangaben wurden erhoben und zu Vergleichszwecken herangezogen; 796 Daten entfallen auf die Meßergebnisse. Aus diesen Daten wurden in den einzelnen Gruppen die Mittelwerte und deren Standardabweichungen errechnet. Es würde im einzelnen zu weit führen, die genauen Werte hier aufzuführen, doch ließ sich nach statistischer Ausrechnung kein signifikanter Unterschied zwischen den Mittelwertabweichungen der Leichen und der Patienten feststellen. So können folgende Werte der Gruppen 1−5 als verbindlich gelten.
Bei der Betrachtung der statistischen Mittelwerte der Grundgesamtheiten Männer (M) und Frauen (F) (Tab. 14) zeichnet sich zwischen beiden Geschlechtern ein grundlegender Unterschied ab.
Die Gesamtgewebedicken im von *v. Hochstetter* angegebenen Punkt und in der „Mitte des oberen äußeren Quadranten“ sind bei Männern umfangreicher als bei Frauen. Dagegen ist der Unterschied bei Frauen zwischen den Werten der beiden Injektionspunkte (mit Ausnahme der Muskelgewebewerte) ausgeprägter, als bei Männern. Bei Frauen überwiegt der Fettanteil an der Gesamtgewebedicke, bei Männern der Muskelanteil.

Zusammenfassend lassen sich folgende Tabellen erstellen:

Tab. 14. Gewebe- und Fettdicke im Glutäalbereich unter besonderer Berücksichtigung des Gewichtes (Gruppeneinteilung)

	Statistischer Mittelwert der Gesamtgewebedicken im Bereich der Glutäalinjektionen	Absolute Fettgewebedicke (Subkutanes Fettgewebe)	Prozentuale Dicke des subkutanen Fettgewebes
Männer			
Gruppe 1 H	50,7 mm	19,9 mm	39
Q	52,9 mm	22,9 mm	43
Gruppe 2 H	52,9 mm	22,4 mm	42
Q	56,1 mm	25,1 mm	45
Gruppe 3 H	58,2 mm	25,9 mm	45
Q	62,3 mm	30,4 mm	49
Gruppe 4 H	64,9 mm	30,7 mm	47
Q	67,7 mm	33,9 mm	50
Gruppe 5 H	75,5 mm	40,4 mm	54
Q	77,0 mm	40,3 mm	53
Frauen			
Gruppe 1 H	48,6 mm	18,6 mm	36
Q	51,2 mm	20,5 mm	40
Gruppe 2 H	54 mm	24,3 mm	47
Q	56,4 mm	26,4 mm	47
Gruppe 3 H	54,6 mm	25,9 mm	47
Q	57 mm	27,4 mm	48
Gruppe 4 H	58,2 mm	28 mm	48
Q	63,5 mm	31 mm	48
Gruppe 5 H	70,5 mm	40,6 mm	56
Q	78,6 mm	44,7 mm	57

H = *Hochstetter*scher Injektionspunkt; Q = Mitte des oberen, äußeren Quadranten.

Tab. 15. Gewebe- und Muskelschichten im Glutäalbereich

	Statistischer Mittelwert der Gesamtgewebedicke	Fettanteil in %	Subkutanes Fettgewebe absolut	Muskelschicht absolut
Männer				
Hochstetterscher Punkt	60,4 mm	45	27,1 mm	33,3 mm
Mitte des oberen äußeren Quadranten	63,9 mm	48	30,2 mm	33,7 mm
Frauen				
*Hochstetter*scher Punkt	56,2 mm	49	27,8 mm	28,4 mm
Mitte des oberen äußeren Quadranten	61,1 mm	55	34,2 mm	26,9 mm

Die Zunahme der Gesamtgewebedicke vom „*Hochstetter*-Punkt" nach dorsal gehend, beruht bei Frauen ausschließlich auf einer Verdickung des Fettgewebes, wobei die Muskelgewebedicke etwas abnimmt. Bei Männern ist neben der Fettgewebezunahme auch eine Verdickung der Muskelschicht zu beobachten.
Die statistischen Mittelwerte der Grundgesamtheiten Männer (M) und Frauen (F) entsprechen etwa den Mittelwerten der Gruppe 3 bei Männern wie auch bei Frauen. Die Gruppen 3 umfassen Personen mit einem Gewicht, das zwischen Normalgewicht (N) und 10% über Normalgewicht liegt. Das stimmt mit den Statistiken der *Metrop. Life Insur. Co.* überein, wonach der „Durchschnittsmensch" etwas mehr als normalgewichtig ist.
Bei der Betrachtung der Werte der Gruppen 1–5 (Tab. 14) bestätigt sich die Arbeitshypothese, daß mit steigendem Verhältnis Körpergröße – Körpergewicht auch die Gewebe im Glutäalbereich direkt proportional dazu ansteigen. Mit steigenden Gesamtgewebedicken der Glutäalregion verlagert sich aber das Verhältnis Muskeldicke – Fettdicke zugunsten der Fettgewebedicken. Das bedeutet, daß bei steigendem Übergewicht durch Fettansatz auch die Verdickung der Gesamtgewebe in der Glutäalregion hauptsächlich auf der Zunahme des Fettgewebes beruht und dies bei Frauen ausgeprägter, als bei Männern. Obwohl diese Tatsache allgemein bekannt ist, beweist sie hier die Allgemeingültigkeit der vorliegenden Werte und deren Auswertung.

Ausgehend von diesen vorliegenden Daten, kann nun die Frage nach der Länge einer optimalen Kanüle leicht beantwortet werden.

Berücksichtigt man die Forderungen, daß die Injektion in die Mitte der Muskelschicht zu erfolgen hat und, daß der Sicherheitsabstand vom Kanülenkonus zur Hautoberfläche etwa 1 cm betragen muß, so berechnet sich die Länge der Nadel nach der Formel:

$$\text{Fettgewebedicke (mm)} + \frac{1}{2}\,\text{Muskelgewebsdicke (mm)} + 10\text{ mm} + 3\text{ mm}$$

Anschlifffläche der Kanüle.

Tab. 16. Optimale Nadellängen in mm

Gruppe	Männer		Frauen	
	H	Q	H	Q
1	48	51	47	49
2	51	54	52	54
3	55	59	53	55
4	61	64	56	60
5	71	72	69	75

Daraus errechnen sich die erwünschten Kanülenlängen bei Einspritzungen in den *Hochstetter*schen Injektionspunkt (H) und denjenigen in der Mitte des „oberen äußeren Quadranten" (Q).
Bei korrekter Injektionstechnik, aber vor allem bei **senkrechtem** Einstechen zur Hautoberfläche sind diese Nadellängen als optimal anzusehen.
Bei der Injektion in die „Mitte des oberen äußeren Quadranten" soll aber zur sicheren Vermeidung einer Verletzung von größeren Blutgefäßen und Nervenstämmen schräg nach oben außen gestochen werden. Dabei wird aber völlig übersehen, daß sich dabei der Weg der Nadel durch das Fettgewebe erheblich verlängert (Abb. 77).

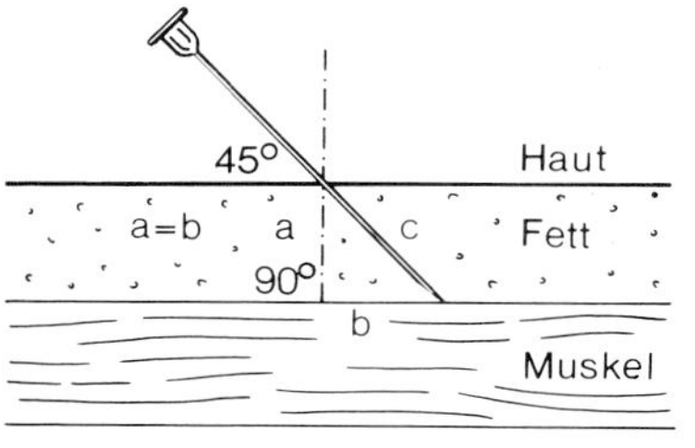

Abb. 77. Wird die Nadel bei der intraglutäalen Injektion schräg eingestochen – hier mit 45° bezeichnet – legt sie verständlicherweise einen wesentlich weiteren Weg zurück als wenn senkrecht injiziert wird. Diese von *Höhne* im Rahmen seiner Dissertation erarbeitete Tatsache spielt besonders bei der Injektion im Bereich des Injektionspunktes „Mitte des oberen äußeren Quadranten" eine besonders große Rolle. Durch den weiteren Weg zur Mitte der Muskulatur benötigt man längere Injektionskanülen.

Beim Einstechen in einem Winkel von 45° zur Tangentensenkrechten im Einstichpunkt „Mitte oberer, äußerer Quadrant" ergeben sich nach dem Satz des Pythagoras

$$a^2 + b^2 = c^2 \text{ bzw. } c = \sqrt{a^2 + b^2}$$

rein rechnerisch folgende Verlängerungen des Weges der Kanüle durch das Fettgewebe:

Tab. 17. Notwendige Verlängerung des Stichkanals bei schräger (45°) Einstichrichtung

Gruppe	Männer Q	Frauen Q
1	9,5 mm	8,5 mm
2	10,9 mm	10,6 mm
3	12,6 mm	11,9 mm
4	14,1 mm	13 mm
5	16,7 mm	18,3 mm

Diese enormen Kanülenlängen würden notwendig sein, wenn mit ihnen lege artis in der „Mitte des oberen äußeren Quadranten" eingestochen und das Arzneimitteldepot exakt in die Muskulatur entleert werden soll. Nach Erfahrungen von *Höhne* bei einem längeren Aufenthalt in einem großen Sanitätsbereich der Bundeswehr, wurden die dort von Sanitätern vorgenommenen intramuskulären Einspritzungen ausschließlich im Bereich „oberer äußerer Quadrant" gemacht. Sehr häufig sogar in einem flacheren Einstichwinkel als hier zugrunde gelegt ist (45°).
Da die Injektion in der Mitte des Muskelschicht erfolgen soll, muß bei schräger Stichrichtung auch der verlängerte Weg der Nadel innerhalb der Muskelschicht berücksichtigt werden. Aus diesem Grunde wurde bei der Berechnung der Nadellängen ein zusätzlicher Faktor von 3 mm mit einbezogen; 3 mm mißt die Anschliff-fläche der meisten heute gebräuchlichen Kanülen. Auf jeden Fall muß der gesamte angeschliffene Bereich der Nadel in der Muskulatur liegen, um ein zumindest teilweises Absetzen des Medikaments ins Fettgewebe zu vermeiden.
Beim Einstechen in die Mitte des „oberen äußeren Quadranten" in einem Winkel von 45° sollten die Nadeln mindestens folgende Längen haben:

Tab. 18. Nadellängen bei schränger (45°) Einstichrichtung (in mm)

Gruppe	Männer Q	Frauen Q
1	60	58
2	65	65
3	72	67
4	78	73
5	88	93

Obwohl diese Kanülenlängen „Idealmaße" darstellen, muß doch festgestellt werden, daß bei der überaus häufigen Verwendung der Kanüle Nr. 1 (38 mm) bei korrekter Injektionstechnik nur bei schlanken Personen eine intramuskuläre Applikation des Injektionsgutes zu erwarten ist.
Das heißt natürlich nicht, daß bei Verwendung dieser Nadel immer eine subkutane Fehlinjektion resultiert, sie kann aber vorkommen und eventuelle „Therapieversager" sollten nicht primär dem Heilmittel angelastet werden.
Die von der *Arzneimittelkommission der deutschen Ärzteschaft* empfohlenen Kanülen von 55 mm Länge sind nur in seltenen Fällen zu kurz, wobei jedoch bedacht werden sollte, daß das Arzneimitteldepot oft nur oberflächlich in die Muskulatur gebracht wurde. Nur die weiblichen und männlichen Patienten der Gruppen 1–3, also schlanke bzw. normalgewichtige Personen, können im „*Hochstetter*-Punkt" mit einer Hohlnadel dieser Länge erfolgreich therapiert werden. Mit Einschränkungen gilt diese Aussage auch für die Injektion in die „Mitte des oberen äußeren Quadranten", dann nämlich, wenn auch hier senkrecht zur Hautoberfläche eingestochen wird. Voraussetzung ist, und das soll noch einmal

ausführlich betont werden, daß dieser Injektionspunkt exakt aufgesucht wird; d. h. Vierteilung der topographisch anatomisch definierten Gesäßregion.
Mit einer Nadel von 54 mm Länge (z. B. *Megacillin Spritzampulle, Grünenthal*) kommen sehr selten Komplikationen vor.
Mit den heute allgemein üblichen zur intraglutäalen Injektion vorgesehenen Hohlnadeln, deren Länge zwischen 50 und 55 mm liegt, können also alle Injektionen gemacht werden, wenn der Patient (weiblich oder männlich) normalgewichtig ist und im „*Hochstetter*-Punkt" eingestochen wird.
Bei der Einspritzung in die „Mitte des oberen äußeren Quadranten" mit schräger Stichrichtung bieten erst Kanülen ab mindestens 60 mm Länge die Sicherheit einer lege artis ausgeführten Injektion.
Es ist mit großer Wahrscheinlichkeit anzunehmen, daß diese umfangreicheren Nadellängen in Klinik und Praxis nicht verwendet werden.
Berücksichtigt man daher neben der Verwendung zu kurzer Nadeln eine ungenaue Injektionstechnik (der Injektionsort ist nicht genau definiert), die verschiedenen Methoden in diesem vagen Bereich einzustechen und die Nadelrichtung willkürlich festzulegen, so scheinen subkutane Fehlinjektionen bei der intramuskulären Technik fast unvermeidlich zu sein.

Es sollten ohne Rücksicht auf das Geschlecht des Patienten bei der Injektion nach der Methode von *v. Hochstetter* zwei verschiedene Kanülenlängen genügen.

Bei allen Personen, die bis normalgewichtig sind, sollte die Nadel 55 mm Länge haben, bei Patienten, deren Gewicht darüber hinaus geht, sollte mit der 60 mm Hohlnadel eingespritzt werden.
Auf Grund der Ergebnisse der Untersuchungen von *Höhne* muß aber nochmals darauf hingewiesen werden, daß auch bei korrekter Technik eine Injektion ins Fettgewebe dann nicht auszuschließen ist, wenn mit der üblichen Kanüle Nr. 1 (38 mm) injiziert wird (siehe auch Embolia cutis medicamentorum, S. 224).
Jeder, der diesen Abschnitt gelesen hat, wird sich natürlich mit Recht fragen, warum im Verhältnis zu der überaus großen Anzahl durchgeführter intraglutäaler Injektionen so wenig Komplikationen zu verzeichnen sind. Nach dem eben Ausgeführten müßten doch viel häufiger solche subkutanen Fehlinjektionen Marmorierungen der Haut mit nachfolgenden Nekrosen auslösen. Dabei wird natürlich nicht bedacht, daß die Mehrzahl der intramuskulär verwendeten Pharmaka ohne Schwierigkeit subkutan verwendet werden könnten. So sind es auch nur die differenten Arzneimittel, angefangen von den Antibiotika über ölhaltige Hormonlösungen bis zu den Antirheumatika, die, insbesondere bei Kumulierung, solche Muskelnekrosen auslösen. Außerdem kommt noch eines dazu: Wir haben mit an Sicherheit grenzender Wahrscheinlichkeit eine erhebliche Dunkelzahl von Kom-

plikationen zu beachten. Viele Kollegen, die eine mäßige Marmorierung feststellen, werden die Fortführung der Injektionskur abbrechen, so daß in vielen Fällen eine spontane Ausheilung, eventuell unter Zurücklassung von strangförmigen Narben zustande kommt. Das gleiche gilt auch für die typischen Spritzenabszesse, über deren Häufigkeit wir auch keine exakte Zahl nennen können. Dieses Kapitel abschließend sei betont, daß es für den Kollegen von großer Bedeutung auch in forensischer Hinsicht ist,

> daß er bei der intramuskulären Injektion möglichst lange Kanülen benutzt.

Auch ein harmloses Medikament kann bei schlechter Abwehrlage und beim Zusammenkommen unglücklicher Momente zu mehr oder weniger umfangreichen Komplikationen führen.

3.3.2. Glutäalinjektion bei Männern

Nachdem wir die anatomischen Situationen der richtigen Applikationsorte gezeigt haben, soll nun im einzelnen die Injektion beschrieben werden.
Bei der Glutäalinjektion muß man von vornherein unterscheiden, ob man im Liegen oder im Stehen spritzt. Der erste Fall wird zumeist in Krankenhäusern und Kliniken erfolgen, während die Injektion am stehenden Patienten in der ambulanten Praxis durchgeführt wird. Ob man sich für den Applikationsort die bekannte Stelle des oberen äußeren Quadranten einer Gesäßhälfte aussucht oder ob man nach dem Verfahren von *Hochstetter*, das wir schon geschildert haben, vorgeht, ist gleichgültig; entscheidend ist die möglichst schmerzlose und komplikationslose Injektion. *Heyn* macht mit Recht darauf aufmerksam, daß man schon bei der Auswahl einer genügend langen Kanüle unbedingt darauf zu achten hat, daß das Ansatzstück nicht verrostet ist, „denn tief in der Glutäalmuskulatur abgebrochene Kanülen sind operativ schwer auffindbar"! Darüber hinaus ist bei der Kanülenauswahl (nach Möglichkeit lange Kanülen) auch darauf zu achten, daß die angeschliffene Kanülenspitze nicht mit leichten Widerhaken versehen ist. Solche oft noch im Gebrauch befindlichen Kanülen – dieser kleine scharfe Widerhaken wird beim Säubern einfach nicht bemerkt – können aber erhebliche Schmerzsensationen im Bereich der Injektionsstelle hervorrufen. Aus diesem Grunde empfiehlt sich, grundsätzlich *1× Kanülen* zu benutzen.
Nach der Kontrolle des zu injizierenden Medikaments wird beim liegenden Patienten nach Säuberung des vorgesehenen Injektionsfeldes mit einem Alkoholtupfer (bei Penicillininjektionen sollte nur Äther zur Säuberung benutzt werden) die Injektionsspritze in die rechte Hand genommen. Die linke Hand umfaßt nun im Bereich der Injektionsstelle im oberen äußeren Quadranten der Gesäßmuskulatur

(entweder etwa 2 bis 3 Querfinger unterhalb der leicht zu tastenden Christa ilica) oder nach *Hochstetter* im Bereich der maximal gespreizten Schwurhand zwischen Mittel- und Zeigefinger, mit Daumen und Zeigefinger, gewissermaßen kneifend die vorgesehene Applikationsstelle. Dieses 4–5 cm breite Ergreifen des Injektionsfeldes hat mehrere Bedeutungen. Einmal wird dadurch die Punktionsstelle angehoben und infolge der Topographie folgt die Muskulatur dem Hautgriff und entfernt sich von den in der Tiefe gelegenen Gefäßen und Nerven, zum anderen wird durch dieses zarte Kneifen schon ein leichter Schmerz ausgelöst. Die nun mit der rechten Hand geführte Injektionsspritze wird ruckartig und senkrecht durch Haut und oberflächliche Faszie in den M. glutaeus maximus gestoßen, wobei der anfangs ausgelöste Kneifschmerz häufig diesen Punktionsschmerz überdeckt. Auch bei der *Hochstetter*schen Injektionsmethode wird genau so vorgegangen, hier wird die intramuskuläre Injektion im ventralen Abschnitt der kleinen Glutaei durchgeführt. *Nigst* berichtete erst kürzlich über erhebliche Erfolge mit dieser Methode. Er schlägt jedoch vor, diese Technik am seitlich liegenden Patienten vorzunehmen. Man muß infolge der Abmessung mit der linken Hand zumindest am Anfang der Injektion auf diese Hand zur sonstigen Hilfestellung verzichten.
Auch bei einer perfekten Beherrschung der *Hochstetter*schen Technik wird sie in jedem Fall länger dauern, da man erst die linke Hand auf den Trochanter major legen muß, sie wie zur Schwurhand maximal spreizen muß, um nun entweder gleich zwischen Mittel- und Zeigefinger zu injizieren bzw. nach Kennzeichnung der Applikationsstelle in ähnlicher Weise vorzugehen wie wir.
Eine interessante und sehr seltene Komplikation hatten wir kürzlich anläßlich einer intraglutäalen Injektion nach *Hochstetter* zu begutachten. Dabei hatte ein Kollege, der nach seinen Angaben immer die *Hochstetter*sche Technik anwendete, die Punktion – nicht wie angegeben – unterhalb der Christa ilica, sondern zu hoch in den Bereich der Spina ilica durchgeführt. Dadurch erfolgte die Entleerung des Arzneimitteldepots in den Bereich des M. sartorius und partiell in den Bereich der ventral gelegenen Weichteile. Es kam dadurch zu Beschwerden im Oberschenkelbereich, die infolge der Kontraktur des M. sartorius verursacht wurden. Gleichzeitig trat eine Weichteilschwellung ventralwärts von der Spina ilica auf, die sich erst nach 3 Wochen zurückbildete. Eine konservative Therapie erbrachte in Monatsfrist Abheilung.

> Wir legen sehr großen Wert auf das kneifende Fassen des Applikationsortes unter der Injektion, das wir sogar häufig wiederholen, um den Patienten völlig über den Zeitpunkt der Injektion im Unklaren zu lassen. Sehr häufig gelingt es durch diesen kleinen psychologischen Trick, die Injektion schmerzlos durchzuführen.

Bei Männern ist darauf zu achten, daß relativ starke Einmalkanülen benutzt werden. Es ist eine irrige Auffassung zu glauben, daß die Kanülenstärke den Schmerz

wesentlich erhöht. Es können jedoch Nadelbrüche und andere Komplikationen auftreten, die häufig nur mit chirurgischen Eingriffen zu beseitigen sind.
Gelegentlich, und das ist wahrscheinlich die häufigste und harmloseste Komplikation, kommt es bei sehr starker Kutis und Gebrauch älterer Injektionsnadeln, insbesondere wenn man etwas zaghaft injiziert, zum Umbiegen der Kanüle. Ein harmloser Fehleingriff, der jedoch für den Patienten sehr schmerzhaft sein kann.
Aus diesem Grunde hat die moderne pharmazeutische Industrie fertige Kunststoffspritzen mit festsitzenden V_2A-Stahlkanülen (*Citole, Manole, Sterijekt* u. a.) entwickelt, die nach einmaligem Gebrauch weggeworfen werden. Diese Injektionsmethodik hat sich besonders in der Praxis bei der Verabreichung von Antibiotika bewährt, ein Verfahren, das, da es nicht wesentlich teurer ist, jedem empfohlen werden kann.
Nach der Injektion, die je nach Präparat schnell oder langsam, bei öligen Lösungen noch langsamer zu erfolgen hat, wird die Injektionsspritze mit Kanüle ebenfalls wieder mit einem plötzlichen Ruck entfernt und die Injektionsstelle sofort mit einem Alkohol- oder ähnlichem Tupfer abgedeckt. Um Nachschmerzen zu vermeiden und die Resorption zu beschleunigen, empfiehlt es sich, mittels drückender und rotierender Bewegung der linken Hand zu versuchen, das Injektionsdepot gewissermaßen zu verteilen. Die Versorgung mit einem Pflaster kann bei den meisten Männern entfallen.
Vielfach wird die Frage der **Aspiration bei der intramuskulären Injektion** erörtert. Fast alle Autoren empfehlen eine Aspiration, wie sie ja letztlich bei jeder Injektion durchgeführt werden sollte. Auf Grund unserer Erfahrung, insbesondere der Beobachtung intramuskulär injizierender Schwestern und Pfleger in ambulanter und klinischer Behandlung, muß aber festgestellt werden, daß nur in einem geringen Prozentsatz diese Aspiration durchgeführt wird. Auf Grund der topographisch-anatomischen Situation, auch durch die von uns hier erwähnte Technik, die Applikationsstelle kneifend darzustellen, was ja zweifellos eine Vasokonstriktion zur Folge hat, kommt es in den seltensten Fällen zur Aspiration. Wir selbst haben unter der Injektion nach negativer Aspiration mehrmals erlebt, daß ein leichtes Nachbluten zeigte, daß eine oberflächliche Arterie oder Vene an- oder durchstochen wurde.
Beim liegenden Patienten, also bei mittel- bis schwerkranken Personen, sollte man immer einen Aspirationsversuch machen. Da der Patient bettlägerig ist und ein eventuell entstehendes Haematom außerordentlich lästig, ja sogar komplizierend sein kann, wenn es sich beispielsweise um Tumorpatienten o. ä. handelt, sollte man trotz der umstrittenen Blutaspiration unter der intramuskulären Injektion nicht darauf verzichten. Zur Vorbeugung eines Dekubitus ist hier nach Möglichkeit jede Komplikation zu vermeiden. Als Injektionstechnik schlechthin eignet sich hier vorzüglich das *Hochstetter*sche Verfahren.
Interessant sind die Untersuchungen, die *Hochstetter* über die Ausbildung und Resorption des intraglutäalen Injektionsdepots mit Hilfe von Kontrastmitteln durchgeführt hat.

„In allen Fällen zeigte dieses Depot wenige Minuten nach der Injektion eine dem Muskelgebiet entsprechend platte Kegelform, die bald undeutlich wurde. Die Ausbreitung geschieht in Richtung der Muskelfasern etwa doppelt bis dreifach so stark als in den beiden darauf senkrechten Richtungen. Deutlich sichtbare Verdichtungsstreifen entsprechen wohl den gröberen interfaszikulären Bindegewebslagen der Muskulatur.“

Man erkennt auch aus diesen Ausführungen, daß entsprechend der Faszienräume das Injektionsdepot relativ langsam in die Tiefe resorbiert wird, daß es sich jedoch im Bereich der Bindegewebslogen um so schneller ausbreitet. Das Anpunktieren größerer Gefäßstämme ist trotz ungeschickter Technik kaum möglich, ebenso wie die Arzneimittelwirkung sich mehr ausbreitet als senkt. Doch erst das Vorhandensein größerer Gefäße, die kaum mit der Injektionsnadel zu erreichen sind, würden zu einer regelmäßigen Aspiration zwingen. Dennoch sollte man, trotz dieser Erkenntnis, immer bei öligen Lösungen aspirieren.
Dagegen wird eine Aspiration in der ambulanten Praxis am stehenden Patienten häufig in Frage gestellt. Das ist bis zu einem gewissen Grade verständlich. Die psychologische, auf den Patienten zugeschnittene Injektionstechnik würde bei diesen leicht Kranken völlig aus dem Konzept kommen, da vor der Injektion – man gegenwärtige sich, die linke Hand hat das Injektionsfeld gehalten – ein Handwechsel erforderlich ist, um die Kanüle zu halten und dann zu aspirieren.
Eckart betont dagegen, daß man in jedem Fall aspirieren sollte. Auch bei schulmäßigem Vorgehen kann die Spitze der Injektionsnadel in eine kleine Vene eindringen und z. B. ein öliges Präparat injiziert werden. Die Nachblutung bei negativer Aspiration, die wir häufig beobachten, ist jedoch kein Beweis der Unsicherheit der Aspirationsprobe. Sie erfolgt nämlich meist aus einer oberflächlichen Vene, die durchstochen wurde und nicht aus einer tiefen angestochenen Vene. Beim stehenden Patienten sollte man daher doch immer einen Aspirationsversuch unternehmen. *Eckart* sah einen Patienten, bei dem stehend öliges Penicillin intraglutäal injiziert wurde, schon während der Injektion zu Fall kommen, wobei er sich durch die liegende Kanüle noch umfangreichere Verletzungen hätte zuziehen können. In diesem Fall wurde vorher nicht aspiriert.
Epikritisch ist festgestellt worden, daß hier wahrscheinlich die ölige Lösung direkt in eine Vene bzw. sogar Arterie injiziert worden war.

3.3.3. Intramuskuläre Injektion in den Oberschenkel bei Männern

Schon *Stör* hat sich eingehend mit den verschiedenen intramuskulären Injektionen beschäftigt. Er kommt zu dem Schluß, daß für die intramuskuläre Injektion die Oberschenkelmuskulatur zu bevorzugen sei. Man sollte diejenigen Stellen des Körpers für eine Injektion vermeiden, auf denen der Kranke liegt oder sitzt. Nicht selten klagen Kranke, die eine oder mehrere intraglutäale Injektionen hinter sich haben, über recht heftige Schmerzen beim Liegen oder Sitzen.
Stör berichtete über intraglutäale Injektionen von Quecksilber, Wismuth, ja sogar

von Kalziumpräparaten, die sich verständlicherweiser außerordentlich ungünstig auswirken.

Alter ist der Meinung, daß für die intramuskuläre Injektion der obere äußere Glutealquadrant nicht die geeignete Stelle ist. Er empfiehlt in jedem Fall die Injektion in die *vordere* und *äußere Oberschenkelmuskulatur,* in der Grenze zwischen oberem und äußerem Drittel vorzunehmen. Nach *Alter* trifft man in der Glutäalregion häufig auf atypisch gelegene Venen und Nerven. Die an der Injektionsstelle auftretenden Reizerscheinungen belästigen seines Erachtens die bettlägerigen Kranken sehr. Am Oberschenkel hingegen läßt sich stets Wärme applizieren, die etwaige Schmerzen lindert und die Resorption beschleunigt. Intramuskuläre Injektionen in den M. biceps bedrohen nach *Alter* die Funktion der Hand (!), intramuskuläre Injektionen in den M. pectoralis beeinträchtigen die Atmung. Wie verschieden die Meinungen von Autoritäten interpretiert werden, ersieht man aus dem Artikel „*Zur Technik der Injektion*" von *Demmer.*

„Ein weitaus trauriges Ereignis ergab sich nach einer Morphininjektion in den Oberschenkel. *Hochenegg* fand am Tage nach einer Blinddarmoperation eine leichte Suffusion über der Fascia lata mit bläulicher Verfärbung. Am nächsten Tag war die *Prinzessin* tot. Embolie durch Thrombose an der Injektionsstelle. Seither läßt er nie mehr eine Injektion ins Bein geben. Die Stichverletzung venöser Kapillaren und die Ruhigstellung des thrombotischen Bereiches ist für den geschädigten Kreislauf eben sehr gefährlich. So kommen wir zur Frage der Lokalisation frei gewählter Injektionsstellen: auf keinen Fall ins Bein."

> Obwohl der Autor gelegentlich ebenfalls gern im Bereich des Oberschenkels eine intramuskuläre Injektion durchführt, kann er *Störs* prinzipiellen Standpunkt, eine intraglutäale Injektion überhaupt zu vermeiden, nicht teilen. Wie die Röntgenkontrastuntersuchungen von *Hochstetter* und anderen gezeigt haben, ist die Resorption, und das ist ja das Entscheidende für uns, bei der Glutäalinjektion außerordentlich günstig und die bekannten Komplikationen sind gemessen an der Vielzahl der Injektionen relativ gering.

Das gilt in gleicher Weise für die lege artis durchgeführte Injektion im Oberschenkelbereich, insbesondere dann, wenn sich stationär behandelte Patienten nicht umwenden lassen. Es hat sich jedoch herausgestellt, daß die Vielzahl der Patienten eine intramuskuläre Einspritzung in die Glutäalgegend vorzieht.

Bei Schilderung der topographisch-anatomischen Situation (S. 183) haben wir festgestellt, daß es ein bestimmtes Areal auf der Vorderseite des Oberschenkels gibt, das sich ausgezeichnet zur intramuskulären Injektion eignet:

> Eine Handbreit unterhalb des kaudalen Ansatzes des Leistenbandes sowie eine Handbreit über dem Knie ist im medio-lateralen Bereich des M. quadriceps femoris der ideale Ort für eine intramuskuläre Injektion.

Wenn *Harnisch* in seiner Injektionstechnik rät, gewisse Vorsicht lateral am Oberschenkel zu üben, da hier die Gefahr einer Teilnekrose der Fascia lata besteht, müssen wir dem entgegenhalten, daß eine mediale Injektion absolut kontraindiziert ist und daß solche Teilnekrosen unter der Fascia lata nur zur Beobachtung kamen, wenn soweit lateral injiziert wurde, daß von einer **intra**-muskulären Injektion keine Rede mehr sein kann.

> Entscheidend ist bei allen intramuskulären Einspritzungen, daß die Injektionsflüssigkeit *in die Muskulatur* und nicht etwa ins Subkutangewebe gelangt!

Man geht also bei der Technik ähnlich wie bei der Glutäalinjektion vor, indem man den mittleren Bauch des M. quadriceps femoris etwas mehr zur lateralen Seite hin kneifend zusammendrückt und nach Säuberung des Injektionsfeldes, auch hier wieder mit einem kurzen Ruck die Haut durchsticht und nach Aspiration die Injektion durchführt. Auch hier bewährt sich wieder das mehrfache Kneifen in die Muskulatur, um den Patienten von der Injektion selbst abzulenken. Eine Versorgung durch ein Pflaster ist bei Männern auch hier sehr selten erforderlich.

3.3.4. Intramuskuläre Injektion im Oberarmbereich bei Männern

Obwohl diese Injektionsart ebenso wie die intramuskuläre Injektion in den Oberschenkel oftmals aus äußerlichen Gründen (intramuskuläre Injektion bei ambulanter, insbesondere bei zahnärztlicher Behandlung) günstiger erscheint, sollte man die intramuskuläre Injektion in den Oberarmbereich nur in speziellen Fällen durchführen. So kommt es beispielsweise vor, daß Patienten mit einer ausgedehnten Psoriasis im Bereich des Gesäßes und der Oberschenkel intramuskuläre Einspritzungen erhalten müssen, die dann aus verständlichen Gründen im Oberarm appliziert werden. Hier kommt es aber infolge der abnormen Anastomosierung der Venen und der manchmal relativ oberflächlich liegenden Arterien und Nerven viel häufiger zu Komplikationen. So berichtet schon *Heyn*, daß ihm zwei Fälle bekannt geworden sind, bei denen nach intramuskulärer Injektion in den Oberarm (in einem Fall durch eine Schwester) eine Radialislähmung entstand. Auch *Stör* berichtet schon solche Fälle, über die wir im Kapitel „*Komplikationen der intramuskulären Injektion und ihre Behandlung*“ (S. 206) im einzelnen abhandeln werden.

> Die Injektionstechnik am Oberarm – wir haben oben die topographisch-anatomische Situation dargelegt – sollte immer im Bereich des M. biceps, und zwar im medio-lateralen Anteil durchgeführt werden.

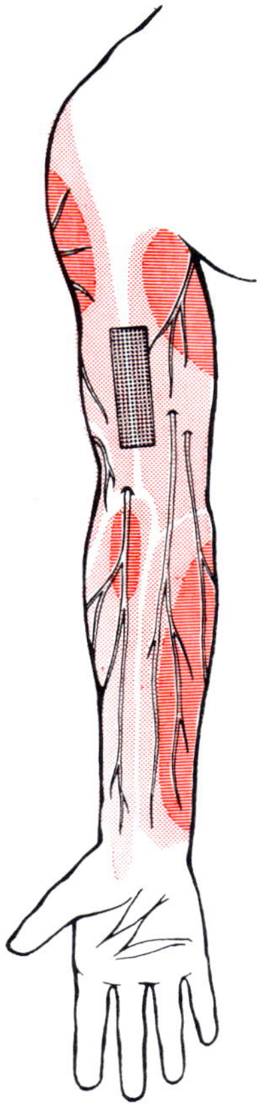

Abb. 78. Applikationsfeld für die intramuskuläre Injektion im Bereich des Oberarms.
Hier wird der medio-laterale Anteil des M. biceps bevorzugt.

Auf Grund der verschieden stark ausgebildeten Muskulatur in diesem Bereich empfiehlt es sich, eine nicht zu lange Kanüle zu benutzen und das Injektionsdepot nicht genau senkrecht zu applizieren. Nach Säuberung des in Abb. 78 dargestellten Applikationsfeldes wird wiederum mit der linken Hand der medio-laterale Teil des M. biceps kneifend gefaßt. Hier läßt sich infolge des Aufbaus die Haut einschließlich der Muskulatur am günstigsten bewegen. Die Kanüle sollte nun noch, während der linke Daumen und Zeigefinger das Applikationsfeld zusammendrückt, von schräg unten nach oben in einem Winkel von etwa 45 Grad geführt werden. Hier ist die Haut auch bei Männern nicht so derb, so daß in keinem Falle ein so heftiges und ruckartiges Anstechen der Muskulatur erfolgen muß wie bei der Glutäal- oder Oberschenkelinjektion.

Auf Grund der Berichte über die Zwischenfälle nach intramuskulärer Oberarmeinspritzung wird man auf die Kanülenführung besonderen Wert legen und sich weit entfernt von dem medial und lateral gelegenen Gefäß-Nervenstamm halten.

Die Kanüle gleitet also von der Punktion am unteren Teil des Applikationsfeldes in leicht lateraler Richtung direkt in den Bauch des M. biceps hinein, wo – **nach negativer Aspiration** – die Injektion durchgeführt wird.

3.3.5. Intramuskuläre Injektion im Pektoralisbereich bei Männern

Diese Injektionstechnik ist weitgehend verlassen worden. Im einzelnen kommen wir jedoch noch bei der Schilderung der subkutanen Einspritzung in den Brustbereich darauf zurück. Wenn auch *Demmer* für diese pektorale Injektionstechnik eine Einspritzung infraklavikulär in die *Mohrenheim*sche Grube empfiehlt, so können wir sie auf Grund der unangenehmen Punktion und der von *Alter* geschilderten Funktionseinschränkung der Atmung nicht empfehlen.

3.3.6. Die intramuskuläre Injektion bei Frauen, Kindern und Säuglingen

Grundsätzlich besteht kein Unterschied in der Technik der intramuskulären Injektion bei diesem Personenkreis gegenüber der der Männer. Es gibt jedoch einzelne Varianten, die hier kurz besprochen werden sollen.
Bei Frauen ist es durch Anatomie und Geschlecht bedingt, daß im Gegensatz zu den Männern die Haut und Faszie der Glutäalgegend nicht so derb ist. Hier ist die ruckartige intramuskuläre Injektion gewissermaßen mit sanfter Gewalt vorzunehmen. Da auf Grund der statistischen Auswertung Frauen insgesamt häufiger erkranken als Männer, wird die intramuskuläre Injektion beim weiblichen Geschlecht öfter angewandt (Hormonpräparate). Es müßte sich daher von selbst verstehen, daß man hier gerade auch die psychologische Seite der Injektion betrachtet. Es empfiehlt sich daher, diese i.m. Injektionen bei Frauen, deren Entkleiden oftmals auch schwieriger als beim Mann ist, im Liegen durchzuführen, um ihnen infolge des schon beschriebenen Ablenkungsmanövers den Schmerz nach Möglichkeit fernzuhalten. Bei ambulanten Patientinnen, deren Figur bzw. Korpulenz vermuten läßt, daß sie ein umfangreiches Korsett tragen, sollte der erfahrene Arzt die Patientin fragen, ob ihr nicht eine Injektion in den Oberschenkel lieber wäre.
Interessant ist dazu eine Umfrage, die wir bei unseren Patientinnen durchgeführt haben: Über 80% der Patientinnen wollten trotz der Ungelegenheit, die ein gewisses Entkleiden mit sich bringt, lieber eine intraglutäale Injektion in Kauf nehmen als eine intramuskuläre Injektion im Bereich des Oberschenkels oder Oberarms. Das liegt zweifellos an kosmetischen Gründen, auf die der Arzt auch im Rahmen einer intramuskulären Injektion eingehen sollte. So ist die Nachsorge, also

das gründliche Verreiben der Injektionslösung sowie ein die Punktionsstelle bedeckendes Pflaster empfehlenswert.
Bei Kindern läßt sich nicht immer die *Hochstetter*sche Technik anwenden. Man sollte daher prinzipiell von den kleineren Verhältnissen ausgehen und exakt in den oberen äußeren Quadranten etwa 2 cm unterhalb der Christa ilica die Glutaealinjektion durchführen. Die Injektion im Bereich des Oberschenkels und des Oberarms verängstigt die Kinder noch mehr, so daß hier die Glutäalinjektion die Methode der Wahl der intramuskulären Einspritzung ist.
Bei Säuglingen kommen intramuskuläre Injektionen nicht sehr häufig vor. Infolge der Fortschritte der modernen Medizin steht hier im Vordergrund die orale Applikation von Medikamenten und bei schwerkranken Säuglingen die Dauertropfinfusion mit Hilfe eines (schon beschriebenen) eingeschobenen Katheters auf intravenösem Wege. Im postoperativen Stadium hat die Verordnung von intramuskulären Injektionen jedoch eine große Bedeutung. Dazu ist folgendes zu sagen: Die intramuskuläre Injektion dieses Personenkreises wird prinzipiell in der Glutäalgegend vorgenommen und die Einspritzung auf Grund der erheblich verschobenen topographisch-anatomischen Situation im Liegen durchgeführt.
Auf diese Weise kann man durch Hilfspersonen den Säugling besser fixieren lassen und die Applikationsstelle genauestens anzeichnen. Im Gegensatz zu der bei Männern beschriebenen Technik kommen hier selbstverstänlich auch andere, kürzere Kanülen zur Anwendung. Die bei Erwachsenen und Kindern zu übenden psychologischen Ablenkungsmanöver nutzen hier nichts, denn der Säugling bzw. das Kleinkind sind noch frei von Mißtrauen, ja häufig überrascht von dieser Methodik.
Es kommt jedoch am meisten darauf an, möglichst schmerzfrei zu injizieren. So hat sich uns ein kleiner Trick bewährt, der darin besteht, daß eine Hilfsperson in die andere Gesäßhälfte kneift, während wir ruckartig im oberen äußeren Quadranten injizieren.
Es erübrigt sich zu sagen, daß bei mehrfachen intramuskulären Injektionen im Glutäalbereich der Applikationsort regelmäßig zu wechseln ist, so wird beispielsweise erst die rechte, beim zweiten Male in die linke und dann wieder in die rechte Gesäßhälfte injiziert.
Zum Schluß folgenden Hinweis:

> Intramuskuläre Injektionen bei Patienten im Schock oder schlechtem Kreislaufzustand sind häufig sinnlos, ja gefährlich, besonders bei *sogenannten* Kreislaufmitteln und Alkaloiden. Nach Wiederherstellung normaler Zirkulationsverhältnisse werden die Substanzen besonders dann zunehmend resorbiert, wenn mehrere Injektionen „wirkungslos“ vorausgegangen sind. Es kann sogar nach Überwindung der Schock- bzw. schlechten Kreislaufsymptome zu einer Überdosierung, ja sogar zu einer Intoxikation kommen.

Kontraindikation der intramuskulären Injektionstechnik:

Patienten mit haemorrhagischen Diathesen (bes. Haemophile) und mit Antikoagulantien Behandelte.

3.4. Komplikationen der intramuskulären Injektion und und ihre Behandlung

3.4.1. Das Abbrechen einer Injektionsnadel

Heyn machte darauf aufmerksam, daß es zur Vorbereitung jeder intramuskulären Injektion gehöre, sich noch einmal die Kanüle genauestens anzusehen. Er hat es mehrfach erlebt, daß infolge des Durchrostens der Kanüle im Konus-Nadelbereich eine Kanüle während der intramuskulären Injektion abbrach und manchmal nur durch schwierige chirurgische Eingriffe exstirpiert werden konnte. Bei einem schrägen oder rotierenden Einstechen kann es infolge Materialfehlers ebenfalls zum Abbrechen kommen, doch ist es in den meisten Fällen möglich, ohne chirurgische Freilegung die Kanüle zu entfernen. Um dieser Gefahr zu begegnen, sollte man auch keine Spritzen mit einem exzentrischen Konusanteil (konstruiert für die intravenöse Narkose) zu Glutäalinjektionen oder anderen intramuskulären Einspritzungen benutzen. Zur Vermeidung dieser Komplikation ist daher die Benutzung von *1 x Kanülen* sehr zu empfehlen.
Ist eine Nadel abgebrochen und es gelingt nicht gleich, beispielsweise mit einer feinen anatomischen Klemme, das Nadelende zu fassen, sind vor jedem weiteren chirurgischen Eingriff erst Röntgenaufnahmen in zwei Ebenen erforderlich. Man ist erstaunt, in wie kurzer Zeit Nadeln von ihrem ursprünglichen Platz aus wandern können, so daß also der Eingriff nur sinnvoll ist, wenn kurz vorher ein Röntgenbild angefertigt wurde. Eine möglichst umgehende Exstirpation der Nadel ist dringend empfehlenswert.

3.4.2. Das Anstechen eines Gefäßes

Bei der intramuskulären Injektion kann es durchaus vorkommen, daß eine kleinere, oberflächliche in der Subkutis gelegene Arterie oder Vene ange- oder durchstochen wird. Diese Komplikation ist sehr häufig und wird jedem trotz aller Aspirationsversuche schon unterlaufen sein. Das Anstechen eines Gefäßes wird zu einer echten Komplikation, wenn es sich um ein größeres Gefäß, also beispielsweise die A. oder V. glutaea posterior handelt. Hier würde auch jeder Aspirationsversuch positiv sein, doch muß betont werden, daß bei einer Beachtung der vorgeschriebenen Applikationsorte trotz der verschiedenen Varianten der Venenverzweigungen in der Tiefe ein solches Anstechen sehr selten ist. Das gilt ebenso für den Oberschenkelbereich. Am Oberarm ist das Anstechen von größeren Gefäßen, insbesondere von Nerven, schon öfter vorgekommen. Da hier – wie wir ausgeführt haben – grundsätzlich eine Aspiration durchgeführt werden sollte (!), bemerkt man die Gefäßverletzung und wird daher an dieser Extremität den Eingriff abbrechen, um an anderer Stelle intramuskulär zu injizieren. Ein mehrfaches Zurückziehen der Injektionskanüle nach dieser Komplikation ist nicht empfehlenswert, da schon *Stör* festgestellt hat, daß intramuskulär gelegene Arzneimitteldepots sich sehr schnell verteilen und auf diese Weise die bereits verletzte Arterie oder Vene reizen können. Auf die häufigste Komplikation schwerwiegenden Charakters, die Nervenlähmung nach intramuskulären Injektionen, kommen wir später zurück. Eine Behandlung des An- oder Durchstechens kleinerer subkutaner Gefäße ist nicht erforderlich. Nach Tupferdruck von etwa zwei Minuten wird die Punktionsstelle mit einem Pflaster versehen.

Eine äußerst seltene Komplikation nach intramuskulärer Injektion in der Glutäalgegend publizierten erst kürzlich *Sperling* und *Gieseler*. Es handelt sich um ein Aneurysma der A. glutaea caudalis, das etwa ein Jahr nach einer Reihe von intramuskulären Injektionen diagnostiziert wurde.

Die Patientin suchte ärztlichen Rat, nachdem sie etwa ein Jahr starke Schmerzen im linken Gesäß verspürte und über erhebliche Gehbehinderungen klagte. Es war eine Größenzunahme der linken Gesäßhälfte bemerkbar. Die genaue Anamnese deckte intramuskuläre Injektionen kurze Zeit vor Beginn dieses Beschwerdenkomplexes auf.

„Bei unauffälligem klinischem Allgemeinbefund fiel bei der äußeren Inspektion eine Vorwölbung über dem kranialen Bereich der linken Gesäßhälfte auf. Die Palpation dieses Tumors ergab weiche Konsistenz mit deutlich fühlbarem Schwirren und angedeuteter Fluktuation. Schon die Auskultation ließ den Verdacht auf ein arterielles Aneurysma eines Glutäalgefäßes aufkommen. Die Angiographie – durch Punktion der Aorta an ihrer Gabelung vorgenommen – brachte bei sonst unauffälligen Gefäßverhältnissen ein tennisballgroßes Aneurysma zur Darstellung, bei dem röntgenologisch nicht sicher zu entscheiden war, ob es von der A. ilica interna oder einem ihrer Nebenäste ausging. Die operative Freilegung des Aneurysma deckte ein solches der A. glutaea caudalis auf. Nach vorheriger Unterbindung der A. ilica interna vor Abgang der A. glutaea cranialis wurde das Aneurysma exstirpiert. Es zeigte sich, daß der N. ischiadicus breit ausgespannt über das Aneurysma verlief, so daß er nach sorgfältiger Präparation zur Seite gezogen werden mußte.
Eine postoperativ durchgeführte neurologische Untersuchung ergab keinerlei Ausfälle der glutäalen Nerven. Die Patientin wurde beschwerdefrei entlassen."

3.4.3. Das Haematom

In manchen Fällen kann das sonst so harmlose An- bzw. Durchstechen kleinerer in der Subkutis gelegener Gefäße doch zu Komplikationen führen.

So ist, wie wir in unserem allgemeinen Teil über die intramuskuläre Injektion ausführten, diese Injektionstechnik prinzipiell kontraindiziert bei verlängerter Blutungs- und Gerinnungszeit. Auch bei Personen mit gesteigerter Fibrinolyse, die also anamnestisch schon zu sogenannten „blauen Flecken" neigen, ist eine intramuskuläre Injektion mit einem Risiko verbunden.

Infolge des Anstechens eines Gefäßes kann sich durch die gestörte Blutgerinnung ein erhebliches Haematom entwickeln. Das trifft auch für Patienten zu, die unter Antikoagulantien-Dauertherapie stehen und denen von anderer Seite versehentlich, beispielsweise infolge eines Unfalls, eine intramuskuläre Injektion verabfolgt wird.

(Diese Patienten, einschließlich der Haemophilen, führen meistens Ausweise bei sich, die den Aufnahmearzt über die Erkrankung orientieren. Es ist daher den Patienten immer wieder zu empfehlen, diese Ausweise im Personalausweis zu deponieren, damit sie auch gefunden werden.)
Liegt eine echte Koagulopathie, beispielsweise eine Haemophilie, vor, kann es durch das Anstechen eines Gefäßes zu einem sehr schmerzhaften und sehr umfangreichen Haematom kommen, das therapeutisch außerordentlich schwierig zu beeinflussen ist. Diese Haematome bei Haemophilen können wahrhaft groteske Formen annehmen. (Abb. 79.)
Kommt es jedoch zu einem Haematom bei einer normalen Person, hier kann eine bisher nicht bemerkte gesteigerte Fibrinolyse schuld sein, ist diese Komplikation

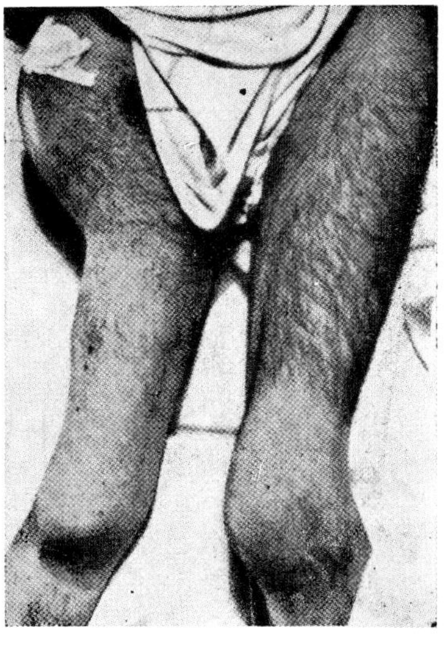

Abb. 79. Erhebliches Haematom nach intramuskulärer Injektion bei einem Haemophilie-Kranken

als harmlos zu betrachten. Neben vorübergehenden Schmerzen, unter denen es zur Abheilung kommt, können jedoch auch schmerzhafte Infiltrate auftreten, die in den Muskeln derbe Verhärtungen hinterlassen, die dann zu dauernder Unbequemlichkeit führen. Im allgemeinen heilt ein Haematom infolge intramuskulärer Injektion bei gesunden Personen unter feuchter Wärme relativ schnell. Das Auftragen von *Hepathrombin-*, *Thrombophob-* und *Hirudoid- u.ä.* Salben ist auch hier empfehlenswert.
Wird dagegen primär oder sekundär ein Haematom infiziert, resultiert ein Bild, das klinisch als

3.4.4. Spritzenabszeß

bezeichnet wird. Hier kommt es häufig durch Infektion eines Haematoms, aber auch primär durch unsauberes Injektionsinstrumentarium zu einem typischen Abszeß. Dieser Abszeß ist infolge der anatomischen Situation mit ihren festen Bindegewebsräumen sehr schmerzhaft und kann bei konservativer Behandlung längere Zeit Beschwerden auslösen, insbesondere auch Folgezustände zeitigen. Dieser „Spritzenschaden" in Form der lokalen Vereiterung an der Injektionsstelle und den daraus entstehenden Komplikationen dürfte nach vielfältiger Erfahrung aber nur eine seltene Komplikation darstellen.
Goldhahn errechnete aus der Zeit vor 1939 auf rund 100000 Einspritzungen eine solche Störung. Die Schadendichte ist also gering. Nach *Perret* dürfte durch die Zunahme der Behandlung mittels intramuskulärer Injektionen, bei fast gleichbleibender Schadensdichte solcher Komplikationen, diese jetzt noch geringer sein.

> Bis auf wenige Ausnahmen ist die Ursache des Spritzenabszesses die primäre oder sekundäre Infektion der Einspritzungsstelle bzw. das infizierte Haematom.

Die Infektionserreger können erfahrungsgemäß auf sehr verschiedenen Wegen an diese Stelle gelangen. Der **endogenen Infektion**, der Einschwemmung von Infektionserregern, die sich im Körper selbst schon vor der Injektion befinden, an die Einspritzungsstelle, wird erfahrungsgemäß wenig Bedeutung zugemessen. *Fritsche* hat aber zu dieser Frage eindeutige Beweise liefern können (Pneumokokken im Injektionsabzeß bei Pneumonie u.a.) *Goldhahn, Köstlin, Perret* u.a. haben demgegenüber immer wieder darauf hingewiesen, daß solche Komplikationen nicht voraussehbar sind. Zum Ausschluß einer endogenen Infektion als Ursache eines Injektionsabszesses ist daher die bakteriologische Untersuchung des Abszeßleiters – also möglichst frühe Probepunktion – nicht zu bagatellisieren.
Die **exogene, also primäre Infektion** kann verschiedene Ursachen haben. Daß das eingespritzte Medikament ursächlich daran beteiligt ist, wie es noch *Goldhahn* be-

schrieben hat, ist jedoch heute infolge der Verwendung steriler Arzneimittel aus geschlossenen Glasampullen ziemlich unwahrscheinlich. Wie wir in dem Kapitel „Spritzensterilisation" noch zeigen werden, ist auch bei einem so harmlosen Eingriff, wie einer intramuskulären Injektion, aseptisches Vorgehen unbedingt erforderlich.

> Häufig kommt ein Spritzenabszeß bei sehr kranken Personen (Diabetes und andere konsumierende Krankheiten) zustande, deren allgemeine Abwehrkraft erheblich gemindert ist.

Hier findet man auch – trotz intensiver Pflegemaßnahmen – häufig einen Dekubitus, so daß in diesen Fällen eine sterile Glutäalinjektion schon durch die Behinderung der Säuberungsaktionen in Frage gestellt wird. Bei solchen Patienten ist daher u. E. eine Glutäalinjektion kontraindiziert. Doch auch intramuskuläre Injektionen in den Oberschenkel oder in den völlig atrophisch gewordenen Arm können schwere Folgen hinterlassen. Man muß sich immer darüber im klaren sein, daß bei Kranken mit einem schweren und chronischen Krankheitszustand die Haut der Glutäalgegend – wie *Perret* sich ausdrückt, „grundsätzlich verschmutzt ist". Trotz der Säuberungsmaßnahmen, die, wie wir heute wissen, infolge des Zeitfaktors, den alle Desinfektionsmittel bis zur Wirkung benötigen und deren Anwendung infolge der Zeitdauer bei allen Injektionssäuberungen nicht ausreicht, können in den tiefen Hautporen liegende Infektionserreger mit Sicherheit nicht immer erfaßt werden. Die von uns zur intramuskulären Injektion empfohlene dicke Kanüle durchsticht gewissermaßen nicht nur die Haut, sondern stanzt sie infolge des Kanülenlumens aus, so daß häufig auch ein Stück der mit Infektionserregern beladene Haut in die Tiefe verschleppt wird. Schon *Köstlin* hat darauf hingewiesen, und eine Bestätigung fand sich durch die Untersuchung von *Regamey*, der 40 % der zuvor unberührten Kanülen unmittelbar nach dem Zurückführen aus der zuvor lege artis gesäuberten Haut infiziert fand. Daß durch Versehen bzw. mangelnde Sterilität ein Spritzenabszeß zustande kommen kann, liegt auf der Hand. Doch ist man im allgemeinen erstaunt, wie gut diese muskulären Einspritzungen vertragen werden. Prädestiniert für diese Komplikation sind Kranke, denen längere Zeit Arzneimittel auf intramuskulärem Wege zugeführt werden, die also täglich, und das über eine Woche und noch länger, ein bis zwei intramuskuläre Injektionen erhalten. Auch Depotpenicilline und ölige Lösungen, deren Resorptionszeit verlängert ist, können infolge der neuerlichen Reize und einem evtl. Eindringen von Erregern die klassischen Symptome einer Entzündung auslösen. Die öligen Lösungen, vor allem Hormonpräparate (z. B. das *Cyren*) werden, wie wir schon oben betont haben, erheblich langsamer resorbiert, wodurch sich in der Tiefe Abszesse bzw. nach mehrfacher Injektion an der gleichen Stelle infolge der noch vorhandenen Abwehrlage abgekapselte Hohlräume, also Zysten (Ölzysten) bilden. *Perret* zitiert diesbezüglich ein Urteil des LG Würzburg Uv 7. 10. 1952/10362/51:

„Nach den ärztlichen Gutachten ist die Abszeßbildung auf die *Cyren*injektion durch die Schwester zurückzuführen . . . es ist aber der Schwester unter Heranziehung der Akten und Krankenblätter eine fehlerhafte Behandlung beim Setzen der Spritzen nicht nachzuweisen. Insbesondere lag kein Fehler darin, daß sie drei Spritzen im Abstand von 4 bzw. 3 Tagen in die gleiche Gesäßseite gab."

Betrachtet man dieses Urteil, so muß man dem Sachverständigen und den Richtern zweifellos zustimmen. Doch sollte gerade bei öligen Lösungen trotz mehrtägigen Abstandes der Applikationsort häufig gewechselt werden. Daher ist es Pflicht und Aufgabe eines jeden Stationsarztes sowie des praktisch tätigen Arztes, darauf zu achten, daß bei länger dauernder, täglicher intramuskulärer Applikation auch der Ort der Injektion gewechselt wird. So ist es beispielsweise nicht empfehlenswert, 20 Glutäalinjektionen hintereinander, trotz Seitenwechsel, durchzuführen. Man muß sich nur klar werden, daß trotz einer relativ schnellen Resorption im Muskelgewebe – (Röntgenkontrastuntersuchungen von *Hochstetter*) – das Injektionsdepot doch vorübergehend das Muskelgewebe schädigt und in diesem Bereich eine gewisse Schwächung der Abwehrkraft eintritt.

Die Erscheinungen des Spritzenabszesses unterscheiden sich nicht wesentlich von denen eines anderen Abszesses. Hier kann aber infolge der festen Faszienbeschaffenheit sowie der derben Haut im Bereich der Glutäalgegend der Abszeß längere Zeit kaschiert sein, so daß das erste Kardinalsymptom, der Schmerz, längere Zeit im Vordergrund steht, bevor überhaupt die Diagnose gestellt wird. Wenn erst der Arzt durch eine Schwellung und Rötung der Haut auf diese eitrige Entzündung aufmerksam wird, hat der Patient schon längere Zeit gelitten.

Leider kommt das allzu häufig vor, da das Pflegepersonal, das häufig die intramuskulären Injektionen durchführt, die Schmerzen des Patienten in der Glutäalgegend bzw. im Oberschenkelbereich verschweigt und auf ihre eigene Art therapeutisch eingreift (Salbenbehandlung u.ä.). Dadurch erfährt oftmals der Arzt relativ spät von einem im Entstehen begriffenen Spritzenabszeß bzw. sieht ihn erst in der typischen Blüte.

Opitz, der erst kürzlich seine Monographie *„Infektionen durch Injektionen und ihre Verhütung"* herausgegeben hat, glaubt, daß die Spritzenabszesse doch häufiger sind als sie 1948 *Goldhahn* angegeben hat. Dieser meinte damals, daß auf ca. 100000 intramuskuläre Injektionen ca. 1 Spritzenabszeß käme. Dagegen haben erst kürzlich *Moritsch* u. *Eichinger* Angaben gemacht, die sogar *Opitz* bedenklich stimmten. So berichten sie über Spritzenabszesse in 13,6% (*Moritsch*) bzw. 11,8% (*Eichinger*) des septischen Operationsgutes eines großen Klinikums. Wenn uns auch diese Zahlen etwas zu hoch vorkommen, so liegt wahrscheinlich die Betonung auf dem Wort septisches Operationsgut.

Unter den mikrobiologisch nachgewiesenen Keimen dominieren die Staphylokokken und unter ihnen wieder eindeutig Staphylococcus aureus (*Opitz*). Selbstverständlich besteht auch die Möglichkeit, daß durch Manipulationsfehler beim Umgang mit dem sterilen Instrumentarium bzw. durch Luftkeime eine Kontamination von Kanülen und Spritzen erfolgt. Das ist u.E. jedoch sehr selten. Bei dem ausgesprochen massenhaften Vorkommen von Staphylokokken in der Oberflächen- und Haftflora der Haut wird man sicherlich nicht fehlgehen, wenn man annimmt, daß hier größtenteils die Infektionsquelle im Bereich der Haut zu suchen ist. An die Ausführungen über Stanzdefekte auf den vorherigen Stellen möchte ich nur erinnern.

Hinsichtlich ihres Antibiogramms zeigen die aus dem Eiter von Spritzenabszessen isolierten Staphylokokken den gleichen Trend der von mikrobiologischer Seite immer wieder im Zusammenhang mit dem modernen Hospitalismus erhoben wird. Der größte Teil der isolierten Staphylokokken ist penicillinresistent, aber auch gegenüber anderen Antibiotika finden sich im steigenden Maße Resistenzentwicklungen. *Eichinger* zeigt, daß mit steigendem Alter der Patienten die Anzahl der Spritzenabszesse stark zunimmt. Sie erreichen zwischen 60 und 70 Jahren ein Maximum. Wenn hier auf eine altersbedingte Minderung der Wiederstandsfähigkeit gegen Infekte im Spiel sein könnte, so muß aber bedacht werden, daß in dieser Altersgruppe Injektionen viel häufiger durchgeführt werden. Unter den Medikamenten, nach deren Injektion gehäuft Abszesse auftreten, stehen Antirheumatika, wie *Irgapyrin, Decortin* und *Butazolidin* an erster Stelle. Es ist durchaus möglich, daß von einem gewebeunfreundlichen Medikament eine Schädigung gesetzt wird, auf die sich dann eine bakterielle Entzündung aufpfropft. In diesem Zusammenhang ist vielleicht interessant, daß *Bonomo* unter 56 Irgapyrin-Behandlungen 19 Indurationen und ein Spritzenabszeß fand. Unter den 98 Patienten *Eichingers* kam es zu insgesamt 11 Todesfällen (!) An der Todesursache war der Spritzenabszeß entweder direkt oder zumindest mittelbar schuld.

Therapeutisch ist das ideale Mittel die Frühinzision. Doch infolge der geschilderten Umstände kommt es meistens nicht dazu. Auch eine in die Tiefe reichende Probepunktion, selbstverständlich mit sehr dicker Kanüle, ist empfehlenswert, da sich die Eiterung längere Zeit in der Tiefe hält und es ihr sehr schwer gemacht wird, die Oberfläche zu erreichen. Kommt es zu einem oberflächlichen Abszeß, ist die typische Behandlung einzuleiten, mit chirurgischer Entlastung, Drainage und anschließender Wärmebehandlung.

Das Krankheitsbild des Spritzenabszesses ist immer mit großen Schmerzen und Unbequemlichkeiten verbunden, doch wird man es mit chirurgisch-konservativen Maßnahmen beherrschen können. In sehr seltenen Fällen kommt es zu so schwerwiegenden Komplikationen, daß dieser verhältnismäßig harmlose Spritzenabszeß haematogene Metastasierungen setzt und dadurch letal enden kann.

Bei der Betrachtung solcher Fälle wird man fast immer hinterher und beauerlicherweise erst dann feststellen, daß ja gerade die Gegend des Körpers, die der Gefahr des Dekubitus am meisten ausgesetzt ist, nun auch noch durch chemische

Reize alteriert wurde, und so der Entstehung eines Nekroseherdes Vorschub geleistet wird.
Stör schildert einen solchen Fall:

„Bei einem Kranken, der wegen eines schweren Rheumatismus ans Bett gefesselt war, entwickelte sich im Anschluß an eine Injektion von Ameisensäure in den Glutaeus eine große Nekrosehöhle, die durch sekundäre Infektion zur Sepsis und zum Tode führte."

Perret berichtet in seiner „*Arzthaftpflicht*" über die Komplikationen nach Einspritzungen in die Muskulatur:

„Die gefürchtete, weil meist tödlich verlaufende Gasbrandinfektion nach Injektion hat an Bedeutung verloren. Während vor wie im letzten Kriege diese nach Einspritzungen in Einzelfällen immer wieder beobachtet werden konnte (*Perret* berichtete aus dem gesamten Schrifttum bis 1941 über 112 bekannt gewordene Fälle), sind mir nach dieser Zeit nur zwei nicht veröffentlichte Fälle bekannt geworden, bei denen die Desinfektion der Spritzen mit Alkohol erfolgte. Der Rückgang der Häufigkeit dieser Komplikation muß damit zusammenhängen, daß Alkohol als Desinfektionslösung für das Spritzeninstrumentarium seitdem nicht mehr benutzt wird. Alkohol kann sporenhaltige Erreger (Gasbrandkeime) enthalten. Für den Injektionsgasbrand gelten grundsätzlich die Gesichtspunkte, die auch für die übrigen Infektionen nach Einspritzungen gelten. Die Benutzung von Alkohol bei der Desinfektion kann jedoch nicht als ausreichende Sorgfalt betrachtet werden, da dieser nicht nur eine fragliche Desinfektionskraft besitzt, sondern wegen des Gehaltes an Sporen auch als absolut gefahrvoll für die Desinfektion gelten muß (*Jungmichel, Baumann, Perret* u.a.).

Die seit rund 15 Jahren gehäuft auftretende infektiöse Gelbsucht (homologe Serumhepatitis) wird immer wieder mit den üblichen Sterilisations- und Desinfektionsmaßnahmen u.a.m. in Verbindung gebracht. Mit Heißluft und Dampfautoklav ist eine absolute Sterilität zu erreichen, diese Verfahren stoßen aber außerhalb der Klinik und des Krankenhauses auf unüberwindliche Schwierigkeiten. Da im bisher üblichen Verfahren des einfachen Auskochens in Wasser für 10 bis 20 Minuten das Virus der infektkösen Gelbsucht nicht ohne weiteres abgetötet werden soll, ist angegeben worden, daß eine ausreichende Sterilisation durch Verstärkung des Kocheffektes zu erzielen sei. Es wird Zusatz von Chemikalien (Formalin usw.) empfohlen. Reste der Kochflüssigkeit müssen aber wieder entfernt werden, was dies Verfahren kompliziert und neue Lücken in der Aseptik schafft. Anerkennung hat das Verfahren von *Borenzstein* gefunden (mechanische evtl. auch chemische Vorreinigung des Instrumentariums und anschließendes übliches Auskochen in Aqua dest.). Das Präsidium des Deutschen Ärztetages hat ausführliche Ratschläge zur Sterilisation von Spritzen gegeben; die verschieden ausreichenden Methoden sind ausführlich beschrieben.

Es besteht kein Zweifel, daß durch das Spritzeninstrumentarium eine infektiöse Gelbsucht übertragen werden kann, Spuren von infiziertem Blut genügen.

Das beweisen bekannt gewordene Gruppenerkrankungen, bei denen als gemeinsame Infektionsquelle Injektionen, aber auch Blutentnahmen aus einer ärztlichen Praxis, einer Krankenhausstation usw. ermittelt werden konnten. Ob im Einzelfall ein iatrogener Schaden in Frage kommt, wird sich aber kaum sicher ermitteln lassen, weil viele andere Infektionswege möglich sind, die mit dem Spritzeninstrumentarium des Arztes nicht zu tun haben.

„Bei Einzelfällen ist dieser Beweis kaum je zu führen – es wird heute soviel gespritzt, daß Injektionen in der Vorgeschichte in keiner Weise ein Beweis für die ätiologische Rolle beim Auftreten einer Hepatitis sein können" (*Schulten*).

Die Gefahr der Übertragung einer infektiösen Gelbsucht durch das ärztliche Instrumentarium wird sicherlich überschätzt. *Freidrich* sah nach 83000 Einspritzungen – 19 Fälle von Gelbsucht, von denen günstigstenfalls drei als Serumhepatitis aufgefaßt werden konnten und bei denen lediglich die Möglichkeit nicht ausreichender Sterilisation gegeben war. *Siede* ist jedoch der Ansicht, daß etwa 50% aller Hepatitisfälle als Inokulationshepatitis und damit als iatrogene Hepatitisfälle zu interpretieren wären. Diese Meinung wird aber von vielen anderen (*A. W. Fischer, Erb, Römer* u.a.) mit Angabe guter Gründe nicht geteilt.
Über die Häufigkeit von Virusinfektionen durch angeblich nicht ausreichende Sterilisationsverfahren wie aber auch um die Sterilisationsverfahren selbst gehen die Meinungen der Fachkenner also weit auseinander. „Sicher ist, daß es allgemein gültige Regeln noch nicht gibt und ganz besondere Umstände vorliegen müssen, wenn eine infektiöse Gelbsucht als schuldhafter, vermeidbarer iatrogener Schaden betrachtet werden kann" (*Perret*). Diese Komplikationsmöglichkeit – die Hepatitisfälle haben inzwischen zugenommen – umgeht man durch Verwendung von *1 x Kanülen* und *1 x Injektionsspritzen*. Dieses von bekannten Firmen (*Braun, Pfrimmer* u.a.) hergestellte Instrumentarium hat sich heute in allen Krankenhäusern und großen Teilen der ärztlichen Praxen durchgesetzt.
Daß aber auch das Injektionsmittel ebenso wie bei der intravenösen Injektion bei der intramuskulären Einspritzung von sehr großer Bedeutung ist, geht aus der Arbeit von *Bonomo* hervor, der über 56 Patienten mit verschiedenen rheumatischen Erkrankungen berichtet, denen *Irgapyrin* intramuskulär, peroral, intravenös oder intraartikulär verabreicht wurde. An Nebenwirkungen registrierte dieser Autor und diese Zahl erstreckt sich auf alle Applikationen einschließlich der vom Autor ausdrücklich erwähnten, nicht ganz einwandfreien Injektionstechnik: Erregungszustände bei vier Patienten, Glykosurie bei drei Patienten, Ödeme an den unteren Extremitäten bei neun Patienten, Pruritus bei zwei Patienten, Urtikaria bei einem Patienten, lokale Induration bei 19 Patienten, ein Abszeß bei einem Patienten. Eine solche offene Auswertung – 39 Beanstandungen bei 56 Patienten – ist relativ selten. Doch müssen wir feststellen – und die Literatur berichtet darüber – daß das *Irgapyrin* zweifellos Komplikationen setzen kann, daß jedoch eine so hohe Rate von Komplikationen in unserem Krankengut nicht bekannt geworden ist.

3.4.5. Das Anstechen der Nerven

Stör, der sich 1933 mit den Fehlern und Gefahren auch der intramuskulären Injektionen auseinandergesetzt hat, konnte schon eine Anzahl von Nervenlähmungen nach intramuskulären Injektionen beschreiben. Bei der Glutäalinjektion ist es der N. ischiadicus und bei der Oberarminjektion ist es vor allem der N. radialis, die geschädigt werden.

Curschmann und *Kramer* bezeichnen die nach intraglutäalen Injektionen auftretenden Ischiadikusschäden als ein bekanntes Krankheitsbild.

Wilder sagt, die Möglichkeit am Arm die großen Nerven zu treffen, ist deshalb besonders groß, weil sie sowohl auf der Beugeseite wie auch auf der Streckseite häufig oberflächlich liegen. *Stör* hat bei Messungen über den Abstand des N. radialis von der Haut gefunden, daß selbst bei kräftigen Männern die Entfernungen kaum 3 cm übersteigen.

Aus diesem Grunde haben wir bei der intramuskulären Injektion im Bereich des Oberarms dringend empfohlen, nicht senkrecht in die Muskulatur, sondern in einem Winkel von etwa 45 Grad zu punktieren. *Stör* zitiert folgenden interessanten Fall:

„Ein Unfallverletzter sollte zur Bekämpfung drohender Lungenkomplikationen *Solvochin*-injektionen erhalten. Die verhängnisvolle Injektion wurde an der Außenseite des Oberarms geführt. Während der Kranke bei der Einspritzung selbst keine Schmerzen geäußert haben soll, klagte er einige Stunden später über heftige Beschwerden im Oberarm. Am folgenden Tage wurde eine Lähmung des N. radialis in allen Qualitäten festgestellt. Da nach mehrwöchiger Behandlung der Zustand sich nicht veränderte, aber im Bereich der Einstichstelle eine immer stärker sich entwickelnde harte Geschwulst gefunden wurde, wurde versucht, den Nerven operativ anzugehen. Die vorher erwogene Annahme, daß es sich um eine narbige Umklammerung gehandelt habe, wurde während der Operation bestätigt: Der Nerv war auf eine Strecke von 1,5 cm von Narben fest umklammert. Trotz Auslösung und Verlagerung des Nervs konnte nach einem Vierteljahr eine Besserung nicht beobachtet werden.

Es trat hier also wenige Stunden nach der Solvochininjektion eine Lähmung auf, die zunächst auf die unmittelbare chemische Einwirkung zurückzuführen ist, dann aber dadurch irreparabel wurde, daß sich das umgebende Gewebe narbig veränderte und die Narben die Ernährung der Nerven behinderten. Die Annahme einer unmittelbaren intraneuralen Injektion ist für die Erklärung dieses Falles auch gar nicht nötig und deshalb auszuschließen, ‚weil der Kranke bei der Injektion selbst keinen so heftigen' Schmerz hatte, wie ihn die Punktion eines Nerven und die Injektion eines chemisch aktiven Stoffes hervorrufen würde. Man muß vielmehr annehmen, daß die Arzneiflüssigkeit sich langsam, im Verlauf einiger Stunden, zum Nerven diffundiert ist, ihn schädigte und auf dem Wege über eine chemisch bedingte Entzündung zur Narbenbildung führte."

Ein ähnlicher Fall, bei dem es ebenfalls zu einer langsam beginnenden Radialislähmung kam, kam nach Injektion von *Salyrgan* zustande.

Münnich und *Perret* haben sich ausführlich mit Schäden der intramuskulären Injektion beschäftigt. Sie unterscheiden *drei* verschiedene *Formen von Lähmungen* nach intramuskulären Injektionen:

1. die Sofortlähmung mit Sofortschmerz,
2. die Sofortlähmung ohne Sofortschmerz,
3. die Spätlähmung ohne Sofortschmerz (subakute Lähmung).

„Die Sofortlähmung mit Sofortschmerz bei endo- oder paraneuraler Injektion ist, wie bereits beschrieben, ein Beweis für die falsche Lage der Nadel. Aber auch ohne Sofortschmerz kann eine Sofortlähmung auftreten, und zwar durch traumatische Schädigung des Nerven infolge endoneuraler oder paraneuraler Injektion, bei der nach *Perret* die Direktschädigung ‚aus im einzelnen nicht bekannten Gründen ohne sensiblen Reiz (Schmerz) einhergeht'. Die Spätlähmung ohne Schmerz (subakute Parese) kann ohne Schmerz nach Stunden oder spätestens in ein bis zwei Tagen auftreten. Als Ursache für die Entstehung dieser Lähmungsart wird angenommen, daß das injizierte Medikament infolge Diffusion durch Muskellücken bis zu den größeren Nervensträngen gelangen und auch durch Toxizität schädigend wirken kann."

Inwieweit vom Injektionsdepot infolge Diffusion eine solche Nervenschädigung entstehen kann, ist von zahlreichen namhaften Autoren sehr unterschiedlich beurteilt worden. So vertreten z.B. *B. Bodechtel, Scheidt, Demme* und *Löwenstein* die Ansicht, daß Nervenschädigungen nur auf Grund einer fehlerhaften Injektionstechnik auftreten können. Andere Autoren dagegen, *Lange, Nedelmann* bejahen die Möglichkeit einer solchen Diffusion von Medikamenten mit nachfolgender Schädigung. In dieser Richtung haben tierexperimentelle Untersuchungen von *Fuhrmann* und *Grünwaldt* gezeigt, daß sich z. B. *Joduron* und *Bismogenol* bereits kurze Zeit nach der Injektion in der Muskulatur ausbreiten. Durch Obduktionsbefunde an Menschen, die vorher intramuskuläre Injektionen erhalten hatten, hatte *Külbs* bereits früher festgestellt, daß die injizierten Medikamente sich bis in die Nähe der großen Nervenstränge ausgebreitet hatten.
Auch die *Hochstetter*schen Untersuchungen über die Ausbreitung eines Injektionsdepots sprechen für die Möglichkeit einer Diffusion.

„Aufgrund dieser Feststellungen glaube ich, daß man wohl berechtigt sein kann, eine Schädigung des N. ischiadicus und seiner Äste durch Diffusion anzunehmen. Hinzufügen möchte ich allerdings, daß der Druck, unter dem das Medikament injiziert wurde und die Menge des Medikamentes wahrscheinlich nicht unwesentlich ist."

Lähmungen nach intramuskulären Injektionen sind nach den verschiedensten Arzneimitteln beobachtet worden. Nach *Perret* alphabetisch geordnet bei:

„Äther, Antipyrin,	*Chinin, Cardiacol,*	*Solarson, Somnifen,*
Asthmolysin, Atebrin,	*Deriphyllin, Eubasin,*	*Solvochin, Salyrgan,*
Atophanyl, Badional,	*Eleudron, Globucid,*	*Streptomycin,*
Bismogenol, Butazolidin,	*Hexeton, Irgapyrin,*	*Sulfapyridin, Sublimat,*
Calcium, Campher,	*Luminal, Melubrin,*	*Stronchin, Transpulmin,*
Cibalgin, Cibazol,	*Novasurol, Penicillin,*	*Tuberkulin, Verasulf"*

Bei der chemisch so unterschiedlichen Zusammensetzung der Medikamente ist es nicht möglich, bei allen einen gemeinsamen schädigenden Faktor anzunehmen.

Die Injektionstechnik spielt in jedem Fall eine ausschlaggebende Rolle. So ist beispielsweise von *Harrer* berichtet worden, daß infolge intramuskulärer Injektion eine Parese des N. iliohypogastricus zustande kam (N. iliohypogastricus entspringt aus Th 12 und L 1, verläuft zwischen der Rückfläche der Niere und der Vorderfläche des M. quadratus lumborum, zunächst zwischen M. transversus abdominus und M. obliqu. internus abdominus, dann zwischen die beiden Obliqui., der Endast zeigt zur Haut über dem Angulus inguinalis superficialis).
In diesem Fall ist zu weit kranial und mit zu langer Nadel injiziert worden.
Auch *Kuhn* und *Reggli* berichteten erst kürzlich über die Schädigung des N. glutäus cranialis durch eine intraglutäale Injektion.

„Daher besteht auch nicht die Berechtigung, ein einzelnes Medikament als besonders „gefährlich“ zu bezeichnen. Die Häufigkeit der Schädigung dürfte lediglich dadurch bedingt sein, welches Medikament z.Z. modern ist und deshalb am meisten injiziert wird. Nur bei einem Medikament, nämlich *Chinin*, ist als erwiesen anzusehen, daß es infolge besonderer Affinität zum Nerven leicht zu Schädigungen führt. Von den nach intramuskulären Injektionen aufgetretenen Nervenschädigungen ist die des N. ischiadicus zu nennen, unter seinen Ästen besonders der N. fibularis, während Tibialisschädigungen selten beobachtet worden sind. Es handelt sich jedoch bei diesen Schädigungen nicht immer nur um rein motorische Ausfälle (Lähmungen) im Fibularis-Tibialis-Gebiet, sondern auch vielfach um sehr heftige, fast kausalgieartige Reizerscheinungen.
Die Prognose der nach fehlerhaften Injektionen aufgetretenen Nervenlähmungen ist bei vollständiger Parese quoad sanationem recht ungünstig. Besonders gefährdet sind Arteriosklerotiker und Diabetiker, bei denen infolge eingetretener Gangrän in einzelnen Fällen sogar Teilamputationen vorgenommen werden mußten. Ungünstig lauten auch in dieser Beziehung die Literaturberichte über die bei Kindern eingetretenen Lähmungen; vielfach resultieren Dauerzustände; die gelähmten Glieder blieben im Wachstum zurück, so daß schwere Verkrüppelungen die Folge waren.“ (*Perret*)

Weiterhin sei *Stammler* zitiert, der vor kurzem über die Schädigung des R. profundus n. radialis berichtete.

„Während die ‚Spritzenschädigung‘ des N. ischiadicus und seiner Äste ein relativ häufiges und allgemein bekanntes Ereignis ist, wird an die Möglichkeit einer Verletzung anderer peripherer Nerven durch intramuskuläre Einspritzungen differenter Arzneimittel seltener gedacht. Oft handelt es sich auch um Unkenntnis der anatomischen Gegebenheiten oder um Leichtsinn und Bequemlichkeit. – Relativ häufig kommen in letzter Zeit Injektionen in die Muskulatur des Unterarmes vor. Hierbei wird die Unterarmstrecke bevorzugt, da die Gefahren beim Einspritzen in die Beugemuskulatur (N. medianus und ulnaris) auch dem anatomisch und neurologisch weniger ausgebildeten Mediziner meist bekannt sind. Aber auch die Streckmuskulatur am Unterarm ist für intramuskuläre Injektionen ungeeignet: der Ramus profundus nervi radialis und bei tiefer Injektion auch der N. medianus können getroffen werden. Bei einem Fall aus der Praxis injizierte der herbeigerufene Notfallarzt Promazin in die radiale Streckmuskulatur des linken Unterarms etwa 5 cm unterhalb des Olekranons. Es traten sofort ein krampfhafter Schmerz in der Unterarm- und Handmuskulatur sowie eine vollständige Lähmung der Hand- und Fingerstreckung auf; Sensibilitätsstörungen bestanden nicht. Diese Injektionsschädigung des Ramus profundus nervi radialis bildete sich – glücklicherweise – im Verlauf eines halben Jahres zurück. Eine derartige Nervenschädigung ist als Folge eines Kunstfehlers anzusehen und zieht meist entsprechende juristische Konsequenzen nach sich. Es sollte deshalb stets nur in die vorgeschriebenen Muskelareale injiziert werden.“

Über Radialislähmungen infolge falscher Injektionstechnik berichtet *Steinke*. Er veröffentlichte drei interessante Fälle, bei denen es infolge falscher Injektionstechnik zu Radialislähmungen kam.
Bei Fall 1 wurde zur Schmerzstillung eine Ampulle Morphium-Atropin etwa 10 cm proximal des Handgelenks senkrecht zur Hautoberfläche ohne Abhebung einer Hautfalte in die Streckmuskulatur des linken Unterarms injiziert.
Während der Injektion verspürte der Patient lediglich Parästhesien im Daumen und Zeigefinger, am nächsten Morgen bestand eine komplette Radialislähmung für Daumen und Zeigefinger und eine mittelschwere Parese der gesamten Handstrecker links.
Im Fall 2 wurde anläßlich einer Prämedikation von einer im Operationssaal tätigen examinierten Schwester 0,0005 Atropin in den linken lateralen Oberarm in sitzender Stellung senkrecht zur Hautoberfläche injiziert. Sofort einsetzendes Taubheitsgefühl im Radialisversorgungsgebiet, kein Schmerz, jedoch bei der Lagerung zur Operation 10 Minuten später bereits komplette Radialisparese links.
Im 3. Fall erhielt eine 15jährige Patientin wegen Schulter-Arm-Schmerzen zweimal eine Ampulle Phenylbutazon (5 ml) in sitzender Stellung in das proximale Drittel des rechten äußeren Oberarms durch den hausbesuchenden Arzt. Schon nach der ersten Injektion traten lokale Schwellungen und Schmerzen im rechten Oberarm auf, unmittelbar bei der zweiten Injektion am darauffolgenden Tage traten Sofortschmerz, Soforttaubheit und Sofortlähmung im gesamten rechten Radialisversorgungsgebiet auf.
Nach Ansicht von *Steinke* wurde „in allen drei Fällen gröblichst gegen die Regeln der bekannten Injektionstechniken verstoßen“: die subkutan zu injizierenden Medikamente in den ersten beiden Fällen wurden senkrecht zur Hautoberfläche anstatt des Abhebens einer Hautfalte und parallel zur Hautoberfläche geführten Kanüle appliziert. Die gewebsaktiven Substanzen gelangten somit im intramuskulären Bereich in den Verlauf des N. radialis.
Die zweite intramuskuläre Injektion des Phenylbutazon (Fall 3) in die Streckmuskulatur des Oberarms ist absolut unverständlich, zumal bei der ersten Injektion bereits starke Lokalreaktionen beobachtet wurden.
Interessant ist in diesem Zusammenhang das Urteil des OLG Düsseldorf vom 12. 12. 1974 (8 U 5/73) zur Frage eines ärztlichen Kunstfehlers bei einer aus Anlaß eines akuten Herzanfalls in die Streckmuskulatur des rechten Oberarms vorgenommene Injektion. Das Urteil, das in der Verabreichung der Spritze in die Streckmuskulatur des Oberarms keinen Verstoß gegen die Regeln der ärztlichen Kunst erblickt, begegnet erheblichen rechtlichen Bedenken, zumal die – „dürftige Begründung einer Prüfung nicht standhält“ (*Gaisbauer*). Wenngleich dieses Urteil rechtskräftig wurde, meldete *Geisbauer* im *Versicherungsrecht* 1975 seine Bedenken an, wobei er rigoros feststellt: „Die intramuskuläre Injektion in den Oberarm statt in das Gesäß oder in den Oberschenkel stellt sich sohin objektiv als ärztlicher Kunstfehler dar.“ Das ist natürlich völlig absurd, ebenso wie das erst kürzlich vom Bundesgerichtshof in unserem Kapitel „*Die heutige Rechtsprechung*“ zitierte

Urteil, indem darauf hingewiesen wird, daß eine intravenöse Injektion besser in der Kubitalregion zu verabreichen sei als in dem Radialisbereich. Dazu kann man nur sagen, daß es sich die Juristen zu leicht machen. Selbstverständlich ist eine lege artis durchgeführte subkutane oder intramuskuläre Injektion auch in den oberen Extremitätenbereich gestattet. Hier sei nur an die vorhin aufgeführten Applikationsorte erinnert.

> Unabhängig von jeder juristischen Interpretation muß es jedoch unsere Pflicht sein, die Injektionstechnik so anzuwenden, daß ein Patient nach Möglichkeit nicht zu Schaden kommt. Dennoch muß immer wieder betont werden, daß, wie schon *Goldhahn* sagte, ein Zusammenwirken mehrerer ungünstiger Faktoren erst zu ernsten Folgen führen.

Weitere Verletzungen peripherer Nerven durch intramuskuläre Injektionen wurden von *van Eck* und *Beks* beobachtet. Auch *Gilles* und *Matson* haben Injektionsschäden des N. ischiadicus nach intraglutäaler Injektion, besonders bei Kindern im Alter von $1^1/_2$ bis $5^1/_2$ Jahren beobachten können.
Oppenheimer diskutiert über die Bedeutung des Gefäßfaktors beim Injektionsschaden des N. ischiadicus, wobei er besonders auf die von *Perret* veröffentlichten und von uns bereits abgehandelten Sofortlähmungen ohne Injektionsschmerz zu sprechen kommt. Den Fall, den *Oppenheimer* veröffentlicht, sollte allen Kollegen zur Warnung dienen:

„40jähriger Mann erhält am 29. 12. vom Hausarzt wegen 10 Tage zuvor aufgetretener Schmerzen in der Kreuz- und linken Hüftregion 5 ml *Irgapyrin* in das linke Gesäß gespritzt. Während der Injektion keine Schmerzen, lediglich Wärme- und Kribbelgefühl im linken Bein. Unmittelbar danach Taubheitsempfindung an der Unterschenkelaußenseite und im medialen Abschnitt des Fußrückens, außerdem Herabhängen des linken Fußes, der aktiv nicht mehr angehoben werden kann. Etwa 2–3 Stunden nach dem Vorkommnis stationäre Einweisung des Patienten in die hiesige Klinik, wo abgesehen von der Bewegungsstörung keine besonderen Beschwerden vorgebracht werden. Befund 29. 12.: Injektionsstelle, in den mediokaudalen (!) Abschnitten des oberen äußeren Gesäßquadranten links gelegen, noch sichtbar. Aktive Innervation des M. tibialis ant., der Mm. peronaeus long. et brev. sowie des M. extensor hall. long. aufgehoben. Extension der 2.–5. Zehe und Plantarflexion des Fußes erheblich geschwächt. Beugung sämtlicher Zehen nur angedeutet möglich. Typischer Steppergang links und Unfähigkeit, den Fuß abzurollen. ASR links nicht auslösbar. Bei Prüfung auf *Lasègue* lediglich leichtes Spannungsgefühl in der linken Wade. Linker Fuß etwas gerötet und wärmer als der rechte. Anästhesie und -algesie im gesamten von Peronaeus und Tibialis versorgten Hautbereich am linken Unterschenkel und Fuß.
Trotz sofortigen Behandlungsbeginns mit medikamentösen und physikalischen Maßnahmen kommt es ab 4. Tag post inj. zur Ausbildung eines zunehmenden kausalgiformen Schmerzsyndroms zunächst im Bereich des Vorfußes mit Tiefendruckhyperpathie der Fußsohle und Berührungsüberempfindlichkeit der trophisch gestörten Haut, das allmählich auch auf die übrigen Abschnitte des Fußes und auf die Unterschenkelaußenseite übergreift. Die Schmerzen sind außerordentlich quälend und machen bis in den Sommer des nächsten Jahres hinein ein Belasten des Fußes, ja sogar das Tragen eines Strumpfes oder Schuhes unmöglich.

Im Oktober des darauffolgenden Jahres werden röntgenologisch die typischen Veränderungen einer *Sudeck*schen Knochenatrophie nachgewiesen, die erst im März des übernächsten Jahres eine merkliche Rückbildung erkennen lassen. Inzwischen haben sich die Spontan- und Belastungsschmerzen soweit gebessert, daß Patient wieder leidlich gehfähig wird. Eine greifbare Restitution der motorischen und sensiblen Funktionsausfälle tritt während der gesamten 1½jährigen Beobachtungszeit nicht zutage, im größten Teil der Peroneaulmuskulatur erlischt sogar die elektrische Erregbarkeit für sämtliche Stromformen."

Wenngleich solche Schäden, wie der eben beschriebene relativ selten sind – auch *Leriche* beschrieb solche kausalgiformen Beschwerden – so müssen wir doch feststellen, daß der Injektion häufig genug nur eine untergeordnete therapeutische Handhabung eingeräumt wird, so daß immer wieder Injektionstechniken vorkommen, die zu erheblichen Folgen führen können. Aus dem letzten Fall läßt sich deutlich erkennen, daß weder in der Mitte des oberen äußeren Quadranten noch im *Hochstetter*schen Punkt injiziert wurde.
Die Behandlung dieser Nervenschädigungen ist insbesondere dann, wenn eine intraneurale Injektion z. B. im Oberarmgebiet zustandegekommen ist, prognostisch relativ ungünstig. Auch ein operativer Eingriff hat kaum Aussicht auf Besserung. Selbst eine Nervenresektion und Naht des auf weite Strecken geschädigten Nerven kann nicht viel Aussicht auf Heilung geben. Die in der modernen Medizin bekannt gewordene Nerventransplantation unter Zusatz von Cortison-Derivaten (*Nigst, Miehlke*) könnte hier eine Besserung bringen, doch hat der Autor mit diesen Methoden keine Erfahrungen, so daß nichts Näheres darüber ausgesagt werden kann. Einzig die Lösung narbiger Umklammerungen der nicht chemisch geschädigten Nerven verspricht bei frühzeitiger chirurgischer Intervention Erfolg.
Auf jeden Fall ist nach solchen Zwischenfällen eine frühest mögliche neurochirurgische Konsultation empfehlenswert. In diesen schwierigen Fällen, die evtl. zu irreparablen Nervenstörungen führen können, spielt zweifellos die Nervenversorgung eine große Rolle. Aus diesem Grunde sollte man den von *Leriche* empfohlenen Grenzstrangblockaden Aufmerksamkeit schenken. Zweifellos können durch Stellatumblockaden, zumindest durch solche des Plexus brachialis im Bereich der oberen Extremitäten und durch paravertebrale Sympathikusblockaden im Bereich der unteren Extremitäten die Ernährungsbedingungen wesentlich verbessert werden.

3.4.6. Die Nekrose

Nicht alle Injektionsabszesse sind durch direkte Verschleppung von Infektionserregern bei der Einspritzung verursacht. Ist dies der Fall, dann wird es gewöhnlich auch in unmittelbarem zeitlichen Zusammenhang mit der Einspritzung zu entsprechenden Symptomen (Rötung, Schwellung, Schmerz, Fieber usw.) kommen.
Bei einem nicht geringen Teil der Injektionsabzesse handelt es sich nicht um primäre Infektionen. Erst Tage nach der Einspritzung kommt es zur Verdickung

an der Einspritzstelle, mäßigen subjektiven Mißempfindungen. Das Ganze wird klinisch als **„Aseptische Nekrose"** bezeichnet, die jedoch nachträglich noch durch endogene Infektion zum infektiösen Geschehen sich ausbreiten kann. Angenommen wird häufig, daß es sich dabei primär um *Unverträglichkeitserscheinungen des Gewebes gegenüber dem eingespritzten Mittel* handelt.

In der Mehrzahl der Fälle von Nekrosen, die im Gegensatz zu diesen aseptischen primär Hautveränderungen aufweisen, handelt es sich um subkutane Fehlinjektion bei der i.m. Technik.

Wenn das Injektionsdepot im Bereich des Injektionsortes dort verlaufende Gefäße mechanisch verschließt, kann es zu kegelförmigen Muskelnekrosen kommen (*Arneth*). Allen diesen aseptischen Nekrosen, die auch bei ölhaltigen Arzneimitteln oder nicht differenten Mitteln (Hormone usw.) auftreten können, ist gemeinsam, daß sie dann als unvermeidbare Komplikationen anzusehen sind, wenn die Einspritzung intramuskulär erfolgte, also eine genügend lange Kanüle benutzt wurde. Die Unverträglichkeit ist an keine Regel gebunden. Es kann das gleiche Mittel zwar reaktionslos vertragen werden, durch Kumulation aber später doch zur aseptischen Störung kommen. Auch Gefäßverschlüsse (kegelförmige Nekrosen) sind durch besondere Injektionstechnik nicht vermeidbar. Diese aseptischen Nekrosen hinterlassen in der Mehrzahl der Fälle dauernd störende „Knubbelbildungen" im Bereich der Glutealregion. Diese von *Sauerbruch* als „Knollen" bezeichneten, in der Tiefe liegenden – an sich harmlosen – Tumorbildungen – es handelt sich zumeist um Narbenfibrosen – können jedoch infolge ihrer Lokalisation funktionelle und kosmetische Beschwerden verursachen. So kann längeres Sitzen in manchen Fällen unmöglich werden. Therapeutisch kommt hier nur ein chirurgischer Eingriff infrage, dessen Erfolg jedoch niemals verbürgt werden sollte, da infolge der erneuten Narbenbildungen ähnliche Beschwerden ausgelöst werden können.

Blum, der infarktähnliche Nekrosen nach intramuskulären Injektionen von Antibiotika beschreibt, sei hier wörtlich zitiert:

Ein zwölfeinhalb Monate altes Kind wurde an einem auswärtigen Krankenhaus wegen eines hochfieberhaften Infektes aufgenommen. Die Untersuchung ergab eine linksseitige exsudative Pleuritis. Das Kind wurde täglich sechsstündlich mit Penicillininjektionen (wäßrige Lösung) intramuskulär behandelt. Der Einstich soll bei allen Injektionen in den äußeren oberen Quadranten der Gesäßmuskulatur erfolgt sein. Am 11. Tag konnte man im Injektionsbereich einen scharf begrenzten, blauroten Fleck beobachten, der nach 24 Stunden in eine deutlich demarkierte, schwarzbraune, 3 : 1 cm große Nekrose überging. Am nächsten Tag wurde das Kind in unser Krankenhaus verlegt. Nach zwei Tagen begann sich die Nekrose abzustoßen und hinterließ tiefe, schwarzrandige Defekte mit infiltrierten zum Teil unterminierten Rändern. Knapp neben dem großen Nekroseherd befand sich ein gleichbeschaffener, kleiner, kreisrunder Substanzverlust. Auf *Peruvalsam* und *Heparinoidsalbe* kam es nach zwei Wochen zur fast vollständigen Reinigung und Epithelisierung der Defekte und nach weiteren zwei Wochen zu reizloser Vernarbung.

Bei allgemeiner Beobachtung ist eine toxische Wirkung des Medikamentes durch intra- oder periarterielle Injektionen anzunehmen. Inwieweit bei der Nekrosebildung auch andere Faktoren eine Rolle gespielt haben, läßt sich schwer sagen. Um daher bei intramuskulären Injektionen die intra- oder periarterielle Einspritzung von Medikamenten zu vermeiden, hat *Hochstetter* ein geeignetes Injektionsfeld angegeben."

Vivell und *Hennewig* berichten in einer Zusammenfassung von Schrifttumsberichten über lokale Gewebsschäden nach intramuskulärer Injektion von Medikamenten und stellen dabei vier eigene Fälle vor. Die Nekrosen betrafen 40 Erwachsene, 10 Kinder, vier Säuglinge und zwei Neugeborene.
Als injizierte Medikamente wurden angegeben: *Transpulmin, Solvochin, Eubasin, Cibazol, Eleudron, Elkosin, Irgapyrin, Butazolidin, Wismut und Solvarsin.* Bei den *eigenen Beobachtungen wurde Achromyzin* und *Penicillin-Streptothenat* verabfolgt.
Allen lokalen Störungen an der Einspritzungsstelle ist also eines gemeinsam: Es können nicht nur die erwähnten Faktoren ursächlich sein, sondern es müssen wahrscheinlich in jedem Fall mehrere ungünstige Faktoren zusammenkommen, ehe es zur Störung kommt (*Goldhahn*).
Gloor, Vorburger und *Schädelin* haben kürzlich bei intramuskulären Injektionen unterschiedlicher Präparate eine wesentliche Erhöhung der Serumkreatinphosphokinase-Aktivität feststellen können. An Labradorhunden konnte nach intramuskulärer Injektion von Benzoctamin, Diazepam und Pethidin ein deutlicher Anstieg der Serumkreatinphosphokinase (SCK) mit Maximalwerten innerhalb der ersten 4 Std. nachgewiesen werden. Die intramuskuläre Injektion von physiologischer Kochsalzlösung und ebenso die intravenöse Injektion der oben erwähnten Pharmaka blieben ohne Wirkung auf die SCK-Aktivität.
Fünf Tage nach intramuskulärer Injektion der genannten Pharmaka zeigten an Hunden entnommene Muskelexzisate histologisch Muskelzellnekrosen, eine Makrophagenproliferation und reparative Vorgänge an der Injektionsstelle. Die eindrücklichen histologischen Veränderungen machen es wahrscheinlich, daß die beobachtete SCK-Zunahme die Skelettmuskelfraktion (MM) der SCK betrifft.
Die Serumkreatinphosphokinase (SCK) ist ein wichtiges Enzym zur Diagnostik des Herzinfarktes. Nun besteht aber die SCK aus 3 Isoenzymen, der Hirnfraktion (BB), der Myokardfraktion (MB) und des Skelettmuskelfraktion (MM). Nach intramuskulärer Injektion der folgenden Präparate: Benzoctamin (*Tacitin*), Diazepam (*Valium*), Pethidin (*Dolantin*) und physiologischer Kochsalzlösung wurden Exzisate fünf Tage nach der Injektion entnommen und histologisch ausgewertet.
Nach der Injektion von physiologischer Kochsolzlösung wurden sehr geringe Veränderungen beobachtet. Dagegen konnte nach Injektion von Pharmaka wie *Tacitin, Valium, Fortalgesik* und *Dolantin* quantitativ und qualitativ andere Läsionen als nach physiologischer Kochsalzlösung beobachtet werden. Es kam bei diesen Präparaten zu einem SCK-Anstieg, dessen Mechanismus nach einer intramuskulären Injektion weitgehend unklar ist. Aufgrund der histologischen Untersuchungen, die schwere lokale Muskelläsionen mit einer Ausbreitung vorwiegend im

Interstitium des Muskels nachweisen, zeigen, daß die intramuskuläre Injektion gewisser Pharmaka ein erhebliches lokales Muskeltrauma darstellt.

> Diese Untersuchungen, die außerordentlich interessant sind, weil sie zeigen, daß bisher nicht nekroseerzeugende Präparate, wie das *Dolantin* oder das *Valium* histologisch, also feingeweblich, zu erheblichen Traumen führen, haben für die gesamte intramuskuläre Injektionstechnik Bedeutung.

Es versteht sich von selbst, daß Pharmaka, wie z.B. die Butazolidinderivate, die bekanntlich durchaus imstande sind, größere Nekrosen zu verursachen, neben der traumatischen Wirkung auf die Muskelzellen eine spezielle pharmakodynamische Wirkung entfalten können.

Diese Arbeit, die von einem norwegischen Forscherteam (*Steiness, Rasmussen, Svendsen*) bestätigt wurde, ist von entscheidender klinischer Bedeutung, obwohl nachweislich zig-Tausende von *Dolantin-*, *Valium-* und anderen Injektionen ohne Schaden verlaufen sind. Es ist schon ein grundsätzlicher Unterschied zwischen einer feingeweblichen oder einer klinischen Nekrose. Dennoch zeigen die Arbeiten über den Anstieg der Serumkreatinphosphokinase, daß, wie *Goldhahn* schon ausgeführt hat, mehrere ungünstige Faktoren zusammenkommen müssen, ehe es zu einer klinisch manifestierbaren Störung kommt.

Daß solche Schädigungen nach Injektion unterschiedlicher Substanzen zustande kommen, haben eindrucksvoll *Löw* und Mitarb. in mehreren Arbeiten nachgewiesen. Diese Jenaer Forschungsgruppe hat ein Modell zur quantitativen Erfassung der lokalen Gewebsschädigung nach intramuskulären Injektionen entwickelt. An Ratten haben sie unterschiedliche Medikamente getestet, wobei die Pharmaka über Antibiotika bis zu Phenylbutazon-Präparaten reichten. Interessant ist dabei, daß sie grundlegend feststellen, daß die lokale Gewebsverträglichkeit von Pharmaka in öliger Lösung nach intramuskulärer Injektion in vielen Fällen erheblich besser ist als bei wasserlöslichen Lösungen. *Löw* und Mitarb. führen das auf eine geringere Eigenwirkung und eine verzögerte Resorption zurück. Als Testsubstanzen dienten ihnen Gemische öliger und mit Wasser mischbarer Solventien verschiedener Ester bzw. Erdnußöl sowie Äthanol und Glyzerinformal.

Das ist bei einer lege artis durchgeführten intramuskulären Injektion, also einer Einspritzung in den Muskel, durchaus verständlich. Bei der später zu beschreibenden subkutanen Fehlinjektion anläßlich intraglutäaler Einspritzungen müßte im Hinblick auf die Affninität auf das Fettgewebe das Gegenteil eintreten. Auf jeden Fall zeigen die von *Löw* und seinen Mitarbeitern durchgeführten Untersuchungen nach Injektionen von nur 0,3 ml in den M. quadriceps femoris an Ratten unterschiedliche Ausdehnungen von Nekrosen bei Zuführung von Vitamin C, *Turigeran*, Penicillin G, *Depocid* und dem Butazolidinderivat *Wofapyrin*.

Tierversuche zeigen nach intramuskulären Einspritzungen erhebliche Schädigungen, die je nach dem verwendeten Pharmakon zu Nekroseherden bzw. Degenerationen im Muskelinterstitium führen, die jedoch von reparativen Vorgängen begleitet sind. Diese Erscheinungen haben zweifellos große Bedeutung für die **menschlichen** Injektionsfolgen.

3.4.7. Embolica cutis medicamentosa

Dieses Krankheitsbild ähnelt außerordentlich stark den eben beschriebenen Nekrosen, doch haben wir mit Absicht eine gewisse Abgrenzung herbeigeführt, da in letzter Zeit wieder vermehrt über solche Komplikationen bei der intramuskulären Injektion berichtet worden ist. Über umschriebene Nekrosen der Haut und der darunter liegenden Gewebe nach intramuskulärer Injektion wurde erstmalig von *Lesser* 1899 und von *Brocq* 1901 berichtet. Der schon mehrfach zitierte *Freudenthal* hat die klinische Symptomatik als Folge von intramuskulären Wismuteinspritzungen eingehend beschrieben und in ihrer Pathogenese zu deuten versucht. Da bei den von *Freudenthal* 1923 beschriebenen Fällen die Hautschädigungen nach *Bismogenol*-Einspritzungen aufgetreten waren und histologisch in den betroffenen Arterien Wismutkristalle festgestellt wurden, nannte er diese Erscheinung lokales, embolisches Bismogenolexanthem. Als in der Folge häufiger über derartige Zwischenfälle berichtet wurde, setzte sich die Bezeichnung Embolica cutis medicamentosa durch (*Juliusberg*). Es gibt jedoch noch verschiedene andere Synonyme für diese Krankheit, so beispielsweise „Zosteriforme Hautnekrosen", „livedoartige Dermatitis", „arterielle Embolie mit schwerem gangränösem und leichterem ecchymotisch-phlyktänulärem Verlauf" (*Barthelemy*) oder neuerdings „infarktähnliche Nekrosen" (*Vivell* u. *Hennewig*, 1963) oder „Ischämie" (*Gerbeaux* 1966).

Mit Recht machen *Kienitz* und *Braun-Falco*, die sich erst kürzlich zu diesen umschriebenen Hautnekrosen nach intramuskulärer Injektion geäußert haben, darauf aufmerksam, daß diese verschiedenen Bezeichnungen den Versuch widerspiegeln, dieses Geschehen entweder pathogenetisch deutend oder rein deskriptiv zu fassen, da bis heute eine Genese nicht gefunden worden ist.

Zweifellos spielen die bei der intramuskulären Injektion verwendeten Präparate sicherlich eine große Rolle. So berichten *Kienitz* und *Braun-Falco* über umschriebene Hautnekrosen nach Injektion von *Ambene* (Butazolidinderivat mit Salicylaten, Dexamethason, Vit. B_{12} und Lidocain) und *Dolo-Attritin* (Butazolidinderivat mit Metamizol, Diphenhydramin, Vit. B_{12} und Lidocain). Im Hinblick auf die Kasuistik schreiben *Kienitz* und *Braun-Falco*:

Patient S. K., 55 Jahre, männlich.
Anamnese: Wegen rezidivierenden Ischialgien wurde eine antirheumatische Injektionsbehandlung durchgeführt. Nach einer intramuskulären Injektion von *Ambene* kam es

innerhalb von 12 Stunden zur Ausbildung eines infiltrierten, derben Bereiches an der linken Gesäßhälfte.

Hautbefund: An der linken Hüfte sieht man einen etwa 8 × 8 cm großen blitzfigurenartig konfigurierten Herd; der zentrale Anteil besteht aus einem schwärzlich grauen Schorf (Nekrose), speckig belegtem Randsaum und ist umgeben von unscharf begrenztem, lividem Erythem. An einer Stelle zeigt sich eine beginnende blasige Abhebung. Der ganze Bezirk ist sehr druckdolent.

Verlauf und Therapie: Wir behandelten den nekrotischen Bezirk zunächst antibiotisch und mit feuchten Umschlägen. Nach Abtragung der Schorfe zeigte sich ein flacher schüsselförmiger Krater, in dem sich nach 10 Tagen lebhaftes Granulationsgewebe entwickelte. Die weitere Behandlung erfolgte in üblicher Weise mit abdauenden, antibiotischen und epithelisierenden Externa. Der Patient konnte nach gut vierwöchiger stationärer Behandlung entlassen werden. Etwa einen Monat nach Entlassung aus der Klinik zeigte sich ein frisches Narbengewebe mit zentraler, etwa noch linsengroßer nässender Erosion.

Patient F. H., 52 Jahre, männlich
Anamnese: Bei dem Patient besteht Zustand nach Endoprothesenoperation am rechten Hüftgelenk. Im August und Anfang September 1974 wurde eine Behandlung mit *Dexa-Attritin* und *Dolo-Attritin*-Injektionen durchgeführt. Nach der letzten intramuskulären Injektion 1974 sei es unter der Injektionsstelle zu einem „Bluterguß" gekommen.
Hautbefund: Unterhalb des Beckenkammes tastet man ein kissenartiges etwa kinderhandtellergroßes Infiltrat. Die Haut drüber ist livide verfärbt. Am unteren Pol der bizarr begrenzten Veränderungen findet sich ein längliches, scharf ausgestanztes Ulkus, dessen Grund von festhaftenden hämorrhagischen Nekrosen bedeckt ist. Weiter dorsal zeigt sich noch ein einzelstehender, lividfarbener, reichlich linsengroßer Herd.
Verlauf und Therapie: Die Behandlung bestand aus abdauenden und granulationsfördernden Maßnahmen. Zusätzlich wurde intern antibiotisch behandelt. Nach 4 Wochen resultierte ein 3 × 2 cm großes schmierig belegtes Ulkus, das in üblicher Weise granulationsfördernd, dann epithelisierend behandelt wurde. 4 Monate später hatte sich eine reizlose etwas atrophische Narbe ausgebildet.

Aus diesen Fällen ebenso wie denen von *Weyers* und dem folgenden, den wir erst kürzlich zu begutachten hatten, geht hervor, daß schon kurz nach der Injektion eine Marmorierung der Haut auftritt, die sich dann später zu einer mehr oder weniger großen Nekrose entwickelt.
Nach *Weyers* ist die „Embolia cutis medicamentosa" in der Tat ein eindrucksvolles Krankheitsbild (Abb. 80), die trotz sorgfältiger Injektionstechnik (?) vornehmlich nach phenylbutazonhaltigen Antirheumatika auftritt und zuweilen Monate bis zur Ausheilung benötigt. Auch hier wird s. E. ein arterielles Gefäß getroffen und es kommt zu einer dramatischen Reaktion. Unmittelbar nach der Injektion treten heftige, bis in das Bein ausstrahlende Schmerzen auf, die sich bis zur Unerträglichkeit steigern können. Zunächst schwillt die Umgebung der Injektionsstelle meist mit livider Verfärbung an, und weitet sich in netzartiger, oft bizarrer Zeichnung weiter aus. Werden größere Gefäße getroffen, bilden sich tiefe und schmerzhafte Nekrosen mit schlechter Heiltendenz aus.
Ein vergleichbares Bild gibt es nach intraglutäaler Injektion im Kindesalter, das sich rasch über das ganze Bein ausbreitet und ebenso dramatisch verläuft.

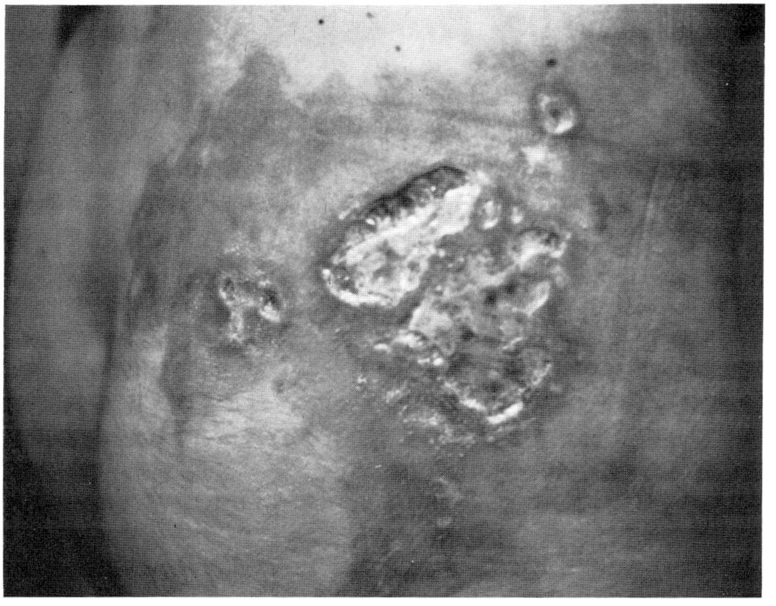

Abb. 80. Embolia cutis medicamentosa.
Das Foto wurde uns freundlichst von Herrn Kollegen *Weyers* zur Verfügung gestellt. Man erkennt daran deutlich die umfangreiche Marmorierung der Haut mit Ausläufern des Prozesses fast im gesamten Glutäalbereich. Zentral hat sich bereits eine Nekrose entwickelt, doch zeigen die beiden lateralen kleinen Herde an, daß sich hier ein Konfluieren der Nekrose abzeichnet. Aus diesem Bild wird sehr deutlich, daß zuerst die Marmorierung und erst später die Nekrose zustande kommt.

Abortivformen zeigen nur eine Verfärbung mit oberflächlicher Gewebsänderung (Abb. 81). Man bezeichnet dieses Bild gelegentlich auch als *Nicolau*-Syndrom (*Weyers*).

Da bei allen Veröffentlichungen, deren wir habhaft werden konnten, zwar häufig über die sorgfältige Injektionstechnik, niemals jedoch etwas über die Länge der verwendeten Kanüle berichtet wurde, die uns bekannten Fälle jedoch durchgehend mit Kanülenlängen von weniger als 4 cm injiziert wurden, glauben wir im Gegensatz zu *Juliusberg* nicht daran, daß allein das Arzneimittel zu diesem Zustand geführt hat.

Als *Freudenthal* 1923 die Hautschädigungen nach Bismogenol-Injektionen beschrieb und später histologische Untersuchungen in dem betroffenen Areal durchführte und in den Arterien Wismutkristalle fand, schien es selbstverständlich, daß bestimmte Arzneimittel solche Zustände verursachen könnten.

Wir beschäftigen uns seit langem mit diesen Problemen und durch die von mir inaugurierte Dissertation meines Doktoranden *Höhne*, deren Ergebnisse auf S. 187 vorliegen, sind wir der Meinung, daß neben dem Arzneimittelreiz, der

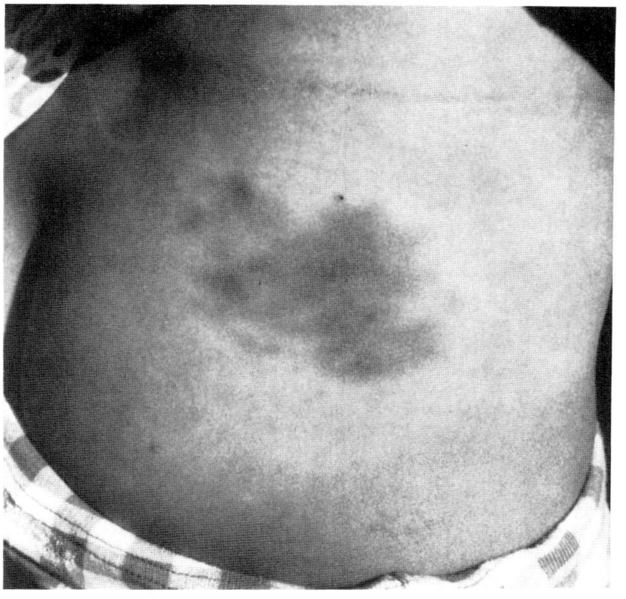

Abb. 81. Abortivformen der Embolia cutis medicamentosa zeigen häufig nur eine Verfärbung mit oberflächlicher Gewebeveränderung. *Weyers*, der uns auch dieses Bild zur Verfügung stellte, macht darauf aufmerksam, daß solche Marmorierungen ohne folgende Nekrose als *Nicolau*-Syndrom bezeichnet werden.
Da es sich hier um ein Kind handelt, sind wir der Meinung, daß infolge der relativ starken Abwehrkraft das Pharmakon und damit der pathologische Prozeß im Bereich des Unterhautfettgewebes verblieb und nicht in die Tiefe wandern konnte, so daß keine Nekrose auftrat.

zweifellos relativ stark sein muß, bei all' diesen Fällen eine subkutane Fehlinjektion erfolgte.
Eine Einspritzung in das subkutane Fettgewebe, insbesondere mit stärker reagierenden Pharmaka, so z. B. mit Butazolidinderivaten, ruft eine Sofortreaktion hervor, die an der marmorisierenden Ausbreitung im Hautbereich um den Injektionsort zu erkennen ist. Bei lege artis erfolgten intramuskulären Injektionen – also Verbringung des Arzneimittels in die Tiefe der Muskulatur – kommt es bei Unverträglichkeitsreaktionen, wie die klassische Arbeit *Freudenthal*s zeigt, erst später zu Hautnekrosen.

Sofortreaktionen mit Marmorierung der Haut nach i.m. Einspritzungen weisen auf eine subkutane Fehlinjektionen hin.

Zur Genese der Embolia cutis medicamentosa tragen u. E. die Arbeiten über die Erhöhung der Serumkreatinphosphokinase-Aktivität von *Gloor, Vorburger* und

Schädelin sowie von dem norwegischen Forscherteam *Steiness, Rasmussen, Svendsen* wesentlich bei.
Wir wissen inzwischen, daß nach intramuskulären Injektionen von bisher durchaus verträglichen Mitteln, wie *Valium, Dolantin* u.a. neben einer Erhöhung der Serumkreatinphosphokinase-Aktivität histologisch schwere lokale Muskelläsionen mit Ausbreitung vorwiegend im Interstitium des Muskels nachgewiesen wurden. Werden nun butazolidinhaltige Antirheumatika intramuskulär verabreicht (*Ambene, Dolo-Attritin, Irgapyrin,* u. ä.), so kann allein schon durch die Traumatisierung der Einspritzung und der gewebeaktiven Wirkung dieser Antirheumatika, insbesondere wenn sie häufiger gespritzt werden, sich eine Muskelnekrose ausbreiten, die in der Tiefe sitzt und primär keine Hauterscheinungen auslösen kann. Dagegen ist für die Embolia cutis medicamentosa typisch, daß bereits kurz nach der Injektion eine Marmorierung der Haut auftritt, die über blitzfigurenartige Nekroseerscheinungen bis zu umfangreichen Defekten in der Glutäalregion reichen. So ist es keineswegs abwegig zu behaupten, daß ein großer Teil der Embolia cutis medicamentosa auf Folgen von subkutanen Fehlinjektionen beruht, da bisher für die intraglutäale Technik nur Kanülenlängen Nr. 1 (38 mm) benutzt wurden. Daß jedoch auch, wie die Arbeiten über die Erhöhung der Serumkreatinphosphokinase-Aktivität zeigen, Schäden in der Muskulatur gesetzt werden, besonders wenn man butazolidinhaltige Antirheumatika injiziert, zeigt der weiter unten zitierte *Imdahl.* Wir bemühen uns z. Zt. durch sorgfältige tierexperimentelle Untersuchungen an Schweinen diese Frage endgültig zu klären.
Obwohl die subkutane Fehlinjektion bei intraglutäalen Einspritzungen u. E. die beste Erklärung für die Genese der Embolia cutis medicamentosa darstellt, muß darauf hingewiesen werden, daß sich solche Nekrosen auch bei tiefen intramuskulären Injektionen ereignen. So berichtete uns *Imdahl* (Chirurgische Klinik St. Johannes-Jospital, Dortmund) persönlich über sechs schwere Gewebsschädigungen mit flächenhaften bis tiefen, die Gesäßmuskulatur erreichenden Nekrosen nach 3 ersten und 3 wiederholten intramuskulären Injektionen von *Dolo-Attritin* innerhalb der letzten 3 Jahre. Bei dem *Dolo-Attritin* handelt es sich, wie wir schon weiter vorn ausgeführt haben, um ein typisches butazolidinhaltiges Antirheumatikum. *Imdahl* – nach der Injektionstechnik befragt – sagte uns in einem persönlichen Gespräch, daß s. E. die Einspritzungen lege artis erfolgt seien und das s. W. auch genügend lange Kanülen benutzt worden wären. Da er selbst keinen Spritzenschaden gesetzt hatte und diese Patienten ihm überwiesen wurden, wissen wir nichts Näheres über die Injektionstechnik. Auch genaue Angaben zu der Länge der Kanülen waren nicht zu erhalten. Im einzelnen schreibt *Imdahl*: „Mit einem Spritzenabszeß haben diese Nekrosen nichts zu tun. Für ihren Verlauf ist typisch, daß kurz nach der Injektion in der engeren Umgebung der Stelle ein starker Schmerz auftritt, der bei örtlicher Druckempfindlichkeit sehr schnell in die Rückseite des Oberschenkels auch dann ausstrahlt, wenn das injizierte Mittel nicht in die Nähe des Ischias plaziert wurde. Um die Injektionsstelle bildet sich an der Gesäßhaut binnen Stundenfrist eine brettharte, unregelmäßig sternförmige Infil-

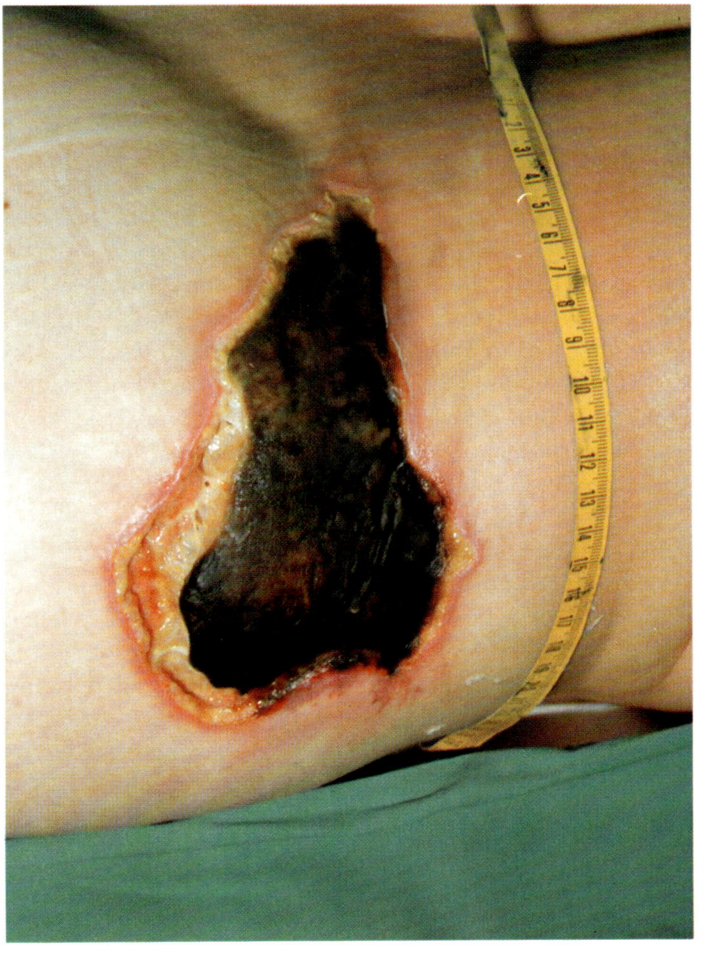

Abb. 82. 47jähr. Patientin, 15 × 25 × 10 cm große und tiefe, sich bereits demarkierende Weichteilnekrose, 14 Tage nach Wiederholungsinjektion *Dolo-Attritin,* äußerer oberer Quadrant, linkes Gesäß (Prof. *Imdahl,* Chirurgische Klinik St. Johannes-Hospital Dortmund, 02. 01. 1980).

tration – im Zentrum weißgelb, an den bogig bis gezackten Rändern blaurot. Umgekehrt wie eine Phlegmone entwickelt sich diese Veränderung von kranial nach kaudal in Richtung des arteriellen Blutstromes (Embolia cutis medicamentosa *Christ, Kienitz* u. *Braun-Falco*).

Nach etwa 2 Wochen präsentiert sich eine flächenhafte Nekrose der Haut, im dokumentierten Fall (Abb. 82) mehr als handflächengroß. Die Mumifikation reichte bei der Exzision 10 cm tief in die Glutäalmuskulatur bis an den Ischiasnerv. Histologisch fehlte in der Nekrose jede entzündliche Reaktion. In allen Fällen schlossen sich die Operationsdefekte spontan, wenn die Heilung auch Wochen bis

Monate dauerte. Plastische Deckungen waren nicht erforderlich. Das gilt auch für eine Mumifikation, die sowohl die Gesäßmuskulatur wie große Teile des M. vastus lateralis betraf. Der riesige sekundär infizierte Muskeldefekt war 7 Monate nach operativer Ausräumung verheilt. 3 Jahre später war die Gebrauchsfähigkeit des Beines nicht wesentlich eingeschränkt."

Bei *Imdahl*s Beschreibung fällt wieder die Sofortreaktion auf: „Binnen Stundenfrist trat eine brettharte und unregelmäßig sternförmige Infiltration – im Zentrum weißgelb, an den bogig bis gezackten Rändern blaurot auf."

Diese frühe Marmorierung spricht u. E. immer für einen arteriellen Verschluß im Bereich der Subkutis, wobei das subkutane Fettgewebe mit der Affinität zu den butazolidinhaltigen Pharmaka durchtränkt, die sehr früh in Erscheinung tretende, sehr umfangreiche Ausdehnung erklärt. Wäre nämlich das Arzneimittel tief in die Muskulatur gespritzt worden, dann müßte es entweder eine die Kutis ernährende Arterie getroffen haben – und das ist bei einer lege artis durchgeführten intraglutäalen Injektion kaum möglich – oder die Schäden, also die Nekrose wäre erst im Laufe von Tagen bzw. Wochen entstanden.

Für diese Ansicht spricht auch die Arbeit von *Bindewald,* die über eine „*Komplikation nach intramuskulärer Injektion von Transpulmin im Kindesalter*" berichtet. Während dieses Medikament bei intraglutäaler Injektion äußerst selten Komplikationen macht, wurde bei einem 6½jährigen Jungen die erste intramuskuläre Injektion von Chinin in öliger Lösung (*Transpulmin*) in den linken Oberschenkel durchgeführt. Diese erste Injektion wurde reaktionslos vertragen. Eine zweite Injektion, ebenfalls in den linken Oberschenkel, wurde 14 Tage später verabreicht. Das Kind konnte danach nicht richtig laufen und knickte mit dem linken Bein öfters um. Die dritte Injektion erhielt der Junge drei Tage später in die laterale Muskulatur des rechten mittleren Oberschenkels. Nach Schilderung der Eltern kam es noch am gleichen Tag zu einer Anschwellung des rechten Oberschenkels, so daß der Junge nicht mehr laufen konnte. Das Bein wurde daraufhin mit essigsaurer Tonerde behandelt. Die Schwellung nahm am folgenden Tage weiterhin zu und im Bereich des rechten Fußes traten blaue Flecken auf. Am zweiten Tag post inj. erfolgte die Einweisung in ein Krankenhaus. Dort wurde der Befund wie folgt geschildert:

„6½jähriger Junge in schwerem Schockzustand mit kalten Extremitäten, Schwitzen, tiefliegenden Augen, heftigem Brechreiz und Erbrechen von Hämatin und Schleim, Puls flach, Sensorium klar, ängstlicher Gesichtsausdruck. Der gesamte rechte Oberschenkel von der Leistenbeuge bis über das Knie hinweg massiv geschwollen, livide verfärbt, Unterschenkel und Fuß kalt, Fußpulse schwach. Nach erfolgter Schocktherapie mit *Rheomacrodex, Urbason* und *Dolviran* wurde der Patient wegen schwerer Durchblutungsstörungen des rechten Beines infolge Schwellung in die Chirurgische Universitätsklinik Ulm überwiesen. Dabei ergab sich folgender Lokalbefund: Rechter Oberschenkel prallhart geschwollen im Sinne eines hochgradigen subfaszialen Ödems, was sich nach proximal bis auf den Psoas fortsetzt und distal am Kniegelenk endet. Rechter Fuß kühl, Puls über A. dorsalis pedis und A. tibialis posterior nur andeutungsweise tastbar. Am Vorfußinnen- und -außenrand livide, marmorierte Fleckung.

Zur Dekompression der Beinarterien wurde noch am Aufnahmetag eine Fasziotomie an der Innen- und Außenseite der rechten Oberschenkelfaszie durchgeführt und *Redon*-drainagen eingelegt, die eine Woche lang belassen wurden, da sie eine Gesamtmenge von 1000 ml seröser Ödemflüssigkeit förderten (!). Unter dieser Erstversorgung bildete sich das Ödem langsam zurück, die Fußpulse waren wieder tastbar. Im weiteren Verlauf hat sich eine ausgedehnte Nekrose an der Streckseite des rechten Oberschenkels ausgebildet. Die Behandlung erfolgt mit Sofra-Tüll-Verbänden und Kamillosanbädern. Nach Abtragung des nekrotischen Gewebes kam es zur raschen Granulierung.

Zwischenzeitlich war der Junge noch an Windpocken erkrankt. Bei der Entlassung sechs Wochen nach der Operation bestand noch eine Teilparese der vom N. femoralis versorgten Muskeln mit bereits beginnender Restitution. Bei der Nachuntersuchung neun Wochen nach dem Operationstag zeigte sich eine vollständige Epithelialisierung des Hautdefektes."

Bindewald sieht als mögliche Ursache für das sofort aufgetretene Ödem mit späterer Nekrosebildung ein *Shwartzmann-Sanarelli*-Phänomen an. Es besagt, daß es nach zweimaliger Injektion von Endotoxin im Abstand von Stunden bis Tagen zu charakteristischen morphologischen Veränderungen des Gefäßendothels und zu Störungen in der Gerinnungsphysiologie kommen kann, woraus eine Nekrose resultiert. Beim lokalen *Shwartzmann-Sanarelli*-Phänomen entstehen hämorrhagische Nekrosen infolge von Thrombosierungen und hämorrhagischen Diathese.

Als Schlußfolgerung stellt *Bindewald* fest: „Es läßt sich die aufgetretene Komplikation nach Injektion von Chinin in öliger Lösung bisher nicht eindeutig in bekannte Schemen einordnen. Man muß wohl annehmen, daß in jedem Fall bei lokalen Störungen nach Einspritzungen mehrere ungünstige Faktoren zusammenwirken (*Goldhahn*)."

Dennoch muß hier, wenn wir diesen Fall betrachten, zweifellos die Frage nach der Injektionstechnik gestellt werden. Während die erste Injektion reaktionslos blieb, kam es bereits bei der zweiten Injektion zu Komplikationen: Das Kind konnte nach dieser Injektion nicht richtig laufen und knickte mit dem linken Bein öfters um. Erst die dritte Injektion wurde verhängnisvoll. Sie erfolgte zwar im Gegensatz zu den ersten beiden Einspritzungen, die in den linken Oberschenkel erfolgten, im Bereich der lateralen Muskulatur des rechten mittleren Oberschenkels. Schon kurze Zeit nach dieser Injektion kam es zu einer erheblichen Anschwellung, die dann zu der notwendig werdenden Fasziotomie und der anschließenden Nekrose führte. Mit Recht macht der Autor *Bindewald* auf das *Shwartzmann-Sanarelli*-Phänomen aufmerksam, das auch u. E. eine Rolle spielt. Da wir im Einzelnen nicht orientiert sind, können wir diesen Fall abschließend nur so beurteilen, daß bei falscher Injektion, insbesondere bei subkutaner Fehlinjektion – und das ölhaltige Pharmakon hat ja eine besondere Affinität zum Fettgewebe – eine erhebliche Ausbreitung im subkutanen Fettgewebe zustande kam, die das Sofortödem auslöste, das trotz der Faziotomie eine 10 Tage lange Sekretion von über 1000 ml (Fettgewebe?) bewirkte.

Dieses Kapitel abschließend sei noch auf die bekannte Arbeit von *Perret* „*Gutachterliche Beurteilung schwerer lokaler Nekrosen nach intramuskulären Injek-*

tionen" hingewiesen. Mit Recht schreibt *Perret*: „Es erscheint mir deshalb wahrscheinlich, daß epi- oder periarterielle Injektionen pathogenetisch von Bedeutung sind, damit es zu diesen Nekrosen kommt. Das schließt nicht aus, daß es daneben noch unspezifische paraallergische Wirkfaktoren gibt. Man kann jedenfalls peri- oder auch intraarterielle Injektionen bei intramuskulären Injektionen am Gesäß nicht als unmöglich betrachten. Sie erklären andere Komplikationen, die als *Hoigné*-Syndrom bekanntgeworden sind. Es kommt nach diesen versehentlichen intraarteriellen Injektionen zu hochgradigen zentralnervösen Erscheinungen (akustischen und optischen Sensationen mit Todesangst, eigenartigen Bewußtseinstrübungen, hochgradigen Erregungszuständen u. a., die als embolisch-toxisches Geschehen gedeutet werden."

Schon aus diesem kurzen Absatz wird klar, daß bei tiefen intramuskulären Injektionen mit dem Anstechen einer Arterie, nicht etwa Soforterscheinungen, wie Marmorierungen der Haut auftreten, sondern daß es sogar zu diesem *Hoigné*-Syndrom kommen kann. Dagegen sind auch wir der Meinung, daß epi- und periarterielle Injektionen, insbesondere im subkutanen Fettgewebe, die Ursache für die Nekrosen im Sinne einer Embolia cutis medicamentosa sind.

Gerade durchgeführte tierexperimentelle Untersuchungen meines Doktoranden, Herrn *Philipson*, konnten tatsächlich nachweisen, daß bei subkutanen Fehlinjektionen Nekrosen auftreten. An fünf Schweinen wurden unterschiedliche Medikamente wie *Ambene, Dolo-Attritin, Butazolidin, Voltaren* und Kontrollpräparate wie physiologische Kochsalzlösung getestet. Dabei wurde nach veterinärmedizinischer Beratung auf der einen Seite des jeweiligen Schweines eine subkutane Fehlinjektion und auf der anderen Seite des Tieres eine regelrechte i.m. Injektion verabfolgt. Nach 14tägiger Injektionskur war makroskopisch nur am „Butazolidin-Schwein" eine Hautnekrose nach subkutaner Fehlinjektion nachweisbar. Die anderen Präparate haben bei Fehlinjektionen ebenfalls mäßige Schäden gesetzt, die jedoch keine Nekrosen verursachten. Bei tiefen i.m. Injektionen hat kein Präparat ein klinisches Bild wie die Embolia cutis medicamentosa hervorgerufen, dagegen ist es zu histologisch nachweisbaren Nekrosen in der Tiefe der Muskulatur gekommen.

Zur Ergänzung des Kapitels sei *Perret* und die vorhin erwähnte Arbeit noch einmal zitiert, da er genaue Zahlen für Fälle von Embolia cutis medicamentosa anführt: „In der Literatur sind seit 1951 insgesamt 64 Fälle veröffentlicht worden, zu denen noch zehn weitere kommen, die mir als Gutachter in Haftpflichtschäden bekanntgeworden sind. In 31 Fällen wurden Penicillinpräparate verabreicht, in 13 Fällen *Transpulmin* bzw. *Solvochin*, in 8 Fällen *Butazolidin* bzw. *Irgapyrin*, in 4 Fällen *Tomanol*, in 2 Fällen eine Mischspritze (Butazolidin + Irgapyrin + Cortison Vitamin B_{12}). Die übrigen 19 Fälle verteilen sich auf *Eubasin, Cibazol, Eleudron* u. a. Nur der Schweregrad all dieser Fälle war unterschiedlich, was mich zur Schlußfolgerung zwingt, daß die gleiche Noxe wirksam gewesen sein muß – auch wenn diagnostisch alles bisher unter verschiedenen Termini läuft. Ob allem eine unspezifische, allergische Reaktion zugrunde liegt oder allein eine peri- oder intra-

arterielle Injektion, wird sich zumindest gutachterlich im Einzelfall kaum je verbindlich beurteilen lassen. . . .
Wenn bezüglich Ätiologie und Pathogenese bei allen diesen Komplikationen unterschiedliche Meinungen bestehen, dürfte es angezeigt sein, gutachtlich nur auf „aseptische Nekrose als Folge körpereigener Gefäßreaktion“ abzustellen, was dem Richter als Laien die Beurteilung erleichtert.“

Wenngleich *Perret*, der m. E. der beste Kenner von Injektionsschäden ist, abschließend feststellt: „Dem Gutachter in diesen Fällen wird empfohlen, nur ganz allgemein auf im voraus nicht erkennbare, körpereigene Gefäßreaktionen abzustellen, wobei unsachgemäße Injektionstechnik nicht ursächlich ist“, so müssen wir leider in diesem Falle *Perret* widersprechen. Die subkutane Fehlinjektion bei intramuskulären Injektionen, insbesondere von Antirheumatika, aber auch anderen ölhaltigen Lösungen, führt in der Mehrzahl der Fälle zu dem typischen Bild einer Embolia cutis medicamentosa.

Das zeigt auch der folgende Fall:

Erst kürzlich war wieder eine handtellergroße Nekrose im Bereich des oberen äußeren Quadranten der linken Gesäßhälfte aufgetreten. Als Obergutachter hatten wir die Aufgabe, diesen Fall zu klären. Dabei zeigte sich tatsächlich, daß erst eine Anzahl ungünstiger Momente zusammenkommen mußten, um einen solchen Schaden auszulösen. So erfolgte eine i. m. Injektion des *Spondylon* (Novaminsulfonsaures Natr. 1,5 g und Salicylamid-o-essigsaures Natr. 1,0 g und Guajacolglycerinaether 1 g, als Hauptbestandteile) bei einem rechts-oberschenkelamputierten Patienten im Bereich des linken oberen äußeren Quadranten. Diese führte die Arzthelferin durch, wobei zu betonen ist, daß sie das routinemäßig macht. Solche Injektionen hatte der Patient auch schon über Wochen erhalten. Interessant ist nun, daß hier mit an Sicherheit grenzender Wahrscheinlichkeit keine direkte, intramuskuläre, sondern eine subkutane Fehlinjektion zustande kam. Aus dem Gutachten ging hervor, daß die Kanülenlänge 3,7 cm betrug und die Arzthelferin diese Kanüle bis auf 3,2 cm eingeführt hatte.

Eigene Untersuchungen, die neuerdings durch meinen Doktoranden, Herrn *Höhne*, bestätigt wurden, ergeben, daß im Hinblick auf die Gewebedicke und -tiefe bei den i. m. Injektionspunkten an Leichen, und bei narkotisierten Männern und Frauen die überwiegende Anzahl der Ärzte und der Schwestern zu kurze Kanülen benutzen. Eingehend wurde darüber auf S. 187 berichtet.

Bei solchen Patienten beispielsweise eine Kanüle Nr. 1 mit 3,8 cm Länge zu benutzen, wäre nicht nur falsch, sondern würde darüber hinaus bei Verwendung besonderer Präparate zur Ablagerung des Medikamentendepots in das subkutane Gewebe führen und damit eventuell spätere Gewebsnekrosen begünstigen.

In dem begutachteten Fall war auf Grund der Amputation eine erhebliche Hypertrophie der linksseitigen Gewebe und im Bereich des Gluteus maximus nachzuweisen. Die Injektion erfolgte dennoch nicht direkt intramuskulär. Sie setzte einen Schaden, der sofort nach der Injektion Schmerzen und am selben Tag eine männerhandtellergroße, druckschmerzhafte, blaß-bläulich marmorierte Verfärbung im

Bereich des oberen äußeren Quadranten der linken Gesäßhälfte auslöste, die sich später zu einer Nekrose entwickelte.
Aus diesem Fall und weiteren von mir gesammelten Komplikationen nach intramuskulärer Injektion, die zu einer Nekrose (Embolia cutis medicamentosa) führten, wobei insbesondere Butazolidin-Derivate subkutan injiziert worden waren, geht deutlich hervor, daß die Kanülenlänge für die intraglutäale Injektion eine sehr große Bedeutung hat, und daß es für jeden Arzt von Wichtigkeit ist, das Arzneimitteldepot sicher in das Muskelgewebe zu entleeren.

Wir sind daher sicher, daß in der Mehrzahl der Fälle, die bisher zu einer Embolia cutis medicamentosa geführt haben, keine intramuskulären, sondern subkutane Fehlinjektionen erfolgten. Gerade die kurz nach der Einspritzung auftretende Marmorierung der Haut weist auf die Ausbreitung im subkutanen Fettgewebe hin und zeigt, daß infolge zu kurzen Kanülengebrauchs das Ziel, nämlich intramuskulär zu injizieren, nicht erreicht wurde (Abb. 80/82).

Zusammenfassend kann man zur Embolia cutis medicamentosa feststellen:
Es werden täglich in aller Welt Millionen von intramuskulären Injektionen ohne schädliche Folgen vorgenommen. Dennoch ist in letzter Zeit ein Ansteigen von Krankheitsbildern eingetreten, in denen es kurz nach der Einspritzung zu einer großflächigen Marmorierung der Haut gekommen ist, die später zu einer mehr oder minder großen Nekrose führte. Dabei steht fest, daß bei ein und demselben Patienten häufig mehrere Injektionen desgleichen Präparats vorangegangen sind, die mit gleicher Kanülenlänge durchgeführt wurden. Allen diesen Pharmaka, deren Injektion zu einer Embolia cutis medicamentosa führte, ist es jedoch gemeinsam, daß sie wirkungsvolle Arzneimittel darstellen, ob es in früheren Jahren Venerologika, in den letzten Jahren Antibiotika oder Antirheumatika waren. Je nach der Konzentration und Menge des Wirkstoffes kann es daher bei subkutaner, also nicht intramuskulär geführter Injektion zu einer Reaktion des subkutanen Fettgewebes kommen, die durch Gefäßverschlüsse, m. E. vor allem des venösen Abflusses sich später zu Nekrosen entwickeln. Es muß daher Pflicht eines jeden Arztes sein, bei bestimmten Arzneimitteln, seien es nun Antirheumatika oder Antibiotika, möglichst lange Kanülen zu verwenden.
Auf Grund unserer Literaturstudien hat auf diese Tatsache bisher nur der Amerikaner *Zelman* hingewiesen. In seiner sehr umfangreichen Arbeit: *Notes on Techniques of Intramuscular Injection* – stellte dieser Autor bereits 1961 fest: „A needle of one inch length is never adequate in any but emaciated adults, while a needle of 3 or even 4 inches length may be required in an extremely obese person. Usually, a needle of 1$^1/_2$, 2, or 2$^1/_2$ length will suffice."
So weist *Zelman* auch schon daraufhin, daß diese in dem subkutanen Fettgewebe liegenden Pharmaka häufig zu persistierenden schmerzenden Knoten oder so-

genannten „sterilen Abszessen“ führen. Ein solcher steriler Abszeß ist vom Autor auch abgebildet worden. Dabei handelt es sich einwandfrei um eine oberflächliche Nekrose, wie wir sie anläßlich dieses Kapitels mehrfach beschrieben haben.
Auf Grund unserer ersten Untersuchungen über die erforderliche Nadellänge haben einzelne pharmazeutische Firmen die Konsequenz gezogen und entweder längere Fertigkanülen entwickelt bzw. lange Einmalkanülen dem Präparat beigelegt. Es wäre begrüßenswert, wenn andere Firmen diesem Beispiel folgen würden.

Auf jeden Fall sollte jeder Arzt und Zahnarzt, der intramuskuläre Injektionen verabreicht bzw. durchführen läßt, nicht mehr die früher allgemein gebräuchliche Kanülenlänge Nr. 1 benutzen, sondern sollte, wie schon anfangs eingehend berichtet, die intraglutäale Einspritzung nur mit langen Kanülen vornehmen.

3.4.8. Anhang: Jetspritzen

Neuerdings sind sogenannte *Jetspritzen* zur intramuskulären und zur subkutanen Injektion im Gebrauch (Abb. 83).
Die Injektion durch Hochdruck, die sogenannte Jet-Injektion basiert auf der Beobachtung des Ingenieurs *Lockhart*, daß unter hohem Druck ausspritzendes Dieselöl schmerzlos in die Haut von Arbeitern eindrang.
Nach seinen ersten Versuchen, den Hochdruck zur nadellosen Applikation von Flüssigkeiten einzusetzen, hat sich die Firma *Scherer, Detroit*, in vielen Jahren um die Entwicklung eines Einzeldose- und Multidose-Injektionsgerätes, des sogenannten „*Hypospray*“ bemüht. Bereits 1947 wurde das Monodosegerät experimentell (*Figge*) und klinisch (*Hingson* und *Hughes*) geprüft. Man erreichte schon damals Injektionstiefen von 1 bis 2, bei Neugeborenen sogar 3,5 cm. In diesem Monodoseinjektor ohne Nadel wird das Injektionsgut in Hülsenform als sogenannte Metapulse eingesetzt, die durch Federdruck eingepreßt wird. Schon frühzeitig wurden damit Insulin (*Hingson* und *Hughes*), Penicillin (*Hingson, Hughes*), Streptomycin (*Hirsch* u. Mitarbeiter) und Cortison (*Goldmann* und Mitarbeiter) appliziert. Auch Oberflächenanästhesien (*Larrick* und Mitarbeiter, *Prestun* und Mitarbeiter) und Tiefenanästhesien bei rheumatischen Beschwerden (*Brody*) sind damit gelungen.
Der Druck des austretenden feinen Strahls wird durch verschiedene Düsen reguliert, deren Lumen mehrfach kleiner ist als der Durchmesser einer 20er-Rekordkanüle. Für die Intrakutaninjektion ist eine feine Spezialdüse mit seitlicher Bohrung angefertigt worden. Die damit ausgestoßene Flüssigkeitsmenge ist nach gravimetrischen Messungen exakt. Abweichungen zwischen den einzelnen Aus-

stoßdosen liegen unter 3%. Die in das Gewebe eindringenden Injektionsmengen liegen dagegen etwas niedriger, da 0,05 ml an der Eintrittstelle der Haut haften bleibt. Das spielt für die Dosierung von 0,5 bis 1,0 ml keine Rolle, muß jedoch in der Dosierung von Intrakutaninjektionen berücksichtigt werden.

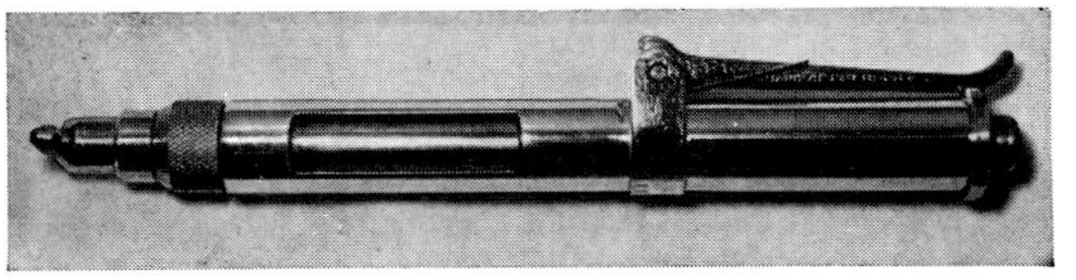

Abb. 83. Dermo-Jet-Injektionsspritze

Als Vorteile der Hochddruckinjektion sind die vermeidbare Scheu vor der Nadel und die überwiegende Schmerzlosigkeit herauszustellen, so daß eine Verbesserung und Verbilligung dieser Geräte der Injektion ohne Nadel in der Zukunft viele Anhänger gewinnen kann. Mit dem *Hypospray-Jet-Injektor* als Multidose-Gerät ist nicht nur der Infektion durch Injektion zu begegnen; seine einfache Handhabung gestattet ohne Zwischensterilisation eine beliebige Anzahl von Injektionen hintereinander, so daß 1000 Tests oder Impfungen je Stunde möglich sind. Damit sind ohne besonders geschultes Personal Test-, Chemoprophylaxe- oder Impf-Programme in kurzer Zeit durchzuführen (*Spiess* und *Lüders*).
Wir haben mit diesen Spritzen selbst nur wenig Erfahrung. Sie sind, wie schon geschildert, angenehm im Gebrauch, doch findet sich beispielsweise nach einer Grippe-Schutzimpfung (0,5 ml) in den Oberarm eine über Tage nachweisbare, schmerzhafte Infiltration im Bereich der Impfstelle. Leider wurden wir durch eine Komplikation auf diesen Spritzentyp aufmerksam, und zwar stellte sich uns eine Patientin, eine Diabetikerin, vor. Sie hat seit 1½ Jahren sich ihre täglichen Insulininjektionen mit Hilfe einer Jetspritze injiziert. Nachdem das ein Jahr gutgegangen war, trat erstaunlicherweise eine Atrophie im Bereich des rechten M. biceps ein, die sich nach Verwendung der Jetspritze noch verstärkte. Es besteht jetzt eine relative hochgradige Atrophie in der Muskulatur des Oberarms mit einer Seitendifferenz im Oberarmumfang von 2 cm.
Die Patientin geht sehr ungern auf die alte Injektionsmethode zurück und spritzt trotz unseres Rates, mit dieser Jetspritze nun im Bereich des linken Oberarmes. Sie hat uns jedoch versprochen, bei dem kleinsten Anzeichen einer entsprechenden Atrophie diese Insulininjektionen sich nach alter Methode zu verabfolgen.
Im Rahmen der Erstellung der 3. Auflage dieses Buches haben wir uns mit dieser Patientin noch einmal in Verbindung gesetzt. Dabei stellte sich heraus, daß sie nach wie vor das Insulin mit ihrer Jet-Spritze injiziert, wobei sie jedoch sorgfältig auf Atrophiezeichen geachtet hat. Der rechte Oberarm hatte sich nach ca. ½ Jahr erholt, so daß nach ihrer Berichterstattung keine Seitendifferenz mehr vorlag. Da sie sich an das „schmerzlose" Injizieren gewöhnt hatte, verwendete sie neben den oberen Extremitäten auch die untere Extremität, wechselte häufig den Injektionsort und ist z. Zt. außerordentlich zufrieden.

Dennoch müssen wir im Hinblick auf die intramuskuläre Injektion, insbesondere nach unseren Erfahrungen mit der Embolia cutis medicamentorum darauf hinweisen, daß diese Dermojet-Injektionsspritze u.E. nur für subkutane Injektionen geeignet ist. Für einen Patienten, der wegen eines Diabetes gezwungen ist, Insulin zu spritzen, bedeutet diese Injektionsart zweifellos eine große Erleichterung. Dennoch sollten nur Pharmaka verabreicht werden, die im subkutanen Bereich durchaus verträglich sind.

4. Die subkutane und intrakutane Injektion

4.1. Allgemeines

Im Gegensatz zu früher ist die Häufigkeit therapeutischer, subkutaner Injektionen deutlich zurückgegangen. Das liegt zum großen Teil daran, daß erstens die Resorptionszeiten schlecht bestimmbar sind und daß sie stark von dem Zustand des Patienten abhängen. Zweitens werden heute mehr differente Mittel injiziert, die – subkutan appliziert – unverträglich sind. Die absolute Zahl der Subkutaninjektionen dagegen – also die Frequenz dieser Einspritzungsart – ist in den letzten Jahren durch den Drogenmißbrauch gestiegen.
Um die Jahrhundertwende war die subkutane Technik noch ein wesentliches Therapeutikum, auch die subkutanen Infusionen bei Kindern spielten bis vor kurzer Zeit noch eine große Rolle. *Bernatzik* gab in *Eulenburgs* „*Real-Enzyklopädie der gesamten Heilkunde*" eine genaue Schilderung der Technik. Er weist darauf hin, daß eine Injektion in die Kutis nicht nur starke Schmerzen mache, sondern zu heftigen Entzündungen, ja zu Nekrosen der Haut führen könne. Hiermit ist schon eine der häufigsten Folgen einer nicht lege artis durchgeführten Injektion berührt. Klinisch bekannt sind die ödematösen Quaddeln nach subkutaner Injektion, die mit mehr oder minder starker Entzündung einhergehen, so daß die Kranken oft recht empfindlich in ihrem Wohlbefinden beeinträchtigt sind. Meist sind diese Komplikationen harmlos und verschwinden in wenigen Tagen. Sie können aber auch in seltenen Fällen zur Nekrose der Haut und durch Sekundärinfektion zu einem Erysipel und bei ungünstiger Ausgangslage des Patienten zu einer Sepsis führen.
Die intrakutane Injektion spielt dagegen auch heute noch bei der BCG-Schutzimpfung eine große Rolle. Sie wird vielfach in der Heiltherapie, beispielsweise mit *Impletol*, angewendet und wird deshalb im einzelnen später abgehandelt.

4.2. Applikationsorte

Wie aus der Überschrift allein schon hervorgeht, handelt es sich um Eingriffe im Hautbereich. Bei der subkutanen Injektion muß das Medikament unter die Haut in das subkutane Fettgewebe gespritzt werden, während bei der intrakutanen Injektion das Arzneimitteldepot direkt in der Haut zu liegen kommt. Aus Abb. 84a ist die deutliche Unterteilung der Haut in Epidermis, Korium und Subkutis zu erkennen. Schon an diesem Bild sieht man, daß in der Subkutis eine Anhäufung von

Fettzellen vorhanden ist, durch die sich die Subkutis deutlich von der Epidermis und Kutis (Korium) unterscheidet. In der Abb. 84b erkennt man die richtige Lage des jeweiligen Injektionsdepots. Aus diesem Grunde soll nun im folgenden kurz die topographische Anatomie der für die sub- und intrakutanen Injektionen wichtigen Applikationsorte aufgeführt werden.

4.2.1. Topographische Anatomie der Haut

Die Haut (Kutis) besteht aus dem ektodermalen Anteil der Epidermis oder der Oberhaut und dem mesodermalen Anteil, der sich aus dem Korium oder der Lederhaut und der Subkutis (Tela subcutanaea) oder dem Unterhautfettpolster zusammensetzt. Epidermis und Korium sind fest miteinander verbunden. Fingerförmige Erhebungen, die sogenannten Koriumpapillen, werden von der sich zwischen sie einsenkenden Epidermis leistenförmig umgriffen.

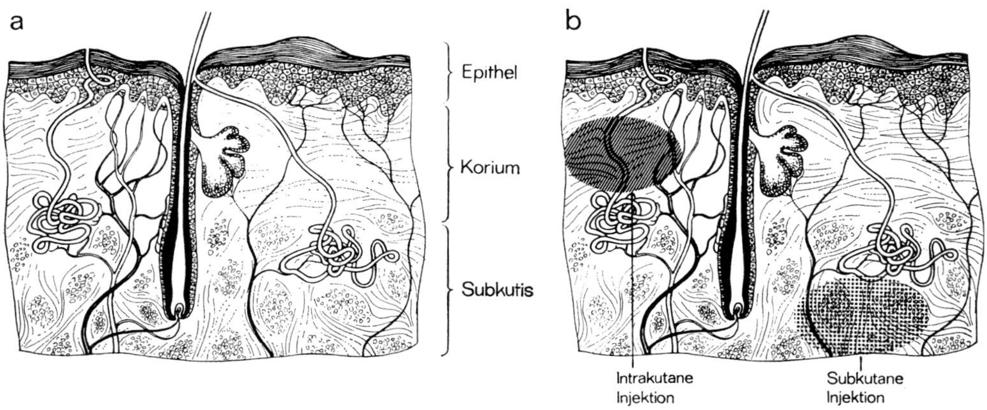

Abb. 84. Hautquerschnitt

a) In der Abbildung ist deutliche Unterteilung der Haut in Epidermis, Korium und Subkutis zu erkennen.

b) Diese Abbildung läßt deutlich das intrakutane im Bereich des Koriums und das subkutane im Bereich der Subkutis liegende Injektionsdepot erkennen.

Über den Aufbau der Haut und ihre Anhangsgebilde gibt Abb. 84 eine Übersicht. Die Epidermis besteht aus einer unteren Lage pallisadenartig angeordneter Zellen der Basal- oder Zylinderzellenschicht (Stratum basalum oder cylindricum). Darüber finden sich mehrere Lagen polyedrischer Zellen, die durch Protoplasmabrücken (Stacheln) miteinander verbunden sind. (Stachelzellenschicht – Stratum spinosum.) Beide Schichten werden als Rete *Malpighi* zusammengefaßt. Es folgen das Stratum lucidum und das Stratum corneum.

Die Grenzschicht zwischen Epidermis und Korium wird von einer dichten Faserfilz gebildet, in den kollagene elastische und Gitterfasern einstrahlen. Das Korium selbst, an dem die oberflächlichere zarte Kapillarschicht Stratum capillare und die tiefere, mächtigere Stratum reticulare unterschieden werden, stellt ein dichtes Geflecht kollagener und sie durchkreuzender elastischer Fasern dar. Dadurch ist seine große Festigkeit und Dehnbarkeit „nach Art eines gummidurchwirkten Hosenträgerbandes" bedingt (*Hoffmann*). Außer den Anhangsgebilden der Epidermis enthält es zahlreiche kleinere Blut- und Lymphgefäße, Nerven und glatte Muskelfasern, während das Fett der Subkutis angehört. Daher auch der Name „subkutanes Fettgewebe". Die Blutgefäße bilden zwischen Kutis und Subkutis ein tiefes, parallel zur Oberfläche ausgebreitetes Gefäßnetz. Diese relativ kleinen Gefäße spielen aber bei der Injektionstechnik eine große Rolle. Sie stellen gewissermaßen das Endstromgebiet dar und sind außerordentlich wichtig für die Diffusion der dort gelegten Arzneimitteldepots. Dagegen verlaufen größere, oberflächliche Venen im unteren Bereich des subkutanen Fettgewebes, deren Verletzung bei einer Injektion zu gewissen Komplikationen führen könnte. (Vgl. Embolia cutis medicamentorum, S. 224).

4.2.2. Topographische Anatomie der Haut des Oberarms

Da die meisten subkutanen Injektionen im Bereich des Oberarms verabfolgt werden, sollen hier unter Bezugnahme auf Kapitel „Topographische Anatomie des Oberarms" (S. 185) für die subkutane und intrakutane Technik nur einige Ergänzungen gebracht werden. Wir haben schon oben ausgeführt, daß sich die Haut des Oberarms sehr gut verschieben läßt. Eine praktische Bedeutung daraus ergab sich schon in früheren Zeiten, man denke an die plastische Rekonstruktion der Nasen aus dem Oberarmbereich nach *Tagliacozzi* (italienische Methode) und an die heute vielfach verwendete Rundstieltechnik aus dem Oberarmbereich. Man ist also in der Lage, trotz größerer Substanzdefekte die Haut wieder primär zu verschließen. Für die subkutane Injektionstechnik spielt das insofern eine große Rolle, da es uns hier am Oberarm hervorragend gelingt, die Haut in der Weise

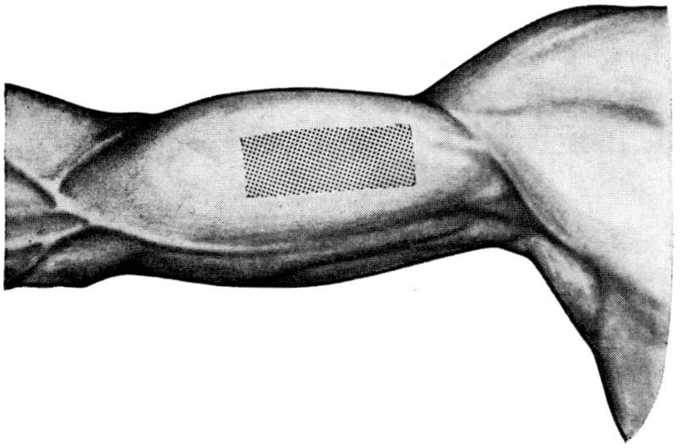

Abb. 85. Beugeseite des Oberarms mit Applikationsort für die subkutane und intrakutane Injektion

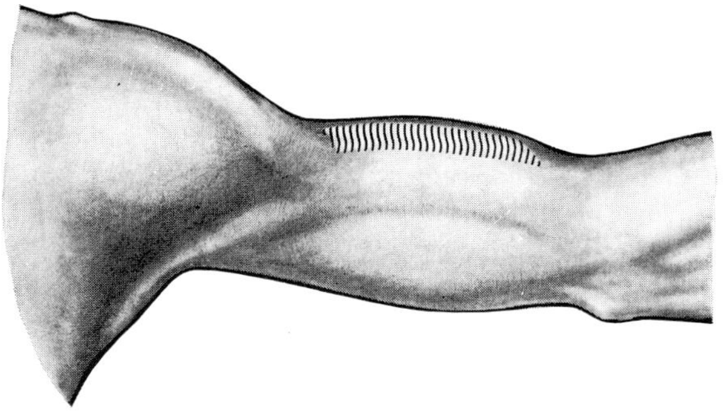

Abb. 86. Streckseite des Oberarms mit Applikationsort für die subkutane und intrakutane Injektion

abzuheben und zu falten, daß eine subkutane Injektion einfach und gefahrlos durchgeführt werden kann. Da dieses gerade Sinn und Ziel unserer Ausführungen ist, ist es von entscheidender Bedeutung zu wissen, in welchem Hautareal gefahrlos injiziert werden kann. Aus den Abb. 85 und 86, auf denen man einmal die Beuge-, zum anderen die Streckseite erkennen kann, sieht man deutlich, daß im Bereich des medialen, also des inneren Randes des Armes größere Venenstämme zu erkennen sind. Die V. basilica mit ihrem oft atypischen Verlauf vereinigt sich oftmals schon im Oberarmbereich mit der V. brachialis. Aus diesem Grunde ist also eine Injektion in dem sehr beweglichen und verschieblichen inneren Hautanteil in jedem Falle kontraindiziert. Hier können ohne weiteres größere Venenstämme verletzt werden.

Dagegen bietet sich die medio-laterale Seite des M. biceps für eine subkutane Injektion an. Hier kann man gefahrlos ein Arzneimitteldepot setzen. Die laterale Injektion, also die subkutane Einspritzung in den Bereich des M. brachialis bzw. des M. triceps wird von uns nicht in dem Maße empfohlen, da, wie aus dem Querschnitt des Oberarmbereichs (Abb. 74) zu ersehen ist, hier manchmal die V. cephalica im Grenzgebiet zwischen M. brachialis und M. biceps liegt, zum anderen im Septum intermusculare brachii laterale, also zwischen M. brachialis und M. biceps der N. radialis und die A. collateralis radialis liegen. Wie wir bei der intramuskulären Injektion versucht haben, verständlich zu machen, daß es im Glutäalbereich ein Injektionsfeld gibt, das bei richtiger Kanülenführung gefahrlos verwendet werden kann, so

> empfehlen wir hier für die subkutane Injektion die mediolaterale Seite des M. biceps in der Mitte des Oberarms.

In seltenen Fällen wird leider noch heute die BCG-Schutzimpfung im Oberarmbereich durchgeführt. Da es sich bei der Tuberkuloseschutzimpfung um eine intrakutane Injektionstechnik handelt, müßten wir entsprechend unserer Disposition noch die topographische Anatomie der Haut dieses Applikationsgebietes abhandeln. Abgesehen davon, daß topographisch hier kein wesentlicher Unterschied besteht, empfehlen wir dringend, diese aktive Impfung nicht am Oberarm, sondern am Oberschenkel durchzuführen. Aus diesem Grunde entfallen hier weitere Ausführungen.

4.2.3. Topographische Anatomie der Haut des Oberschenkels

Im Gegensatz zum Oberarm ist die Haut des Oberschenkels viel weniger verschieblich. Das trifft insbesondere für Frauen und Kinder, aber auch für jugendliche Männer zu. Außerdem ist hier Epidermis und Korium wirklich wie eine Lederhaut, so daß das Eindringen der Injektionsnadel häufig unangenehm ist. Am Oberschenkel unterscheiden wir zwei Applikationsorte: Einmal das Injektionsfeld für die subkutane Injektion, zum anderen ein Injektionsfeld für die intrakutane Injektion. Aus den Abb. 87 und 88 sind die Applikationsorte sowohl für die sub-

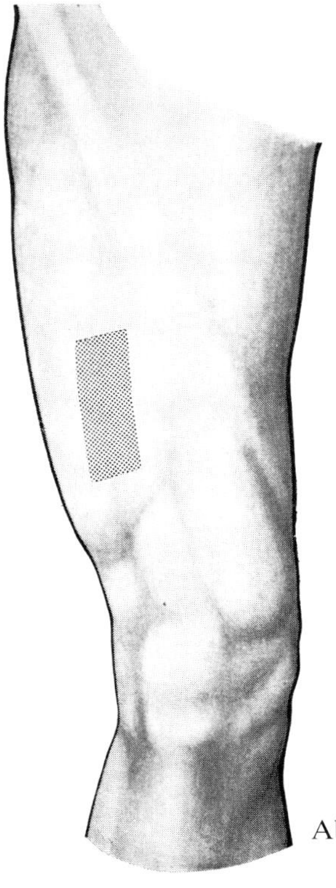

Abb. 87

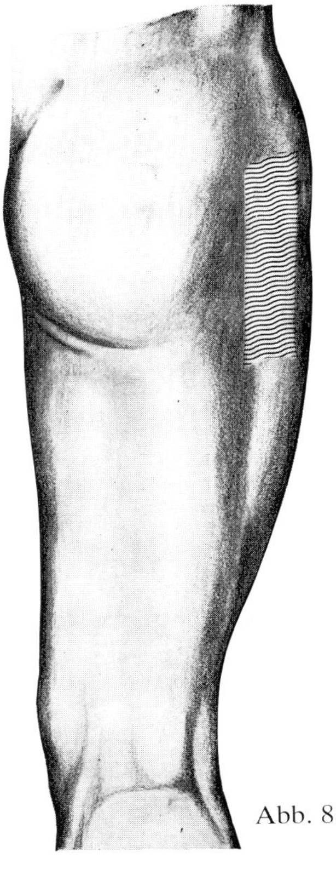

Abb. 88

Abb. 87. Applikationsfeld für die subkutane Injektion im Bereich des Oberschenkels

Abb. 88. Applikationsfeld für die intrakutane Injektion im Bereich des Oberschenkels kutane wie intrakutane Technik deutlich zu ersehen. Während wir bei der subkutanen Injektion wiederum die Haut oberhalb des medio-lateralen Anteils des M. quadriceps femoris benutzen, hier sind keine Gefäß- und Nervenverletzungen zu befürchten, setzen wir die Quaddeln für die intrakutane Injektion an der Außenfläche des Oberschenkels, und zwar möglichst hoch, also am proximalen Beginn der Fascia lata. Bei Kindern soll die intrakutane Injektion, beispielsweise bei der BCG-Schutzimpfung möglichst hoch, beinahe schon im Bereich des Gesäßes gesetzt werden, da infolge des Wachstums die durch die aktive Schutzimpfung ausgelösten kleinen Narbenfelder nach distal wandern.

4.2.4. Topographische Anatomie der Haut der Brust

Früher wurden sehr häufig subkutane Schutzimpfungen im Bereich des M. pectoralis und der Mamma vorgenommen. Jeder Ältere von uns wird sich noch an die Militärzeit erinnern, in der wir die Typhusimpfungen im Brustbereich durchmachen mußten. Da diese Injektionstechnik außerordentlich unangenehm ist, es resultieren manchmal auch erhebliche Schwellungen und vorübergehende Entzündungserscheinungen, sollte dieser Applikationsort kaum mehr Verwendung finden. Infolge der guten Durchblutung des subkutanen Fettgewebspolsters der Brust ist es jedoch auch heute noch in seltenen Fällen erforderlich, diesen Applikationsort heranzuziehen. Bei größeren Mengen eines Impfserums spielt der Umfang eines Injektionsdepots eine beachtliche Rolle. Da im Gegensatz zu den anderen Applikationsorten im Brustbereich eine größere Menge von Impfstoffen resorbiert werden kann, wird man in Notfällen, wenn auch ungern, auf diesen Applikationsort zurückgreifen. Es versteht sich von selbst, daß diese subkutane Injektion nach Möglichkeit nur bei Männern vorgenommen wird, da das Setzen eines spezifischen Arzneimitteldepots im Brustbereich der Frau folgenschwere Komplikationen auslösen kann, die bis zur Atrophie, ja sogar zu einer äußerlichen Entstellung der Mamma führen können. Diese Schwierigkeiten treten beim Mann dagegen nicht auf, so daß in früheren Zeiten wenig Rücksicht auf die möglichen Folgen genommen wurde.

Die subkutane Injektion im Brustbereich hat vor allem wegen der umfangreichen Blutversorgung gewisse Gefahrenmomente. So beteiligten sich an der Versorgung der Mamma perforierende Äste der A. thoracica interna sowie Äste der A. thoracica lateralis, hierzu kommen noch Zweige der Aa. intercostales. Aus der Bildserie 89a–c ist deutlich die umfangreiche Gefäßversorgung zu ersehen, die infolge der Blutversorgung der Mamille fast kein Areal der Brust frei läßt.

Aufgrund dieser topographisch-anatomischen Tatsachen kam es früher in der Militärzeit bei vielen Soldaten auch zu erheblichen Reaktionen nach der intramuskulären bzw. der subkutanen Injektion. Abgesehen von der Serumwirkung auf den Körper, die sicher individuell verschieden zu beurteilen ist, kann es aber auch in diesem Areal mit Sicherheit zu einer Gefäß- bzw. Nervenverletzung kommen,

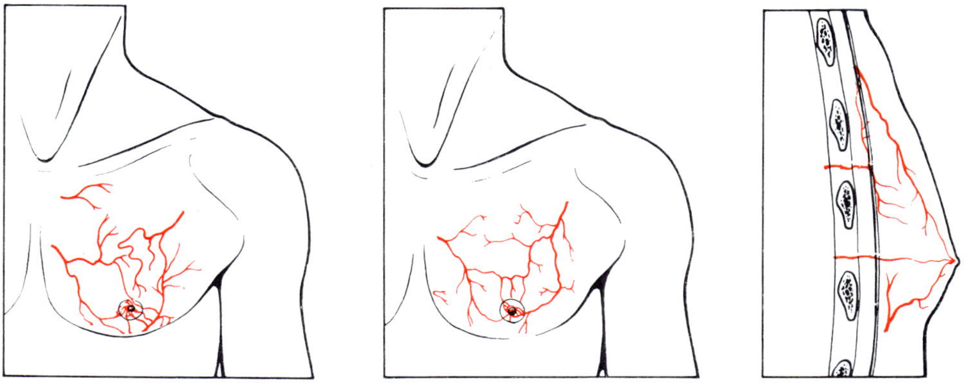

Abb. 89. a)–c) Arterielle Versorgung der männlichen Brust.
Aus dem Gefäßreichtum ist zu erkennen, daß sowohl die intramuskuläre Injektion im Bereich des M. pectoralis major wie auch die subkutane Injektion im Bereich der männlichen Brust zu erheblichen Reaktionen führen kann.

deren Infektionen regelrechte männliche Mastitiden auslösen können. Wir erinnern uns an einen Patienten, dessen Brust schon kurze Zeit nach der Impfung anschwoll. Dieses Infiltrat erreichte eine Größe von mindestens zwei Männerfäusten, war anfangs derb und gerötet, und erst nach einer Inzision kam es zum Rückgang des Prozesses.

4.2.5. Topographische Anatomie der Haut des Rückens

Da die topographische Anatomie der Rückenhaut mit der topographischen Anatomie der Haut (S. 240) übereinstimmt, und im Bereich des Rückens normalerweise keine subkutanen Injektionen, sondern lediglich intrakutane Injektionen zum Zweck der Heilanästhesie bzw. Allergietestungen durchgefürhrt werden, verweisen wir auf den Abschnitt „*Topographische Anatomie der Haut*".
Auch die früher vielfach geübte subkutane Infusion zum Flüssigkeitsersatz bei Säuglingen ist weitgehend aufgegeben worden und durch die moderne Infusionstherapie ersetzt worden. Allergieprüfungen, also Sensibilitätsteste von Arzneimitteln, werden sowohl sub- wie auch intrakutan vorgenommen. Sie unterscheiden sich jedoch in keiner Weise von den anderen Maßnahmen.

4.3. Die subkutane Injektionstechnik

Im Gegensatz zu den anderen Injektionsmethoden gibt es hier keinen wesentlichen Unterschied bei der Anwendung dieser Therapie zwischen Männern, Frauen, Kindern und Säuglingen. Die subkutane Einspritzung wird vor allem im Bereich des Oberarms durchgeführt, deshalb soll sie im einzelnen hier beschrieben werden:

In der überwiegenden Anzahl der subkutan anzuwendenden Medikamente handelt es sich um kleine Mengen wässriger Lösungen. Aus diesem Grunde und aufgrund der anatomischen Tatsache verschieden lokalisierter Schmerzpunkte wird bei der subkutanen Technik eine dünne Kanüle (Stärke 18 oder 20) bevorzugt. Nachdem die Injektionsspritze und das anzuwendende Medikament überprüft worden sind, die überflüssige Luft aus der Injektionsspritze entfernt wurde, wird mit einem Alkohol- bzw. Äthertupfer die Haut im Bereich des jeweiligen Applikationsfeldes sorgfältig gereinigt. Aus Bequemlichkeitsgründen sollte der Patient bei der subkutanen Injektion am Oberarm sitzen und der Arzt auf der rechten Seite gewissermaßen halb hinter dem Patienten stehen. In dieser Stellung wird der rechte Oberarm punktiert. Ist der Arzt Linkshänder, empfiehlt es sich, die kontralaterale Position einzunehmen.

Mit dem linken Daumen und Zeigefinger, die ebenfalls durch Äther oder Alkohol gesäubert sein sollen, ergreift der Arzt gewissermaßen kneifend die Haut des rechten Oberarms im Abstand von etwa 1 cm. Durch die Flexibilität der Haut in diesem Bereich kann er diese leicht hochziehen. Nun wird mit der rechten Hand in einem flachen Winkel – etwa 15 Grad zur Hautoberfläche – die emporgezogene Haut punktiert, die Injektionsnadel nach Durchdringen der Epidermis und des Koriums und Erreichen des subkutanen Bindegewebes parallel zur Haut vorgeschoben und nach Aspiration das Arzneimitteldepot injiziert. Auch hierbei empfiehlt es sich, ähnlich wie bei den intramuskulären Injektionen kurz vor der Hautpunktion die hochgezogene Haut ein- oder zweimal zusammenzudrücken, gewissermaßen zu zwicken, um durch den damit ausgelösten Schmerz den Einstich zu kaschieren. (Abb. 90.)

Die Frage der Blutaspiration wird auch bei dieser Injektionstechnik verschiedenartig gehandhabt. Während es im allgemeinen im Bereich des Oberarms empfeh-

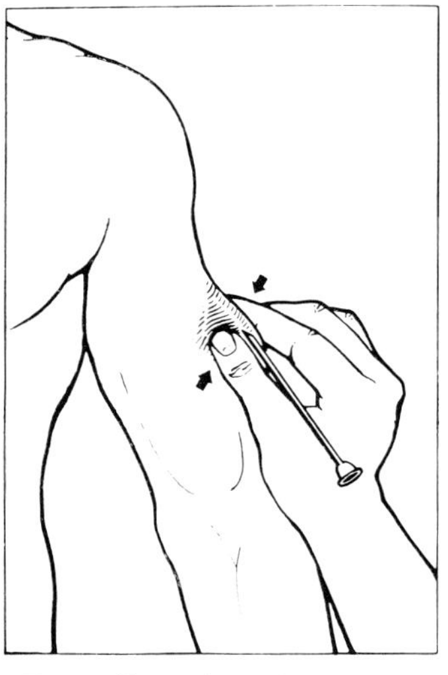

Abb. 90. Darstellung der subkutanen Injektion im Bereich des Oberarms

lenswert ist, eine Blutaspiration durchzuführen, ist bei strenger Einhaltung des Applikationsortes u. E. bei dieser Injektionsart eine Blutaspiration nicht erforderlich. Wie wir schon ausgeführt haben, benötigt jede gewissenhafte Blutaspiration einen Handwechsel, bedeutet also eine wesentliche Verlängerung der Einspritzung. Man sollte auch die psychologische Einstellung zur Injektionstherapie berücksichtigen und sich streng an die beschriebenen gefäß- und nervenarmen Applikationsorte halten.

Nachdem das Arzneimittel injiziert wurde, wird die Injektionsspritze mit der rechten Hand so gegriffen, daß der Zeigefinger auf dem Kanülenkonus liegt und die Spritze und Kanüle zugleich mit einem Ruck entfernt werden. Das Steckenbleiben der Nadel löst zwar keine Komplikationen aus, doch ist es für den Patienten zweifellos angenehmer, wenn die manchmal etwas lockere Kanüle sofort aus dem Applikationsfeld entfernt wird.

Die eben beschriebene Technik erstreckt sich auch auf die anderen Applikationsorte. Nur gelingt es in diesen Bereichen infolge der topographisch-anatomischen Situation – die Epidermis und das Korium sind an diesen Stellen fester mit der Subkutis verbunden – nicht, die Haut in einer Entfernung von 1 cm zu greifen und emporzuziehen. An diesen Stellen muß ein etwa 2 cm breites Areal ergriffen werden, um die Injektion durchzuführen. (Abb. 91.)

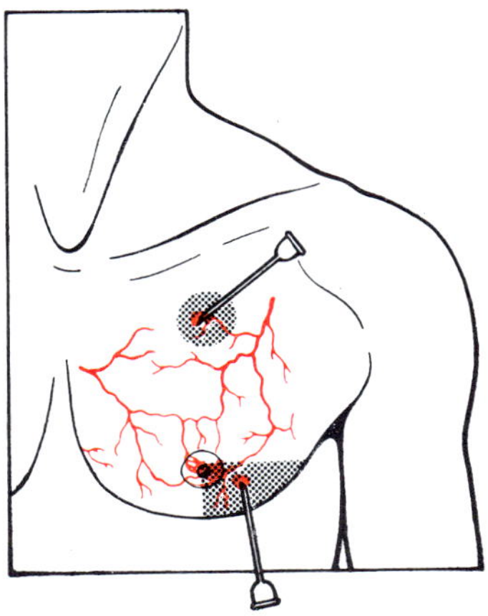

Abb. 91. Applikationsfeld für intrapektorale sowie subkutane Injektion im Bereich der männlichen Mamma

Die subkutane Einspritzung am Oberschenkel erfolgt wie oben schon dargestellt im medio-lateralen Anteil des M. quadriceps femoris (Abb. 87). Hierbei hat man darauf zu achten, daß der Patient nach Möglichkeit liegt und die Injektionsspritze von kaudal nach kranial, also von unten nach oben geführt wird. Beim Rechtshänder erfolgt die Injektion wiederum am rechten Oberschenkel, beim Linkshänder am linken.

Die subkutane Einspritzung in die Rückenhaut unterscheidet sich nicht von der Technik im Oberarm und Oberschenkel, auch hier wird nach einem Greifen der Haut von etwa 2 cm Breite die Haut emporgezogen, ein oder mehrere Male gezwickt und die Injektion zumeist im Bereich der Brustwirbelsäule paravertebral von kaudal nach kranial durchgeführt.

4.4. Die intrakutane Injektionstechnik

Infolge der Zunahme der BCG-Schutzimpfungen, die heute beinahe von jeder geburtshilflichen Abteilung durchgeführt werden, und die auf der Technik der intrakutanen Injektion beruhen, soll in diesem Rahmen auf das Vorgehen und die Schwierigkeiten bei dieser nicht immer einfachen Einspritzungsart eingegangen werden. In entsprechender Weise werden bei der sogenannten Segmenttherapie bestimmte intrakutane Quaddeln (*Novocain, Impletol*) angelegt.

4.4.1. Die intrakutane Injektion im Bereich des Oberschenkels

Im Kapitel Applikationsorte für die intrakutane Technik haben wir schon hervorgehoben, daß hier die Außenseite des Oberschenkels in ihrem kranialsten Abschnitt, also am proximalen Ansatz der Fascia lata benutzt wird. Wir haben auch schon auf das Wachstum und die dadurch entstehende Hautverschiebung aufmerksam gemacht, so daß jeder Arzt, der diese Injektion durchführt, diese Punkte schon allein aus kosmetischen Gründen berücksichtigen sollte. Die Verschiebung der Impfnarben infolge des Wachstums hat man besonders in den früheren Zeiten beobachten können, in der es noch notwendig war, zwei intrakutane Quaddeln zu setzen. Infolge der Entwicklung der aktiven Schutzimpfungen ist aber auch hier ein grundlegender Wandel eingetreten und es wird heute in der überwiegenden Anzahl der Fälle nur noch eine intrakutane Quaddel gesetzt.

Die Technik der intrakutanen Injektionstherapie erfordert infolge der geringen Menge des Arzneimitteldepots und infolge der in der Haut liegenden Depots ein spezielles Instrumentarium. Von vielen Kollegen, insbesondere von den Pädiatern werden die sogenannten Tuberkulinspritzen bevorzugt, die bei einem Volumen von 2 ml etwa 10 cm lang sind. Auf diese Weise ist die Millilitereinteilung erheblich größer und man ist in der Lage, eine genaue Dosierung vorzunehmen. Das gleiche gilt für die Injektionskanülen, die äußerst fein und zart aus V_2A-Stahl konstruiert sind (Stärke 20).

Mit diesem Instrumentarium wird die intrakutane Injektion folgendermaßen vorgenommen:

Am liegenden Patienten, es handelt sich ja hier zumeist um Säuglinge, die von Hilfspersonen fixiert werden müssen, wird auf dem Wickeltisch bzw. Behandlungstisch die Punktion so vorgenommen, daß der Arzt zum Rücken des Kindes steht. Der Säugling liegt auf der Seite – vom Arzt abgewendet. Nachdem die Punktionsstelle mit Alkohol, Äther o. ä. gereinigt wird, sucht der Arzt mittels seines ebenfalls gesäuberten Daumen und Zeigefinger die Punktionsstelle auf. Im Gegensatz zur subkutanen Injektion werden hier höchstens 4 bis 5 mm der Haut gegriffen und diese nur wenig emporgezogen. Durch diesen kleinen Griff hat der Arzt Epidermis und Korium gegriffen, ohne das subkutane Fettgewebe mit zu fassen. Nun wird die Injektionsspritze in die rechte Hand genommen – die Injektionslösung ist zu kontrollieren – und die Punktion wird in die zusammengedrückte Haut, in diesem Falle also beinahe parallel zur Haut, durchgeführt. Infolge des Reichtums der Lederhaut (Korium) an kollagenen und elastischen Fasern trotz der zarten Haut des Säuglings, ist hier ein gewisser Druck notwendig, um die nicht zu scharf angeschliffene Kanülenspitze in das Korium zu stechen. Durch Entleerung von 0,1 ml und die dadurch zustandegekommene kleine Quaddel kann man die richtige Lage der Nadelspitze kontrollieren, die in diesem Falle hier wieder mit der angeschliffenen Kanülenspitze zum Arzt zu schauen hat.

Kommt es allein durch diesen zehntel Millimeter zu einer kleinen intrakutanen Auftreibung, liegt die Nadel richtig und das Injektionsdepot kann entleert werden.

Kommt es nach Injektion von 0,1 ml nicht zu der erwähnten Quaddelbildung und läßt sich der $^1/_{10}$ Milliliter leicht und ohne Druck entleeren, liegt die Kanüle subkutan – also nicht richtig. Die Nadel ist zu entfernen und eine neue Punktion muß versucht werden. Nach lege artis gelegten Medikamenten- oder Serumdepots wird die Spritze mit einem Ruck zurückgezogen und häufig zeigt sich nun infolge des Injektionsdepots eine Quaddel mit dem typischen Symptom einer Cutis anserina. Infolge des Eindringens der Injektionsflüssigkeit kommt es zur Kompression, teilweise auch zur Kontraktion der kleinen, oberflächlich liegenden Gefäße, so daß nach der Injektion die Quaddel blaß erscheint. Die sorgfältige Säuberung nach dem Eingriff beendet die intrakutane Einspritzung.

Die Heilanästhesie hat in letzter Zeit viele Anhänger gefunden. Neben den verschiedenen perkutanen Anwendungsformen wird die intrakutane Heilanästhesie zum Beispiel bei Interkostalneuralgien, bei geringgradigen Bandscheibenbeschwerden u. ä., durchgeführt. Hierbei werden paravertebral, also etwa 2 bis $2^1/_2$ cm von den Dornfortsätzen entfernt beiderseits eine Reihe von intrakutanen Quaddeln gesetzt. Obwohl manche Autoren (*Leriche, Hunecke* u.a.) dieser Technik großen therapeutischen Effekt zuschreiben, hat der Autor trotz mehrfacher Anwendung dieser Methode nicht viele Erfolge gesehen.

Wie beim Säugling die intrakutane Quaddel gesetzt wird, so wird hier am liegenden Patienten die Haut entsprechend den zu behandelnden Segmenten, sowie Daumen und Zeigefinger des injizierenden Arztes sorgfältig gereinigt und die Quaddel ebenfalls wieder durch leichtes Hochziehen der Haut intrakutan gesetzt. Das gleiche wiederholt sich beiderseits der Wirbelsäule entsprechend der Lokalisation des angegebenen Leidens. Auch hier ist wieder eine möglichst große graduierte

Spritze, also eine solche vom Tuberkulintyp und eine Injektionskanüle in der Stärke zwischen 18 und 20 zu benutzen. So empfiehlt es sich, ebenfalls 0,1 ml vorzuspritzen, um die Lage der Kanüle zu kontrollieren, die Injektion durchzuführen und dann die Spritze mit Zeigefinger am Kanülenkonus ruckartig zu entfernen. Eine abschließende Säuberung beendet diesen Eingriff.

4.5. Komplikationen und ihre Behandlung

Bei der subkutanen und intrakutanen Technik kommen relativ selten Komplikationen vor. Die häufigsten Komplikationen sind zweifellos die Infektion und die allergische Reaktion auf das injizierte Arzneimitteldepot. Schon *Stör* macht auf die infolge unsauber ausgeführter Injektion auftretenden Infektionen und Abszesse, sogar auf das außerordentlich selten auftretende Gasödem aufmerksam. Auf Grund der Lokalisation insbesondere durch Anwendung der Antibiotika sind diese Infektionen durchaus zu beherrschen. Über den Gasbrand haben wir schon in dem Kapitel „*Intramuskuläre Injektionen*" (S. 213) berichtet. Schwerwiegende Komplikationen infolge einer lege artis durchgeführten subkutanen oder intrakutanen Injektion sind in den letzten Jahren nicht bekannt geworden. Dagegen sind durch den Drogenmißbrauch vielfach Entzündungen und Abszesse – aber auch Phlegmonen – beobachtet worden.
Infektionen kommen jedoch relativ häufig vor, insbesondere, wenn man das Selbstspritzen der Diabetiker berücksichtigt. Durch die jahrelange Anwendung von Injektionen haben diese Patienten eine solche Routine und Geduld, daß in den meisten Fällen die Infektionen konservativ, also häufig ohne ärztlichen Beistand behandelt werden.
Jung und *Glöckner* haben erst kürzlich über multiple Hautknochenbildungen und Verkalkungen nach Insulin-Injektionen berichtet. Diese Arbeit zeigt jedoch deutlich, wie selten solche schwerwiegenden Komplikationen im Verhältnis zu den täglich in aller Welt verabreichten Insulin-Injektionen sind.
Das oben für die Diabetiker Gesagte, trifft in noch viel stärkerem Ausmaß für die Süchtigen zu. Auch hier werden alle leichteren Komplikationen schon aus Furcht vor Entdeckungen selbst behandelt, doch beobachten wir infolge der oftmals erheblich geschwächten Abwehrkräfte sogar Nekrosen. Daß solche Zwischenfälle sich auch im Krankenhaus ereignen können, berichtet *Stör*:

„Bei Kranken, die alle mit einer aus derselben Quelle bezogenen Morphiumlösung behandelt wurden, zeigten sich (nach subkutaner Injektion) entzündliche Reaktionen von Dreimarkstück- bis Handtellergröße in der Umgebung der Einstichstelle, die in einem Falle zu einer oberflächlichen Hautnekrose führte. Falsche Technik und Verunreinigung konnte ausgeschlossen werden. Die Untersuchung des Präparates ergab, daß dem Morphin 33% des billigen Tartarus stibiatus beigemengt war."

Kommt es einmal zu einem Anstechen eines größeren Gefäßes und damit zur Ausbildung eines Haematoms, wird konservativ anfangs mit kühlenden Alkoholumschlägen, später mit feuchter Wärme und den schon zitierten *Thrombophob-*, *Hepathrombin-* u.ä. Salben vorgegangen. Die oben erwähnte Entzündung infolge einer subkutanen Injektion kann in seltenen Fällen zu einem Spritzenabszeß führen. Aus kosmetischen Gründen empfiehlt sich hier dann eine frühzeitige kleine Inzision mit anschließender Drainage. Nervenverletzungen durch subkutane oder intrakutane Techniken sind nicht bekannt geworden.

5. Die intraarterielle Injektion

5.1. Allgemeines

Die intraarterielle Punktionstechnik hat im Gegensatz zu den intravenösen Einspritzungen einen besonders hohen diagnostischen Wert. Unsere Hauptüberschrift ist daher im Grunde genommen nicht ganz korrekt, wir werden im folgenden weniger über die Injektion als über die Punktion sagen. So hat diese Technik heutzutage in der Diagnostik von Herz- und Lungenkrankheiten, bei der Überwachung und Therapie von Patienten mit metabolischen oder respiratorischen Störungen der Blutgas- und Säurebasenverhältnisse einen festen Platz eingenommen. Darüber hinaus benötigt man den intraarteriellen Zugang mehr und mehr beim Einlegen von Kathetern zur sicheren und exakten blutigen Messung des intraarteriellen Drucks auf Intensivpflegestationen, in der postoperativen Überwachung nach Herzoperationen und zur Kreislaufüberwachung und eventuellen intraarteriellen Schnellzufuhr von Blut während großer operativer Eingriffe-
So ist die intraarterielle Injektion weitgehend diagnostischen Maßnahmen vorbehalten, z.B. der Injektion von Röntgenkontrastmitteln, und nur ein geringer Teil ihrer heute schon großen technischen Anwendung liegt auf therapeutischem Gebiet. Es werden bei arteriellen Durchblutungsstörungen Medikamente intraarteriell zugeführt oder bei im endarteriellen Gebiet sich befindlichen bösartigen Tumoren eine Zytostatikatherapie intraarteriell eingeleitet. Auch bei schweren Schockzuständen wird Blut intraarteriell transfundiert, z.B. beim schweren Blutungsschock, um auf diese Weise retrograd direkt die linke Herzkammer aufzufüllen. Dazu wird im allgemeinen die linke A. radialis benutzt.
Wenn auch zur Zeit noch eine gewisse Beschränkung in der intraarteriellen Therapie liegt, so glaubt der Autor ganz sicher, daß sich hier in relativ kurzer Zeit ein Wandel einstellen wird.

5.2. Applikationsorte

5.2.1. Topographische Anatomie der A. femoralis

Die Mehrzahl der diagnostischen Eingriffe wird durch Punktion der A. femoralis durchgeführt. Da jedoch noch andere Arterien punktiert werden, sollen in Ergänzung unseres Kapitel über die topographische Anatomie des Oberschenkels und des Armes noch einige wichtige Tatsachen hervorgehoben werden.

Die A. femoralis betritt die Fossa iliopectinea meistens in der Mitte des Leistenbandes, wo sie dem Rand des knöchernen Beckens an der Eminentia iliopectinea aufliegt und daher durch Anpressen an den Knochen an dieser Stelle komprimiert werden kann. Die Arterie zieht durch die Fossa iliopectinea zum Canalis adductorius und durch diesen und seine distale Öffnung, den Hiatus adductorius, in die Fossa poplitea. *Auf Grund der Beziehungen zur Oberfläche kann man an der A. femoralis drei Strecken unterscheiden.*
Die erste uns besonders interessierende Strecke reicht vom Lig. inguinale bis zum medialen Rande des M. sartorius, die zweite ist von diesem Muskel gedeckt, die dritte liegt im Canalis adductorius und endet am Hiatus adductorius.

In der ersten Strecke liegt die A. femoralis sehr oberflächlich. Dicht unter dem Lig. inguinale wird sie vom Cornu superius des Margo falciformis bedeckt, weiter distal von der Fascia lata. Die V. femoralis schließt sich der Arterie von medial her dicht an und wird mit ihr gemeinsam durch Bindegewebe zu einem Gefäßstrang umschlossen; allmählich tritt die Vene tiefer und beginnt sich hinter die Arterie zu schieben. Innerhalb der ersten Strecke verläßt eine Reihe von Ästen die A. femoralis. Sofort nach ihrem Eintritt in die Fossa iliopectinea gehen die oberflächlichen Arterien ab, die Aa. epigastrica superficialis, circumflexa ilium superficialis und pupendae externae. Der größte Ast der A. femoralis ist die A. profunda femoris, die normalerweise die gesamte Versorgung des Oberschenkels übernimmt, während die A. femoralis selbst außer einigen Muskelästen keine Zweige abgibt.

5.2.1.1. Geschlossene (perkutane) Darstellung der A. femoralis

Das ist schlechthin die ideale Methode zur Punktion der Oberschenkelarterie. Diese perkutane Technik bietet sehr große Vorteile und entspricht gewissermaßen der intravenösen Injektion im Bereich des Unterarms, die heute zum allgemeinen Rüstzeug jedes praktisch tätigen Arztes gehört. *Heidemann* sagte erst kürzlich:

„Die intraarterielle Therapie ist bei einiger Übung leicht durchführbar und bietet keine wesentlichen Gefahrenmomente.“

Auch wir stehen auf dem Standpunkt, daß schon in kurzer Zeit die intraarterielle Technik Allgemeingut jedes Arztes sein wird. Aus diesem Grunde wird die Punktion der Oberschenkelpartie näher abgehandelt. Man orientiert sich von kranial kommend, vom Lig. inguinale, dessen kaudaler Ansatz Leitpunkt für diese Technik ist.

Dicht unter dem Lig. inguinale trifft man in der Subkutis Lymphknoten des Tractus horicontalis, dahinter die Fascia cribrosa (Lamina cribriformis fossae ovalis). Im lateralen Abschnitt derselben, vom Margo falciformis des Hiatus saphenus (Fossa ovalis) etwas bedeckt, findet man die Arterie, medial ist ihr die V. femoralis dicht angeschlossen; die Gefäße liegen direkt hinter der Fascia cribrosa. Man kann die Arterie auch noch etwas weiter distal aufsuchen, dann ist sie unmittelbar unter der Fascia lata zu finden (Abb. 92).

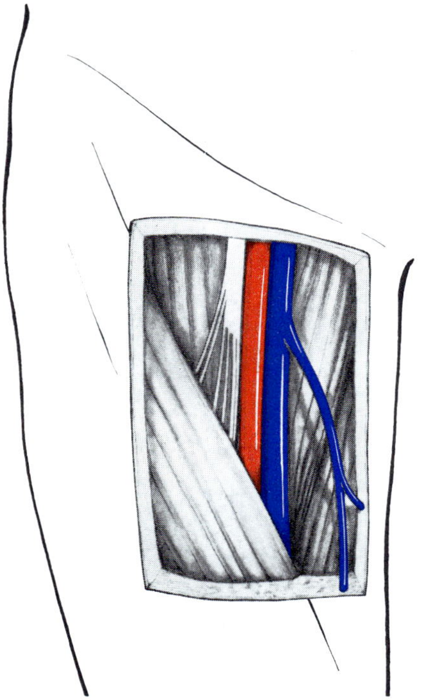

Abb. 92. Schematische Darstellung der A. femoralis

Der jeweilige Applikationsort richtet sich weitgehend nach dem Patienten. Ob man das Gefäß im Bereich der Fascia cribrosa (leichter!) oder der Fascia lata punktiert, ist gleichgültig, entscheidend ist, daß sich die Gefäße schon bei der Palpation so gut darstellen lassen, daß die Injektion ohne Schwierigkeiten gelingt. Ein entscheidender Kunstgriff bei der Darstellung der Arterie ist das mit dem linken Zeigefinger geübte Wegdrücken des großen Venenstammes, sowie das auf die Kanüle übertragene Pulsieren der Arterien (Abb. 93).

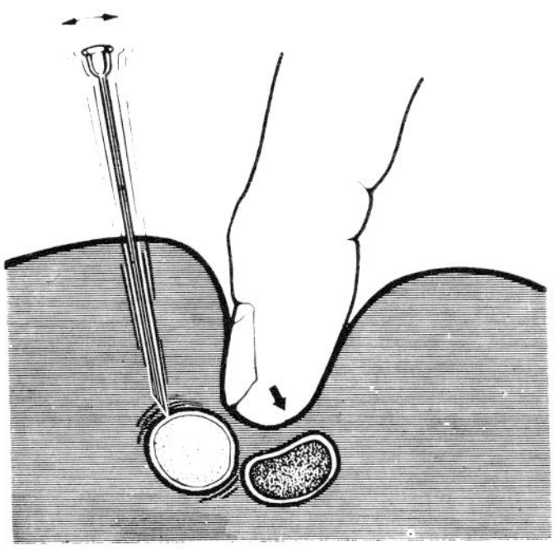

Abb. 93. Erreicht die Injektionskanüle die A. femoralis, kommt es zu deutlichem Pulsieren der Kanüle.

5.2.1.2. Offene (chirurgische) Darstellung der A. femoralis

Bei manchen Eingriffen und dann, wenn die perkutane Punktion mißlingt, ist es erforderlich, die A. femoralis chirurgisch freizulegen.
Die A. femoralis wird in einer Linie aufgesucht, die die Mitte des Lig. inguinale mit dem Epicondylus medialis femoris verbindet. Auf dieser Linie gibt es drei typische chirurgische Inzisionsstellen:
Dicht unter dem Lig. inguinale in der Fossa iliopectinea, in der Mitte des Oberschenkels hinter dem M. sartorius und im Canalis adductorius.
Die chirurgische Darstellung der A. femoralis entspricht im Grunde genommen der eben geschilderten perkutanen Technik.

Auch hier orientiert man sich wieder von kranial her, tastet vom kaudalen Ansatz des Lig. inguinale kommend die Gefäßloge aus und stellt nun nach Längsschnitt, möglichst stumpf, die A. femoralis dar. Es ist darauf zu achten, daß die V. femoralis medialwärts liegt und die V. saphena magna im oberen Anteil der V. femoralis in diese einmündet. Da hier häufig Anomalien des Gefäßverlaufes vorliegen, ist dringend darauf zu achten, daß diese Venen keinesfalls verletzt werden.

Bei der chirurgischen Freilegung in der Mitte des Oberschenkels orientiert man sich zuerst über den Verlauf des M. sartorius, der von der Spina ilica ventralis schräg nach medial und distal über den Oberschenkel verläuft. Dort, wo er die oben angegebene Verlaufsrichtung der A. femoralis trifft, schneidet man ein. Die V. saphena wird im Subkutangewebe nach medial verlagert und die Scheide des Muskels gespalten. Die Verlaufsrichtung der Muskelfasern gibt sichere Orientierung, denn nur die Fasern des M. sartorius ziehen schräg nach medial und distal, die Fasern des M. vastus medialis und der Adduktoren verlaufen nach lateraldistal. Der M. sartorius wird nach lateral abgezogen und die Hinterwand seiner Scheide ebenfalls durchtrennt. Hinter dieser erscheint die A. femoralis, an ihrem lateralen Rand liegt der N. saphenus, die V. femoralis findet sich tibial und hinter der Arterie. Allerdings können kleinere Begleitvenen auch vor der Arterie verlaufen, die unter Umständen durch ihre starke Blutung die Operation verzögern. (Abb. 94.)

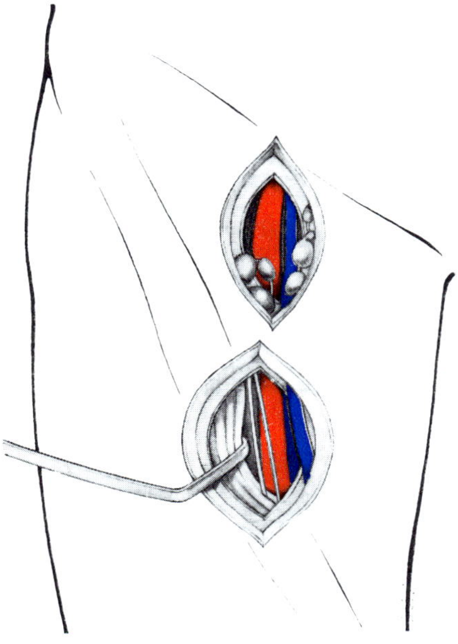

Abb. 94. Chirurgische Darstellung der A. femoralis

Man kann die Arterie auch noch im Adduktorenkanal aufsuchen, doch ist das bei dem zur Diagnostik erforderlichen Zubehör nur in Ausnahmefälle, z.B. größeren Narbenplatten im kranialen Oberschenkelbereich empfehlenswert.

5.2.2. Topographische Anatomie der A. carotis

Im Kopfbereich finden wir eine Anzahl von Endarteriengebieten, in deren Versorgungsgebiet Malignome häufig auftreten. So gilt heute schon als eine der besten Methoden zur Bekämpfung des einseitig fortgeschrittenen inoperablen Zungenkarzinoms die intraarterielle Zytostatikaanwendung. Im Gegensatz zu den Anästhesisten, Neurochirurgen und Röntgenologen, die das perkutane Vorgehen, bei der Arterienpunktion bevorzugen, legen wir größeren Wert darauf, die Arterie darzustellen, um die Lage des eingeschobenen Katheters genauestens zu überprüfen. Das ist bei so toxischen Mitteln, wie den bisher entwickelten Zytostatika,

unbedingt erforderlich, da diese Stoffe absolut gewebsunverträglich sind, und eine para- oder periarterielle Diffusion Nekrosen zur Folge hätte.
Bei diesen großen Gefäßen ist es auch erforderlich, die gelegten Katheter sorgfältig zu fixieren, so daß keine Nachblutungen auftreten können.
Die A. carotis communis, sie ist anfangs immer unser Leitziel, ist relativ einfach aufzusuchen. Durch einen Längsschnitt im Bereich des medialen Randes des M. sternocleido-mastoideus wird Haut und Platysma durchtrennt, so daß sich nun mittels stumpfer Präparierschere die oberflächlichen Venen (Vv. jugularis superficialis, thyreoidea cranialis und ihre Verzweigungen) deutlich darstellen lassen Nach Unterbindung dieser Venen und stumpfen Vorgehen in Richtung Gefäßloge ist die V. jugularis interna gut darzustellen. Da diese Vene zumeist lateral-ventral von der Arterie liegt, muß sie immer zuerst dargestellt werden und mittels eines Sicherheitsfadens umschlungen werden. Durch leichtes Emporziehen der V. jugularis mittels des Haltefadens stellt sich die A. carotis communis tief in der Gefäßloge liegend gut dar. Das Gefäßbindegewebe wird von der A. carotis communis abgetrennt und die Arterie nach kranial entwickelt (Abb. 95).

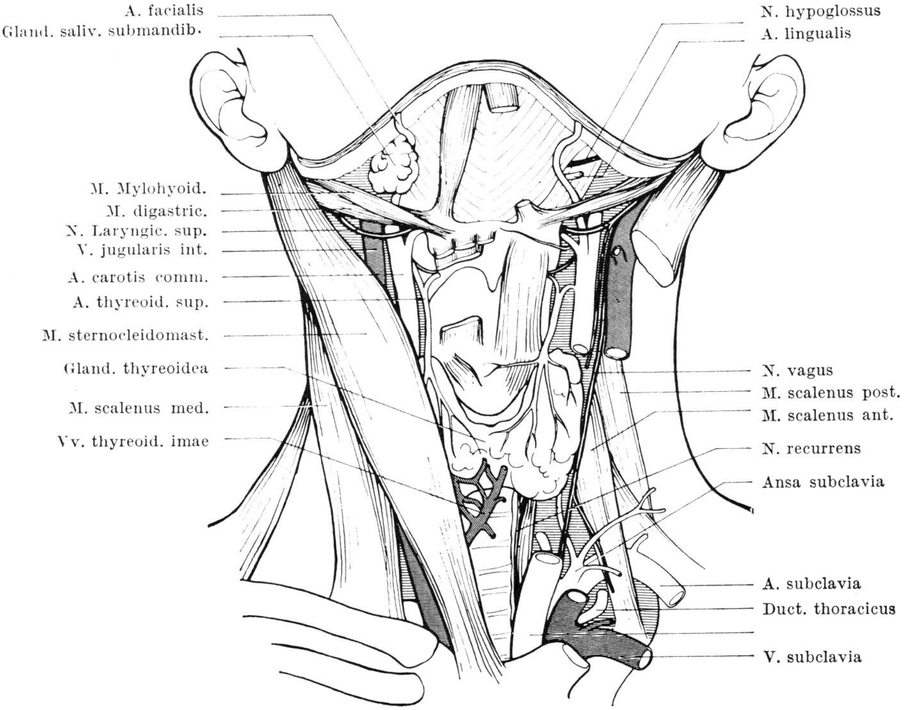

Abb. 95. Schematische Darstellung der A. carotis communis

Wie aus Abb. 96 hervorgeht, liegt die Teilungsstelle der A. carotis communis in die A. carotis externa und interna in Höhe des oberen Randes der Cartilago thyreoidea. Bei jugendlichen Personen ist der Teilungswinkel spitz, beide Gefäße liegen eng aneinander. Sobald die Gefäße aber an Elastizität eingebüßt haben, weichen sie an der Teilungsstelle mehr oder weniger auseinander. Bei der Teilung der A. carotis communis liegt die A. carotis interna lateral, sie schiebt sich aber bald medialwärts hinter die A. carotis externa und zieht im Spatium parapharyngicum aufwärts zum Canalis caroticus. Ihrer tiefen Lage entsprechend wird sie bedeckt von allen drei Muskeln, die am Processus styloideus entspringen und nach vorn

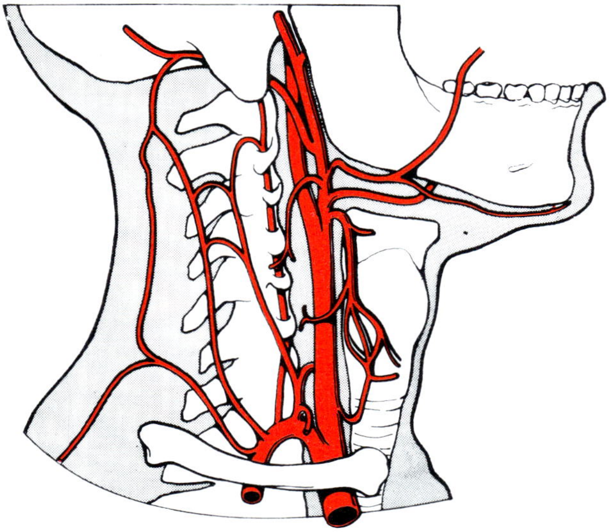

Abb. 96. Schematische Darstellung des Arterienverlaufs im Bereich des Halses

und medial ziehen, sie wird daher auch von dem tiefsten von ihnen, dem M. stylopharyngicus von lateral her überlagert. In ihrem ganzen Verlauf bis zum Schädel entläßt die A. carotis interna keinen einzigen Ast. Die A. carotis externa reicht von der Teilungsstelle der A. carotis communis bis in die Regio retromandibularis, wo sie sich in ihre Endäste aufgliedert. Auf ihrem Wege dorthin gibt sie eine große Zahl von Ästen ab, ihre Astfolge liegt oberflächlich zur A. carotis interna, eingebettet in lockeres Bindegewebe, so daß die einzelnen Äste zur Katheterisierung gut zugänglich sind. Die beiden Karotiden selbst sind daher deutlich charakterisiert:

> Die A. carotis interna liegt lateral und hinten und hat keine Äste, die A. carotis externa befindet sich vorn und medial und gibt von ihrem Ursprung an sofort Äste ab.

Nachdem man sich stumpf bis zur Teilungsstelle emporpräpariert hat, wird als erstes die Unterscheidung zwischen A. carotis externa und interna vorgenommen.

In der Mehrzahl der Fälle liegt die A. carotis externa eben mehr nach medial und gibt gleich nach der Teilung die A. thyreoidea cranialis ab. Da diese Teilungsstelle häufig mit einem festen Bindegewebe umgeben ist, ist sorgfältige Darstellung mit einer stumpfen Präparierschere erforderlich. Man kann dann ohne weiteres die A. carotis externa mit zwei Haltenähten anschlingen und nun die Punktion vorbereiten.

Diese „kaudale“ Zytostatikatechnik ist auf Empfehlung von *Scheunemann* zugunsten der „kranialen“ Infusion verlassen worden. Dabei wird der Endast der A. carotis externa, die A. temporalis superficialis, dargestellt und entsprechend der Venaesectio-technik unterbunden und der Katheter kaudalwärts so weit vorgeschoben, bis er vor dem gewünschten Gefäß, z.B. der A. lingualis, liegt. Nach Prüfung mit Farbstoffen (Patent-Blau) kann man erkennen, ob der Katheter zur Zytostatikatherapie richtig liegt.

Bei diesem Verfahren wird die A. temporalis superficialis von einem Schnitt vor dem Tragus dargestellt. Hierbei muß man wissen, daß hier die Arterie eine Gefäßschlinge bildet, die man durch sorgfältige Präparation nach kaudal auflösen kann.

5.2.3. Topographische Anatomie der A. radialis

Die A. radialis wird selten zur Arterienpunktion benutzt. Auf Grund ihres relativ kleinen Durchmessers kommt es sehr leicht, gerade bei diagnostischen Eingriffen, in kurzer Zeit zur Verstopfung des Gefäßes evtl. sogar zu einer Thrombose. Daher wird die **A. radialis meistens zur intraarteriellen Bluttransfusion punktiert.** Unter allen Umständen ist darauf zu achten, daß vor dem Eingriff an der A. radialis das Vorhandensein der A. ulnaris geprüft werden muß. Liegt eine Aplasie der A. ulnaris vor, kommt es bei einer Schädigung der A. radialis zu schwerwiegenden Ernährungsstörungen im Bereich der Hand.

In manchen Fällen ist jedoch eine chirurgische Darstellung der A. radialis unerläßlich, so daß auch sie kurz beschrieben werden soll:

Die A. radialis verläßt die A. brachialis vor dem Ellenbogengelenk und zieht in der Richtung der A. brachialis weiter. Sie liegt in der Fossa cubitalis oberflächlich, verläuft schräg radialwärts, kreuzt die in der Tiefe der Fossa cubitalis verlaufende Sehne des M. biceps und verläuft dann im Sulcus radialis am Unterarm. Wie aus Abb. 97 zu ersehen ist, wird die Arterie am distalen Ende des Unterarms freigelegt, wobei zuerst die oberflächlich gelegenen Venen sorgfältig unterbunden werden müssen, damit bei dem der Arterie entsprechenden Längsschnitt keine größere Blutung auftritt und der Sulcus radialis gut dargestellt werden kann. Der Sulcus radialis wird hier unten begrenzt vom M. brachio-radialis und vom M. flexor carpi radialis. Auch hier ist wieder stumpfes Vorgehen unbedingt erforderlich, da die Arterie meistens von zwei leicht zerreißbaren Vv. comitantes begleitet wird. Diese Venen werden sorgfältig abgeschoben und nach Durchtrennung des Gefäßbindegewebes die Arterie dargestellt.

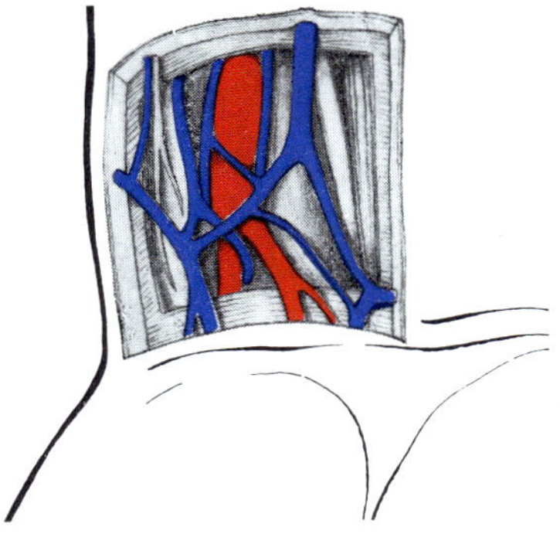

Abb. 97. Darstellung der oberflächlichen und tiefen Gefäße der radialen Handwurzelbeugeseite rechts. Nach Unterbindung der oberflächlichen Venen kann die A. radialis dargestellt werden.

5.2.4. Topographische Anatomie der A. brachialis

Obwohl die A. brachialis in letzter Zeit häufiger punktiert wird, sollte man bei diesem Eingriff immer daran denken, daß die die Arterie begleitenden Venen- und Nervenstämme nicht verletzt werden dürfen. Die Gefäße und Nerven liegen im Sulcus bicipitalis medialis (Sulcus M. bicipitalis brachii ulnaris). Dieser Sulcus stellt eine Rinne dar, die medial von der Fascia brachii bedeckt wird. Die dorsale Begrenzung bildet das Septum intermusculare brachii mediale, lateral liegt der Rinne im proximalen Teil des Armes der M. coracobrachialis, im distalen der M. brachialis an. Von vorn wird der Sulcus je nach Ausbildung der Muskulatur vom M. biceps überlagert. Der Verlauf der A. brachialis wird durch eine Linie angegeben,

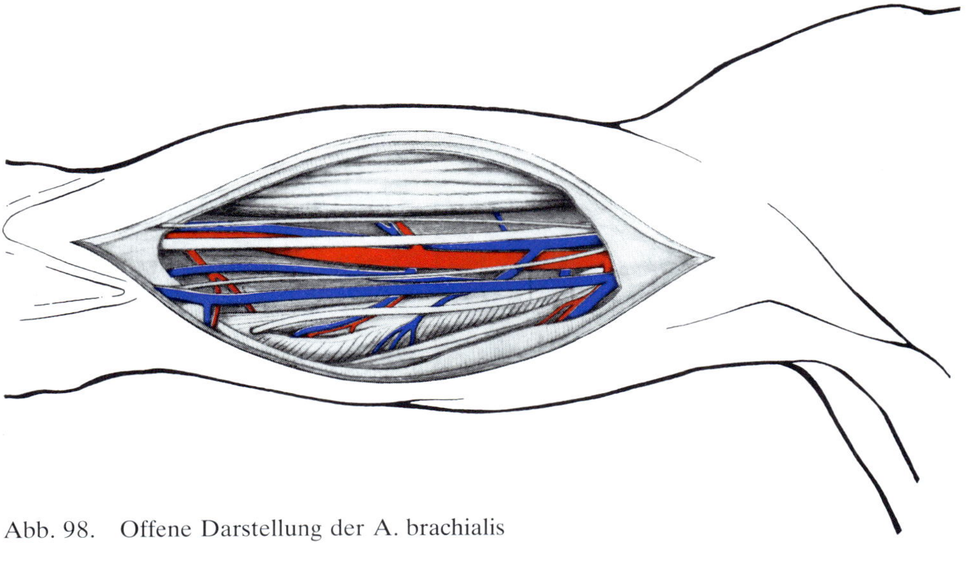

Abb. 98. Offene Darstellung der A. brachialis

die den medialen Umfang des M. coracobrachialis mit der Mitte der Fossa cubitalis verbindet. Wegen der Ausbreitung der arteriellen Versorgung durch Abgabe der A. profunda brachii und den Aa. collaterales ulnares und den schon erwähnten sie umgebenden größeren Venenstämmen (Abb. 98) wird häufig eine chirurgische Freilegung erforderlich.
Der Längsschnitt erfolgt im ulnaren Anteil des M. biceps, so daß ein Aufklappen des die Gefäßnervenscheide bedeckenden Muskels möglich wird. Infolge des Gefäßreichtums ist in diesem Bereich sorgfältiges und stumpfes Präparieren erforderlich. Ist es bei diesem Eingriff gelungen, den Bizeps zu isolieren und ihn mittels zweier stumpfer Haken nach lateral wegziehen zu lassen, stellt sich der oberflächliche Teil der Gefäßnervenscheide eingehüllt in Gefäßbindegewebe gut dar, so daß unter Schonung der Nerven und Wegschieben der die Arterie begleitenden Venen das Gefäß gut dargestellt werden kann.
Die topographische Anatomie der Aa. vertebralis und subclavia soll in diesem Rahmen nicht mehr abgehandelt werden, da ihre Punktion kein Routineeingriff ist und sie nur zu speziellen Zwecken herangezogen werden. So hat die Punktion der A. vertebralis beispielsweise nur Interesse im Rahmen der neurochirurgischen Diagnostik.

5.3. Die intraarterielle Injektionstechnik

5.3.1. Die intraarterielle Injektionstechnik bei Männern

Punktion der A. femoralis

Da die intraarterielle Technik vor allem im Bereich der A. femoralis und der A. carotis angewendet wird, sollen diese beiden Techniken hier näher beschrieben werden. Wie aus den anatomischen Vorbemerkungen hervorgeht, läßt sich die A. femoralis im medial-kranialen Anteil des Oberschenkels – also etwa 2 bis 3 Fingerbreit unterhalb des kaudalen Ansatzes des Leistenbandes medialwärts gut palpieren. Die Darstellung der A. femoralis sollte man sich auch mit Hilfe der Lagerung erleichtern, indem dem liegenden Patienten ein hartes Kissen oder eine Decke unter das Gesäß geschoben wird, so daß die Leistenbeuge gestreckt und gehoben wird. Verständlicherweise wird nicht „gestaut". Demgegenüber kann man bei schwer palpablen Arterien distalwärts die Extremität „abbinden". Der arterielle Pulsschlag ist dann sehr deutlich zu fühlen. In diesem Bereich – und man wird sich immer vor Augen halten, daß medial von der Arterie noch die Vene liegt – wird indirekt, und zwar von kaudal nach kranial die Haut durchstochen. Es wird vielfach empfohlen, das kurzgeschliffene Lumenende der Kanüle zur Haut schauen zu lassen. Hier wird jedoch ein Unterschied zwischen der aus diagnostischen Gründen notwendigen Punktion der A. femoralis und der therapeutischen Injektion eines Medikamentes gemacht. Bei der Injektion soll die Kanülenspitze, also das angeschliffene Ende hautwärts liegen, während bei der Punktion die Kanüle umgekehrt liegen soll. *Bei der Punktion, die prinzipiell von kaudal nach kranial durchgeführt wird,* fließt durch diese Kanülenführung nach Anstechen der Arterie sofort Blut aus der Kanüle und kann nach Aufsetzen der Injektionsspritze bei leichtgängigen Spritzen den Stempel pulsierend empordrücken, während *bei der von kranial nach kaudal durchgeführten Injektion* das abgeschrägte Ende der Kanülenspitze mit dem Blutstrom eindringt, eine gute Aspiration und dadurch ein widerstandsloses Injizieren ermöglicht.

> Nachdem die Kanüle, nach Möglichkeit lateral von der Arterie in die Gefäßscheide eingedrungen ist, schiebt man die Kanüle zart und langsam vor. Hier bewährt sich übrigens der oben zitierte Kunstgriff, indem der linke Zeigefinger die V. femoralis wegdrückt und der Daumen die pulsierende Arterie palpiert. Bei Annäherung an die Arterie bzw. beim Anliegen des Kanülenlumens an der Arterie werden die Pulsationen der Arterie auf die Kanüle übertragen, ein sehr wichtiges Zeichen zur richtigen Lage der geführten Nadel (Abb. 93 s. S. 256).

Anhand dieser Pulsation kann man auch genau feststellen, ob man lateral über oder medial von der Arterie liegt, denn durch das Schwenken der Kanüle kommt es zu verschiedenförmigen Pulsationen. Liegt die Kanüle und das ist am günstigsten, entweder lateral oder direkt auf der Arterie, wird die Arterie von kaudal nach kranial punktiert (Abb. 93).

Bei einer therapeutischen intraarteriellen Injektion ist nach indirekter Punktion der Haut von kranial nach kaudal und Annähern an die Arterie, bis Pulsationen auf die Kanüle übertragen werden, die Injektion wie oben beschrieben vorzunehmen. Cave Vena femoralis! Mit dem linken Zeigefinger wegdrücken!

Die Injektion wird immer erst nach einer Blutaspiration durchgeführt, die bei richtiger Lage der Kanüle pulsierend von selbst erfolgt – was sich natürlich nach dem Blutdruck des Patienten richtet. Bei der arteriellen Injektion ist darauf zu achten, daß das Arzneimitteldepot langsam injiziert wird. Nach Entfernen der Kanüle empfiehlt sich eine Kompression der Punktionsstelle mittels Fingerdruck. Hierbei ist jedoch darauf zu achten, daß nicht die Stichstelle der Haut komprimiert wird, sondern die Punktionsstelle der Arterie. Durch falsches Komprimieren, beispielsweise kaudal von der Arterienpunktionsstelle, wobei also nur auf den Hautstich und den arteriellen Verlauf gedrückt wurde, kann es zu einem erheblichen Haematom kommen. Es empfiehlt sich daher, mit Mittel- und Zeigefinger die vermutliche Arterienpunktionsstelle für zwei Minuten zu komprimieren. Anschließend sollte man für 20 Minuten auf diese Stelle noch einen Sandsack legen, da schon mehrfach eine Nachblutung zustande kam.

Punktion der A. carotis

Die perkutane Punktion der A. carotis communis wird heute zur Arteriographie durchgeführt. Da der Verfasser aber zur intraarteriellen Infusion in die Endarterien der A. carotis die Arterie prinzipiell freilegt, hat er mit der ersteren Methode keine Erfahrungen. Aus diesem Grunde zitieren wir *Jorns*, der die perkutane Punktion der A. carotis communis in folgender Weise vornimmt:

„Die Punktion der A. carotis communis, die am besten unter einer Prämedikation durchgeführt wird, gestaltet sich etwas schwieriger als die anderer großer Arterien, weil dieses Gefäß leicht ausweicht. Deshalb empfiehlt es sich, den Eingriff am hängenden Kopf vorzunehmen. Der Kopf wird durch Unterlegen von Kissen unter die Schultern in Hängelage gebracht und nach der entgegengesetzten Seite gedreht. Bei dieser Lagerung spannt sich die Halsschlagader am stärksten an. Um ein seitliches Ausweichen zu verhindern, wird das Gefäß mit Zeige- und Mittelfinger der linken Hand festgehalten. Bei der nun folgenden örtlichen Betäubung sind auch die tieferen Gewebsschichten zu durchtränken."

Der Einstich der Punktionsnadel erfolgt an der Stelle, an der die Pulsation der Arterie am deutlichsten zu fühlen ist. Das ist meist etwa fingerbreit unterhalb des oberen Schildknorpelrandes oder 2–3 Querfinger oberhalb des Schlüsselbeines der Fall.

Von *Shimitzu* wurde empfohlen, die Nadel genau senkrecht einzustechen. Mit *Philippides* u.a. zieht *Jorns* es vor, die Hohlnadel leicht schräg nach oben in Richtung des Gefäßverlaufes in die Haut einzustechen.

„Die Wunde in der Gefäßwand ist bei schräger Durchbohrung des Gefäßes nicht nur kleiner, sondern legt sich nach Herausziehen der Nadel auch leichter wieder zusammen. Zunächst wird die Nadel nur soweit an das Gefäß herangeführt, daß ihre Spitze die Wand eben

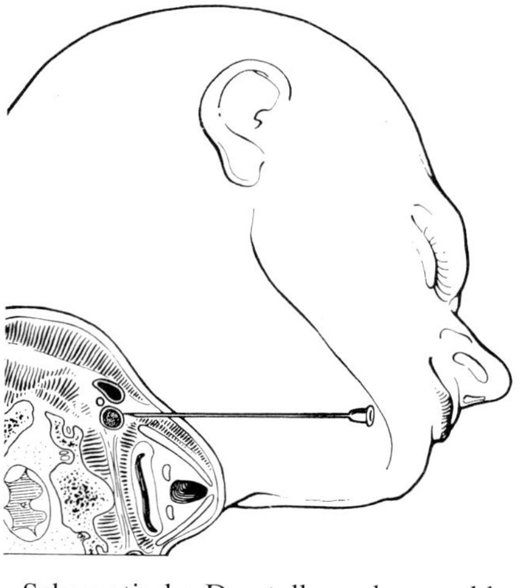

Abb. 99. Schematische Darstellung der geschlossenen Punktion der A. carotis communis bei stark retroflektiertem Kopf

berührt; dabei werden kräftige Pulsationen wahrgenommen. Darauf wird die bereits mit der Spritze versehene Nadel mit einem kurzen Ruck in das Gefäß eingestochen. Ist man sicher, daß die Hohlnadel einwandfrei in der Lichtung der Halsschlagader liegt, dann kann die Einspritzung erfolgen. Die Verwendung eines Gummischlauches an der Kanüle und eines Glaszwischenstückes, wie sie bei Arteriographien verwendet werden, ist für Heilmitteleinspritzungen nicht erforderlich, da die Umlagerung des Kranken für die Röntgenaufnahmen fortfällt; die Injektion kann vielmehr sofort an die Punktion angeschlossen werden." (Abb. 99)

Bei der chirurgischen Freilegung der A. carotis wird prinzipiell ein Katheter geschoben, der längere Zeit liegen bleibt. Da das *Seldinger*-Verfahren und die Katheterisierung der Arterien weiter unten abgehandelt wird, können wir hier auf nähere Ausführungen verzichten.

5.3.2. Die intraarterielle Injektionstechnik bei Frauen

Ein wesentlicher Unterschied zur Technik besteht allgemeinhin nicht. Lediglich auf Grund des bei Frauen meist sehr ausgeprägten Unterhautfettgewebes kommt es zu Schwierigkeiten. Das Fettgewebe kann solche Stärke annehmen, daß eine Pulsation der A. femoralis nicht mehr palpabel ist. Hier kommt der Lokalisation unserer Punktion bzw. Injektion größte Bedeutung zu. **Es empfiehlt sich daher, mittels**

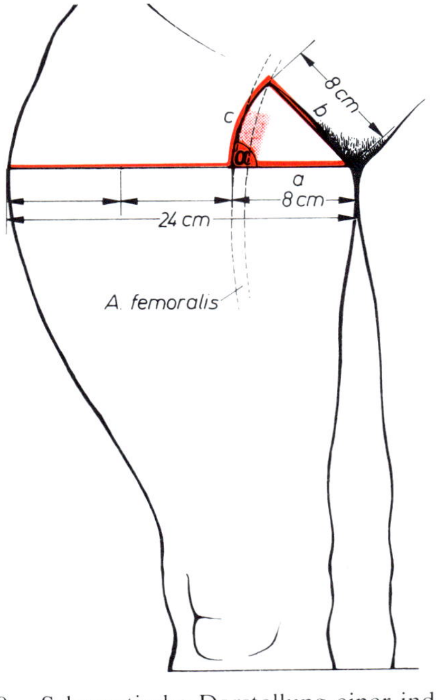

Abb. 100. Schematische Darstellung einer indirekten Punktion der A. femoralis bei adipösen Frauen mittels Breitenbestimmung des Oberschenkels und der Einzeichnung eines daraus resultierenden Dreiecks. So läßt sich die ungefähre Lage der A. femoralis bestimmen.

eines Diagramms die Injektionsstelle bzw. das Applikationsfeld anzuzeichnen (Abb. 100). Dabei geht man folgendermaßen vor: Man bestimmt den oberflächlichen Durchmesser des Oberschenkels, also die Breite, vom kaudalen Punkt des Inguinalbandes bis zur Außenfläche. Bei adipösen Frauen beträgt dieser Durchmesser ungefähr um die 24 cm. Nun wird diese Strecke gedrittelt, d. h. also 24 durch 3 geteilt. Die 8 cm lange Strecke, auf unserem Diagramm mit a bezeichnet, wird vom Inguinalpunkt in Richtung des Breitendurchmessers mittels einer Farblösung angestrichen. Dieser waagerechte Strich wird ergänzt durch die Strecke b. Hier werden wiederum vom Inguinalpunkt 8 cm direkt auf dem Leistenband abgemessen und angezeichnet. Diese beiden Linien werden nun verbunden, so daß ein Dreieck resultiert, dessen Kathete c bogenförmig verläuft. In dem lateral-kaudalen Winkel dieses Dreiecks, hier als Winkel α bezeichnet, befindet man sich über der Gefäßloge, so daß bei adipösen Frauen hier die indirekte Punktion der A. femoralis vorgenommen werden kann. Auch hier achtet man darauf, daß die jetzt verwendete längere Kanüle sich möglichst von lateral oder ventral der Arterie nähert, so daß die Pulsation der Kanüle mitgeteilt wird. Erst nachdem die Kanüle rhythmisch pulsiert, wird die Injektionskanüle in die Arterie eingeführt.

Auf ein Phänomen, das insbesondere bei adipösen Frauen den injizierenden Arzt verwirren kann, wollen wir noch aufmerksam machen. Es kann beispielsweise nach einer lege artis durchgeführten Punktion der A. femoralis, also bei richtig liegender Kanüle im Gefäßlumen der Aspirationsversuch anfangs negativ sein. Wir haben bei unseren einleitenden Bemerkungen über die Biologie der Venenwand schon darauf hingewiesen, daß es hier zu erheblichen Kontraktionen kommen kann, wenn ein Reiz ausgelöst wird, wie ihn die Berührung mit der Nadelspitze hervorruft. Um wieviel mehr ist allein schon auf Grund des anatomischen Baues die Arterie in der Lage, sich zu kontrahieren. Auf diese Weise kommt es manchmal vor, daß anfangs trotz richtig liegender Kanüle kein Blut aus der Injektionsnadel fließt, der Aspirationsversuch negativ ist. In solchen Fällen, in denen man das Gefühl hat, bei der Punktion richtig vorgegangen zu sein, soll man daher warten. In den meisten Fällen löst sich der Spasmus schon nach wenigen Sekunden und der Aspirationsversuch wird positiv.

Die Punktion der A. carotis bzw. die chirurgische Freilegung unterscheidet sich nicht von dem vorher geschilderten Vorgehen.

5.3.3. Die intraarterielle Injektionstechnik bei Kindern

Die intraarterielle Technik ist insbesondere bei Kindern für die Diagnostik angeborener und erworbener Herzfehler von entscheidender Bedeutung. Es ist daher kein Wunder, daß gerade die Kardiologen und Anästhesisten diese Technik ausgezeichnet beherrschen. Wesentliche Unterschiede zu der oben bereits geschilderten Technik bestehen jedoch nicht. Es sind aber zwei Punkte, die hier besonders hervorgehoben werden müssen. Während wir erfahren haben, daß bei adipösen

Frauen die Gefäßlogen relativ schwer zu erreichen sind, und von starken Fettpolstern geschützt sind, ist es bei einer Vielzahl von Kindern genau umgekehrt. Hier finden wir die A. femoralis manchmal direkt unter der Haut liegen. Wir dürfen also nicht den Maßstab des gesunden, normalen Mannes auf die Kinder übertragen. Daraus resultiert auch eine völlig andere Kanülenführung. Während bei Männern und Frauen die Injektionsnadel in einem Winkel von über 45 Grad die Haut punktiert, wird bei Kindern die Kanüle sehr flach, also in einem Winkel zwischen 15 und 20 Grad in die Haut eingestochen, um bei normal oberflächlicher Lage der Arterie diese nicht zu verfehlen.
Der zweite Punkt betrifft die Schmerzbekämpfung unter der Punktion. Meist gelingt die Punktion ohne Narkose, bei empfindlichen Kindern manchmal in Lokalanästhesie der Haut. Eine tiefe Lokalanästhesie im Bereich der A. femoralis macht man schon deshalb nicht gern, weil die Injektionsflüssigkeit die Konturen der Gefäßloge verwischen kann, also die Arterienpunktion selbst erheblich erschwert. Außerdem muß der Patient bei einer Lokalanästhesie, die rhombenförmig angelegt werden müßte, wenigstens 2 Einstiche hinnehmen, wohingegen die Punktion der A. femoralis, eine gewisse Übung vorausgesetzt, mit einer Hautpunktion durchgeführt wird. In seltenen Fällen ist es daher erforderlich, bei unruhigen Kindern eine Kurznarkose durchzuführen.

5.4. Komplikationen und ihre Behandlung

Komplikationen nach einer intraarteriellen Injektion sind relativ selten. Wenn es aber zu schädlichen Folgen kommt, können diese erheblich sein.
Mortensen berichtet in „*Klinische Folgen von arteriellen Injektionen, Transfusionen und Inzisionen*“ über die Untersuchungen von 3193 arteriellen Punktionen der verschiedensten Typen. Bei diesen Punktionen sah er 66 große Komplikationen und 321 geringere bei einer Gesamtkomplikationsrate von 13%.
Die *Seldinger*technik der perkutanen Arterienpunktion war begleitet von der höchsten Zahl der Zwischenfälle, die perkutane Nadelpunktionsmethode folgte mit einer mittleren Komplikationsrate, und die Inzision der Arterien mit anschließender Naht zeigte die wenigsten Zwischenfälle. Die Punktion der A. brachialis zeigte eine bedeutend höhere Komplikationsrate als die Punktion anderer Arterienstämme. Eine bedeutende Zunahme des Risikos einer Arterienpunktion stellten folgende Faktoren dar: Aortenklappeninsuffizienz, Antikoagulantienbehandlung in der Zeit der Punktion und das Vorliegen einer Arteriosklerose oder Hypertension bei den Patienten.

5.4.1. Das Durchstechen des Gefäßes

Infolge des anatomischen Baues der Arterie und ihrer Kontraktionsfähigkeit gilt das Durchstechen des Gefäßes als harmlose Komplikation. Das Durchstechen

einer Arterie ist auch wesentlich schwieriger als das einer Vene, weil der Gefäßwiderstand erheblich größer ist und man nach Durchdringen einer Gefäßwand, also einem Eindringen in die Arterie das Gefühl hat, mit der Kanüle richtig zu liegen. Kommt es dagegen, wie schon beschrieben, infolge der Kontraktilität der Arterie zu einem negativen Aspirationsversuch, wird der Unerfahrene denken, die Kanüle liegt nicht richtig in der Arterie. Man sollte also zuwarten, denn bei weiteren Manipulationen kommt es sonst leicht zum Durchstechen der Arterie.
Ist infolge einer ausgedehnten Arteriosklerose eine nicht genügende Kontraktilität vorhanden, kann das Durchstechen der Gefäße zu einem erheblichen Bluterguß führen, also zum

5.4.2. Haematom

Diese Haematome können im Femoralgebiet eine erhebliche Ausdehnung annehmen. So sind häufig die primären Geschlechtsorgane und fast der ganze Oberschenkel mit ergriffen. Liegt keine pathologische Gerinnungsstörung vor, kommt diese Blutung also nur durch kleine Fehler in der Technik vor, so ist ihre Prognose außerordentlich günstig zu beurteilen. Durch anfangs kühlende Umschläge (Alkohol), die später von wärmenden abgelöst werden sollen, und durch Applikation von *Hepathrombin-*, *Thrombophob-* und ähnlichen Salben, bilden sich die Haematome relativ schnell zurück. Liegt jedoch eine Koagulopathie vor oder steht der Patient unter Antikoagulantien-Behandlung, kann das Haematom groteske Formen annehmen, die insbesondere dadurch zu fürchten sind, daß der Blutaustritt noch anhält. Lokal ist hier unbedingt eine Kompression der A. femoralis erforderlich, gelegentlich auch chirurgische Intervention mit Gefäßnaht.
Auch nach perkutaner Punktion der A. carotis kann es zu einem erheblichen Haematom kommen, das dann sogar zur Einengung der Trachea führen kann. *Eckart* berichtet über einen Patienten, bei dem nach Angiographie der A. carotis deshalb die A. carotis freigelegt werden mußte und die Punktionsstelle übernäht werden mußte.
Die Infektion des Haematoms ist ein sehr seltenes Vorkommnis, jedoch sehr gefürchtet, da hier langwierige Eiterungen, Gefäß- und Nervenschädigungen zustandekommen können.

5.4.3. Die periarterielle Injektion

Wie sich herausgestellt hat, ist die periarterielle Injektion in den meisten Fällen folgenlos. Es handelt sich zumeist um diagnostische Eingriffe, so daß die Schädigung durch ein Arzneimitteldepot selten auftritt. Kommt es zu einer Injektion eines nicht indifferenten Medikaments, besteht auf Grund der anatomisch-topographisch Situation die Gefahr der Schädigung des N. femoralis. In dem Kapitel

„Irrtümliche intraarterielle Injektion bei der intravenösen Injektion“ (S. 117) haben wir uns zu den möglichen Schäden geäußert und einen Teil der bereits bekannt gewordenen Komplikationen zitiert.
Die periarterielle Injektion ist aber in bestimmten Fällen keineswegs als Komplikation zu werten, sondern als gezielter Eingriff. So kann man beispielsweise bei schwerem Kollaps (im Frühstadium des Herzinfarkts) durch Injektion einer *Novocain*-Lösung in den Carotis-Sinus-Bereich nach dem Vorschlag von *Hauss* einen „Entzügelungshochdruck“ durch Blockierung der Barorezeptoren therapeutisch nutzen.
Die Behandlung von Komplikationen der periarteriellen Injektion bzw. der intraarteriellen Injektion durch ungeeignete Medikamente, die damit zur Unterbrechung der arteriellen Blutversorgung und zur Ischämie und zu Nekrosen führen können, entspricht der vorn ausführlich geschilderten Therapie (S. 138).

5.5. Arterielle Infusionen mittels Infusionsapparat

Bei Durchblutungsstörungen wird zur Gefäßtherapie intraarteriell Nicotinsäureamid bzw. ATP intraarteriell verabreicht. Auch die Zuführung von Antibiotika in die Arterie ist empfohlen worden (*Kaiser*), um eine möglichst hohe Konzentration des Heilmittels am Krankheitsherd zu erreichen. Dies gilt auch für die intraarterielle Zuführung von Tetanus-Serum bei an Wundstarrkrampf Erkrankten (*Jorns*). So werden bei schweren Schockzuständen auch fibrinolytische Substanzen mittels Infusion intraarteriell verabreicht (*Lasch*).
Widmer weist besonders auf die Bedeutung des Injektionsortes bei der intraarteriellen Therapie hin, der wichtig ist, um eine möglichst hohe Konzentration der Medikamente im erkrankten Gebiet zu erreichen. Ist die zuführende Arterie nicht zugänglich, wird das Medikament in eine proximale Arterie injiziert, z. B. bei trophischen Läsionen des Fußes in die Arterien der Leistenbeuge. Da es hierbei oft nicht zu einer selektiven Konzentrationserhöhung zu kommen scheint, hat *Widmer* bei 6 Patienten systematisch den Konzentrationsverlauf von Na^{24} im Fuß nach intraarterieller Infusion in die Leistenbeuge untersucht. Die Aktivität wurde mit Szintillationsdetektoren über beiden Füßen während und 60 Minuten nach der Infusion in die A. femoralis gemessen. Die Konzentration im infundierten Fuß ist dabei 2,8mal höher als bei intravenöser Infusion. Bei Infusion in die oft versehentlich punktierte A. profunda femoris (bei den 6 Patienten von 64 Punktionen 19mal) läßt sich keine selektive Konzentrationserhöhung nachweisen, da das Präparat, den Fuß nicht direkt, sondern erst nach Passage des allgemeinen Kreislaufs erreicht, was etwa der Konzentration bei Applikation des Medikaments in eine Vorderarmvene entspricht.
Da es sich hierbei immer um eine dem Blutdruck entsprechende Überdruckinfusion handelt, kommen hier Infusionsapparate in Frage. Diese Apparate haben wir bereits in dem Kapitel „Intravenöse Infusion“ abgehandelt (S. 73).

Ist kein Infusionsapparat zur Stelle, kann eine intraarterielle Infusion auch mittels Schwerkraftprinzips durchgeführt werden. Am Beginn unserer intraarteriellen Zuführung von Zytostatika verfügten wir noch nicht über Infusionsapparaturen, so daß wir durch Kürzen der Bettbeine und durch Verlängerung des Tropfsystems auf eine Höhe von über 2 Metern einen normalen intraarteriellen Dauertropf erzielen konnten. Diese Infusion setzt jedoch ein bestimmtes Instrumentarium und eine Technik voraus, auf die wir hier näher eingehen wollen.

5.6. Das Einführen eines intraarteriell liegenden Katheters

Die *Seldinger*technik ist für die Diagnostik und Therapie zu einem Routineeingriff geworden. Wir unterscheiden hier wieder zwischen perkutaner und offener Punktion der Arterie, wobei insbesondere im Bereich der A. femoralis die perkutane Technik vorherrscht, während in der Carotis-Gegend in der Mehrzahl der Fälle offen vorgegangen wird, also nach chirurgischer Darstellung der Arterie.
Bei größeren Operationen im Herz-Lungenbereich ist zur Überwachung der Kreislaufsituation eine intraarterielle Blutdruckkontrolle, eine Blutgasanalyse u. a. erforderlich. Hierbei wird häufig auch die *Seldinger*technik angewendet.
In seltenen Fällen wird die A. radialis chirurgisch freigelegt: Wie wir weiter oben schon beschrieben haben, kommt es auf Grund des relativ kleinen Kalibers der A. radialis im Laufe der Zeit zu einer Thrombosierung, so daß vor dem Anlegen eines Katheters im Bereich der A. radialis immer kontrolliert werden muß, ob die A. ulnaris normal ausgebildet ist. Wie wir aus der topographischen Anatomie wissen, kommt es in seltenen Fällen vor, daß ein atypischer Gefäßverlauf vorliegt, und die A. radialis einen großen Teil der Hand versorgt und bestimmte Arterienkollateralien fehlen. Beim Vorliegen einer solchen Situation würde das Anlegen eines intraarteriellen Katheters im Radialisbereich absolut kontraindiziert sein, da Ischämien und evtl. sogar Nekrosen im Handbereich die Folge wären.
Demgegenüber wird bei Herzoperationen mit bilateraler Thorakotomie gelegentlich ein Katheter in A. mammaria interna zur Überwachung des Kreislaufs und zur Blutdruckmessung eingeführt.
Die *Seldinger*technik ist bei allen Arterien die gleiche:

> Man punktiert mit der einen Mandrin führenden *Seldinger*nadel das Gefäß. Nach richtiger Lage der Nadel wird der Mandrin herausgezogen und die *Seldinger*spirale wird in das Gefäß eingeführt. Liegt die Spirale im vorgesehenen Gefäßbereich, wird die Nadel über die Spirale herausgezogen, und nun über die Spirale der *Ödmann*katheter eingeführt. Den *Ödmann*katheter gibt es in verschiedenen Farben: Gelb-Grün, die eine verschiedene Elastizität aufweisen. Liegt der *Ödmann*katheter richtig, wird abschließend die Spirale herausgezogen.

Bei der offenen Darstellung im Bereich der A. carotis externa z. B. zur Infusion von Zytostatika, wird der Katheter mit einer Tabaksbeutelnaht an der Gefäßwand fixiert, damit auch rückläufig bzw. bei einem Verschieben, dieses unverträgliche Medikament auf keinen Fall in die umgebenden Gewebe eindringen kann. Bei der Zytostatika-Behandlung wird die Lage des Katheters mit Fluoreszin kontrolliert.

5.7. Komplikationen nach intraarteriellen Infusionen

5.7.1 Die intramurale Katheterführung

Äußerst selten kommen sogenannte intramurale Katheterführungen vor. Hier ist anfangs richtig punktiert worden. Doch beim Einlegen des Katheters ist dieser in die Adventitia der Arterienwand gedrungen und emporgeschoben worden. Diese Zwischenfälle können sich besonders bei der Linksherzkatheterisierung ereignen. So ist uns ein Fall bekannt geworden, bei dem trotz Kontrolle mit der Bildverstärker-Fernsehkette der Katheter in die Adventitia der A. femoralis geglitten ist und bis in die Aorta vorgedrungen ist. Wird diese Komplikation nicht rechtzeitig bemerkt, die Kontrolle des Bildverstärkers zeigt die intramurale Lage des Katheters nicht an, und wird mit einem Infusionsapparat, der mit etwa zwei atü Druck arbeitet, z. B. eine Kontrastmittelinjektion durchgeführt, kann es hier zu einem Aneurysma dissecans kommen, das je nach Lage eine verschiedene Prognose hat, in jedem Fall aber eine erhebliche Komplikation darstellt.

5.7.2. Die arterielle Thrombose

In außerordentlich seltenen Fällen kommt es zu einer arteriellen Thrombose, einer Komplikation, die bei größeren, ernährenden Gefäßen, wie z. B. bei der A. femoralis, sofortiges chirurgisches Eingreifen erfordert. Diese Thrombose wird zumeist durch eine weitgehende Verletzung der Intima des Gefäßes ausgelöst. Sie tritt nicht sofort in Erscheinung, sondern macht sich erst im Verlauf von ca 1 bis 24 Stunden nach dem Eingriff bemerkbar. Auch hier spielt, wie wir es ausführlich bei der Thrombose und Thrombophlebitis der Venen geschildert haben, die Größe des Gefäßes, die Blutströmungsgeschwindigkeit und Viskosität des Blutes eine sehr große Rolle. So ist es verständlich, daß gerade im Bereich der A. femoralis bzw. der A. carotis außerordentlich selten arterielle Thrombosen auftreten, wohingegen thrombotische Verstopfungen der A. radialis öfter beobachtet werden.
Wir selbst haben noch keinen solchen Fall erlebt, doch zeigt das folgende Beispiel und die dazugehörige Abbildung, welches Ausmaß eine arterielle Thrombose im Bereich der A. femoralis annehmen kann.

Fall J. G. (26 Jahre).
Aufnahme am 18. 11. 1963.
Der Patient wurde zur Klärung der Diagnose eines angeborenen Herzfehlers in typischer Weise nach *Seldinger* katheterisiert. Eineinhalb Stunden nach der Katheterisierung traten die typischen Erscheinungen einer akuten Femoralarterienthrombose auf. Die Extremität war völlig blaß, der Puls der A. dors. ped. war nicht mehr palpabel, so daß der Patient sofort auf die Chirurgische Abteilung verlegt wurde. Der gefäßchirurgische Eingriff wurde dort durchgeführt (Prof Dr. *Rücker*), und als Ergebnis zeigte sich, wie aus dem Bild ersichtlich ist, eine beinahe 70 cm lange Thrombosierung (Abb. 101)*.

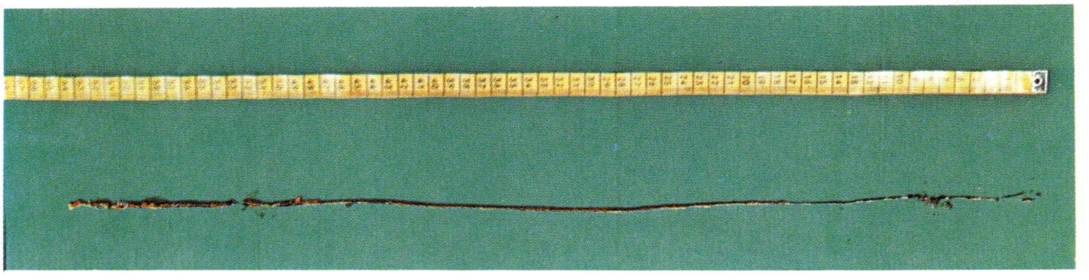

Abb. 101. 4 Stunden nach Punktion der A. femoralis durch Arterektomie exstirpierter ca. 70 cm langer arterieller Thrombus (Prof. Dr. *Rücker*, Martin-Luther-Krankenhaus, Berlin)

Epikritisch muß man also sagen, daß trotz der nach der Punktion durchgeführten normalen Gefäßpalpationen, die prinzipiell durchgeführt werden sollten, erst die Schmerzen und das Blaßwerden des Beines auf diese schwere Komplikation hinweisen.
Das klinische Bild einer voll ausgeprägten arteriellen Thrombose ist durch die typische Blässe und Pulslosigkeit der Extremität charakterisiert, so daß sie gar nicht übersehen werden kann. Therapeutisch kommt u. E. nur ein sofortiger chirurgischer Eingriff in Frage, der in der Lage ist, die Thrombose zu entfernen. Die neuerdings empfohlene intraarterielle Streptokinasebehandlung zur Thrombolyse ist an Erfahrung und an bestimmte labortechnische Voraussetzungen gebunden. Sie verspricht zudem nicht den Erfolg, den der Chirurg garantiert. Bei weniger dramatischen und gefahrvollen Krankheitsbildern sollte man dennoch die konservative Streptokinasebehandlung einleiten, die bei konsequenter Durchführung (S. 275) sehr wirkungsvoll sein soll. Akute arterielle Thrombosen sollte man in jedem Falle gefäßchirurgisch angehen.

5.7.3. Die arterielle Embolie

Erfreulicherweise sind, wie wir schon eingangs betonten, die Komplikationen bei der arteriellen Injektionstechnik relativ selten. Das bezieht sich auf die Thrombose

* Wir möchten Herrn Professor Dr. *A. G. Neuhaus*, Schloßparkklinik Berlin, für die freundliche Überlassung der Abbildung danken.

wie auch auf die arterielle Embolie. Diese durch Punktion der A. femoralis ausgelöste Embolie kann bei älteren Arteriosklerotikern zustandekommen, bei denen infolge der Punktion ein größeres Kalkplaque aus der Arterienwand herausgebrochen und in den Blutstrom eingeschwemmt wird. Je nach Größe dieses arteriosklerotischen Kalkstückes bleibt es im Bereich der Peripherie hängen und kann nun das Bild einer echten arteriellen Embolie auslösen. Es kann zu Ischämien, und falls keine frühchirurgische Behandlung eingeleitet wird, zu Nekrosen im distalen Abschnitt der Extremität kommen. Diese **Kalkembolie** tritt verständlicherweise nur selten auf, doch ist es keineswegs ausgeschlossen, daß auch hier wieder die Injektionstechnik für die Auslösung einer solchen Komplikation von großem Einfluß ist. Ebenso wie bei einer intramuralen Katheterführung, die trotz moderner Kontrollgeräte nicht immer ausgeschlossen werden kann, kann hier durch die anfangs intramurale Führung der Kanüle im Bereich der Punktionsstelle das Kalkplaque direkt in das Gefäß gestoßen werden, so daß es peripherwärts strömt.

Es empfiehlt sich daher bei älteren Leuten mit einer ausgebildeten Arteriosklerose den Kanülenneigungswinkel zu erhöhen und im Winkel von etwa 60 bis 70 Grad zu punktieren.

Auch für die arterielle Thrombose können diese Kalkplaques eine Rolle spielen, so kann beispielsweise bei einer Punktion des stark arteriosklerotischen Gefäßes ein verkalktes Stück der Intima in das Gefäßlumen hineingedrückt werden, so daß es allein durch die Verletzung der Intima und durch das Flottieren im Gefäßlumen einer arteriellen Thrombose Vorschub leistet. Die Behandlung dieser Komplikation sollte prinzipiell auf gefäßchirurgischem Wege erfolgen.

5.7.4. Arteriitis

Die Arteriitis kommt nur zustande, wenn gewebsunverträgliche Medikamente, wie beispielsweise die Zytostatika, besser gesagt Antimitotika, verabfolgt werden. Aus diesem Grunde wird ja immer vor Applikation gewebstoxischer Medikamente geprüft, ob der Katheter an der richtigen Stelle liegt. Die intraarterielle Zytostatika-Behandlung beim Zungenkarzinom geht beispielsweise so vor sich, daß nach Darstellung der A. temporalis superficialis der Katheter soweit in die A. lingualis eingeschoben wird, daß er mit Sicherheit im Endarteriengebiet liegt.

Das kann ohne Schwierigkeiten mit Natriumfluoreszin nachgeprüft werden, das vor jeglicher Applikation eines Medikamentes in den Katheter infundiert wird. Durch die typische Gelbfärbung unter der Ultraviolettlampe kann man deutlich das Ausbreitungsgebiet erkennen, wobei es uns selbst schon passiert ist, daß wir glaubten, der Katheter würde mit Sicherheit in der A. lingualis liegen, der Fluoreszintest uns jedoch zeigte, daß der Polyvinylschlauch in der A. facialis lag. In solchen Fällen muß der Katheter zurückgezogen und erneut vorgeschoben werden, bis man sich an Hand dieses ausgezeichneten Testes überzeugt hat, daß nur das zytostatisch zu behandelnde Areal von diesen gewebstoxischen Antimitotika betroffen wird. Wie wir schon beschrieben haben, erfolgt dann eine Tabaksbeutelnaht, um den Katheter fest am Gefäß zu fixieren und rückläufige Blutungen zu vermeiden.

Da die intraarterielle Dauerinfusion über Tage geht, kommt es manchmal vor, daß sich im Laufe der Zeit der Katheter etwas verschiebt; es kommt auch vor, daß von der Infusionslösung, die chemisch absolut gewebstoxisch ist, einige Tropfen entlang des Systems auf die frische Wundnaht kommen, so daß sowohl im Gewebe selbst, wie auch auf der Wunde toxische Schädigungen infolge der Zytostatika auftreten. Auch die venöse Resorption dieser Antimiotika ruft Schädigungen hervor, so daß also die gesamte Anlage genauestens zu überwachen ist. Besonders in Fällen, in denen ein gewisses Verrutschen des Katheters zustande kam und dadurch rückläufig Zytostatika in die Arterie eindringen, kommt es zu Arteriitiden, die keineswegs ungefährlich sind. Solange sich solche Schädigung im Endstromgebiet ausbreitet und damit die Nekrose des Tumors beschleunigt, muß diese Komplikation als mit in die Behandlung einbegriffen gesehen werden. Kommt es jedoch zu einem größeren Rückfluß dieser gewebstoxischen Flüssigkeiten, evtl. sogar in größere Gefäße, können schwere Komplikationen erfolgen, so kann beispielsweise aufgrund einer nekrotisierenden Arteriitis eine

5.7.5. Arrosionsblutung

erfolgen. Die Arrosionsblutung im Bereich der A. carotis externa ist immer lebensgefährlich. Sie äußert sich in einer massiven Blutung, die auch die noch im Granulationsstadium befindliche Wunde durchdringt und daher unbedingt chirurgisch angegangen werden muß. Die Unterbindung der A. carotis externa ist jedoch infolge der geschädigten Gefäßwand außerordentlich schwierig und benötigt große Übung und Schnelligkeit.

Wir selbst haben durch eine solche Arrosionsblutung trotz aller Sofortmaßnahmen einen Patienten verloren. Aus diesem Grnde ist bei jeder intraarteriellen Zuführung von Zytostatika, wie es schon *Sullivan, Espiner, Scheunemann* und *Schlegel* betont haben, eine Arteriitis nach Möglichkeit zu verhindern. Man sollte lieber vorzeitig die Infusion abbrechen, als die Gefahr einer Arrosionsblutung heraufzubeschwören.

Die schon vorhandene Arteriitis wird am günstigsten folgendermaßen behandelt: Liegenlassen des intraarteriellen Tropfes, Infusion von gefäßerweiternden Mitteln, die jedoch die Arterienwand keineswegs reizen dürfen. Hier hat sich das *Panthesin-Hydergin* bewährt. Absolut isotonische Lösungen benutzen, da sonst die Gefahr einer weiteren Schädigung besteht. Zusätzliche intravenöse Tropfinfusion mit robotierenden Mitteln, Vitaminen und hohen Dosen von *Actihaemyl.*

Die Unterbindung der A. carotis externa wird an der Teilungsstelle der A. carotis communis in A. carotis interna und A. carotis externa vorgenommen. Da wir die topographisch-anatomische Situation bei der Freilegung der A. carotis externa

Tab. 19. Dosierungsschema für die thrombolytische Therapie mit Streptokinase bei unverletztem Gefäßsystem bzw. ab 4. postoperativen Tag

<table>
<tr><th>Initialdosis</th><th colspan="3">Erhaltungsdosis</th><th colspan="4">Nachbehandlung mit Antikoagulantien</th></tr>
<tr><td rowspan="2">250 000 I.E. Streptokinase oder nach dem Resistenztest (mindestens 100 000 I.E. Streptokinase in 20 ml physiol. NaCl-Lösung in ca. 15 Minuten infundieren)

entspricht 30 Tropfen/ Min.</td><td rowspan="2">Dauertropf-Infusion für die ersten 4 Stunden 750 000 I.E. Streptokinase in 250 ml Haemaccel lösen (ca. 200 000 I.E. pro Stunde)

entspricht 20 Tropfen/ Min.</td><td rowspan="2">Dauertropf-Infusion für weitere 8 Stunden 750 000 I.E. Streptokinase in 500 ml Haemaccel lösen (ca. 100 000 I.E. pro Stunde)

entspricht 20 Tropfen/ Min.</td><td rowspan="2">Fortsetzung der Streptokinase-Therapie mit je 100 000 I.E. pro Stunde 3 bis 4 Stunden über den klinischen Erfolg hinaus</td><td colspan="2">Curamin-Derivate

z. B. Marcumar 4 bis 5 Tabletten</td><td>Curamin-Derivate

z. B. Marcumar 1 bis 2 Tabletten</td><td rowspan="2">Fortsetzung der Antikoagulantientherapie mit Curamin-Derivaten entsprechend dem Quick-Wert</td></tr>
<tr><td>10 000 I.E. Heparin z. B. Liquemin als Dauertropfinfusion innerhalb der ersten 12 Stunden</td><td>Fortsetzung der Heparin-Infusionen entsprechend der Plasmathrombinzeit</td><td>Fortsetzung der Heparin-Infusionen entsprechend der Plasmathrombinzeit</td></tr>
<tr><td>Stunden 0</td><td>4</td><td>12</td><td></td><td>12</td><td>24</td><td>48</td><td></td></tr>
<tr><td>Plasmathrombinzeit Ausgangswert (soll im Normalbereich liegen)</td><td>Plasmathrombinzeit 2- bis 4fach vom Ausgangswert. Bei höheren Werten ist die Dosierung wie in den ersten 4 Std. beizubehalten. Dadurch sinkt die Plasmathrombinzeit weiter als Zwischenkontrolle nach der 6. bis 8. Std.</td><td>Plasmathrombinzeit 2- bis 3fach vom Ausgangswert gleichbleibend bis zum Ende der Therapie</td><td>Plasmathrombinzeit 2- bis 3fach vom Ausgangswert</td><td>Plasmathrombinzeit mindestens 3fach vom Ausgangswert</td><td></td><td></td><td>Quick-Wert 15 bis 25%</td></tr>
</table>

(s. S. 257) schon beschrieben haben, soll lediglich der Hinweis genügen, daß bei diesen vorgeschädigten Gefäßen äußerst behutsam vorzugehen ist und daß die Unterbindung (möglichst doppelt) genau an der Teilungsstelle zu erfolgen hat, damit keine Embolie im Bereich der A. carotis interna auftritt. Wird peripherwärts von der Teilungsstelle die A. carotis externa unterbunden, kann sich ein kleiner Thrombus im Anfangsteil dieser großen Arterie bilden, der durch die Strömungsgeschwindigkeit des Blutes in der A. carotis interna herausgerissen und embolisch verschleppt werden kann.

6. Lokalanästhesie

6.1. Einleitung

Zwei medizinhistorische Ereignisse machten die Lokalanästhesie praxisreif. 1903 führte *Heinrich Braun* das Adrenalin als Kokainzusatz ein. Die Darstellung des *Novocains* durch *Einhorn* 1905 vollendete den Ausbau der Lokalanästhesie. Wegen der geringen Giftigkeit, der Reizlosigkeit im Gewebe, an Nerven und an den Schleimhäuten und wegen seiner guten Verträglichkeit mit *Suprarenin* hat diese Anästhesieform über 50 Jahre breiteste Verwendung bei der örtlichen Betäubung gefunden.
Die Lokalanästhesie war vielerorts gleichbedeutend mit dem Namen „*Novocain*". Erst seit 1942 entwickelte man einige lokalanästhetisch wirksame Substanzen, die von dem bereits um die Jahrhundertwende untersuchten „*Nirvanin*" ausgehen. Die Entdeckung des Lidocains (*Xylocain*) durch *Loefgren* und *Lundquist* im Jahre 1943 bedeutet zweifellos auch wieder ein wichtiges Datum in der Geschichte der Entwicklung der Lokalanästhetika.
In kurzer Zeit wurden nun noch einige lokalanästhetisch wirksame Substanzen hergestellt, die, wie aus den weiteren Kapiteln zu ersehen ist, in klinischer Hinsicht heute schon eine große Bedeutung erlangt haben. So konnte das Prilocain (*Xylonest*), das Butanilicain (*Hostacain*), Mepivacain (*Scandicain, Carbocain*) und das Carticain (*Ultracain*) entwickelt werden.
Man kann also feststellen, daß im großen und ganzen heute nur noch drei große Gruppen von Lokalanästhetika unterschieden werden, wobei im Grunde genommen nur die letzte Gruppe klinisch besonderes Interesse verdient (Tab. 21). Da aber das Procain Vergleichssubstanz für alle neu synthetisierten Lokalanästhetika

Tab. 20. Toxizität und analgetische Potenz der heute gebräuchlichen Lokalanästhetika (Ergänzt nach *Auberger*)

	Procain *Novocain*	Tetracain *Pantocain*	Lidocain *Xylocain*	Prilocain *Xyloneat*	Mepivacain *Mepivacain*	Butanilicain *Hostacain*	Carticain *Ultracain*
Toxizität (Procain = 1)	1	10	2	1,5	2	2	1
Analgetische Potenz (Procain = 1)	1	10	4	4	4	~4	4

ist, soll in diesem Kapitel über die Einteilung der noch gebräuchlichen und der modernen Lokalanästhetika und ihre klinische Anwendung berichtet werden (Tab. 20).
Zwei Begriffe müssen jedoch noch im einzelnen erläutert werden: Es handelt sich dabei um die *Toxizität* und um die *analgetische Potenz.*
Die *Toxizität* wird gewöhnlich für die einzelnen Präparate in ihrem Verhältnis zu Procain angegeben, ebenso ist die analgetische Potenz ein exakter Vergleichswert zum *Novocain.* Aus der Relation dieser beiden Werte ergibt sich der sogenannte **Therapeutische Index** (*Auberger*).
Im einzelnen unterscheiden wir drei große Gruppen von Lokalanästhetika (Tab. 21).

Tab. 21. Einteilung der Lokalanästhetika

1. Gruppe:	Benzoesäurederivate:	*Novocain*
		ABC Bayer
		Anästhetikum Woelm
		Cetain, Cor-Cetain
		Mucain
		Melaesthin
		Meriopitan
		Pharmatonin u. a.
2. Gruppe:	Salizylsäurederivate:	*Oxyprocain* u. a.
3. Gruppe:	Anilinderivate:	*Xylocain*
		Xylestesin
		Hostacain
		Mepivacain
		Scandicain
		Ultracain
		Xylonest u. a.

6.2. Komplikationen

Da alle Lokalanästhetika mehr oder weniger toxisch sind, ist von der *Deutschen Arzneimittelkommission* für jedes Lokalanästhetikum eine zusätzliche Grenzdosis festgelegt worden. Es ist jedoch verständlich, daß es sich hier nicht um eine absolute Sicherheitsgrenze handelt, bei deren Einhaltung keine Nebenwirkungen auftreten könnten (*Auberger*).
Die Toxizität richtet sich nach den Zusätzen, also insbesondere nach den Vasokonstringentien, und hier spielt wiederum die Konzentration eine große Rolle. Weiterhin kommen physische und psychische Momente in Frage, also schlechthin die Ausgangslage des Patienten, die zu Komplikationen führen können.
Wenn nach *Schuchardt* und *Schön* folgende Dosen nicht überschritten werden sollen:

250 ml ½%ige Lösung (= 1,25 g Procain)
100 ml 1%ige Lösung (= 1,0 g Procain)

40 ml 2%ige Lösung (= 0,8 g Procain)
20 ml 4%ige Lösung (= 0,8 g Procain).

so wären diese Werte als Maximaldosen zu betrachten.
Auberger hat kürzlich die Toxizität und die analgetische Potenz bezogen auf Procain und die zulässige Grenzdosis der gebräuchlichen Lokalanästhetika zusammengestellt. Diese Werte sind aus Tabelle 22 zu entnehmen.

Tab. 22. Toxizität und Grenzdosis der heute gebräuchlichen Lokalanästhetika

	Procain *Novocain*	Tetracain *Pantocain*	Lidocain *Xylocain*	Prilocain *Xylonest*	Mepivacain *Scandicain*	Butanilicain *Hostacain*	Carticain *Ultracain*
Toxizität (Procain = 1)	1	10	2	1,5	2	2	1
Analgetische Potenz (Procain = 1)	1	10	4	4	4	~4	4
Zulässige Grenzdosis in mg ohne Adrenalin	500	20	200	400	300	300	250
mit Adrenalin	100	20	500	600	500	200	500

Die pharmakologischen Grundlagen der Entstehung von Komplikationen durch Lokalanästhetika wurden besonders von *Lendle* und *Sentis, Vogelsänger* und *Ruedi* erarbeitet. Sie sind im führenden „*Handbuch über Lokalanästhesie und Lokalanästhetika*" von *Killian* nachzulesen. Hier soll lediglich ein Überblick der möglichen Komplikationen gegeben werden und erläutert werden, welchen Einfluß die Lokalanästhesie auf die Chirurgie hat.
Wir unterscheiden zwei große Gruppen von Komplikationen

1. Lebensbedrohliche Komplikationen
2. Lokale Komplikationen.

6.2.1. Lebensbedrohliche Komplikationen

Gordh hat 1963 eine umfangreiche Arbeit über lebensbedrohliche Komplikationen in der Lokalanästhesie veröffentlicht. Dieser Arbeit entnehmen wir Tabelle 23.
In der Mehrzahl der Fälle entstehen tödliche Zwischenfälle durch Überdosierungen. Der Anästhesierende nimmt nicht genügend Rücksicht auf die regionalen Bedingungen der Anästhesie und im Bestreben die Schmerzbetäubung so vollkommen wie möglich zu machen, injiziert er überhöhte Mengen der Lokalanästhesielösungen.

Tab. 23. Toxische Reaktionen und Todesfälle bei der Lokalanästhesie

Art der Anästhesie	Anzahl der Fälle	Kokain	Procain	Tetracain	Nupercain	Lidocain	Mepivacain	Anzahl der Todesfälle
Infiltration im Bereich des Gesichts, der Mundhöhle, des Rachens und der Luftwege	7	1	1	5				7
Stellatumblockade	4					3	1	3
Lokalanästhesie-Infiltration in anderen Körperbereichen	8		1	1	1	5		7
	19	1	2	6	1	8	1	17

Tab. 24. Klinisches Vergiftungsbild nach Lokalanästhetika (nach *Pitkin, Southworth-Hingson)*

Region	I. Phase (Erregungsphase)	II. Phase (Lähmungsphase)
Zentralnervensystem	Benommenheit, Unruhe, Wärmesensation, Nervosität, Angst, Pupillenerweiterung, Desorientierung, Zittern, Schwindel, Krämpfe, Ohrensausen, Taubheit	Bewußtlosigkeit, Koma, komplette motorische und sensible Lähmung evtl. Exitus
Vegetatives System (Autonome Regulation)	Exzitationen, Blässe, Schweißausbruch, Salivation oder Trockenheit des Mundes und Halses, Nausea, Erbrechen	Lähmung der Antriebe, profuser Schweiß, Sphinkterlähmung, Patient läßt unter sich
Kardiovaskuläres System	Blutdruckanstieg durch Konvulsionen, Bradykardie oder auch Pulsbeschleunigung	Blutdrucksturz zu Schockwerten, Tachykardie, dann Versagen des Herzens, des Myokards und der Reizleitung
Atmung	Steigerung der Atemfrequenz Hyperpnoe, Hetzatmung	Zyanose, zunehmende Atemlähmung bis zum Stillstand (zentral und peripher bedingt).

Wenn auch *Gordh* und *Zürn* der Ansicht sind, daß die Todesfälle nach Lokalanästhesie vorwiegend im Bereich des Gesichts und des Halses auftreten, so ist das richtig; doch wenn *Zürn* die erhöhte zentrale Erregbarkeit durch Reizung des Karotissinus dafür verantwortlich macht, stimmen wir nicht mit ihm überein. Daß die Todesfälle besonders im Bereich des Kopfes auftreten, liegt, daran, daß die Resorptionsverhältnisse und insbesondere die absolute Toxizität im Schädel-Gesichtsbereich erheblich höher sind als am Stamm (*Harnisch*). Wenn auch in seltenen Fällen die Applikation von Lokalanästhetika im entzündlichen Gewebe zu Zwischenfällen führen kann – zweifellos besteht die Möglichkeit einer erhöhten Resorptionsgeschwindigkeit – so sind diese Komplikationen im Gegensatz zu den Überdosierungen bzw. vasokonstriktorischen Zusätzen gering.

Tab. 25. Klinisches Vergiftungsbild durch Vasokonstringentien (nach *Kilian*)

Zentralnervensystem	Keine direkte Wirkung auf das Gehirn, sondern nur indirekte Beeinflussung
Vegetative und autonome Regulationen, vorwiegend sympathische	Plötzliche wachsartige Blässe mit kaltem Schweiß, eventuell profuse Schweißbildung. Heftige Kopfschmerzen, Unruhe, Erregung, Angst, Pupillenerweiterung, Ohrensausen, leichte Benommenheit
Kardiovaskuläres System, Herz	Steigerung der Frequenz bis zu bedrohlicher Tachykardie. Gefahr heterotoper Reizbildung, Salven von Extrasystolen, Kammerflimmern, bis zum Herzstillstand (Synkope) Vehementer Blutdruckanstieg (besondere Gefahr bei Hypertonie). Sofortreaktion des Pressorezeptoren des Sinus caroticus, der Aortengabel und des Herzens Maximale Stimulation der Herztätigkeit, vermehrte Schlagvolumen, stark erhöhter Sauerstoffbedarf des Herzmuskels, der trotz Koronarerweiterung oft nicht befriedigt werden kann. Hypoxie des Herzens. Entspeicherung des Blutdepots. Nach Passage der Hypertoniephase tiefer Blutdrucksturz, Kollaps, der eventuell tödlich endet. Bei erkranktem Herzmuskel plötzlicher Herzstillstand unter maximaler Dilatation des Herzens durch Versagen des Herzmuskels (Überdehnung)
Atmung	Im Zuge des Blutdruckanstieges (Pressorezeptoren-Begleiterscheinung) manchmal vorübergehende Atempause oder auch Atemstillstand durch zentrale hypoxämische Schädigung des Atemzentrums, Hypoventilation. Bei Versagen des Herzens sekundärer Atemstillstand

Als Therapie wird die gründliche Prämedikation mit Barbituraten oder mit Benzodiazepidin-Derivaten (*Valium*) empfohlen. Beim Aufkommen von Streckkrämpfen ist es nicht nur empfehlenswert, sondern ärztliche Pflicht, eine sofortige intravenöse Zuführung kurzwirkender Barbiturate einzuleiten bzw. eine endotracheale Intubationsnarkose mit künstlicher Beatmung durchzuführen. Eine intravenöse Dauertropfinfusion ist anzulegen, damit je nach dem Zustandsbild entsprechende Pharmaka sofort zugeführt werden können.

6.2.2. Lokale Komplikationen

Es gibt eine Vielzahl von lokalen Komplikationen bei der Lokalanästhesie. Doch sind zweifellos am unangenehmsten die Lokalanästhesiefolgeerscheinungen in Form von *Nekrosen. Hammer* berichtet über Nekrosen im Anschluß an die örtliche Betäubung und beschreibt zunächst das pathologisch-anatomische Bild von Nekrosen, die er im Anschluß an örtliche Betäubungen beobachten konnte. Er erwähnt die verschiedenen Ansichten über die Entstehungsursachen, um schließlich aufgrund seiner eigenen Beobachtungen zur Ätiologie dieser Gewebszerstörungen Stellung zu nehmen. *Hammer* sieht die Nekrosen als das Ergebnis der *mechanisch-traumatischen Einwirkung der Injektion* an, die selbst noch eine schädliche chemisch-toxische Wirkung ausüben kann. Zur Vermeidung dieser Vorkommnisse empfiehlt er, die Injektionsnadel so zu führen, daß eine intramuskuläre Infiltration des Gewebes vermieden wird.
Weitere Komplikationen sollen nur kurz gestreift werden. So spielen Blutungen, Hämatome und Thrombosen im Rahmen der Chirurgie keine so große Rolle, da in unserem Fachgebiet vorwiegend mit Infiltrations- und Leitungsanästhesien gearbeitet wird. Lebensbedrohliche Nachblutungen, Hämatome u. ä. sind eigentlich nur bei Nervenblockaden, Spinal-, Epidural- und Paravertebralanästhesien zu befürchten. Auch das Anstechen der Pleura bzw. der Lungen, das bei Stellatum-Blockaden durchaus vorkommen kann, soll hier nur kurz erwähnt werden. Ebenso wie bei den Hämatomen ist hier natürlich darauf zu achten, daß die Patienten nicht unter *Antikoagulantien* stehen. In solchen Fällen kann das an sich harmlose Anstechen eines Gefäßes folgenschwere Komplikationen nach sich ziehen.
Nervenläsionen und schädigungen, so zum Beispiel Fazialisparesen nach Lokalanästhesien kommen vor (*Dechaume, Gabka*). In der überwiegenden Anzahl der Fälle sind sie aber nur vorübergehender Natur, d. h. mit Abklingen der Anästhesiewirkung verschwindet die Störung. Nur in seltenen Fällen, wenn der Nerv direkt durch die Kanüle lädiert wurde, kann ein bleibender Schaden zurückbleiben. Auch Schmerzsensationen treten nach der Lokalanästhesie häufig auf. Plötzlich auftretende Kopfschmerzen nach Injektionen größerer Mengen Lokalanästhetika sind immer ein Zeichen einer zerebralen Schädigung. Nach der klinischen Vorstellung kommt es dabei zu einem Hirnödem, das sofort therapeutisch beeinflußt werden sollte. Hier empfiehlt sich die intravenöse Injektion hochprozentiger Traubenzuckerlösungen. Wir haben sehr günstige Erfahrungen mit der Injektion von 40 ml 50%iger Traubenzuckerlösung erzielt. In vielen Fällen gehen die Kopfschmerzen dann schlagartig zurück, die Lokalanästhesie wird anstandslos vertragen.

Zwischenfälle bei der Lokalanästhesie lassen sich nach *Immenkamp* auf ein Minimum reduzieren, wenn seitens des Arztes

1. alle technischen Voraussetzungen erfüllt werden, und wenn
2. eine Wertung des ganzen Menschen, eine Beurteilung seiner physischen Verfassung unter besonderer Beachtung von Herz- und Kreislaufschäden und eine Berücksichtigung seiner vegetativen Ausgangslage

erfolgt.

So kann man im Hinblick auf die Vielzahl von Lokalanästhesien, die täglich in aller Welt durchgeführt werden, mit den Worten *Rosenthals* sagen: „Glauben sie mir, meine Herren, die Lokalanästhesie ist besser als ihr Ruf.“

6.3. Technik der Lokalanästhesie

Die modernen Anästhesieverfahren – also insbesondere der Ausbau der endotrachealen Intubationsnarkose – brachten so viele Vorteile, daß es vorübergehend zu einer Vernachlässigung der Lokalanästhesie kam. – Inzwischen zeigen die Veröffentlichungen führender Anästhesiologen (*Frey, Horatz, Kreuscher, Nolte, v. Lutzki, Auberger* u. a.), daß auch für die Anästhesiologie die Lokalanästhesie wieder interessant geworden ist.

Größeren Operationen sollte prinzipiell eine Prämedikation vorangehen. Mit dieser Prämedikation sollen drei Wirkungskomponenten erzielt werden:

Die *Analgesie*, die *Sedierung* bzw. *Amnesie* und die *Dämpfung der vegetativen Reagibilität.*

Je nach der Größe des Eingriffs werden bestimmte Pharmaka kombiniert, und die Patienten mittels einer sogenannten Mischspritze zur Operation vorbereitet. Entscheidend ist die Frage der Schmerzausschaltung. Bei einer Lokalanästhesie bzw. einer Kurznarkose wird eine andere Prämedikation angewandt als zur Vorbereitung einer Intubationsnarkose.

Bei Eingriffen in Lokalanästhesie wird zumeist von dem *Dolantin* bzw. von dem *Fortral* Gebrauch gemacht. Das *Dolantin* sollte 45 bis 60 Minuten vor dem Eingriff subkutan injiziert werden. Zur Prämedikation eines größeren Eingriffs in Lokalanästhesie eignet sich ausgezeichnet auch das Benzodiazepinderivat *Valium 10.* Neuerdings wird der Dolantinabkömmling *Phentanyl* zur Prämedikation herangezogen. Das *Phentanyl* ist ein sehr starkes Analgetikum von geringe Wirkungsdauer. Es kommt besonders bei der sogenannten Neuroleptanalgesie zur Anwendung.

Wir kennen heute eine erhebliche Anzahl von Neuroleptika, also Pharmaka, die den zentralnervösen Grundtons herabsetzen und durch Minderung psychischer Spannungen eine direkte Beeinflussung depressiver Phasen bewirken (Tab. 26).

Die folgende Übersicht zeigt eine Einteilung in *Transquilizer* (transquillitas = Ruhe und Gelassenheit) und *Ataraktika* (ataractos = ungestört, unerschrocken) sowie eine solche in *Benzodiazepinderivate* und eine Aufzählung der *Phenothiazine.*

Tab. 26. Zur Prämedikation verwendete Pharmaka

1. *Tranquilizer und Ataraktika:*	3. *Neuroplegika* (Phenothiazinkörper)
a) Meprobamatgruppe	a) Chlorpromazingruppe
Aneural	*Megaphen*
Cyrpon	b) Promethiazingruppe
Miltaun	*Atosil*
b) Bizyklische Verbindungen	c) Piperidylgruppe
Atarax	d) Perphenazingruppe
c) Benactycingruppe	*Decentan*
2. *Benzodiazepinderivate*	e) Triflupromazingruppe
Librium	*Psyquil*
Valium	

Wir selbst bevorzugen sogenannte Mischspritzen, bestehend aus *Valium* 10 mg und *Novalgin* 2–5 ml. Je nach Größe des Eingriffes und je nach dem Alter des Patienten verordnen wir die Medikation einer halben bzw. einer ganzen Mischspritze.

6.3.1. Lokalanästhesie im Bereich des Hirnschädels einschließlich der Galea

Die im Bereich der Schädeldecke durchzuführenden konstruktiven und rekonstruktiven Maßnahmen werden lediglich mit Hilfe der Infiltrationsanästhesie ausgeführt. Zusätzlich können Leitungsanästhesien gemacht werden; sie sind jedoch relativ selten notwendig.

Das Gebiet der Schädeldecke wird von den folgenden Nerven versorgt (Abb. 102):

1. N. frontalis = Stirn und Scheitelhöhe
2. N. supraorbitalis = Stirn und Scheitelhöhe
3. N. cygomatico-temporalis = Schläfe
4. N. auriculo-temporalis = Ohrmuschel und Schläfe
5. N. auricularis magnus = Ohrmuschel und Schläfe
6. N. occipitalis minor = Retroaurikulargegend und Hinterhaupt
7. N. occipitalis major = Hinterhaupt.

Aus der Abbildung 103 sind die Injektionspunkte für die Leitungsanästhesie im Schädelbereich zu erkennen. Gleichzeitig soll jedoch diese Abbildung die abriegelnde Blockade zeigen, also eine Lokalanästhesie, die einen Distrikt der Galea bzw. der knöchernen Schädeldecke schmerzfrei macht. Diese infiltrative, subkutane bzw. subgaleale Umspritzung, der sich bei den dicken Muskellagen der Schläfen und Hinterhauptgegend eine tiefe Infiltration der Weichteile zugesellt, ist die Methode der Wahl bei sämtlichen Operationen im Bereich der Galea. Da die Dura mater von dieser Lokalanästhesietechnik nicht ganz erfaßt wird, sie behält teilweise ihre sensible Versorgung, ist es bei Freilegung der äußeren Hirnhaut empfehlenswert, unter der Operation noch eine weitere lokalanästhetische Maßnahmen durchzuführen.

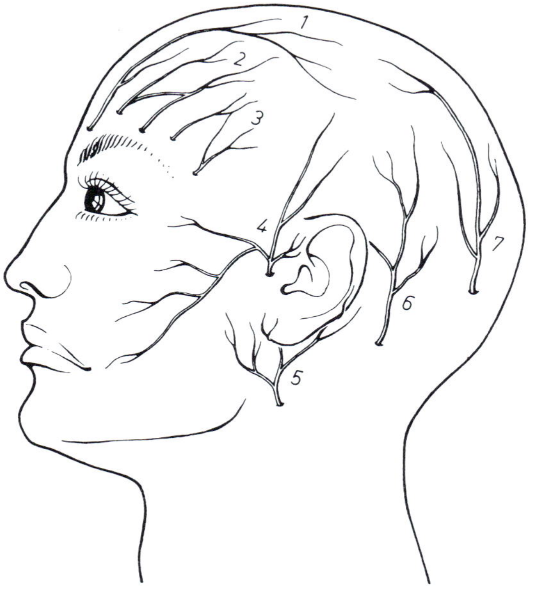

Abb. 102. Sensible Versorgung der äußeren Gesichts- und Galea-Haut.
1 = N. frontalis; 2 = N. supraorbitalis; 3 = N. cygomatico-temporalis (Trig. II); 4 = N. auriculo-temporalis (Trig. III); 5 = N. auricularis magnus; 6 = N. occipitalis minor; 7 = N. occipitalis major

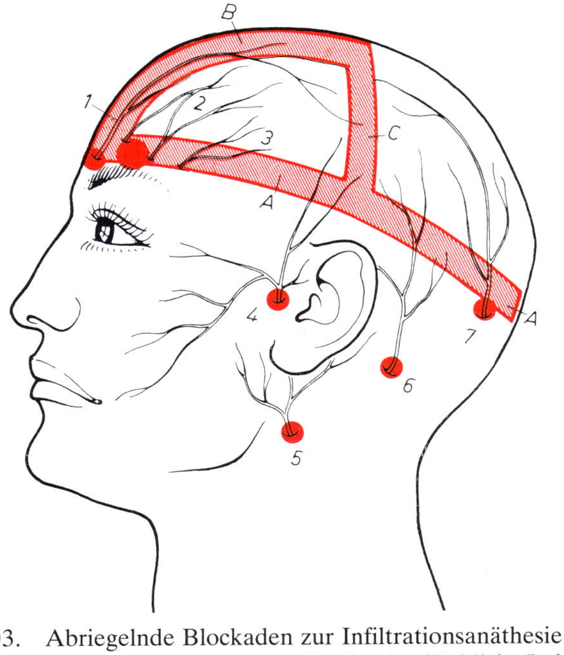

Abb. 103. Abriegelnde Blockaden zur Infiltrationsanäthesie der Galea. Gleichzeitig werden die günstigsten Injektionspunkte für die oberflächliche Leitungsanästhesie (roter Punkt) angegeben.

Abbildung 104 zeigt die sensible Versorgung und den jeweiligen Ausfall der Schmerzempfindung nach einer Lokalanästhesie im Schädel-Gesichtsbereich. Hier ist jedoch darauf zu achten, daß bestimmte Überschneidungen vorkommen können, daß die Grenzen also nicht so exakt zu bestimmen sind, wie sie auf der Abbildung dargestellt sind.

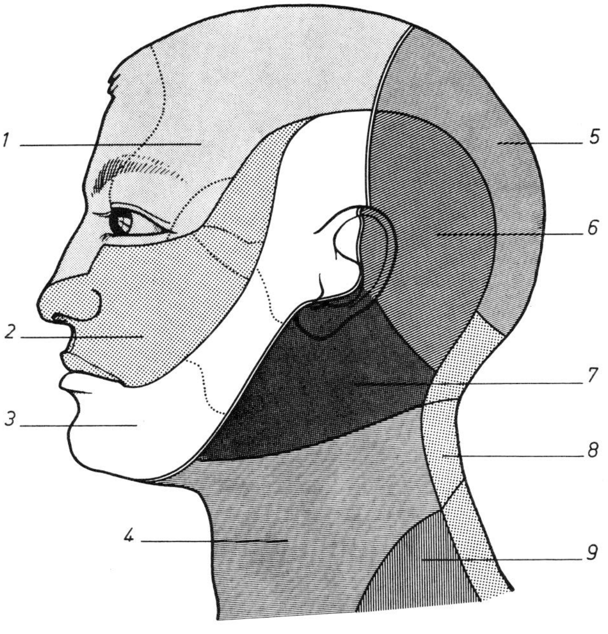

Abb. 104. Verteilung der Innervationsfelder auf die Äste des Trigeminus und die oberen Zervikalnerven.
1 = N. supraorbitalis; 2 = N. cygomatico-temporalis und cygomatico-facialis (N. infraorbitalis); 3 = N. buccalis, mentalis und auricolo-temp. minor (N. mandibularis); 4 = R. cerv. 3; 5 = N. occipitalis major, C 2; 6 = N. occipitalis minor; 7 = R. cerv. 2; 8 = R. cerv. 4; 9 = R. cerv. 3 und 4

Streli macht besonders darauf aufmerksam, daß umfangreichere Operationen mit größeren Ausdehnungen über 10 : 10 cm besser in Allgemeinanästhesie versorgt werden sollten. Er betont, daß bei Durchführung der lokalen Betäubung an der Einstichstelle immer eine Quaddel zu setzen sei, damit der Stichkanal nicht behindernd blutet. Er empfiehlt dann gegen den Scheitel hin zu injizieren, um erst die Nervenstämme mitzutreffen und die unangenehme Infiltration schmerzloser zu machen.
Abbildung 105 zeigt eine typische Vornahme einer Lokalanästhesie zur Radikaloperation eines Strahlenulkus. Auf der Operationsskizze ist die subgaleale Infiltrationsanästhesie schematisch dargestellt.

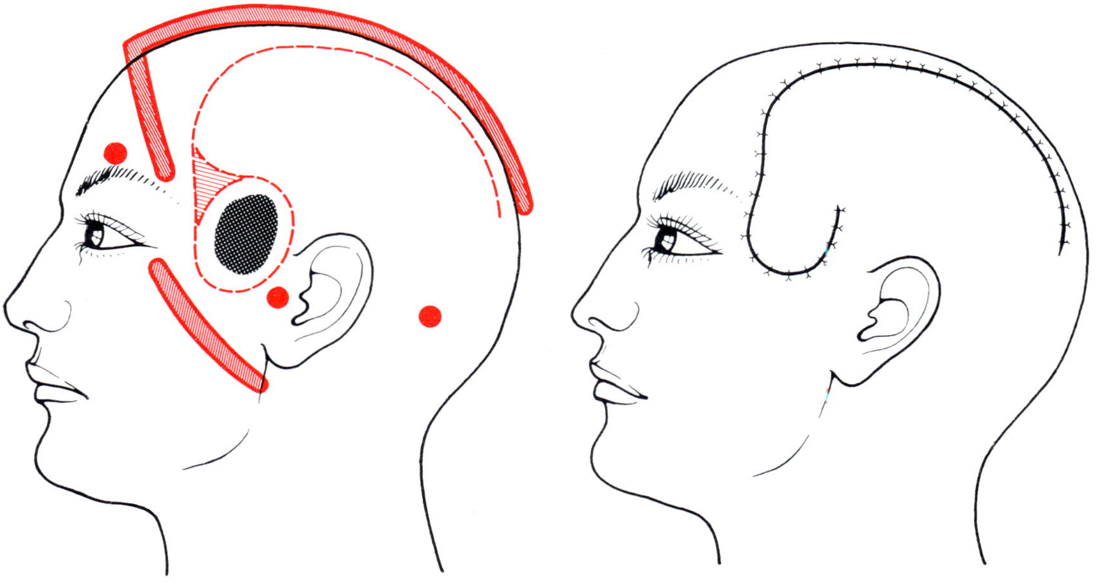

a b

Abb. 105. Örtliche Betäubung durch Infiltrations- und Leitungsanästhesie im Bereich der Galea zur operativen Beseitigung eines rezidierenden Basalioms mit einer Osteoradionekrose

Da bei allen Operationen im Bereich der Kopfschwarte heftige Blutungen zu erwarten sind, wurde, wie *Härtel* berichtet, früher eine Blutleere durch Umspritzung des Operationsgebietes (*Heidenhain*) oder durch starke federne Klemmen (z. B. von *Matas*) erzeugt. *Härtel* rät daher zu einer Erhöhung der *Suprarenindosis.* Wir glauben nicht, daß das erforderlich ist, doch sollte bei Anwendung des *Octapressins* hier eine Verdoppelung des vasokonstriktorischen Zusatzes erfolgen. Wenn auch behauptet wird, daß eine Erhöhung des *Octapressin*zusatzes keine weitere Vasokonstriktion auslöst (*De Grenus, Bollobas, Ackermann* u. Mitarb. u. a.), haben wir bei klinischen Versuchen feststellen können, daß eine Verdoppelung des *Octapressin*zusatzes eine Erhöhung der Vasokonstriktion auslöst, daß also ein übersichtlicheres Operieren möglich ist. Wenn auch niemals mit dem *Octapressin*zusatz eine *Suprarenin*-Blutleere erzeugt werden kann, so ist die Erhöhung des *Octapressin*zusatzes klinisch – insbesondere unter Narkosen – günstig zu beurteilen (*Harnisch* und *Hauer*).
Transplantationen zum Ersatz von Defekten des Schädeldaches werden ebenfalls sehr häufig in Lokalanästhesie durchgeführt.
Die Lokalanästhesie selbst wird durch eine subgaleale Infiltration in Form einer Abriegelung vorgenommen. Die gleiche Anästhesietechnik wird beispielsweise zum Ersatz frontaler Schädelknochendefekte mit bone chips nach *Converse* vorgenommen.

6.3.2. Lokalanästhesie im Bereich der Stirn und Nase

Im Stirnbereich finden sich häufig Defekte, die durch Impressionsfrakturen, frontobasale Verletzungen, am häufigsten jedoch durch Stirnhöhlenradikaloperationen zustandegekommen sind und ästhetisch außerordentlich stören.
Aus Abbildung 106 ist die Anästhesie in diesem Bereich zu ersehen. Hier ist durch Infiltration das Sensibilitätsgebiet der Nn. frontales, supraorbitales, cygomaticotemporales, supra- und infratrochleares ausgeschaltet.

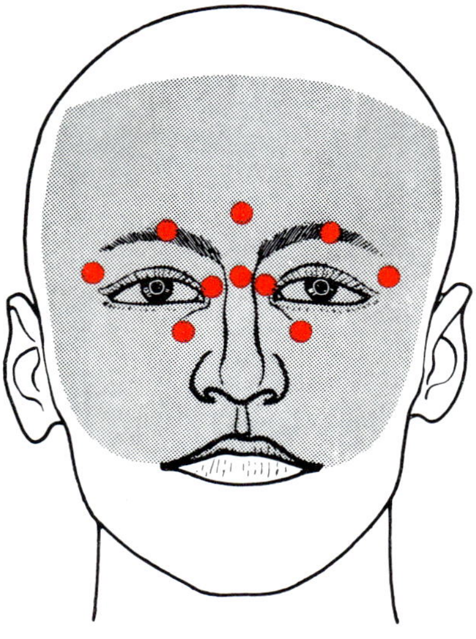

Abb. 106. Ausschaltung des Sensibilitätsgebietes der Nn. frontales, cygomatico-temporales, supra- und infratrochleares, supra- und infraorbitales für operative Eingriffe im Supraorbita-Glabella-Lid- und Wangenbereich

Das gleiche Anästhesieschema gilt auch für Defekte und Tumoren im Nasenwurzelbereich, bei denen eine Radikaloperation mit primärer Deckung des Defektes erfolgt.
Abbildung 107 zeigt ein großes Ulkus rodens im Nasenwurzelbereich und die lokalanästhetischen Maßnahmen, wobei zu erkennen ist, daß der Defekt primär mit einem frontalen Stirnrotationslappen gedeckt worden ist.
Bei größeren Defekten im Bereich der Nase, also bei Verwendung von doppelepithelisierten frontalen Rotationslappen ist es erforderlich, die Operation in mindestens 2 bzw. 3 Sitzungen durchzuführen.
Für extranasale Eingriffe und Lappenplastiken sind Leitungsanästhesien im Bereich der Supraorbitalpunkte und Infiltrationsanäthesien im Nasenrücken und im Nasenspitzenbereich ausreichend (Abb. 108 u. 109).
Bei den Eingriffen im Bereich der Nase, die vorwiegend endonasal vorgenommen werden, ist für eine entsprechende Lokalanästhesie zu sorgen (Abb. 110).

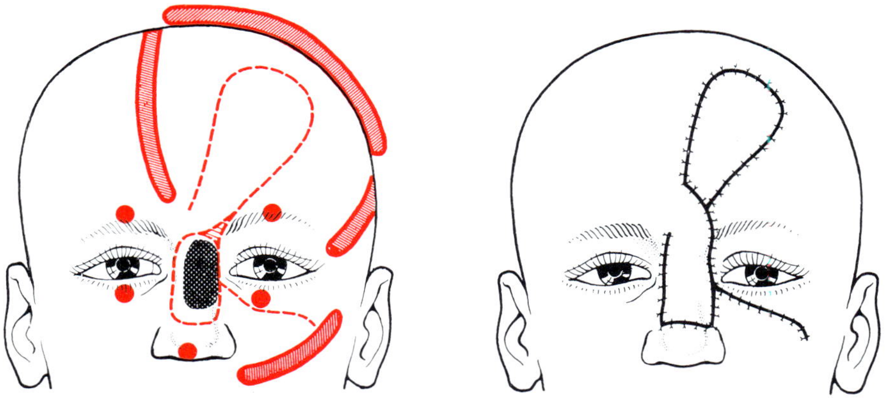

a b

Abb. 107. Großes Ulcus rodens im Nasenwurzelbereich. Primäre Deckung mit frontalem Stirnrotationslappen.

a) Leitungsanästhesie und abriegelnde Blockaden zur plastischen Deckung großer Defekte im Stirn-Nasen-Bereich
b) Zustand nach der Operation

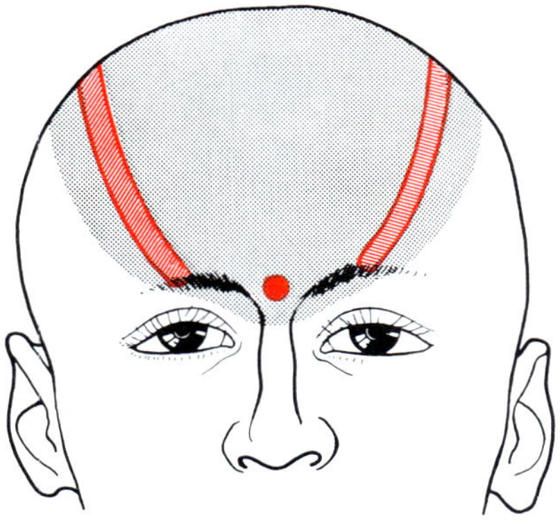

Abb. 108

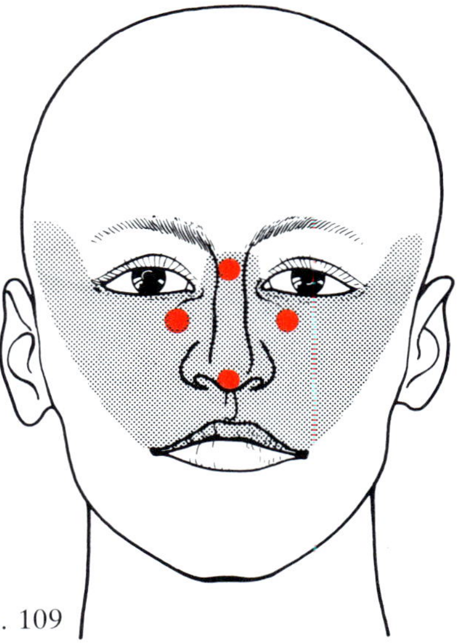

Abb. 109

Abb. 108. Leitungs- und Infiltrationsanästhesie im Nasenwurzelbereich zur Sensibilitätsausschaltung im Stirn- und Glabellabereich

Abb. 109. Leitungsanästhesie im Bereich der Infraorbitalpunkte und Infiltrationsanästhesie im Nasenrücken und Nasenspitzenbereich bei extranasalen Eingriffen und Lappenplastiken

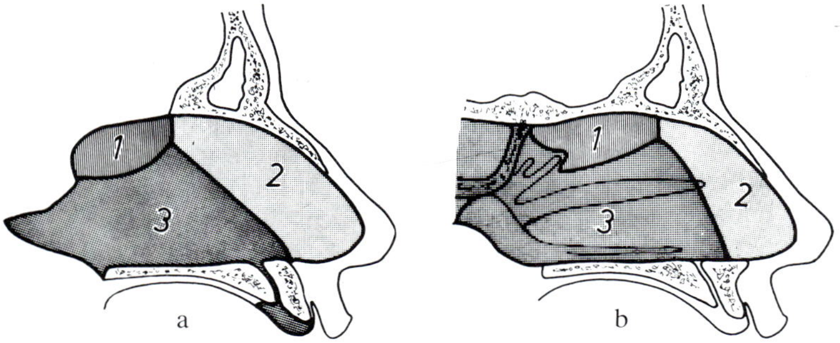

Abb. 110. a) Innervation der Nasenscheidewand und medialen Innenfläche der Nase.
1 = Endäste N. olfactorius; 2 = Endäste N. opthalmicus; 3 = Endäste N. maxillaris

b) Innervation der lateralen Innenfläche der Nase.
1 = Endäste N. olfactorius; 2 = Endäste N. opthalmicus; 3 = Endäste N. maxillaris

Vor dem eigentlichen endonasalen Eingriff erfolgt die Schleimhautanästhesie mit Hilfe von *Pantocain*-Tupfern, die das Innervationsgebiet des N. nasociliaris und nach Möglichkeit sogar das Ganglion sphenopalatinum mit seinen Zweigen ausschalten soll (Abb. 111).

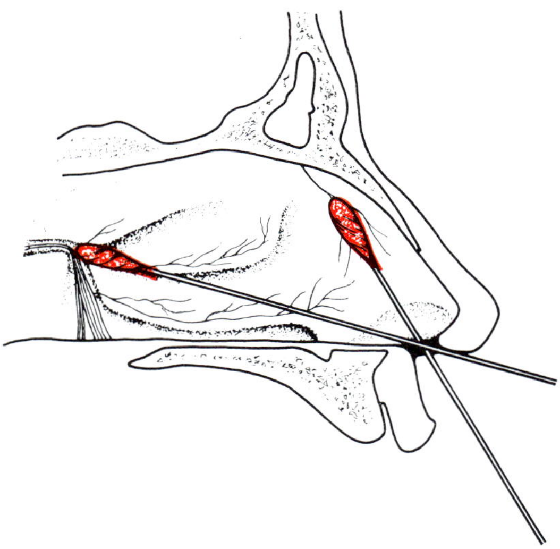

Abb. 111. Oberflächenanästhesie des N. nasociliaris und des Ganglion sphenopalatinum mit seinen Zweigen (nach *Schuchardt*)

Für die Schleimhautanästhesie bevorzugt *Walter* eine 10%ige Kokainlösung (2 ml). In die Lösung werden zwei Gazestreifen von etwa 10 cm Länge und vier Watteträger getaucht und damit benetzt. Die Watteträger werden erst nach Abschluß der lokalen Infiltrationsanästhesie entlang dem Nasenrücken auf jeder Seite

eingelegt, die anderen zwei Watteträger liegen am hinteren Ende der mittleren Muschel. Mit dem Gazestreifen wird jedes Nasenvolumen austamponiert.
Die Abbildung 112 zeigt die Ausbreitung des Anästhesiedepots. Nach der Oberflächenanästhesie mit Tetracain (*Pantocain*) erfolgt nun die eigentliche endonasale Lokalanästhesie.

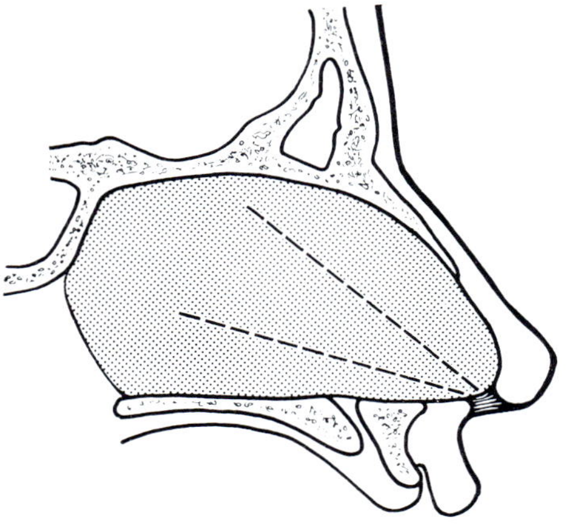

Abb. 112. Ausbreitungsgebiet der Anästhesie der inneren Nase

Bei Nasenoperationen gehen wir – wie in Abb. 113 dargestellt – vor und benutzen außer der Leitungsanästhesie im Bereich beider Nn. infraorbitales die Infiltrationsanästhesie und können dabei den N. cygomatico-temporalis und den N. supra- und infratrochlearis, den N. nasalis und den N. ethmoidalis anterior ausschalten.

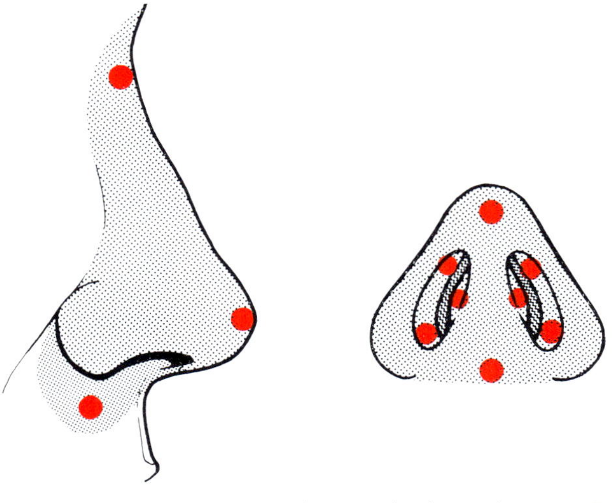

Abb. 113. Injektionspunkte zur Lokalanästhesie nach *Lenz*. Injektion im Bereich der *Lenz*schen Grube, des Nasenseptums, der Nasenspitze und der Kolumella

Interessant ist, daß *Walter* in einer *Epontol*-Kurznarkose die Lokalanästhesie vornimmt. Er benutzt 5 ml einer 2%igen! *Xylocain*lösung und geht folgendermaßen vor:

Kleine Anästhesiedepots werden in den Bereich der Trochlea im Inneraugenwinkel gesetzt. Anschließend erfolgt ein etwa 1/2 ml Depot an dem Nasion. Zwischen Triangularis- und Flügelknorpel injiziert er ebenfalls eine kleine Menge *Xylocain*. Weitere Depots werden in das Septum membranatium eingespritzt. Die Betäubung der Nasenspitze erfolgt durch geringe Mengen in die Gegend des Knorpeldoms, und je ein kleines Depot an die Mitte des Nasenflügels. Schließlich werden noch kleine Anästhesiemengen an die Basis der Spina nasalis anterior auf beiden Seiten, vom Vestibulum oris aus in die Nasolabialfalte und an die Austrittspunkte des N. infraorbitalis gespritzt (Abb. 114).

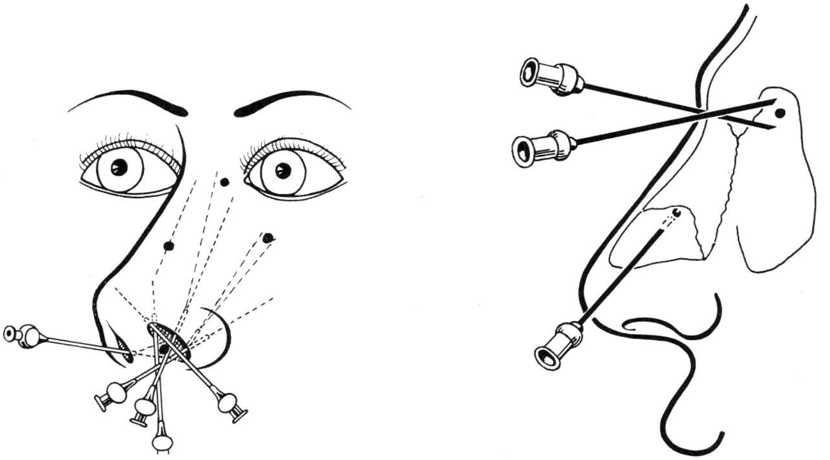

Abb. 114. Anästhesie der Nervenaustrittspunkte des I. und II. Trigeminusastes durch Umspritzen mit dem Lokalanästhetikum (nach *Converse* und *Fomon*)

Erst vor Beginn der lateralen Osteotomie injiziert *Walter* auf jeder Seite noch einmal etwa 3/4 ml der *Xylocainlösung*. Diese Maßnahmen decken sich in ungefähr mit unserer Technik – es muß jedoch *Walter*s Lokalanästhesie in Propanidid-Narkose – hervorgehoben werden, die psychisch zweifellos von größter Bedeutung ist.

Mittels der Leitungsanästhesie der beiden Nn. infraorbitales ist es ohne weiteres möglich, in Lokalanästhesie umfangreichere Osteotomien durchzuführen. Auch die blutreiche Operation eines Rhinophyms wird am günstigsten in ausgiebiger Lokalanästhesie erfolgen.

Dabei sollte man jedoch darauf achten, daß nur eine kombinierte Leitungsanästhesie im Bereich der Foramina infraorbitales und eine umfangreiche Infiltration ausreichen dürfte, um eine genügende Schmerzstillung herbeizuführn. Aus diesem Grunde sei in Abbildung 115 unsere extraorale Technik zur Infraorbitalanästhesie dargestellt.

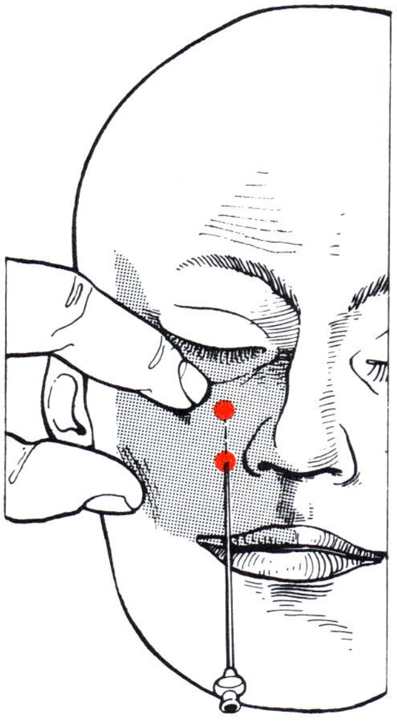

Abb. 115. Extraorale Technik zur Infraorbitalanästhesie

6.3.3. Lokalanästhesie bei Operationen im Halsbereich

Es werden je nach Größe des Eingriffes Anästhesien des Plexus cervicalis superficialis bzw. des Plexus cervicalis profundus erforderlich. Während die in Abb. 116 dargestellte Kombination zwischen Infiltrationsanästhesie und Blockade des

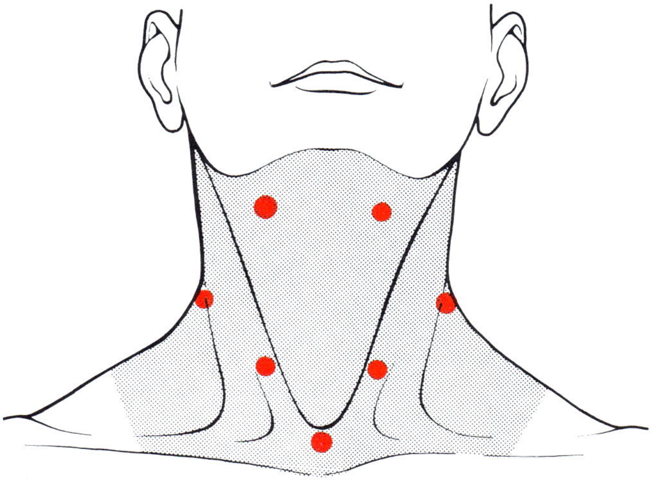

Abb. 116. Kombination von Infiltrationsanästhesie und Blockade des Plexus cervicalis superficialis

Plexus cervicalis superficialis ausreicht, um branchiogene Tumoren, Strumen und Kiemengangs- oder Halsfisteln zu beseitigen, so ist bei größeren Eingriffen, beispielsweise bei einer Neck dissection die Anästhesie des Plexus cervicalis profundus erforderlich.

Die Abb. 117 verdeutlicht die Anästhesie des Plexus cervicalis superficialis. Hierbei wird nach Markierung des Proc. mastoideus und des lateralen Ansatzes des M. sternocleidomastoideus am Schlüsselbein der Injektionspunkt in der Mitte der Verbindungslinie dieser beiden Punkte aufgesucht. Mit einer etwa 5 cm langen Kanüle wird die Haut senkrecht durchstochen und bis zur Knochenberührung mit dem dritten Halswirbelkörperquerfortsatz eingeführt. Nach Knochenkontakt wird die Kanüle zurückgezogen und eine flächenförmige Tiefeninfiltration eines Gebietes von etwa 2–3 cm Ausdehnung vorgenommen (*Auberger*).

Während zur Ausschaltung des Plexus cervicalis profundus nach **Auberger** jeweils Injektionen im Bereich des 2., 3. und 4. Zervikalnerven – also eine dreimalige Punktion – erforderlich ist, weist schon *Haym* darauf hin, daß man mit einer etwa 8 cm langen Kanüle ein Depot in Höhe des 3. Halswirbel setzen kann. *Härtel* hat durch anatomische Untersuchungen und durch zahlreiche praktische Erfahrungen zeigen können, daß die Unterbrechung der zervikalen Sensibilität relativ einfach ist.

Folgender Schlüssel nach anatomischer Präparation und in Übereinstimmung mit *Eislers* Schema hergestellt, zeigt, daß es auch im Plexus cervicalis isthmische Stellen gibt, und daß eine Leitungsanästhesie des ganzen Gebietes von wenigen Punkten aus möglich ist.

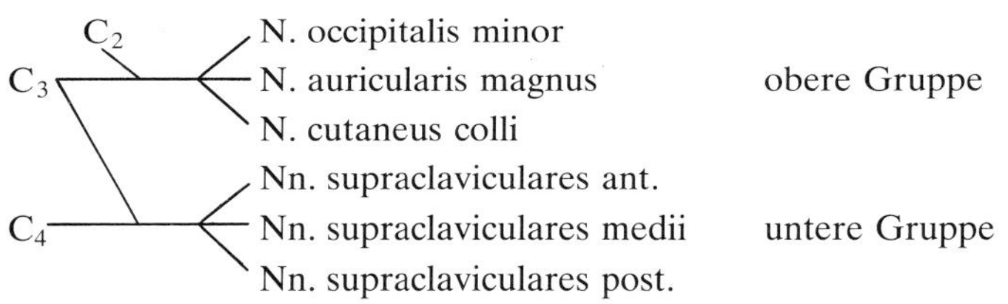

Um die Zweige des Plexus cervicalis zu anästhesieren, ist demnach nur eine Unterbrechung der Leitung an höchstens 2 Punkten erforderlich.

Die Ausschaltung des Plexus cervicalis profundus wird folgendermaßen vorgenommen:

Der Patient liegt wie zu einer Neck dissection in erhöhter Rückenlage mit Rolle im Bereich der Schultern. Der Kopf ist nach der Gegenseite gedreht, so daß der M. sternocleidomastoideus auf der Seite der Injektion deutlich sichtbar ist. Mit den Fingern der linken Hand drängt man den Muskel nach vorn und fühlt die hinteren Höcker der Querfortsätze. Nach Wegdrängen des M. sternocleimastoideus nach vorn sticht man in Höhe des Kieferwinkels ein und kommt nun bereits schon in einer Tiefe von höchstens 1 cm sofort auf den Knochen, und zwar auf das hintere Höckerchen des 3. Querfortsatzes. Nun führt man die Spitze der Nadel, ohne tiefer zu stechen, einige Millimeter nach hinten unten und erhält regelmäßig Parästhesien. Diese Parästhesien strahlen in den Hinterkopf, den Hals und in die Schulter aus. Ohne die Stellung der Nadel zu verändern, wird das Depot, also 8–10 ml einer 1%igen Anästhesielösung injiziert (*Härtel*).

Die Technik dieser Anästhesierung ist aus der Abbildung 117 zu ersehen, wobei die Abbildung 118 die Ausdehnung des Anästhesiefeldes nach der Plexusanästhesie wiedergibt. Dieses Anästhesiefeld reicht zweifellos aus, größere Eingriffe im Halsbereich durchzuführen. Wenn *Auberger*, im Hinblick auf die Strumektomie, sagt: „*Eine gute Lokalanästhesie ist einer schlechten Allgemeinnarkose vorzuziehen*", so gilt das unseres Erachtens für alle Eingriffe.

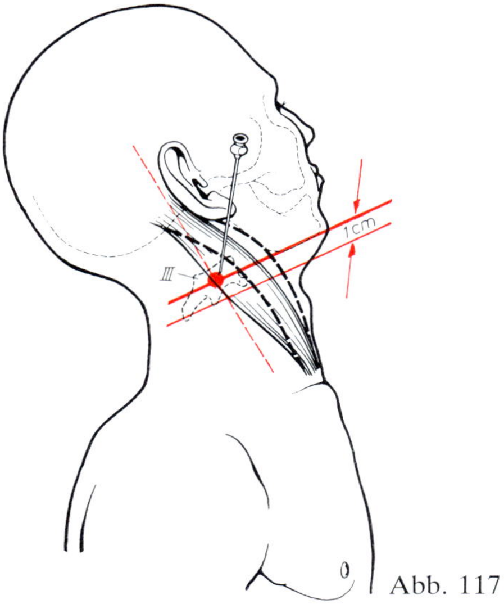

Abb. 117

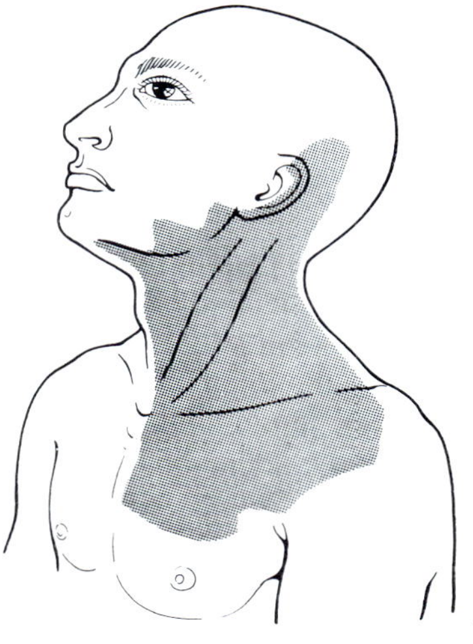
Abb. 118

Abb. 117. Leitungsanästhesie des Plexus cervicalis und Plexus brachialis

Abb. 118. Ausdehnung des Anästhesiefeldes nach Plexusanästhesie

Die Lokalanästhesie des Halsbereiches abschließend, soll kurz noch auf die Tracheotomie eingegangen werden. *Auberger* hat kürzlich festgestellt: „Eine geplante Tracheotomie muß in Endotrachealnarkose durchgeführt werden; die Nottracheotomie (Koniotomie) erfordert keine Anästhesie", so können wir dem nicht zustimmen. Wir stehen auf dem Standpunkt, daß die Tracheotomie nach Möglichkeit immer in Endotrachealnarkose durchgeführt werden *sollte*. Doch ist das oft nicht möglich. Auch nach schweren Operationen, wenn also prophylaktische Tracheotomien versäumt wurden, und eine Tracheotomie nachgeholt wird, also bei Patienten mit liegendem Intubationsstubus, sollte nach Möglichkeit immer von der Lokalanästhesie Gebrauch gemacht werden, da sie wesentlich risikoloser und blutsparender ist als jede Narkose.

Die Lokalanästhesie bei einer Tracheotomie ist denkbar einfach. Es handelt sich hier lediglich um ein rhombenförmiges Umspritzen der Halsweichteile mit einer 1%igen Lidocain-Adrenalin-Anästhesielösung (*Xylocain* 1% mit *Suprarenin*-Zusatz 1:80000). Ein höherer Suprareninzusatz ist hier empfehlenswert, da man gerade bei der Tracheotomie auf übersichtliches Operieren Wert legt, also Blutungen allein schon wegen der später erschwerten Bronchialtoilette nicht erwünscht sind.

6.3.4. Lokalanästhesie bei Eingriffen im Stammbereich

Die Brust untersteht der Innervation der vorderen und seitlichen Äste des 2.–5. thorakalen Segments. An der Innervation der oberen Partien beteiligen sich die Ausläufer der Supraklavikularnerven C 3 und C 4. Die Mamma bietet somit den Typ der divergierenden Innervation.

Alle aseptischen Eingriffe an der Mamma selbst können daher sehr wohl durch Umspritzung, also durch Infiltration anästhesiert werden. Das gleiche gilt auch für den übrigen Stammbereich, so daß die Abbildung 119 uns eine gewisse Übersicht

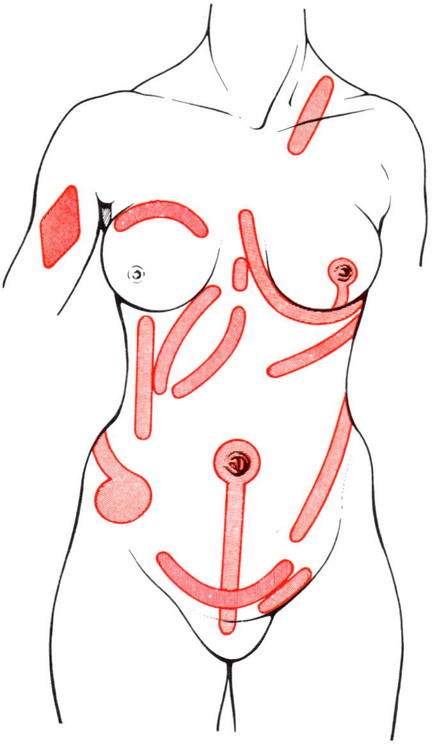

Abb. 119. Übersicht der Infiltrationsanästhesien im Stammbereich

geben soll, wo und in welcher Form Infiltrationsanästhesien im Stammbereich indiziert sind. Bei der Wahl der Lokalanästhesie als operative Schmerzausschal-

tung kommt auch hier wiederum nur die Infiltration von wenig toxischen Anästhesielösungen in Betracht. Wenn wir also auf dem Standpunkt stehen, daß die Allgemeinnarkose für größere Eingriffe im Bereich des Abdomens günstiger ist, so sind doch die kleineren Operationen durchaus eine Domäne der Lokalanästhesie. Auch *Härtel* weist schon darauf hin, daß die Bauchwand auf Grund ihres anatomischen Baues wie ihrer Nervenversorgung die gegebenen Bedingungen für die Umspritzung bzw. Infiltration darbietet. Demgegenüber soll die Brustwand wegen der Stärke der in ihr verlaufenden Nervenstämme besser mit Hilfe von Leitungsanästhesien blockiert werden (*Härtel*). Für die Oberflächenchirurgie reicht jedoch die Infiltration im gesamten Stammbereich aus.
Die Sensibilität des Stammes und der Extremitäten hängt weitgehend zusammen. Aus diesem Grunde soll hier, dieses Kapitel abschließend, in Anlehnung an *Härtel, Läwen* und *Kilian* kurz noch über die Innervation des Stammes berichtet werden.

Die Innervation des Stammes, die die ursprüngliche Architektur des Wirbelkörpers in ihrer metameren Gliederung klar beibehalten hat, zeigt einen ausgesprochen segmentalen Charakter, so daß folglich eine Reihe von Nervensegmenten mit ihren Nervenverzweigungen für die Lokalanästhesie ausschlaggebend sind.

Jedes Segment gibt ab:

- einen Ramus dorsalis zur dorsalen Innervation des Rückens,
- einen Ramus ventralis, den N. intercostalis, zur ventralen Innervationszone, der vorderen Brust- und Bauchwand und
- einen Ramus communicans, der die Verbindung mit dem System des N. sympathicus herstellt und zum größten Teil den Träger der Sensibilität der viszeralen Innervation darstellt.

Die Anordnung der Innervationsbezirke der einzelnen spinalen Segemente zeigt eine nach unten zunehmende Kaudalverschiebung. So kommt es, daß einem Interkostalnerv stets ein Hautbezirk entspricht, der um einige Segmente kaudaler gelegen ist. Die Innervationsbezirke decken sich gleichsam dachziegelförmig. Den oberen Teil des Brustkorbes überragt bis etwa zur Höhe der 2. Rippe der Hautbezirk des 4. Zervikalsegmentes. Die segmentale Innervation der Thorakalnerven reicht vorn etwa von der 2. Rippe ab nach abwärts bis zur unteren Bauchgegend. Die Gegend des Schwertfortsatzes entspricht dem 6., die des Nabels dem 10. Thorakalnerven. Von den Lumbalnerven beteiligt sich nur der 1. noch an der Innervation der Bauchwand, während die übrigen Lumbalsegmente zur unteren Extremität absteigen.
Am Rücken entspricht der untere Winkel des Schulterblattes etwa dem 6. oder 7. Dorsalnerven, außerdem beteiligen sich an der Innervation des Rückens auch die lumbalen und sakralen Segmente. Die Nierengegend entspricht ungefähr dem 9. Dorsal- bis 2. Lumbalsegment. Die Grenze der einzelnen Hautbezirke sind, wie anderswo, so auch hier, unscharf, so daß die Leitungsunterbrechung eines einzelnen Segmentes meist keine merkliche Anästhesie der Haut hervorruft.
Die obere Extremität ist derart innerviert, daß der freie Stiel der Extremität nahezu vollständig vom Plexus brachialis versorgt wird (C 5 bis D 1), während das Gebiet des Schultergürtels von den sensiblen Nerven des Stammes überragt wird.

6.3.5. Lokalanästhesie bei Eingriffen im Bereich der oberen Extremität

Die Anordnung der Innervationsfelder am Arm ist dreiteilig: wir unterscheiden die radiale, ulnare und dorsale Innervation. Erheben wir den Arm seitlich zur Horizontalstellung, Daumen nach oben, so sehen wir die Innervationsfelder in der Reihenfolge ihrer segmentalen Zugehörigkeit von der Schulter beginnend, die Radialseite entlang zur Hand und an der Ulnarseite zurück zur Achsel laufend in folgender Reihenfolge:

Plexus brachialis	Nn. supraclaviculares, C 3, 4	Schulter
	N. axillaris (cut. brachii. lat.) C 5, 6	Radialseite des Oberarmes
	N. musculocutaneus (cut. antebrachii lat.) C 5, 6, 7	Radialseite des Vorderarms
	N. medianus (cut. palm. digit.) C 5–8, D 1	Radialseite der Hand
	N. ulnaris (digit. cut. palm.) C 7, 8, D 1	Ulnarseite der Hand
	N. cut. antebrachii medialis C 8, D 1	Ulnarseite des Vorderarms
	N. cut. brachii medialis C 8, D 1	Ulnarseite des Oberarms
	N. intercostobrachialis D 2	Achselhöhle

Zwischen diese Regionen schiebt sich längs der Dorsalseite des ganzen Gliedes das Gebiet des N. radialis C 5–8 ein, mit den Nn. cutaneus brachii posterior, cutaneus antebrachii dorsalis, radialis superficialis, Nn. digitorum (*Härtel*).
Im Bereich der oberen Extremitäten finden sich verschiedene Anästhesiearten, die sich je nach dem Eingriff richten. Die Abbildung 120 zeigt die Innervation der Finger, wobei aus der Abbildung deutlich zu ersehen ist, daß die Hand vom N. ulnaris, N. medianus und vom N. radialis versorgt wird. Für Eingriffe, die in der Chirurgie der oberen Extremitäten gebräuchlich sind, wie beispielsweise die Umsetzung des Zeigefingers zum Daumen sind folgende Anästhesiemethoden indi-

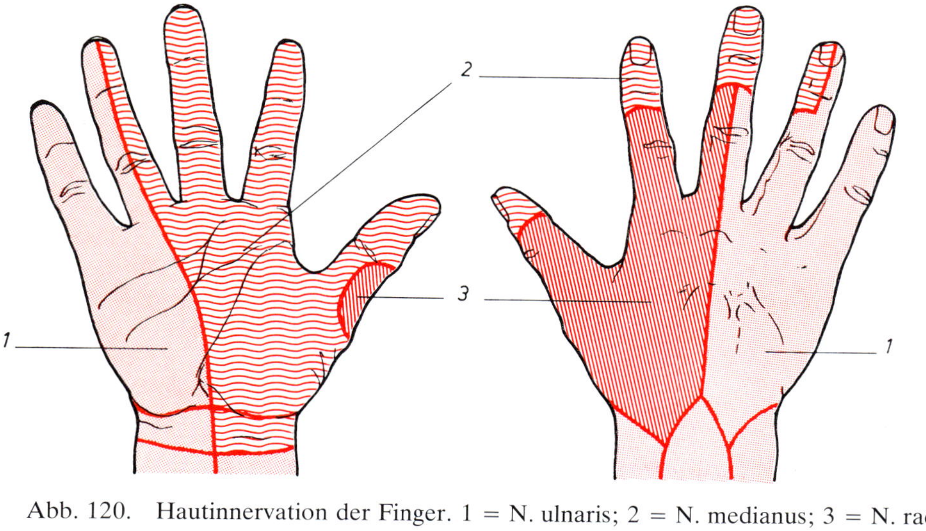

Abb. 120. Hautinnervation der Finger. 1 = N. ulnaris; 2 = N. medianus; 3 = N. radialis

ziert. Aus der Abbildung 121 geht die Technik der Fingeranästhesien von den Interdigitalfalten und die Infiltration proximal des Nagelbettes hervor. Die Abbildung 122 zeigt die Blockadezonen der volaren Seite des Handgelenkes und der Hohlhand. So ist hier die Sensibilität der Fingernerven von 2 und 3 blockiert. Die

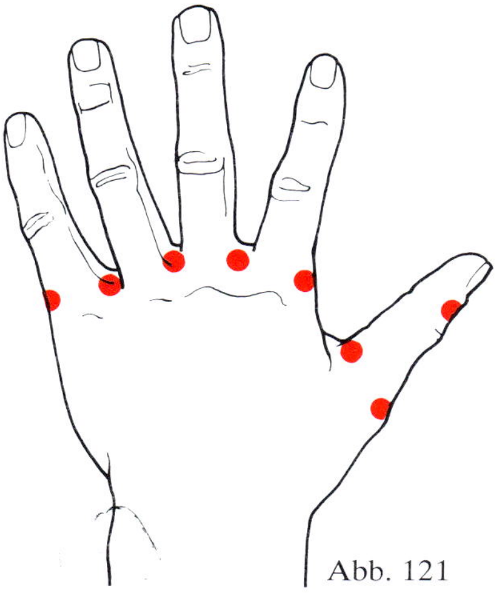

Abb. 121

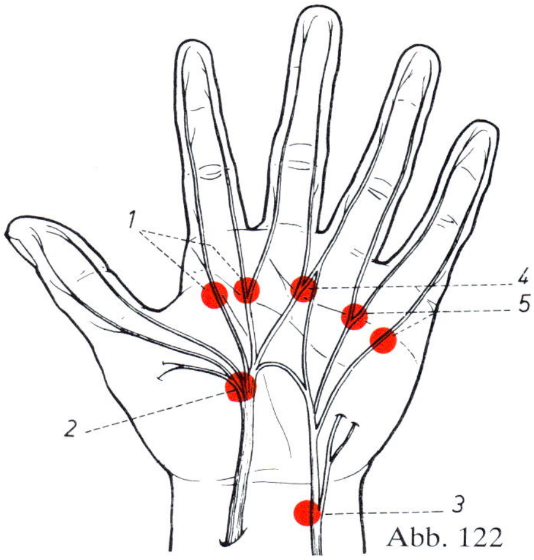

Abb. 122

Abb. 121. Injektionspunkte zur Technik der Fingeranästhesien von den Interdigitalfalten sowie Infiltration proximal des Nagelbettes

Abb. 122. Blockadezonen der volaren Seite des Handgelenkes und der Hohlhand. 1 = Blockade der Fingernerven II und III; 2 = Blockade des Medianusdeltas unter dem Lig. carpis transvers volare; 3 = Blockade der Endäste des Ramus ulnaris superficialis und profundus; 4 = Injektion vom Dorsum manus; 5 = Blockade der Fingernerven III bis V

Injektion erfolgt nur vom Dorsum manus aus. Entscheidend ist hier die Blockade des Medianusdelta unter dem Lig. carpi transversum volare. Mit Hilfe dieser Leitungsanästhesie ist eine Umsetzung des Zeigefingers zum Daumen ohne weiteres möglich. Die Blockadezonen des N. medianus und ulnaris über dem Handgelenk zeigt die Abbildung 123. Syndaktylieoperationen und gekreuzte Fingerlappenplastiken sind mit diesen Anästhesien ohne weiteres durchführbar.

Faßt man die Anästhesieformen, die in Abbildung 122 gezeigt worden sind, zusammen, so zeigt sich, daß sie im Grunde genommen auf die Methodik nach *Oberst* und auf die Anästhesie der ganzen Hand durch Betäubung am Handgelenk zurückzuführen sind. Die Originalmethode der Fingeranästhesie nach *Oberst* wird heute nicht mehr durchgeführt.

In der Geschichte der Lokalanästhesie war die Angabe dieser Technik ein grundlegender Fortschritt, da man zu der damaligen Zeit noch nicht die vasokonstriktorische Komponente des *Suprarenins* und ihre Kombination mit dem Procain kannte. Die ursprüngliche Form der Methode besteht darin, daß die Basis des Fingers mit einem dünnen Gummischlauch bis zur Blutleere abgeschnürt wurde.

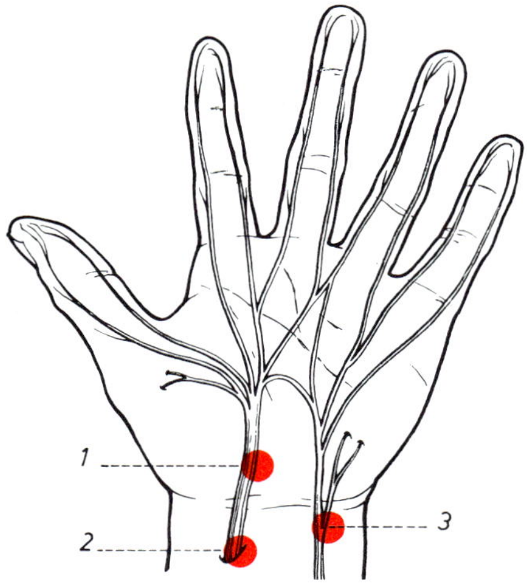

Abb. 123. Stammanästhesien im Bereich des Handgelenkes

Dann wurden in die seitlichen Teile des Grundgliedes Injektionen anästhesierender Lösungen, also etwa 2–3 ml eine 1%igen Anästhesielösung vorgenommen. Entscheidend dabei war, daß damals die Lösung noch frei von *Suprarenin* war. Bei Verabreichung suprareninhaltiger Lösungen in dieser Form können Ernährungsstörungen und Nekrosen auftreten.

Die heute gebräuchliche Anästhesie der Finger nach *Oberst* ist aus Abbildung 121 zu erkennen. Hier ist die Anwendung des Schlauches völlig unnötig, da man suprareninhaltige Lösungen verwendet. *Härtel* empfiehlt die Umspritzung, also die Infiltrationsanästhesie im Bereich der Mittelhand. Wenn jedoch größere Eingriffe im Bereich der Hand vorgenommen werden, wie beispielsweise die Operation einer *Dupuytrenschen* Kontraktur, so ist doch die Anästhesie der ganzen Hand durch Stammanästhesien im Bereich des Handgelenks zu empfehlen. Diese Stammanästhesien gewährleisten ohne Mühe die Querschnittsanästhesien im Handwurzelbereich (Abb. 123).

Prinzipiell kann man jedoch feststellen, daß mit Ausnahme an der Hand die peripheren Leitungsanästhesien am Arm wenig brauchbar sind. Kleine Gebiete im Bereich des Vorder- und Oberarms, können durch Infiltrationen ausgeschaltet werden. Größere Eingriffe erfordern immer die Anwendung der Plexusanästhesie.

Die Umspritzung ist überall dort anzuwenden, wo größere Nervenstämme nicht das Operationsgebiet tangieren, so bei vielen Weichteiloperationen, besonders auf der Streckseite. Bei der Infiltration wird so verfahren, daß durch subkutane Injektionen eine bogenförmige Absperrung des Gebietes nach der proximalen Seite hin geschaffen wird. In dieser Anästhesie, also der Kombination der Leitungsanästhesien im Bereich des Handgelenks und Infiltrationen im Bereich des Unterarmes können Operationen wie die Z-förmige Verlängerung einer Beugesehne im Unterarmbereich zur Defektüberbrückung am Finger durchgeführt werden.

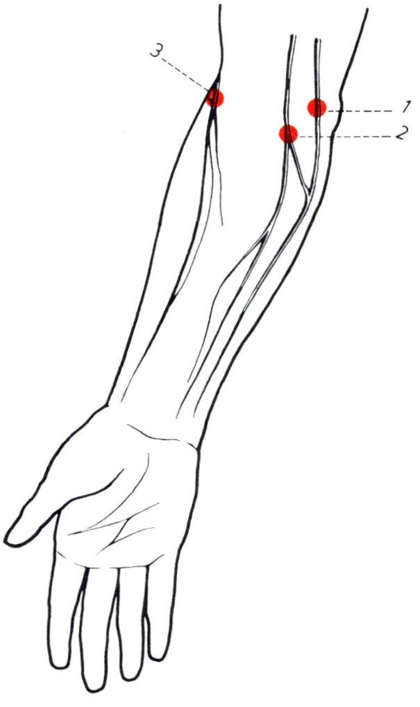

Abb. 124. Blockade der Hauptnerven des Unterarms oberhalb des Ellenbogens

Die Abbildung 124 zeigt die Blockade der Hauptnerven des Unterarms oberhalb des Ellenbogens. Diese Anästhesietechnik ist jedoch nur bei kleineren Eingriffen zu empfehlen.

Bei der *Ausschaltung des Plexus brachialis* unterscheiden wir die supraklavikuläre und die axilläre Plexusblockade. Wir bevorzugen die supraklavikuläre Ausschaltung des Plexus brachialis. Die den Plexus brachialis bildenden Wurzeln C 5–8 und D 1 verlassen die Wirbelsäule und den Muskelmantel in der Lücke zwischen dem Mm. scalenus anterior und medius und vereinigen sich in der Höhe der 1. Rippe zu einem strangförmigen Gebilde, das vereint mit dem aus dem Thoraxinnern aufsteigenden Vasa subclavia in Richtung Oberarm zieht. Der Armplexus wird also an seiner Durchtrittsstelle durch die Skalenuslücke kranial von der 1. Rippe blockiert. Der Einstichpunkt befindet sich $^1/_2$–1 cm oberhalb der Mitte der Klavikula an der durch die Skalenuslücke, den Puls der Subklavia und den Verlauf der V. jugularis externa gekennzeichneten Stelle. Nach Anlegen einer Quaddel wird eine feine Kanüle ohne Spritze eingestochen und steil in die Tiefe geführt. Sie verfolgt dabei eine Richtung, die etwa auf den 2.–3. Brustwirbel zeigt. Sie geht an der A. subclavia vorbei und stößt dann auf die 1. Rippe. Meistens noch vor Erreichen der 1. Rippe durchstößt die Kanüle das Plexusgebiet und der Patient gibt Parästhesien im entsprechenden Gebiet im Arm an. An dieser Stelle – und nur beim Auftreten von Parästhesien – injiziert man 10–15 ml einer 1%igen Anästhesielösung (Abb. 125). Vgl. auch S. 140 mit Abb. 52.

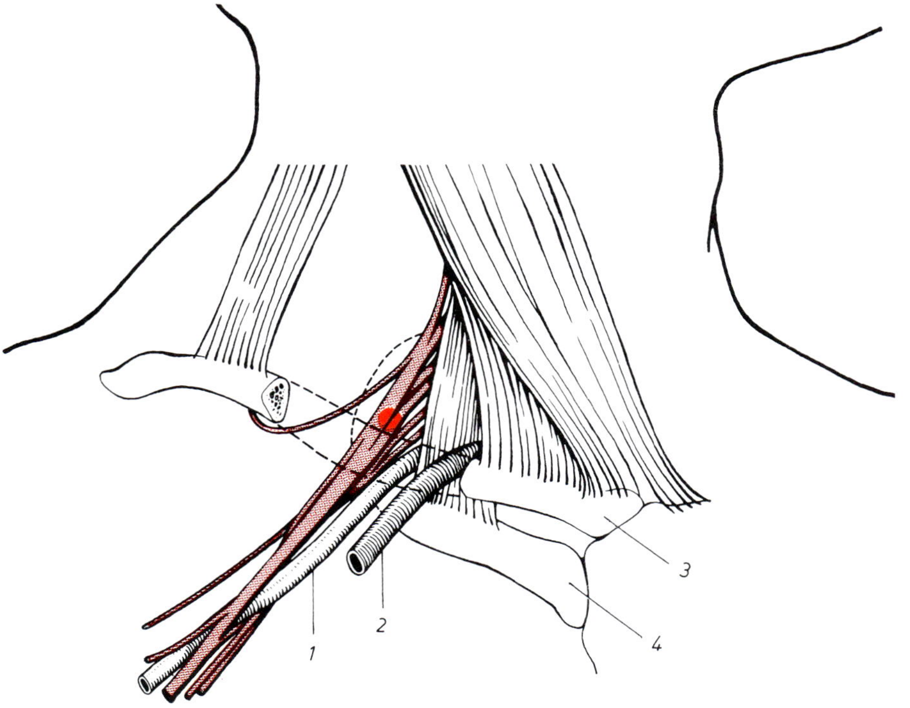

Abb. 125. Leitungsanästhesie des Plexus brachialis

Nolte weist darauf hin, daß bestimmte Gefahren bei der Anästhesie des Plexus brachialis durch dieses Verfahren bestehen. So macht er besonders auf den Pneumothorax, der erst Stunden später auftreten kann, und auf die intraarterielle Injektion aufmerksam. Wegen dieser Komplikationsmöglichkeiten beim Anlegen einer Anästhesie beim Plexus brachialis empfiehlt *Nolte* den sogenannten Oberarmblock.

Daher soll die von *Jaeger* geübte Anästhesietechnik im Schulterbereich, also die Blockierung des N. cutaneus brachii radialis und des N. cut. brachii ulnaris beschrieben werden (Abb. 126). Diese oberflächliche Anästhesietechnik wird von uns gern geübt.

Auch *Kilian* stellt fest, daß sich die peripheren Verzweigungen des Plexus brachialis noch in Höhe der Klavikula und des Akromions unterbrechen lassen, sie liegen im subkutanen Gewebe oberflächlich und sind zuverlässig auszuschalten (Abb. 126). Die Abbildung 126a zeigt deutlich die Blockadezonen des N. cutaneus brachii radialis am hinteren Unterrand des Deltamuskels. Die Abbildung 126b die Blockadezone auf der Innenseite des Armansatzes in der medialen Bizepsfurche zur Ausschaltung des N. cutaneus brachii ulnaris und des N. intercostobrachialis superficialis.

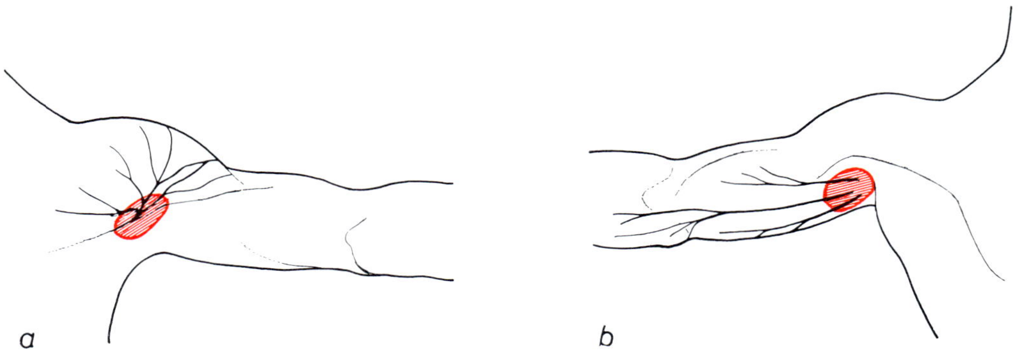

Abb. 126. Anästhesietechnik im Schulterbereich. Blockade des N. cutaneus brachii radialis und des N. cutanaeus brachii ulnaris

6.3.6. Lokalanästhesie bei Eingriffen im Bereich der unteren Extremitäten

Die operative Schmerzausschaltung mittels Lokalanästhesie an der unteren Extremität ist wesentlich schwieriger als die an der oberen Extremität. Während der gesamte Arm durch eine supraklavikuläre Blockade des Plexus brachialis örtlich betäubt werden kann, müssen wir, um die Sensibilität des ganzen Beines durch Leitungsanästhesie auszuschalten, die Anästhesie des Plexus sacralis, die periphere Unterbrechung der einzelnen lumbalen Nervenstämme, der Nn. femoralis, cutaneus femoris lateralis und obturatorius hinzufügen. Aus diesem Grunde wird von verschiedenen Chirurgen, so auch von *Rettig* noch heute sehr gern die Epiduralanästhesie verwendet. *Härtel* macht schon darauf aufmerksam, daß es sich an der unteren Extremität häufiger um große klinische Operationen handelt, so daß nur eine Lokalanästhesie gebraucht werden kann, die große Gebiete beherrscht und völlige Gefühllosigkeit des Fußes, Unterschenkels, Kniegelenks und Oberschenkels zu erzielen vermag.

Demgegenüber finden wir in der Chirurgie der unteren Extremitäten eine Reihe von kleineren Eingriffen, beispielsweise im Zehenbereich, die ohne weiteres durch die modifizierte *Oberstsche* Anästhesie bzw. durch die Querschnittsanästhesie des ganzen Fußes örtlich betäubt werden können. Ob es sich nun um Syndaktyliebildungen, ob es sich um einen Hallux valgus oder einen Digitus quintus varus superductus handelt, immer wird bei diesen kleineren Eingriffen eine Lokalanästhesie in Form einer Querschnittsanästhesie ausreichen.

Von den Eingriffen im Fußbereich ist die Hallux-valgus-Operation sicher die häufigste. Der Hallus-valgus ist nach *Rettig* und *Eichler* die verbreitetste Zehendeformierung. Sie tritt fast immer in Verbindung mit einem Spreizfuß, Plattfuß, seltener mit einem Ballen-Hohlfuß auf.

Obwohl auch bei solchen Operationen in letzter Zeit zweifellos ein Ansteigen der allgemeinen Anästhesiemethoden feststellbar ist, kommen wir nicht umhin festzustellen, daß gerade solche Operationen noch immer eine Domäne der Lokalanästhesie sind. Um den ganzen Fuß durch eine Injektion oberhalb der Knöchelgegend zu anästhesieren, sind nach *Braun* folgende Maßnahmen erforderlich:

1. ringförmige subkutane Umspritzung, wodurch die Äste des N. peroneus superficialis, des N. suralis und des N. saphenus getroffen werden.
2. Leitungsanästhesien des N. peroneus profundus, der zwischen und hinter den Strecksehnen der Zehen an der medialen Seite der A. dorsalis pedis gelegen ist, durch tiefe Infiltration dieser Gegend.
3. Leitungsanästhesie des N. tibialis durch Injektion von 5 ml einer 2%igen Anästhesielösung hinter dem inneren Knöchel dorsal vom Puls der A. tibialis posterior.

Die Abbildung 127 zeigt das Schema der Blockade des N. peroneus superficialis und des N. tibialis anterior oberhalb des Knöchels.

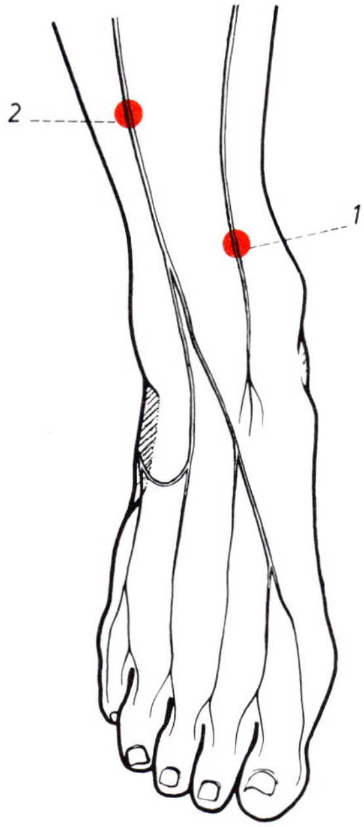

Abb. 127. Schema der Blockade des N. peroneus superficialis und des N. tibialis anterior

Die Querschnittsanästhesie des Fußes wird vervollständigt, wenn man noch weiter distal geht. So sind aus den Abbildungen 128 und 129 die Blockaden des N. tibialis posterior, medial neben der Achillessehne und die Blockade seiner Rami calcanei wie der Rami calcanei des N. suralis lateralis der Achillessehne sowie die Blockadestellen des N. peroneus superficialis und seiner Äste für den Fußbereich und Zehen sowie für den N. suralis dicht oberhalb des oberen Sprunggelenks zu ersehen. Die Blockadestellen am Unterschenkel sind aus der Abb. 130 zu entnehmen.

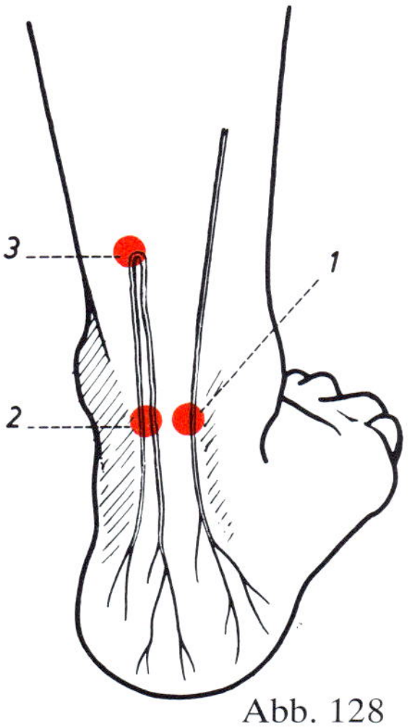

Abb. 128

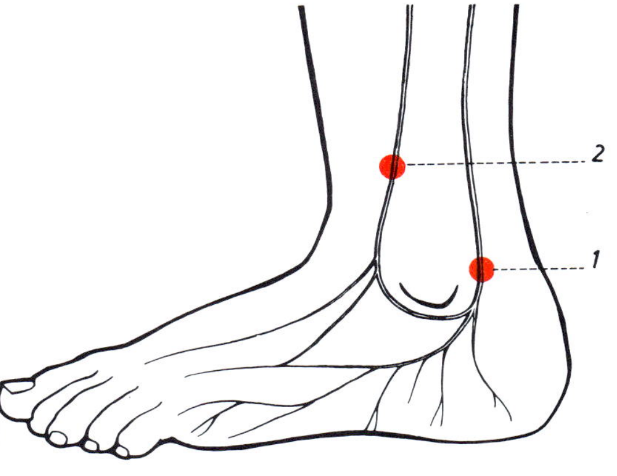

Abb. 129

Abb. 128. Blockade des N. tibialis posterior medial neben der Achillessehne, Blockade der Rami calcanei und der Rami calcanei des N. suralis lateralis der Achillessehne. 1 = N. suralis lateralis; 2 = Rami calcanei med. des N. tibialis posterior; 3 = N. tibialis posterior medial der Achillessehne

Abb. 129. Schema der besten Blockadestellen des N. peronaeus sup. und seiner Äste im Fuß- und Zehenbereich sowie des N. suralis dicht oberhalb des oberen Sprunggelenkes. 1 = Blockade des N. suralis am äußeren Knöchel; 2 = Blockade der dorsalen Äste des N. peronaeus superficialis

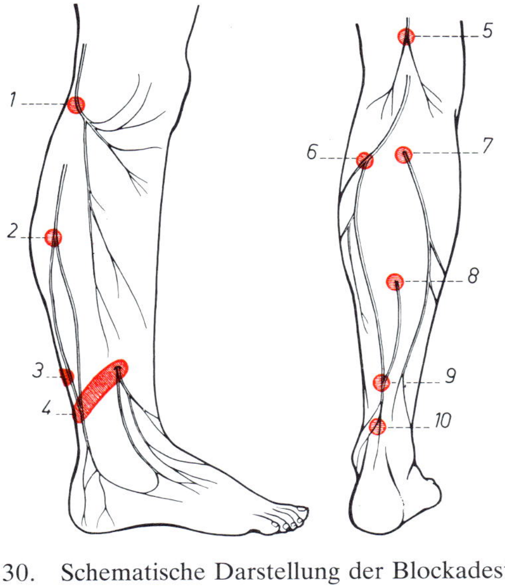

Abb. 130. Schematische Darstellung der Blockadestellen am Unterschenkel

Im Oberschenkel- und Hüftbereich gibt es eine Anzahl von Operationen, für die größere Teile der Hüfte und des Beines anästhesiert werden müssen (Abb. 131). Aus diesem Grunde soll hier noch kurz auf die Lokalanästhesie des N. femoralis eingegangen werden, der in einem Dreieck punktiert wird, das kranial vom Leistenband, außen vom medialen Rand des M. sartorius und medial von der A. femoralis begrenzt ist.

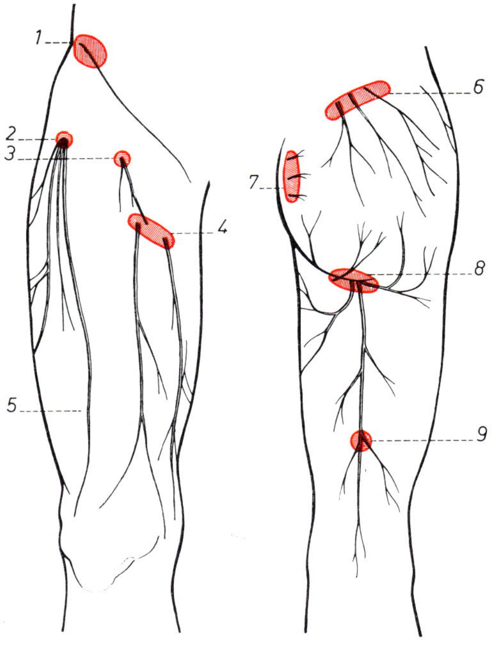

Abb. 131. Schema der abriegelnden Blockaden zur Anästhesie der Haut des Gesäßes und Oberschenkels.
1 = Blockade der Iloinguinalgruppe medial der Christa iliaca; 2 = Blockade des N. cut. femoris lat.; 3 = Blockade des N. femoralis; 4 = Blockade des N. cut. ventralis; 5 = Quere Abriegelung oberhalb des Kniegelenkes; 6 = Abriegelung der Nn. clunium craniales; 7 = Abriegelung des N. clunium medialis; 8 = Blockade der Nn. clunium caudales und des N. cut. femoralis dorsalis (subfaszial) oben; 9 = Blockade des N. cut. femoris dorsalis (unten)

Die günstigste Stelle für die Punktion des Nerven liegt nach *Härtel* nicht unmittelbar unterhalb des Leistenbandes, sondern etwas tiefer, etwa in der Mitte des medialen Randes des eben erwähnten Dreiecks. Hier liegt der Nerv oberflächlicher und ist genügend von der Arterie isoliert, ohne andererseits schon zu sehr aufgefasert zu sein. Wir legen in dieser Höhe etwa 1 $^1/_2$ cm lateral vom Puls der A. femoralis die Einstichquaddel, durchbohren senkrecht die Faszie und tasten so lange hin und her, bis wir Parästhesien auszulösen vermögen. Die Leitungsanästhesie der Nn. cutaneus femoris lateralis und des N. femoralis bewirkt den Ausfall der Sensibilität im Ober- und Unterschenkelbereich, so wie die Abbildung 132 es zeigt.

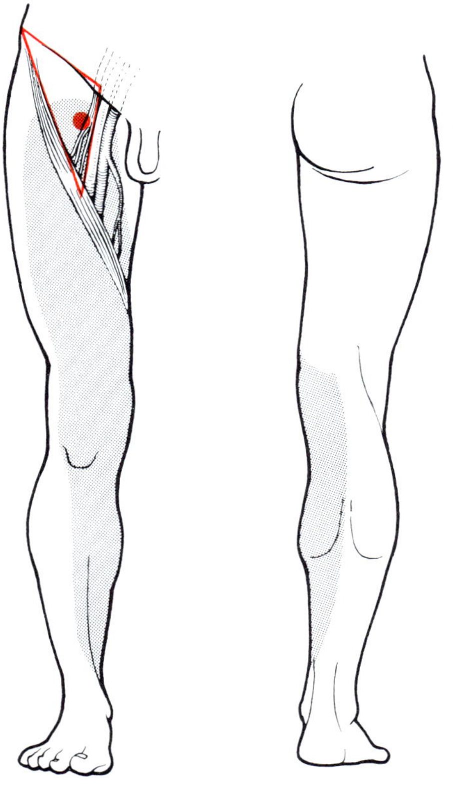

Abb. 132. Sensibilitätsausfallgebiete im Ober- und Unterschenkel nach Leitungsanästhesie der Nn. cutanaeus femoris lateralis und N. femoralis

Für alle umfangreichen Eingriffe, insbesondere Knochenoperationen wie die schwierigen Verkürzungs- und Verlängerungsosteotomien am Ober- und Unterschenkel ist dringend eine Narkose anzuraten. In seltenen Fällen müssen diese Osteotomien in Lokalanästhesie durchgeführt werden und dann wird zur Ausschaltung der Schmerzempfindlichkeit eine Epiduralanästhesie vorgenommen.

Die Räume, die das Rückenmark und den Wirbelkanal umgeben, sind der Subdural- und der Epiduralraum. Der Subdural- bzw. Subarachnoidalraum ist mit Liquor gefüllt und setzt sich nach oben in den Subduralraum des Schädels fort. Dagegen endet der Epiduralraum am Foramen magnum occipitale, er ist also nur im Bereich des Wirbelkanals vorhanden (Abb. 133). Um eine ausreichende Anästhesie zu bewirken, sind im Gegensatz zur Lumbalanästhesie bei der epiduralen Anästhesie viel größere Mengen anästhesierender Flüssigkeiten erforderlich, da die epidurale Anästhesie eine perineurale Leitungsanästhesie ist.

Die Epiduralanästhesie wird in folgender Weise durchgeführt: Patient liegt auf dem Operationstisch in Seitenlage mit maximal angezogenen Knien und nach vorn gebeugtem Kopf. Nach Anlegen einer Hautquaddel zwischen den für die gewünschte

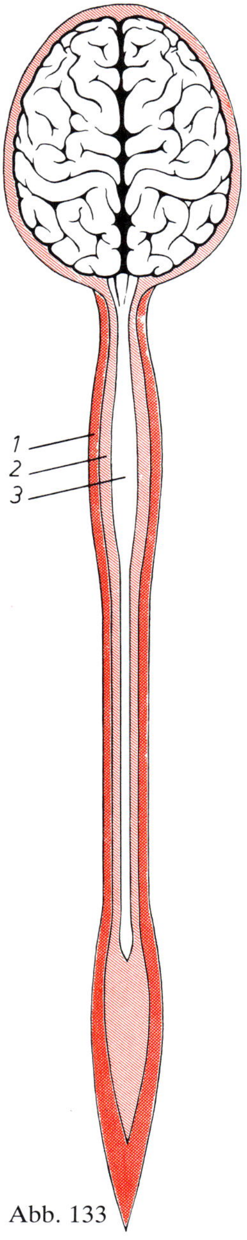

Abb. 133

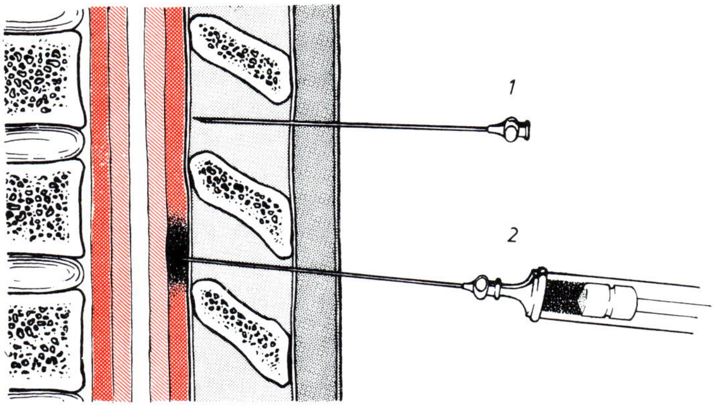

Abb. 134

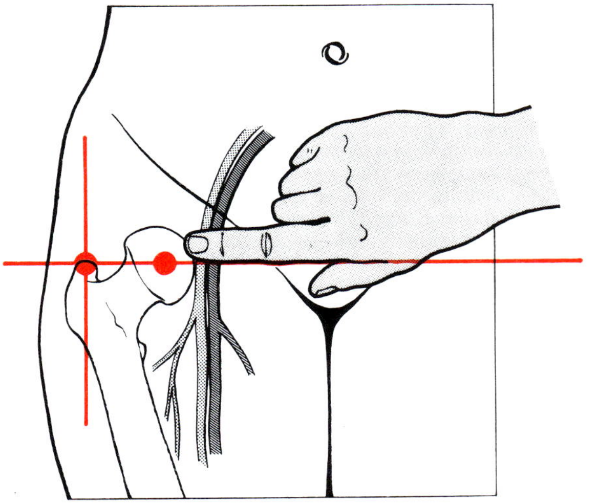

Abb. 135

Abb. 133. Schematische Darstellung des Subdural- und Epiduralraumes

Abb. 134. Technik der Periduralanästhesie

Abb. 135. Lokalanästhesie speziell für die operative Versorgung medialer und lateraler Schenkelhalsbrüche nach *Moser*

Anästhesiehöhe entsprechenden Wirbelkörpern wird eine dünne, stumpf geschliffene Lumbalnadel senkrecht bis vor das Lig. flavum geschoben. Unter leichtem Druck wird dasselbe dann durchstochen. Die Spitze der Nadel befindet sich jetzt im Periduralraum. Hier kann das Anästhesiedepot entleert werden.

Da *Auberger* eine ausgezeichnete Darstellung der Technik der Epiduralanästhesie publiziert hat, wollen wir dieser selbst folgen:

„Eine mit einem Mandrin armierte nicht zu dünne Spinalnadel wird durch die Hautquaddel und das infiltrierte Gewebe in typischer Weise eingeführt.

Nach Durchdringen des Widerstandes des Lig. interspinale wird das Stilett entfernt und eine mit physiologischer Kochsalzlösung gefüllte Spritze auf die Nadel gesetzt. Weiterführen der Kanüle, nächster Widerstand: Lig. flavum = Grenze zum epiduralen Raum.

Nun wird bei typischer Handhaltung durch die Vis-a-tergo-Hand und Fixation der Nadelrichtung durch die Führungshand langsam die Nadel durch alleinigen Druck auf den Spritzenkolben durch das Ligamentum flavum geschoben (Abb. 134).

Nach Durchdringen desselben, also nach Eindringen der Nadelspitze in den epiduralen Raum, gibt der Spritzenkolben nach und der Spritzeninhalt entleert sich unter Druck der Vis-a-tergo-Hand „ins Freie".

Sofortige Fixation der Nadel durch die Führungshand, kein weiteres Vorschieben mehr! (Bis zur Dura sind es nur Millimeter.)

Die Aspirationsprobe muß bei dieser Technik besonders sorgfältig durchgeführt werden. Wenn sich bei Aspiration Blut ergibt, muß der Zwischenwirbelraum gewechselt werden und das Verfahren kann wiederholt werden.

Wenn sich bei der Aspiration Liquor zeigt, muß das geplante Narkoseverfahren abgebrochen werden. Es empfiehlt sich dann Übergang, wenn indikationsmäßig möglich, auf das intradurale Verfahren. Die Injektion von Lokalanästhesielösung erfolgt nun zügig in entsprechender Dosierung und Lösungsmenge bei Berücksichtigung der entsprechenden Lagerungsbedingungen."

Es ist noch einmal hervorzuheben: *Bei der Epiduralanästhesie wird, um eine operative Schmerzausschaltung zu gewährleisten, eine so hohe Anästhesiedosis benötigt, daß diese bei subduraler Injektion in den meisten Fällen tödliche Komplikationen auslösen.*

Mit diesen Techniken, Infiltrationsanästhesie, Leitungsanästhesie und Periduralanästhesie ist es uns möglich, jeden chirurgischen Eingriff im Bereich der unteren Extremitäten in örtlicher Betäubung durchzuführen. Im Hinblick auf die heute vielseitigen Hüftgelenksoperationen einschließlich der Endoprotheseneingriffe soll noch abschließend die *Mosersche* Lokalanästhesie gezeigt werden, die er speziell für die medialen und lateralen Schenkelhalsbrüche und ihre operative Versorgung mit Schenkelhalsnagelung angegeben hat (Abb. 135).

Die oben beschriebenen Verfahren reichen u.E. völlig aus, um in genügender Anästhesietiefe zu operieren.

Wir können zusammenfassend feststellen, daß die Lokalanästhesie für chirurgische Eingriffe von sehr großer Bedeutung ist. Gerade für kleinere und mittlere, häufig ambulant durchzuführende Eingriffe ist sie indiziert und wird auch heute im Zeitalter der modernen, weitgehend gefahrlosen Intubationsnarkose ihre Bedeutung behalten.

Mit Recht hat *Evers* festgestellt, daß die Gegenüberstellung von Narkose und Lokalanästhesie in vielen Fällen zweifellos zugunsten der Lokalanästhesie ausfällt. Im Laufe der letzten 50 Jahre sind unzählige Lokalanästhesien durchgeführt worden, und wie wir in unserem allgemeinen Teil zeigen konnten, ist die Komplikationsrate relativ gering. Bei reiflicher Betrachtung aller Komplikationen und Zwischenfälle ist es weniger die Lokalanästhesie, vielmehr ist es die Technik des Anästhesierenden, dem eine gewisse Schuld angelastet werden könnte. Auch bei Betrachtung der heutigen Zeit, in der der Mensch immer weniger geneigt ist Schmerzen zu ertragen, und sei es nur der Einstich bei der Lokalanästhesie, ist es die vornehmste Aufgabe und Pflicht des Arztes, immer wieder abzuwägen, ob der Eingriff und das Risiko der Schmerzausschaltung in einem richtigen Verhältnis zueinander stehen.

So kann man also abschließend mit *Frey* sagen, daß man heute schnell, sicher und einfach örtlich betäuben kann, denn die in den letzten Jahren erzielten Fortschritte der Lokalanästhesie stehen nicht hinter denen der allgemeinen Anästhesie zurück.

7. Sterilisation und Desinfektion

Aufgabe der Desinfektion (Entseuchung) ist die Beseitigung der Infektionsgefahr, also das Unschädlichmachen von Krankheitserregern. Da ein Krankheitserreger erst sicher unschädlich ist, wenn er abgetötet wurde, bedeutet Desinfektion im allgemeinen die Abtötung von Krankheitserregern.

Aufgabe der Sterilisation (Entkeimung) ist die völlige Befreiung von Lebewesen, auch der widerstandsfähigsten Erdsporen, zu denen Tetanus- und Gasbrandsporen gehören. Durch die Sterilisation wird der Gegenstand frei von vermehrungsfähigen Keimen, er kann aber Teile von Mikroben und deren Toxine und Pyrogene enthalten. Sterilisiert und weitgehend frei von Mikrobenleichen muß jede Injektionsflüssigkeit sein, weil Leichen von Bakterien als Pyrogene wirken. Dies gilt auch für Infusionsflüssigkeiten, Impfnadeln und chirurgische Instrumente. Nicht zu sterilisierende Materialien (Blut, Frischzellen u.a.) müssen von Haus aus frei von vermehrungsfähigen Keimen sein. (*Lammers.*)

Das Kriterium der Sterilisation ist die Abtötung von Erdsporen. Als sichere Sterilisationsverfahren gelten bis heute ausschließlich die Anwendung von gespanntem und gesättigtem Wasserdampf bei mindestens 120 Grad C und die von bewegter Heißluft bei 180 bis 200 Grad C.

Der *Autoklav* arbeitet mit gespanntem, gesättigtem, strömendem Wasserdampf bei 1–2 atü Druck und entsprechender Temperatur. Diese beträgt bei 1 atü 120° C und bei 2 atü Druck 134° C. Die Betriebszeit des Autoklaven setzt sich zusammen aus der Anheizzeit, der Steigzeit und der eigentlichen Sterilisierzeit. Diese muß bei 1 atü, also 120° C, mindestens 20 Minuten betragen, bei 2 atü bzw. 134° C genügen 5 Minuten.

Der Autoklav ist das ideale Sterilisiergerät, weil man mit ihm praktisch alles, was in der medizinischen Praxis gebraucht wird, sterilisieren kann. Nur ist seine Handhabung etwas komplizierter als die des Heißluftsterilisators, und das Sterilisiergut kommt, besonders beim Kleinautoklaven, nicht immer ganz trocken heraus.

Der *Heißluftsterilisator* arbeitet mit trockener, erhitzter Luft von 180° bis 200° C, die in dieser Höhe etwa 20 bis 30 Minuten auf das Sterilisiergut einwirken muß.

Recordspritzen können nur dann mit Heißluft sterilisiert werden, wenn sie hart gelötet sind und die Aufschrift „200° C“ tragen.

Mit dem weithin noch gebräuchlichen Auskochen der Spritzen ist eine völlige Keimfreiheit nicht unbedingt zu erreichen. Es werden zwar sicher alle vegetativen Bakterienformen und wahrscheinlich auch alle Viren vernichtet, nicht aber die Sporen bestimmter, ganz besonders gefährlicher Erreger, z.B. der Gasbrandgruppe und das Clostridium tetani. Diese Methode muß also verschwinden und einem der obengenannten sicheren Verfahren Platz machen.

In der Praxis verwendet man nur noch selten zerlegbare Spritzen, deren Glaszylinder ausgetauscht werden kann und die eine Temperatur von 200° C aushalten.

Vor jeder Sterilisation sind Spritzen und Kanülen gründlich mechanisch zu reinigen.

Durch eine vorherige Desinfektion soll die Infektionsgefährdung beim Reinigen vermieden werden. Es ist empfehlenswert, diese Desinfektion nach jeder Punktion und Blutentnahme vorzunehmen. Unerläßlich ist sie nach Blutentnahmen an ikterischen oder mit einer Infektion behafteten Patienten sowie bei Punktionen nach Eiterungen oder mit keimhaltigem Material.

Spritzen, mit denen Medikamente injiziert wurden, sollen lediglich mit kaltem Wasser durchgespült werden. Blut- und Eiweißreste lassen sich, wenn sie einmal eingetrocknet sind, nur sehr schwer wieder entfernen. Darum sollen die Spritzen nach jedem Gebrauch mit kaltem Wasser oder mit einem Desinfektionsmittel gereinigt werden, das gleiche gilt für die Kanülen.

Nach gründlicher Desinfektion, die Einwirkungszeit soll mindestens 2 Stunden betragen, werden die Spritzen auseinandergenommen und ebenso wie die Kanülen unter fließendem Wasser gut durchgespült. Um Kalkniederschläge während des Trocknens zu vermeiden, wird mit destilliertem oder enthärtetem Wasser nachgespült und gut trockengerieben.

Die Sterilisation erfolgt am besten im Heißluftschrank bei 180° C.

Diese notwendigen Maßnahmen zeigen sehr deutlich, daß

heutzutage die Verwendung des Einmal-Materials bei der Injektions- und Infusionstechnik oberstes Gebot sein sollte. Nur noch in Ausnahme- und Notfällen – aber auch in industriell unterentwickelten Ländern – kann die Anwendung der älteren Injektionsspritzen und -kanülen Anwendung finden.

Gerade bei den Antibiotika hat sich die Kunststoffspritze zum Einmalgebrauch bewährt. Rechnet man den Aufwand für Reinigung, Sterilisation, Anschaffung und Glasbruch, so dürften die Spritzen aus Kunststoff zum Einmalgebrauch den klassischen Injektionsspritzen preislich etwa die Waage halten. Diese Kunststoffspritzen werden einzeln steril verpackt geliefert. Nach Gebrauch werden sie weggeworfen.

Für jede Injektion oder Punktion ist eine trockene, sterile Spritze mit steriler Nadel zu verwenden. Da sehr geringe Mengen Gewebsflüssigkeit für die Übertragung einer Serumhepatitis genügen, ist es absolut kontraindiziert, verschiedene Patienten dasselbe Medikament mit derselben Spritze zu injizieren, selbst wenn zwischen zwei Injektionen die Nadel gewechselt wird. Nur bei Reiheninjektionen (z.B. Tuberkulinprobe, Tetanusschutzimpfung u.a.) wird die Durchführung mehrerer Injektionen aus derselben Spritze toleriert, doch nur unter der Voraussetzung, daß für jede Injektion eine frische, sterile Nadel aufgesetzt und die Spritze vor jeder Füllung neu sterilisiert wird.

Auch hier ist ein grundlegender Wandel eingetreten. So werden vorwiegend steril abgepackte Einmalkanülen benutzt, die nach dem Gebrauch – erneut mit der Schutzkappe versehen, weggeworfen werden.

Im übrigen kann zu diesem Thema *Opitz* „*Infektionen durch Injektionen und ihre Verhütung*" (Johann Ambrosius Barth, Leipzig) empfohlen werden, der grundlegende Ausführungen machte.

8. Die heutige Rechtsprechung bei irrtümlicher intraarterieller Injektion anläßlich intravenöser Einspritzungen in der Ellenbeuge und bei anderen Komplikationen

8.1. Allgemeines

In dem 1981 im *Deutschen Ärzteblatt* erschienenen Artikel über „*Schlichtung in Arzthaftpflichtfragen*“ v. *Berner, Trostdorf* und *Vogel* wird festgestellt, daß insgesamt 151 Fälle von insgesamt 549 Arztschlichtungsfällen als anerkannte Behandlungsfehler gelten. Neben den chirurgischen Fachgebieten, die mit 79 Fällen die größte Anzahl ausmachen, stehen jedoch an erster Stelle im Hinblick auf einen isolierten Schaden die Spritzenfolgen mit 27 Patienten, was einen prozentualen Anteil von 17,9% ausmacht. Diese Injektionsschäden beziehen sich natürlich auf alle Arten von Injektionen, wobei u.E. nicht etwa ein Anstieg solcher Folgen zu konstatieren ist, sondern vielmehr eine bessere Erfassung bzw. eine Meldung an die Schlichtungsstelle der Ärztekammer.

Aufgrund dieser Zahlen wird jedem Kollegen klar, daß den Komplikationen in der Injektionstechnik in letzter Zeit eine größere Bedeutung zugemessen wird. Sie führen vielfach zu Arzthaftpflichtprozessen, deren Vermeidung nur durch sorgfältigste Technik möglich ist.

Wie wir schon in unserer Einleitung ausführten, sind es etwa nicht nur die folgenschweren Schäden nach Operationen, Injektionen bzw. Infusionen, die zu Arzthaftpflichtprozessen geführt haben. In vielen Fällen kann dem Arzt bzw. Zahnarzt kein Kunstfehler nachgewiesen werden, vielmehr wird er entweder wegen fehlender Indikation bzw. nicht ausreichender Aufklärung in ein Verfahren verwickelt.

> Es sei daher jedem Praktiker angeraten, vor dem Anlegen einer Infusion bzw. vor dem Beginn einer Injektionskur – seien es intravenöse oder auch intramuskuläre Einspritzungen, auch bei einer Heilanästhesie – die Patienten über die Indikation zu belehren und sie auf mögliche Komplikationen hinzuweisen.

Der Bundesgerichtshof geht davon aus, daß bei lebenswichtigen Eingriffen die Aufklärung vernachlässigt werden kann. So ist beispielsweise bei einem hämorrhagischen Schock, der häufig mit Bewußtseinstrübung bzw. Aussetzen desselben einhergeht, zweifellos eine Aufklärung nicht erforderlich. Dagegen betont der

BGH, daß bei allen nicht lebensrettenden therapeutischen Maßnahmen, besonders dann, wenn der Patient sich vielleicht noch bester Gesundheit erfreut, eine Aufklärung vonnöten ist. Obwohl es noch eine Diskussion über das Pro- und Kontra der Aufklärung gibt, ist inzwischen vom Bundesgerichtshof festgelegt worden, daß

> eine Aufklärung erforderlich ist, wenn der therapeutische Eingriff, also auch die Injektion bzw. die Infusion, nicht zwingend zur Erhaltung des Lebens bzw. der Gesundheit dient.

Wenngleich sich diese juristischen Forderungen auf die Injektionstherapie durch den Praktiker in einer Sozialpraxis kaum verwirklichen lassen, so muß doch dringend darauf hingewiesen werden, daß beispielsweise bei der intramuskulären Injektion von Antibiotika, besonders aber von butazolidinhaltigen Antirheumatika, die größtenteils nur der Schmerzlinderung dienen, auf diese Grundsätze geachtet werden sollte, da bekanntlich solche Pharmaka imstande sind, post inj. Nekrosen hervorzurufen.

> Jeder Arzt sollte sich daher darüber im klaren sein, daß auch beim Zusammentreffen mehrerer ungünstiger Faktoren – wie *Goldhahn* es ausdrückte – in einem Arzthaftpflichtprozeß heute eingehend über die Indikation und Aufklärung der Therapie diskutiert wird. Auch wenn es an die Grenze des Möglichen geht, müssen wir allen Kollegen empfehlen, mit den Patienten über Sinn und Zweck der vorgesehenen Maßnahmen, auch der Injektionen und Infusionen, zu sprechen und ihn auf mögliche Komplikationen hinweisen.

Wie aus dem Leitpfaden hervorgeht, gibt es eine Vielzahl von Komplikationsformen bei den unterschiedlichen Injektionen und Infusionen. Die alte Volkswahrheit, „wo gehobelt wird, fallen Späne" ist von den Juristen heute dahingehend interpretiert worden, daß zwar gehobelt werden darf, aber keine Späne fallen dürfen. So muß sich jeder auf Kosten des Patienten absichern, muß Konsequenzen für sein eigenes therapeutisches Handeln finden, die mit Sicherheit nicht dem Patienten zugute kommen. Wir kennen bereits schon einige Kollegen, die bei Hausbesuchen intravenöse Injektionen nicht mehr durchführen, was für die Vorsicht dieser Kollegen spricht.

Grundsätzlich sei zu diesem Kapitel „*Die heutige Rechtsprechung*" festgestellt, daß jeder diagnostische und therapeutische Eingriff mit wesentlich größerem Risiko belastet ist als früher. Mit Recht kann man einen Journalisten zitieren, der ein Urteil kommentierte: „Durch ihr Amt mußten sich die Richter über den ‚Halbgott in Weiß' erheben – zu gleichsam ‚Göttern in der schwarzen Robe'" (*Matthias Kuld*).

Wir können diese Entwicklung besonders deutlich bei der irrtümlich intraarteriellen Injektion anläßlich intravenöser Einspritzungen verfolgen. Folgte in den früheren Zeit das Gericht zumeist dem Sachverständigen, wird heute dieser mehr als Kollege des Angeklagten betrachtet, dessen Meinung, wie die folgenden Urteile zeigen, von den Gerichten als nicht „sachverständig" beurteilt wird.
Im einzelnen soll nun besonders über die irrtümlich intraarterielle Injektion anläßlich intravenöser Einspritzungen berichtet werden, die in vielen Fällen zu folgenschweren Schäden für den Betroffenen führte.
Das Ereignis einer intraarteriellen Fehlinjektion beim Versuch, ein differentes Arzneimittel intravenös zu injizieren, trifft den Patienten wie den Arzt gleichermaßen völlig unvorbereitet.
Die fast regelmäßig auftretenden Sofortsymptome, vor allem der überwältigende, in die Peripherie ausstrahlende Schmerz und die augenblickliche heftige Schmerzäußerung des Patienten sind dramatische Erlebnisse.
Wie schon oben betont, hat jedoch *Perret* mit Recht darauf hingewiesen, daß es in vielen Fällen nicht zu den typischen Sofortsymptomen kommt. Das gilt besonders für die intravenös anzuwendenden Narkotika, bei denen trotz der irrtümlichen intraarteriellen Injektion die Narkose so schnell eintritt, daß Schmerzsensationen von seiten der Patienten nicht mehr geäußert werden können.

> In der nun folgenden vordringlichen Phase der möglichen Gegenmaßnahmen und des Abtransportes des Patienten in eine Klinik oder, wenn das Ereignis dort stattfand, auf eine chirurgische oder angiologische Abteilung wird oft vergessen, das außergewöhnliche Ereignis frühzeitig zu protokollieren.

„*Die Deutsche Ärzteordnung*", § 4, schreibt für den Fall des plötzlichen Todes oder eines anderen außergewöhnlichen Zwischenfalles in der Praxis vor, daß unmittelbar danach ein detailliertes Protokoll über den Hergang des Ereignisses angefertigt werden soll. Dabei sollen auch Zeugenwahrnehmungen, z.B. der Schwester bzw. Sprechstundenhilfe, notiert, benutzte Injektionsspritzen und anderes Instrumentarium, geöffnete Ampullen mit und ohne Restinhalt sichergestellt werden.
Werden Patienten mit akuten arteriellen Durchblutungsstörungen nach intraarteriellen Fehlinjektionen unmittelbar nach dem Ereignis zur Beobachtung nach Hause entlassen, so ist dringend zu empfehlen, noch am selben Tage und in den darauffolgenden die Patienten zu Hause aufzusuchen. Die Erfahrung zeigt, daß viele Patienten trotz heftigster Schmerzen die dubiöse Weiterentwicklung der Durchblutungsstörung fehlbeurteilen, so daß der Arzt sie bei einem Besuch nach erst mehreren Tagen bereits mit gangränösen Erscheinungen antreffen kann.
Wir möchten weiter jedem Kollegen, dem das Mißgeschick einer intraarteriellen Fehlinjektion unterläuft, raten, den Fall unverzüglich seinem Haftpflichtversiche-

rer anzuzeigen, solange die prekären Ereignisse noch in allen Einzelheiten im Gedächtnis sind.
Die *Schadensersatzprozesse* von Patienten gegen ihre behandelnden Ärzte wegen Behandlungsfehlern haben in den letzten Jahren auch in der Bundesrepublik zugenommen. In diesem Zusammenhang dürfte ein Erfahrungsbericht über Kunstfehlerprozesse in den USA auch für uns von Bedeutung sein. Aus diesem Bericht, dem die Verhältnisse des Jahres 1959 zugrunde liegen, ergibt sich, daß in den Vereinigten Staaten in jenem Jahr mehr als 50 Millionen Dollar den klagenden Patienten als Schadensersatz von den Gerichten zugesprochen worden sind. Etwa 6000 Ärzte waren dabei verklagt worden. Für die Jahre ab 1960 liegen keine zahlenmäßigen Gesamtübersichten vor, aber die in Betracht kommenden Summen sind jedes Jahr erheblich angestiegen. Es wird heute geschätzt, daß 12,5% aller Ärzte im Laufe der Zeit eine Kunstfehlerklage über sich ergehen lassen müssen. Für Sondergebiete, wie New York, wird diese Ziffer auf 25% geschätzt, und in Kalifornien ist sie fast ebenso groß. Wie das „*Deutsche Ärzteblatt*" 63, 1:30 (1960) dazu ausführt, sind insbesondere 5 ärztliche Kunstfehler immer wieder festzustellen:

1. Verletzung des N. ischiadicus durch intramuskuläre Injektionen bei kleinen Kindern,
2. Entlassung des Patienten aus dem Krankenhaus ohne persönliche Untersuchung durch den behandelnden Arzt,
3. Fall des Patienten vom Untersuchungstisch,
4. Zwischenfälle bei Narkose und Anästhesie,
5. Behandlung von Frakturen, die der Arzt nur kurz sah.

8.2. Juristische Vorbemerkungen

Ist ein Körperschaden Folge einer intraarteriellen Fehlinjektion, zumeist der Verlust des Unterarmes, der Hand, eines oder mehrerer Finger oder Gebrauchsunfähigkeit einer Extremität infolge Teilnekrose der Unterarmmuskulatur oder sind es die Symptome der *Sudeckschen* Dystrophie, wird der Geschädigte häufig einen Straf- oder Zivilprozeß anstrengen. Der beklagte Personenkreis ergibt sich aus den Umständen des Schadensereignisses. Es ist entweder nur der behandelnde Arzt beklagt oder mit ihm zusammen die Sprechstundenhilfe, die Krankenschwester oder der Pfleger und andere Erfüllungsgehilfen. Aufgrund seiner vertraglichen Beziehungen zum Patienten (totaler oder gespaltener Krankenhausaufnahmevertrag) kann die Klage unter Umständen auch auf das Krankenhaus oder dessen Kostenträger ausgedehnt werden.

> Bei einer fehlerhaften Injektion durch eine Krankenschwester haftet in der Regel der Träger der betreffenden Krankenanstalt und der verantwortliche Arzt für den entstandenen Schaden (BGH VI ZR 54/66).

Bei Strafanzeigen ist – vorsätzliche Straftaten dürfen wegen ihrer exzeptionellen Natur außer Betracht bleiben – für die Abgrenzung der strafrechtlichen Verantwortung das Vergehen der fahrlässigen Körperverletzung (§ 230 StGB), ein Verletzungsdelikt, in Betracht zu ziehen.

Im Gegensatz zum Zivilrecht, das die Haftung für das Verschulden Dritter kennt, kann strafrechtlich immer nur derjenige zur Verantwortung gezogen werden, der durch sein eigenes rechtswidriges und schuldhaftes Verhalten den Tatbestand einer strafbaren Handlung erfüllt.

Nach der dem Strafrecht üblichen Definition handelt fahrlässig, *„wer die Sorgfalt außer acht läßt, zu der er nach den Umständen und seinen persönlichen Verhältnissen verpflichtet und fähig ist, und deshalb nicht erkennt, daß sich der Tatbestand der strafbaren Handlung verwirklichen kann, oder, obwohl er dies für möglich hält, darauf vertraut, daß es nicht geschehen werde."*

Eine Verletzung der Sorgfaltspflichten des Arztes liegt vor, wenn sie das Risiko für den Patienten durch eine unsachgemäße Handlungsweise über das den Umständen nach unvermeidliche Maß hinaus erhöht haben. Wichtigste Anhaltspunkte für die Bemessung der objektiv gebotenen Sorgfalt geben die allgemeinen Regeln und Erfahrungssätze, die sich im ärztlichen Beruf herausgebildet haben. Bei der Prüfung, ob der Patient lege artis behandelt worden ist, sind die Anforderungen an die ärztliche Sorgfalt bei der Behandlung durch Fachärzte häufig strenger bemessen, als bei einer Behandlung durch den Allgemeinpraktiker.

Ist die objektiv gebotene Sorgfalt außer acht gelassen worden, so ist weiter zu prüfen, ob der nachgewiesene Verstoß gegen die Sorgfaltspflichten ursächlich für den Tod oder die Verletzung des Patienten war. Nicht jede Verletzung der Sorgfaltspflichten führt über die Gefährdung des Patienten hinaus zu einer Verletzung. Nach der im Strafrecht herrschenden Bedingungstheorie ist ein menschliches Verhalten dann ursächlich für den Erfolg, wenn es nicht hinweggedacht werden kann, ohne daß der Erfolg (hier die Verletzung des Patienten) in seiner konkreten Gestallt entfällt. Fehlt der Kausalzusammenhang zwischen dem Verstoß gegen die Sorgfaltspflicht und der Verletzung des Patienten, so reicht, wie oben erwähnt, die Gefährdung des Patienten nicht aus, um eine strafrechtliche Verantwortlichkeit aufgrund der §§ 222, 230 StGB zu begründen.

Aus diesen *strafrechtlichen Gründen* haben in den letzten Jahren die Staatsanwaltschaften deutscher Gerichte auch ausnahmslos die gegen Ärzte oder ihre Erfüllungsgehilfen eingeleiteten Strafermittlungsverfahren wegen fahrlässiger Körperverletzung (Amputationen nach intraarteriellen Fehlinjektionen differenter Injektionsmittel) eingestellt.

Anders sind die Haftungsgrundlagen für Ärzte und Hilfspersonal im *Zivilrecht*. Die Zulassung zum ärztlichen Beruf und die besonderen Pflichten, die dem Arzt bei der Ausübung seines Berufes obliegen, sind in der Bundesärzteordnung, den Kammergesetzen der Länder, den von den ärztlichen Berufsvertretungen erlassenen Berufsordnungen und in zahlreichen spezialgesetzlichen Bestimmungen geregelt. Trotz dieser öffentlich rechtlichen Regelung der ärztlichen Berufsausübung be-

stimmt sich die Haftung des Arztes gegenüber dem Patienten für Fehler bei seiner Berufsausübung nach den Vorschriften des bürgerlichen Rechtes. Es kommen danach in Betracht die Haftung aus Vertrag (§ 276 BGB), aus unerlaubter Handlung (§ 823f. BGB) und aus Geschäftsführung ohne Auftrag (§ 677f. BGB).
Voraussetzung der zivilrechtlichen Haftung ist, daß dem Patienten durch ein rechtswidriges und schuldhaftes Handeln des Arztes ein Schaden (regelmäßig handelt es sich um einen Körperschaden) entstanden ist. **Gegenüber der strafrechtlichen Verantwortlichkeit bestehen wesentliche Unterschiede:**

a) in dem abweichenden Kausalbegriff. Zivilrechtlich bedeutsame Ursache für den Schaden ist nur diejenige Handlung des Arztes, die mit dem eingetretenen Schaden in adäquatem Zusammenhang steht. Ein adäquater Kausalzusammenhang ist zu verneinen, wenn der Eintritt des Schadens außerhalb aller menschlichen Erfahrungen lag. Im Strafrecht herrscht dagegen die strengere Bedingungstheorie, die jedes menschliche Verhalten als ursächlich für den schädlichen Erfolg betrachtet, das nicht hinweggedacht werden kann, ohne daß der Erfolg entfiele.
b) In einem abweichenden Begriff der Fahrlässigkeit. Fahrlässig handelt nach § 276 BGB, wer die im Verkehr erforderliche Sorgfalt außer acht läßt. *Es genügt, daß ein schädlicher Erfolg (die Körperverletzung) vorausgesehen werden konnte*. Zu prüfen ist also auch hier, wie ein besonnener und gewissenhafter Arzt sich unter den gegebenen Umständen – unter Zugrundelegung der Beurteilung ex ante – verhalten hätte; dabei geben, wie bereits oben erwähnt, die allgemeinen Regeln der medizinischen Wissenschaft, die sich unablässig wandeln und weiterentwickeln, wichtige Anhaltspunkte. Hat sich innerhalb der Ärzteschaft noch keine einheitliche Meinung gebildet, ist insbesondere strittig, welches Maß an Sorgfalt anzuwenden ist, so hat der Arzt das höhere Maß an Sorgfalt anzuwenden.

Im Gegensatz zum Strafrecht, das die individuellen Kenntnisse und Fähigkeiten des Täters bei der Schuldfrage voll berücksichtigt, bleiben diese individuellen Eigenschaften im Zivilrecht jedoch außer Betracht. Entscheidend ist hier also allein, ob der Arzt die Sorgfalt seines Berufskreises beachtet hat. An einen Facharzt sind dabei in der Regel höhere Anforderungen zu stellen als an einen Praktiker (*Lieritz-Paffarth*). Eine rechtliche Verantwortung für fremdes Verschulden kennt das Zivilrecht – im Gegensatz zum Strafrecht – im Rahmen des § 278 BGB in der Haftung des Schuldners für die Personen, deren er sich zur Erfüllung seiner Verbindlichkeit bedient. Außerhalb des Schuldverhältnisses haftet der Arzt für seine Hilfspersonen (Verrichtungsgehilfen) nach § 831 BGB. Hier haftet er aber anders als bei § 278 BGB nicht für fremdes, sondern für vermutetes eigenes Verschulden.
Ein Verschulden des Verrichtungsgehilfen ist nicht erforderlich, Widerrechtlichkeit genügt, so z.B. in den Fällen, in denen der Verrichtungsgehilfe für Arbeiten bestellt wird, denen er, ohne daß er dies selbst zu erkennen vermöchte, nicht ge-

wachsen ist (Famulus, Krankenschwester). Trifft den Verrichtungsgehilfen selbst ein Verschulden, so haftet er neben dem Arzt nach dem §§ 823, 840 BGB.
Nach diesen, für den Mediziner schwer verständlichen allgemeinen juristischen Vorbemerkungen soll die zivilrechtliche Situation für den konkreten Fall des „*Körperschadens nach versehentlicher intraarterieller Injektion differenter Arzneimittel*“ erörtert werden.
Die Rechtsprechung ist genau wie die Medizin oder technische Disziplinen einem ständigen Wandel unterworfen. Früher und noch bis in die Mitte unseres Jahrhunderts war der Arzt eine absolute integre Person. Er genoß die größte Hochachtung, alle seine Handlungen hatten den Nimbus des Unfehlbaren. Aber genau wie der Mensch immer weniger gewillt ist, Krankheiten als unabänderliches Schicksal hinzunehmen, änderte sich auch seine persönliche Beziehung zum Arzt. Der Patient ist in den letzten 50 Jahren durch medizinische Laienpublikationen, jetzt vor allem durch Radio, Fernsehen, Illustrierte „aufgeklärt“ worden. Er glaubt, die Zusammenhänge der Krankheiten zu erkennen, er nimmt aktiven Anteil nicht nur an seiner Krankheit, sondern auch an seiner Behandlung. Mehr und mehr wird die ärztliche Behandlung für ihn zu einer ganz gewöhnlichen Dienstleistung. Wurden früher Behandlungsmißerfolge als unabwendbar und keineswegs verschuldet hingenommen, so wird der Patient, der sich geschädigt fühlt, heute den Arzt auf Schadensersatz verklagen. Diese Entwicklung wurde durch die „*Contergan*-Affäre“ ganz besonders gefördert.
Die Rechtsprechung ist immer Spiegelbild der Volksmeinung gewesen, freilich, ohne sich von Emotionen leiten zu lassen. So ist nicht verwunderlich, daß sich auch seit etwa 1962 die Rechtsprechung in Ärzteschadensersatzprozessen wegen Körperschäden durch intraarterielle Fehlinjektionen grundsätzlich geändert hat. Noch 1962 hatte *Perret* über zwei den Arzt freisprechende Urteile berichten können (Schäden bei versehentlicher intraarterieller Injektion anläßlich intravenöser Einspritzungen in die Ellenbeuge):
Das *OLG Frankfurt* führte im Urteil vom 12.12.1935 u.a. aus:

„Wie die Gutachten einhellig ergeben, hat der beklagte Arzt bei Vornahme der Injektion kunstgerecht gehandelt . . .
. . .Er durfte mit Recht annehmen, daß die Injektion in die Vene des linken Armes normal verlaufen würde, zumal bis jetzt alle Injektionen auch gut verlaufen waren und die Venen ja auch gut sichtbar waren. Daß er dann entgegen der berechtigten Annahme die Vene durchstochen hat, kann ihm nicht als *Kunstfehler* angerechnet werden.“

Das *OLG Celle* gelangte im Beschluß vom 14.6.1960 zu dem Ergebnis,

„daß der Verlauf der Gefäße im Arm der Klägerin (hohe Teilung der A. brachialis) ‚sehr selten‘ und ‚ungewöhnlich‘ gewesen sei. Der Arm sei außerdem sehr fettreich gewesen, und die Gefahr, bei der Klägerin versehentlich in die arteriellen Blutbahnen zu gelangen, durch die ungünstigen anatomischen Verhältnisse erhöht worden. In Übereinstimmung mit den Sachverständigen sei also weder die Anwendung von *Presuren* zu beanstanden *noch liege ein Kunstfehler vor,* der als Verschulden gewertet werden könne.“

Abschließend stellt *Perret* dann fest:

„Man wird aber auch dann, wenn eine solche anatomische Variante nicht objektivierbar ist (weil z.B. keine Sektion des amputierten Armes erfolgte oder dieser erhalten werden konnte) oder sogar ausgeschlossen werden kann, trotz alledem einen *‚Kunstfehler' nicht unterstellen können* und dürfen. Damit entfällt für alle bisherigen Komplikationen als Folge einer versehentlichen intraarteriellen Injektion ein zivilrechtlicher Anspruch und eine Entschädigung."

In den letzten Jahren – insbesondere durch das erhebliche Anwachsen der Literatur über irrtümliche Injektionen in eine Arterie bei intravenösen Einspritzungen – ist jedoch ein grundlegender Wandel der Rechtssprechung festzustellen.

Arzthaftpflichtprozesse sind naturgemäß Gutachterprozesse. Jeder Richter muß zur Rechtsfindung in erster Linie mit seinem eigenen Wissen und seiner eigenen Erfahrung beitragen. Wenn zur Entscheidung eines Rechtsstreites, Spezialkenntnisse erforderlich sind – was zweifellos bei den Fällen von intraarterieller Fehlinjektionen zutrifft –, kann er sich diese mit Hilfe eines (ärztlichen) Gutachters aneignen, **jedoch steht die Beweiswürdigung nicht unter dem Grundsatz, daß der Richter in jedem Fall dem gerichtlichen Gutachter folgen müsse.** Die von den Gerichten bestellten Gutachter sind fast ausschließlich Ärzte. Es ist selbstverständlich, daß in einem ärztlichen Haftpflichtprozeß ihre Auffassung vom Tatbestand und die gutachtliche Würdigung mit der z.Z. gültigen ärztlichen Kunst übereinstimmt. Leider wird den ärztlichen Gutachtern gerade in der letzten Zeit immer häufiger unterstellt, daß ihre Gutachten mit der Handlung des beklagten Arztes fast immer sympathisieren.

Um es vorweg zu nehmen:

Fast alle Gutachter verneinen nach wie vor ein Verschulden der beklagten Ärzte bei Fällen, in denen durch irrtümliche intraarterielle Injektionen Körperschäden hervorgerufen wurden. Die Urteile lauten aber übereinstimmend seit einigen Jahren genau entgegengesetzt: **schuldig.**

Auf diese Diskrepanz zwischen ärztlichen Gutachten und Urteilen wollen wir eingehen. Im folgenden sollen zunächst typische Passagen aus Gutachten und die dann folgenden Urteile zitiert werden.

8.3. Auszüge aus Gutachten und Urteilen

a) Intraarterielle Fehlinjektionen in die Ellenbeuge

Amputation von drei Fingern.

R. Frey, Mainz, Gutachten. – *LG Darmstadt,* AZ: 1 0 227/62.

„. . . Die Folgen einer irgendwie mißglückten intravenösen Injektion sind im wesentlichen davon abhängig, welche Substanz oder welches Mittel fehlinjiziert wurde . . ."

„. . . Irrtümliche intraarterielle Injektionen bei der Anwendung intravenöser Narkosemittel erhielten ihre besondere Aktualität, als die intravenösen Barbiturate entwickelt und in die tägliche Anästhesiepraxis eingeführt wurden. . ."

„. . . Dabei wurde klar, daß trotz einwandfreier Injektionstechnik, mit Kontrolle der scheinbar richtigen Lage der Kanüle in der punktierten Vene, intraarterielle Injektionen zustande kommen können. . ."

„. . . Ist jedoch außer in der Kubitalgegend keine andere Vene zu finden, so kann weder die intravenöse Injektion in eine Vene der Ellenbeuge noch eine dabei versehentlich erfolgte intraarterielle Injektion im Sinne **eines Kunstfehlers** gewertet werden . . ."

„. . . Es ergaben sich keinerlei Hinweise dafür, daß Herr Dr. H. trotz der Folgen, die bei Herrn T. eintraten, eine nicht ordnungsgemäße intravenöse Einspritzung vorgenommen hat und sich somit **eines Kunstfehlers** schuldig machte . . ."

Urteil des OLG Frankfurt, AZ: 13 U 119/64. *Zivilsenat Darmstadt* (AZ: 1 0 227/62).

„. . . Der Beklagte hat widerrechtlich und schuldhaft in die körperliche Unversehrtheit des Klägers eingegriffen und ist ihm zum Ersatz des daraus entstehenden Schadens verpflichtet (§ 823 Abs. 1 BGB) . . ."

„. . . Der Beklagte hat die Einspritzung im Bereich der rechten Ellenbeuge vorgenommen . . ."

„. . . In diesem Bereich ist die Gefahr einer versehentlich intraarteriellen Injektion besonders groß. Es ist eine in der Medizin bekannte Tatsache, daß gerade in der Ellenbeugengegend häufig anatomische Variationen im Gefäßverlauf auftreten. So liegen nach Angaben des Gutachtens bei etwa 25 % der Bevölkerung Abweichungen im Verlauf der Armarterien vor, und zwar derart, daß infolge hoher Teilung der Armarterien ein Ast oberflächlich und in unmittelbarer Nachbarschaft der Venen verläuft. Aufgrund dessen kann leicht die Venenwandung zweimal durchstochen werden und dann die Kanülenspitze im Lumen einer Arterie und nicht in der Vene zu liegen kommen, ohne daß dies bemerkt werden könnte. Über diese Tatsache hätte der Beklagte als erfahrener Narkosearzt unbedingt unterrichtet sein und die nie auszuschließende Möglichkeit einer Fehlinjektion hätte ihm vor Augen stehen müssen. Bei sorgfältiger Überlegung mußte er dann aber auch die Möglichkeit des Eintritts eines Gesundheitsschadens im Falle einer versehentlichen intraarteriellen Injektion des *Estils* erkennen . . ."

„. . . Wenn auch von dem Beklagten nicht verlangt werden kann, daß er die gesamte in- und ausländische Fachliteratur kennt und die darin enthaltenen Warnungen berücksichtigt, so mußte er doch anhand des einschlägigen Schrifttums über grundlegende Probleme in der medizinischen Wissenschaft unterrichtet sein. Dies folgt schon aus der beruflichen Fortbildungspflicht, die es jedem Arzt im Interesse des sich ihm anvertrauenden Patienten gebietet, sich über wissenschaftliche Erkenntnisse zu informieren und sie zu seinem eigenen Erfahrungsgut zu machen. Die häufig genug im ärztlichen Schrifttum erörterten Folgen intraarterieller Fehlinjektionen anläßlich intravenöser Einspritzungen konnten also auch dem Beklagten nicht ohne Fahrlässigkeit unbekannt sein . . ."

„. . . Diese bekannten Gefahren zu berücksichtigen, hatte der Beklagte um so mehr Veranlassung, als von der Streithelferin in den *Estil*-Packungsbeilagen noch besonders hervorgehoben war, daß eine intraarterielle Injektion mit Sicherheit vermieden werden müsse. Damit ist für dieses Mittel vor einer versehentlichen arteriellen *Estil*-Einspritzung in unmißverständlicher Weise noch besonders gewarnt worden . . ."

Die Revision des Beklagten gegen dieses Urteil wurde am 12. 12. 1967 vom Bundesgerichtshof zurückgewiesen (BGH VI ZR 71/66).

„. . . Die Injektion in der rechten Ellenbeuge kann durchaus sachgemäß erfolgt sein, da es nicht möglich ist, mit einfachen Mitteln zu entscheiden, ob eine Vene oder versehentlich eine Arterie punktiert wurde. Zum Zeitpunkt der Injektion (26.1.1962) war nur wenigen Ärzten diese Art der Komplikation bei intravenöser Injektion im Bereich der Ellenbeuge bekannt . . ."

b) Intraarterielle Fehlinjektionen in die Ellenbeuge

Amputation des rechten Unterarmes.

R. Frey, Mainz, Gutachten. – *LG Wuppertal*, AZ: 5 0 259/63.

„. . . Herr Dr. K. war der Meinung, ‚*Estil*' in eine Vene injiziert zu haben . . ."

„. . . Da für Injektionen die oberflächlich liegenden Venen benützt werden, besteht die Möglichkeit, eine in der unmittelbaren Nachbarschaft anormal verlaufende Arterie zu punktieren. Diese Gefahr ist – bedingt durch die Anatomie –, am größten im Bereich der Ellenbeuge. Die Venenwandung kann, ohne daß dies bemerkt wird, zweimal durchstochen werden, so daß die Kanülenspitze im Lumen der Arterie und nicht in dem der Vene liegt . . ."

„. . . Die Beurteilung der Kanülenlage wird deshalb so erschwert, weil es keine einfache und sichere Methode gibt, die zuverlässig zwischen dem Sitz der Kanüle in der Arterie oder in der Vene unterscheiden läßt . . ."

„. . . Frau G. verlor ihren rechten Arm nach Injektion des Kurznarkosemittels *Estils*. Nach der Erfahrung mit diesem und anderen intravenösen Narkotika erfolgte die Injektion nicht ausschließlich intravenös, sondern höchstwahrscheinlich intraarteriell. Dabei handelt es sich jedoch **nicht um einen ärztlichen Kunstfehler, sondern um einen Unglücksfall . . ."**

Zu diesem Prozeß wurde *noch ein weiteres Gutachten* angefordert.

H. Mayor, Solingen, Gutachten:

„. . . Meiner Auffassung nach ist Herrn Dr. K. nicht der Vorwurf einer fahrlässigen Handlung bzw. **schon gar nicht der eines Kunstfehlers** zu machen. Er hat die Injektion in gehöriger Weise am Ort der Wahl durchgeführt. Leider gibt es jedoch in der Ellenbeugengegend anatomische Varianten im Gefäßverlauf: Infolge hoher Gabelung der Oberarmarterie kann ein Ast hautwärts des sogenannten Lacertus fibrosus in der Ellenbeuge verlaufen und hier irrtümlicherweise als Vene punktiert werden. Es ist dies eine anatomische Variation, die dem Praktiker im allgemeinen kaum bekannt ist. Der Kliniker kennt sie, und vor allem der Fachanästhesist wird darauf achten und deswegen im allgemeinen nicht in der Ellenbeuge punktieren, sondern weiter handwärts im Bereich des Unterarmes . . ."

LG-Urteil Wuppertal, AZ: 5 0 259/63.

„. . . Die Klage ist hinsichtlich der Ersatzansprüche aus den Gesichtspunkten der positiven Verletzung des zwischen den Parteien bestehenden Arztvertrages (§§ 631, 276, 280, 286, 325, 326 BGB in entsprechender Anwendung) und der unerlaubten Handlung (§§ 823, Abs. 1, 2 BGB, 223, 224 StGB) dem Grunde nach gerechtfertigt . . ."

„. . . Der vom Beklagten bei der Klägerin vorgenommene Eingriff – nämlich die Einspritzung von etwa 1,5 ml ‚*Estil*' in die rechte Ellenbeuge und von etwa 3,5 ml desselben Mittels in den linken Handrücken – stellt sich als eine rechtswidrige Körperverletzung dar, weil die schlüssig erklärte Einwilligung der Klägerin in diese Behandlung mangels einer hinreichenden vorherigen Aufklärung über die Art der Behandlung und das damit verbundene Risiko nicht wirksam war . . ."

„. . . Für den eingetretenen Schaden – Verlust des Armes und die damit verbundenen Schmerzen – war die Einspritzung des ‚*Estils*' in die rechte Ellenbeuge ursächlich. Die Einspritzung desselben Mittels in den linken Handrücken ist ohne erkennbare schädliche Folgen geblieben . . ."

„. . . Der Beklagte hat die im Verkehr erforderliche Sorgfalt (§ 276 Abs. 1 BGB) bei der Narkosebehandlung der Klägerin in zwei Punkten außer acht gelassen. Er hat einmal zu der Behandlung ein Mittel benutzt, dessen Gefährlichkeit – wie die Klägerin mit Recht ausführt – zu der beabsichtigten Erleichterung der Gebärmutteruntersuchung in keinem vertretbaren Verhältnis stand. Zum anderen hat er nicht die erforderliche Sorgfalt beobachtet, um das ‚*Estil*' mit Genauigkeit in eine Vene und nicht in das Zwischengewebe oder gar in eine Arterie zu spritzen. Der Umstand, daß er die Gefährlichkeit des Mittels nicht kannte, entlastet ihn nicht. Wer als Facharzt ein Mittel anwenden will, auf dessen Gebrauchsanweisung steht, eine bestimmte Anwendungsart sei ‚mit Sicherheit' zu vermeiden, muß insbesondere dann, wenn er davon ausgeht, eine versehentliche Anwendung dieser Art sei bei ihm nicht ausgeschlossen, vor der Anwendung alle ihm zugänglichen Erkenntnisquellen ausschöpfen, um die Folgen kennenzulernen, die bei der verbotenen Anwendungsart eintreten. Es ist ihm zuzumuten, zu diesem Zweck einen Arztkollegen um Rat zu fragen oder gar eine Zeitschrift einzusehen, die nicht zu seiner Fachrichtung gehört. Nach Kenntnisnahme von den Folgen, die bei der verbotenen Anwendungsart eintreten, muß sich der Arzt entscheiden, ob er das Mittel trotz des damit verbundenen Risikos anwenden will, und er muß vor jeder Anwendung den betreffenden Patienten über das Risiko aufklären . . ."
„. . . Er hat weiterhin dadurch fahrlässig gehandelt, daß er das Mittel in die Ellenbeuge der Klägerin spritzte, obwohl an dieser Stelle eine erhöhte Verwechslungsgefahr zwischen Vene und Arterie besteht und obwohl die Klägerin an der linken Hand eine deutlich sichtbare Vene trägt, die einer Einspritzung keine Schwierigkeiten bereitet hätte . . ."
„. . . Der Beklagte ist nach den eingangs genannten Vorschriften aus Vertrag und unerlaubter Handlung in Verbindung mit den §§ 249ff. BGB zum vollen Ersatz des materiellen Schadens verpflichtet . . ."

c) Intraarterielle Fehlinjektion in die Ellenbeuge durch die Operationsschwester
Amputation des linken Unterarmes.

K. Horatz, Hamburg, Gutachten. – *LG Göttingen,* AZ: 4 0 254/64.

„. . . daß bei der Injizierung des Kurznarkosemittels *Estil* am 17.11.1961 **ein Kunstfehler bei der Injektion nicht unterlaufen ist . . .**"
„. . . Selbstverständlich besteht die Grundregel, daß eine Schwester keinerlei intravenöse Injektionen durchführen darf. Medikamente, gleich welcher Art, dürfen nur vom approbierten Arzt appliziert werden. Andererseits steht aber fest, daß diese theoretische Idealforderung in der klinischen Praxis nicht immer erfüllbar ist. Es darf unterstellt werden, daß zumindest in der Bundesrepublik – entscheidend bedingt durch den großen Mangel an Narkoseärzten – sogar die Mehrzahl der intravenösen Narkosemittel nicht von Ärzten, sondern von Schwestern appliziert wird. Das ist ein gewohnheitsrechtliche Gepflogenheit, die sich einfach aus der klinischen Alltagssituation im Zusammenhang mit der Narkose ergibt . . ."

LG-Urteil Göttingen, AZ: 4 0 254/64.

„. . . Die Klage ist im wesentlichen begründet. Die Beklagten sind als Gesamtschuldner verpflichtet, dem Kläger allen Schaden zu ersetzen, den er durch den Verlust seines linken Armes erlitten hat; sie müssen ihm ferner ein angemessenes Schmerzensgeld gewähren . . ."

„. . . Die Haftung des Chefarztes.
Der Beklagte zu 1. haftet dem Kläger für allen Schaden, der diesem durch den Verlust des linken Armes entstanden ist und in Zukunft noch entsteht sowohl nach den Vorschriften des Vertragsrechts als auch nach den Vorschriften der unerlaubten Handlung . . ."
„. . . Der Beklagte hat seine Pflicht zur Sorgfalt nach den Vorschriften des Dienstvertragsrechtes (§§ 611ff. BGB) – als solcher ist das Rechtsverhältnis zwischen einem Arzt und

seinem Patienten anzusehen – verletzt. Die Sorgfaltspflichtverletzung des Beklagten zu 1. besteht darin, daß er ein Narkosemittel, wie *‚Estil‘*, überhaupt von einer Krankenschwester in die Ellenbogenvene des Klägers hat einspritzen lassen. Es kann zwar nicht verlangt werden, daß Injektionen nur von Ärzten ausgeführt werden. Die Durchführung von Heilmaßnahmen muß aber auf Ärzte beschränkt bleiben, wenn sich daraus Komplikationen ergeben können. Besteht wie bei der Applikation von *‚Estil‘* in die Ellenbogenvene die ernsthaft in Betracht zu ziehende Möglichkeit, daß eine Injektion zu nachfolgenden Komplikationen führt, so muß der Eingriff von einem Arzt ausgeführt werden, der aufgrund seiner Vorbildung und beruflichen Kenntnisse gegenüber der Krankenschwester die größere Gewähr für einen ordnungsgemäßen Verlauf der Heilbehandlung bietet. Gerade bei intravenösen Injektionen im Bereich der Ellenbeuge des Armes kann es zu Fehlinjektionen kommen . . .“

„. . . Das hätte auch der Beklagte als Facharzt für Chirurgie und als Chefarzt eines Krankenhauses wissen müssen. Wenn er aber damit rechnen muß, daß im Bereich einer Vene, in die injiziert werden soll, eine Arterie normal nicht verläuft, besteht für ihn, wie für jeden Arzt, Grund zu besonderer Vorsicht. Er darf sich auch nicht über die von der Bundesärztekammer vertretene Auffassung hinwegsetzen, wie er es getan hat. Die Bundesärztekammer hat in einer Stellungnahme vom 30. Juni 1961 ausdrücklich den Standpunkt vertreten, intravenöse Injektionen und Blutentnahmen seien ausschließlich ärztliche Maßnahmen, deren Vornahme durch nichtärztliche Kräfte grundsätzlich und unter allen Umständen abzulehnen sei . . .“

„. . . Darüber hinaus haftet der Beklagte gemäß § 278 BGB für das Verschulden der Krankenschwester, deren er sich bei der Behandlung des Klägers bedient hat. Der Krankenschwester ist bei der Injektion des Narkotikums in die Ellenbeugenvene des Klägers ein Kunstfehler unterlaufen. Sie hat es in die Arterie gespritzt. Dafür spricht der Beweis des ersten Anscheins, der immer dann Platz greift, wenn aus dem Geschehensablauf eines bestimmten Lebensvorganges nach der Erfahrung des täglichen Lebens auf eine typische Ursache zu schließen ist. (Vgl. *Palandt*, Komm. z. BGB, 24. Aufl., Vorbem. v. § 249 Anm. 8). Das ist hier der Fall. Denn nach der Injektion ist beim Kläger eine Narkosewirkung nicht eingetreten; kurz nach der Injektion ist es zu einer Verfärbung des linken Unterarmes gekommen; die Hand hat eine Krallenstellung aufgewiesen und der Kläger hat bei diesem Eingriff stärkere Schmerzen als bei der ersten Narkose am 24. Oktober 1961 verspürt. Wenn er auch nicht über heftige Schmerzen geklagt hat, so mag das mit der Konstitution des Klägers, einem 24jährigen Tischlergesellen, zusammenhängen. Aus den angeführten Symptomen ergibt sich nach den Gutachten der Sachverständigen Dr. F. und Prof. Dr. H., daß das Narkotikum in irgendeiner Weise in die Arterie gelangt ist und zu dem Arterienschluß geführt hat. Dabei genügen nach dem Gutachten des Prof. H. schon geringe Mengen dieses Narkotikums für einen völlig arteriellen Gefäßverschluß.
Das Mittel kann nur dadurch in die Arterie gelangt sein, daß es dorthin injiziert worden ist. Eine andere Möglichkeit ist nicht bewiesen . . .“

„. . . Die Haftung des Assistenzarztes.
Der Beklagte haftet dem Kläger für die Verletzungsfolgen nach § 823 Abs. 1 BGB. Er hat dadurch rechtswidrig und schuldhaft eine Körperverletzung des Klägers herbeigeführt, daß er es überhaupt zugelassen hat, daß die Krankenschwester beim Kläger eine Injektion mit dem Kurznarkotikum *‚Estil‘* in die Ellenbogenvene vornahm . . .“

„. . . Die Haftung der Krankenschwester
Die Beklagte haftet dem Kläger ebenfalls aus § 823 Abs. 1 BGB. Sie hat die Körperverletzung des Klägers dadurch hervorgerufen, daß sie das Narkosemittel *‚Estil‘* statt in die Ellenbeugevene in die Arterie gespritzt hat . . .“

„. . . Die Fehlinjektion ist für den Armverlust des Klägers ursächlich gewesen . . .“

„Die Beklagte hat darum fahrlässig gehandelt. Sie hat bei der Injektion die im Verkehr erforderliche Sorgfalt außer acht gelassen (§ 276 Abs. 1 Satz 2 BGB). Auf der Gebrauchsanweisung für ‚*Estil*' der Charge 8117 stand deutlich zu lesen, es dürfe keinesfalls intraarteriell injiziert werden. Diese Warnung war auf der Lasche der Schachtel durch Fettdruck und eine rote Umrandung noch einmal deutlich hervorgehoben . . ."

d) Intraarterielle Fehlinjektion in die Ellenbeuge durch eine Krankenschwester.
Amputation des linken Unterarmes.
G. Heberer, Köln, Gutachten. – *LG Braunschweig*, AZ: 3 0 187/62.

„. . . Hinsichtlich der Möglichkeit der versehentlichen intraarteriellen Injektion ist in der Fachliteratur festgestellt worden, daß eine intraarterielle Injektion nicht in jedem Einzelfalle mit Sicherheit vermieden werden kann . . ."

„. . . Gegen die Übertragung von intravenösen Injektionen von erprobten, weniger differenten Medikamenten an besonders geeignete und besonders ausgebildete Schwestern ist nichts einzuwenden. Es muß aber bemerkt werden, daß:

a) Die Verantwortung und direkte Aufsicht stets beim Arzt bleibt,

b) eine Schwester, die 94 intravenöse Injektionen gegeben hat, kann wohl kaum als in dieser Technik besonders erfahren gelten . . ."

„. . . Das Injizieren von Medikamenten, die keinesfalls intraarteriell gegeben werden dürfen, an andere Stellen als der Ellenbeuge bringt keine völlige Sicherheit . . ."

„. . . Und an diesem Punkt muß der Gutachter zum konkreten Fall zurückkehren. Er kann nicht umhin, die Anwendung von *Estil* – neues Präparat – von einer Schwester gespritzt – als zumindest leichtfertig zu bezeichnen. **Andererseits erscheint es dem Gutachter nicht unlogisch, selbst unter der Anerkennung einer fahrlässigen Verhaltensweise des Dr. V. eine regelrechte Verletzung der Regeln der ärztlichen Kunst unter den obwaltenden Umständen auszuschließen**. Diese niemals fest zu umreißenden ‚Regeln' sind ganz allgemein in einem weiten Rahmen gehalten, der einen großen Spielraum dessen, was vom ärztlichen Standpunkt als noch erlaubt gilt, läßt und auch lassen muß. Selbstverständlich gibt es Grenzen, deren Überschreitung dann den *ärztlichen Kunstfehler* ausmacht. Diese müssen für jeden Fall sorgfältig neu geprüft und festgelegt werden. Der Gutachter ist der Meinung, daß im vorliegenden Fall Herr Dr. V. zwar fahrlässig gehandelt hat, aber die genannte Grenze zur Definition des **‚ärztlichen Kunstfehlers'** noch nicht überschritten hat . . ."

OLG-Urteil Braunschweig, AZ: 5 U 74/65 (LG Braunschweig, AZ 3 0 187/62).

„. . . Im Ergebnis zu Recht hat das Landgericht die Schadensersatzpflicht des beklagten Arztes aus § 823 BGB bejaht. Auf seine Anordnung und unter seiner Leitung, Aufsicht und Verantwortung erfolgte die Narkose, die zum Verlust des linken Armes des Klägers geführt hat. Die Haftung des Arztes setzt nicht in jedem Falle einen sogenannten ‚Kunstfehler' voraus. Denn die Begriffe Kunstfehler und Verschulden decken sich nicht (RGHRR 1931 Nr. 1749; *Roloff* VersR. 1965, 420).
Als Kunstfehler wird ein Verstoß gegen bestimmte, in der ärztlichen Wissenschaft allgemein anerkannte Regeln angesehen. *Eine haftungsbegründende Fahrlässigkeit des Arztes kann im Einzelfalle jedoch auch dann zu bejahen sein, wenn ihm kein ärztlicher Kunstfehler unterlaufen* ist (RG JW 1935, 115; *Roloff* a.a.O.). Entscheidend ist, ob der Arzt bei seiner Tätigkeit die erforderliche Sorgfalt beobachtet hat und die Möglichkeit des Eintritts des schädigenden Erfolges seines Tuns hat erkennen können . . ."

„. . . Bezüglich der Anwendung des Medikaments befand sich auf der Gebrauchsanweisung und in den Prospekten der Herstellerfirma in Fettdruck der Satz: ‚Eine intraarterielle Injektion muß mit Sicherheit vermieden werden' . . ."

„. . . Die Anästhesie ist ihrer Natur nach eine ärztliche Tätigkeit. Jede Narkose stellt einen schwerwiegenden Eingriff in die körperlichen Funktionen des Patienten dar, der sowohl das theoretische Wissen als auch die praktischen Erfahrungen des Arztes erfordert (*Perret* a.a.O., S. 110, das dort zitierte *Urteil des OLG Celle*; *Weissauer* in ‚Der Anästhesist' 12,5, 156–161 (157) (1963). Eine Unterscheidung zwischen großer und kleiner Narkose in Analogie zu dieser Unterscheidung bei der Chirurgie ist nicht möglich. Jede Narkose, auch eine Kurznarkose, birgt das Risiko für den Patienten in sich. Gerade bei Kurznarkosen sind statistisch die häufigsten Komplikationsfälle festgestellt worden (*Weissauer* a.a.O., S. 157; *Roloff* VersR. 1965, 420). Die Tatsache, daß jede Narkose ihrer Natur nach eine ärztliche Tätigkeit ist, schließt zwar nicht in jedem Falle die Übertragung einzelner Verrichtungen im Rahmen des Narkoseverfahrens auf eine dafür ausgebildete und erfahrene Krankenschwester aus. Doch ist die Übertragung der technischen Durchführung der Narkose auf eine Krankenschwester dann als unzulässig anzusehen, wenn sich entweder aus der Wahl des Narkosemittels besondere Gefahren für den Patienten ergeben können, oder wenn die Narkosetechnik ärztliche Kenntnisse und Erfahrungen erfordert. Hierzu zählt auch eine intravenöse Narkose . . ."

„. . . die Forderung, eine intravenöse Narkose dürfe nur vom Arzt gemacht werden, ist in der Praxis wegen des derzeitigen Mangels an Narkoseärzten nicht durchführbar. In der Tat werden in Deutschland, wie dem Senat bekannt ist, intravenöse Narkosen unter der Aufsicht des Arztes weitgehend durch Krankenschwestern gegeben. Auch am Städt. Krankenhaus S. wurde und wird so seit Jahren verfahren, wie sich aus der Aussage des früheren dortigen Chefarztes Dr. H. vom 16. 4. 1964 (Bl. 113 f. Strafakte) ergibt. Das vermag jedoch den Arzt von seiner grundsätzlichen Haftung für Schäden, die durch die Übertragung intravenöser Narkosen auf die Krankenschwester entstehen, nicht zu befreien. Denn der Arzt hat nicht für die Beobachtung der üblichen, sondern der erforderlichen Sorgfalt einzustehen (*Soergel-Siebert* BGB 9. Aufl. § 823 Anm. 153) . . ."

„. . . Trotzdem verstieß im vorliegenden Fall der Arzt mit der Übertragung der intravenösen Injektion auf die Krankenschwester gegen die ihm als Arzt dem Patienten gegenüber obliegende Sorgfaltspflicht . . ."

„. . . Trotzdem gab der fettgedruckte Hinweis, daß eine intraarterielle Injektion mit Sicherheit vermieden werden müsse, Anlaß zu äußerster Vorsicht. Der Beklagte hätte aufgrund dieses Hinweises mit der Möglichkeit rechnen müssen, daß bei einer versehentlichen intraarteriellen Injektion von *Estil* ähnliche Komplikationen eintreten könnten, wie sie von versehentlichen intraarteriellen Injektionen anderer differenter Mittel bekannt waren. Wie *Roloff* in seinem o. a. Aufsatz in VersR. 1965, 419 ff. unter Anführung zahlreicher Veröffentlichungen und Lehrbücher ausführt, sind in der medizinischen Literatur des In- und Auslandes seit etwa 30 Jahren Veröffentlichungen über die Folgen intraarterieller Fehlinjektionen anläßlich intravenöser Einspritzungen zu finden. Es war daher in der ärztlichen Wissenschaft bekannt, daß die intraarterielle Injektion differenter Mittel Folgen zeitigen kann, die von vorübergehender Gefäßkontraktion bis zur Gangrän und Amputation reichen können. Seit 1957 waren auch Fälle bekannt, bei denen es aufgrund versehentlicher intraarterieller Injektion von *Presuren* zu schweren Komplikationen, die von Gewebsschäden bis zum Absterben von Extremitäten reichten, gekommen war . . ."

Die Revision der Beklagten gegen dieses Urteil ist am 5. 12. 1967 durch den Bundesgerichtshof (VI ZR 54/66) zurückgewiesen worden.

In diesem Zusammenhang sei eine erst im Jahre 1980 veröffentlichte Stellungnahme der *Arbeitsgemeinschaft Deutscher Schwesternverbände* (ADS) zu Injektionen, Infusionen, Transfusionen und Blutentnahmen durch das Krankenpflegepersonal wiedergegeben.

In grundsätzlicher Übereinstimmung mit der Stellungnahme des Vorstands der Bundesärztekammer vom 16. 2. 1974 hat die *Arbeitsgemeinschaft Deutscher Schwesternverbände* (ADS) eine Stellungnahme erarbeitet, um der Unsicherheit, die unter den Krankenpflegekräften hinsichtlich der Vornahme von Injektionen besteht, zu begegnen.

In ihren Grundsätzen und Empfehlungen grenzt sich die ärztliche Tätigkeit von der des Krankenpflegepersonals ab, beschreibt aber zudem den unter bestimmten Voraussetzungen praktischen Arbeitsbereich: Neben der Grund- und Behandlungspflege gehört auch die Hilfeleistung bei Narkosen, Operationen und anderen ärztlichen Verrichtungen zum Aufgaben- und Verantwortungsbereich des Pflegepersonals, worunter die Vornahme von Injektionen, Transfusionen und Blutentnahmen fallen kann.

Weil aber deren Durchführung ein erhöhtes Risiko für die Krankenpflegepersonals in strafrechtlicher Hinsicht darstellt, muß auf dem Versicherungsweg garantiert sein, daß evtl. Folgelasten nicht zu Lasten der Krankenpflegepersonen gehen; die Versicherungskosten sind dem Krankenhausträger aufzuerlegen.

Subkutane und i.m. Injektionen. Die Durchführung kann der Arzt den Krankenpflegepersonen übertragen, wenn er sich von der Fähigkeit des einzelnen überzeugt hat oder eine schriftliche Anordnung mit exakten Angaben vorlegt. Das Krankenpflegepersonal kann auch Injektionen verabreichen, wenn Umstände ein ärztliches Mitwirken nicht erfordern, Wirkung und Gefährlichkeit des Medikaments bekannt sind bzw. es über Nebenwirkungen und Zwischenfälle unterrichtet ist; desgleichen, wenn die Injektion ärztlicher Gesamtaufsicht und -verantwortung unterliegt.

I.v. Injektionen fallen nicht in den Aufgabenbereich des Krankenpflegepersonals. Eine Krankenpflegeperson mit 3jähriger Ausbildung kann sie nur dann vornehmen, wenn sie die notwendige Eignung erkennen läßt. Eine Verpflichtung zur Durchführung besteht aber nicht, so daß im Fall einer Ablehnung sich keine beruflichen Nachteile ergeben dürfen. Ebenso gelten diese Richtlinien für die subkutanen und i.m. Injektionen genannten Sätze.

Infusionen. Das Anlegen von Infusionen ist ausschließlich Aufgabe des Arztes. Der Wechsel von Infusionslösungen bei liegendem Infusionssystem darf nur aufgrund schriftlicher ärztlicher Anordnung von ausgebildeten Krankenpflegepersonen vorgenommen werden, die aber dazu nicht verpflichtet sind.

Eine **Blutentnahme** kann auf ärztliche Anordnung dann vorgenommen werden, wenn die Venenpunktionen nur der Blutentnahme dient, die Technik eingeübt und die Kenntnis aller hierbei zu beachtenden Umstände vermittelt worden ist.

Bluttransfusionen. Die Übertragung von Blut und Blutbestandteilen ist eine ärztliche Maßnahme.

In der Krankenpflegeausbildung müssen die praktischen Kenntnisse vermittelt und geübt werden – unter Aufsicht eines Arztes oder Krankenpflegers bzw. einer -schwester, die auch die Durchführungsverantwortung tragen.

Obwohl diese offizielle Stellungnahme der Arbeitsgemeinschaft Deutscher Schwesternverbände erst 1980 publiziert wurde, geht sie u. E. an der Realität vorbei. Nicht zuletzt dem Direktor des Instituts für Rechtsmedizin an der Freien Universität Berlin, Herrn Kollegen *Bschor*, verdanke ich Anregungen in dieser Hinsicht. In seiner Besprechung unseres Buches (2. Auflage) schreibt *Bschor*: „Die jetzige Entwicklung der Rechtssprechung auf diesem Gebiet (Rechtssprechung bei der irrtümlichen intraarteriellen Injektion), während der letzten Jahrzehnte wird anhand von Gutachten und Urteilsauszügen aufgezeigt. Nach Recherchen des Verfassers haben bisher 15 Landgerichte und 7 Oberlandesgerichte bei versehentlicher intraarterieller Injektion ein Verschulden der beteiligten Ärzte bzw. ihrer Erfüllungsgehilfen aufgezeigt. Nur in einem Falle wurde die Klage abgewiesen. Unter den zitierten Fällen finden sich mehrere Zivilprozesse, deren Anlaß auf eine versehentliche intraarterielle Injektion durch eine Schwester zurückgeht. Der Gegensatz zwischen der Theorie des fachgerechten Verhaltens, nämlich der unumstrittenen Zuständigkeit des Arztes für den intravenösen Zugang und der vielerorts eingefahrenen Praxis auch erfahrenen Hilfskräften die intravenöse Applikation starkwirkender Mittel zu überlassen, wird aus den zitierten Abschnitten der Urteile sehr deutlich. Man hätte deshalb erwarten können, daß *Gabka* einen Lösungsvorschlag zu dieser brisanten Diskrepanz riskiert, auch unter dem Aspekt der Fürsorgepflicht des Arztes für sein nachgeordnetes Personal. Leider fehlt ein solcher weiterführender Hinweis."

Wir sind der Frage gemeinsam mit *Bschor* nachgegangen, wobei mir *Bschor* freundlicherweise ein Schreiben des Bundesminister für Jugend, Familie und Gesundheit vom 24. 5. 1977 (Gesch. Z. 315 – 4342 – 3/5) zur Verfügung stellte. Daraus zitieren wir:

„Grundsätzlich wird davon auszugehen sein, daß Injektionen nicht zu den üblichen Tätigkeiten des Krankenpflegepersonals gehören, sondern daß sie ärztliches Fachwissen voraussetzen und dementsprechend ärztliche Tätigkeiten sind. Die Frage, ob und unter welchen Voraussetzungen Injektionen auch von Krankenpflegepersonen durchgeführt werden dürfen, ist weder gesetzlich geregelt noch bisher höchstrichterlich allgemein entschieden. Die Anordnung von Injektionen einschließlich der genauen Festlegung von Injektionsmitteln und Applikationsart wird daher durch den Arzt erfolgen müssen. Jedoch wird es unter bestimmten Umständen als zulässig angesehen, daß die Durchführung von Injektionen an eine ausgebildete Krankenpflegeperson delegiert wird.

In diesem Falle bedient sich der Arzt zur Erfüllung einer ihm obliegenden Aufgabe einer Hilfskraft. Ein solches Einschalten einer Hilfskraft ist nach allgemeinen Grundsätzen nicht unzulässig. Jedoch ist der Arzt in einem solchen Fall nicht nur für die Anordnung der Maßnahme, sondern auch für die Auswahl einer geeigneten Krankenpflegeperson verantwortlich. Dabei wird auf eine entsprechende Ausbildung bzw. Weiterbildung der ausgewählten Person entscheidendes Gewicht zu legen sein, worauf der Arzt bei seiner Auswahl ganz besonders zu achten haben wird. Ebenso wird er sich sich davon überzeugt haben müssen, daß die Technik

des Injizierens sicher beherrscht wird und die Gefahren, die damit verbunden sein können, bekannt sind.
Der Bundesgerichtshof hat in mehreren Entscheidungen ausdrücklich darauf hingewiesen, daß der Arzt, der eine solche „verantwortungsvolle und mit Gefahr verbundene Aufgabe" an eine Krankenpflegeperson überträgt, sich jedenfalls vergewissern muß, daß diese ihrer Aufgabe gewachsen ist. Auch müsse diese Person nicht nur allgemein überwacht und beaufsichtigt, sondern erforderlichenfalls auch besonders belehrt und unterrichtet werden.
Aber auch die Krankenpflegeperson, die eine solche Aufgabe übernimmt und ausführt, trägt insoweit selbst eine besondere Verantwortung, als sie die Ausführung einer Injektion nur dann übernehmen darf, wenn sie die genannten Voraussetzungen erfüllt.
Abschließend darf ich betonen, daß es grundsätzlich für eine Entscheidung auf die Umstände des Einzelfalles ankommt; die Aufstellung allgemein gültiger Richtlinien ist dagegen mit großen Schwierigkeiten verbunden. Zu Ihrer Unterrichtung darf ich Sie schließlich noch auf die in diesem Zusammenhang ergangenen bemerkenswertesten Gerichtsentscheidungen hinweisen . . . i. A. Schulze-Husmann".
Dazu ist zu sagen, daß die Problematik tatsächlich voller Brisanz steckt. Vom juristischen Standpunkt wird immer der Arzt verantwortlich sein. Hier spielt es keine Rolle, ob der Arzt erfahren ist, oder ob es sich um einen Anfänger handelt. Die ärztliche Approbation verleiht dem jungen Kollegen die Möglichkeit, alle Injektionsarten vorzunehmen. Dagegen ist für den Juristen eine jahrelang – beispielsweise auf einer Intensivstation – tätige Schwester, die im Verhältnis zu einem jüngeren Arzt oder zu einem Facharzt anderer Richtung über ein ungemein größeres Wissen um Injektionstechniken weiß, nur eine delegierte Pflegeperson.
Wie aus der vorne zitierten Stellungnahme der *Arbeitsgemeinschaft Deutscher Schwesternverbände* hervorgeht, ist die Injektionsbehandlung durch das Pflegepersonal mit Recht mit einem erhöhten Risiko belastet. Gerade in strafrechtlicher Hinsicht muß die Schwester in jedem Falle geschützt sein.

> Es muß dem Pflegepersonal, das Injektionstechniken durchführt, garantiert sein, daß eventuelle Folgeschäden nicht zulasten der Krankenpflegeperson, sondern zulasten des Krankenhausträgers gehen.

In einem Zeitalter, in dem die parenterale Injektionstherapie immer umfangreicher wird, wird es notgedrungen auch mehr Schäden geben, die durch eine Injektionsbehandlung vorkommen. Aus diesem Grunde muß bevor eine Diskussion einsetzt, ob eine Schwester auch intravenös zu spritzen das Recht hat, die Versicherungsfrage abgeklärt sein.
Erfreulicherweise ist das in den meisten staatlichen, städtischen und privaten Krankenhäusern der Fall. Es erhebt sich daher die Frage, ob nicht Schwestern der

Anästhesie- und Intensivabteilung das Recht haben sollten, selbständig den intravenösen Zugang mittels ihnen geläufiger Techniken zu eröffnen. Diese Frage kann nur durch eine höchstrichterliche Entscheidung beantwortet werden, wobei wir ziemlich sicher sind, daß eine solche Entscheidung weitgehend an den Realitäten vorbeigehen wird. Das liegt vorwiegend an unserer heutigen Zeit, in der durch Massenmedien, durch die Regenbogenpresse, aber auch durch seriöse Zeitungen Fehlentscheidungen der Ärzte oder des Pflegepersonals häufig genug angeprangert und sehr oft strafrechtlich verfolgt werden. Der Schutz der Ärzte, aber auch des Pflegepersonals muß also sichergestellt werden, so daß von Gesetzes wegen bestimmte Einschränkungen erforderlich sind. Unsere persönliche Meinung geht dahin, daß eine gut ausgebildete Schwester ohne Schwierigkeiten intravenöse Injektionen durchführen kann, wenn diese vom Arzt angeordnet sind. Selbstverständlich muß der Kollege die Injektionstechnik der Schwester kennen.

Schließlich werden die Schwestern zu Blutentnahmen im intravenösen Bereich ebenfalls herangezogen. Wer eine sorgfältige Blutentnahme machen kann, kann auch eine verordnete Einspritzung verabfolgen. Doch wie ich aus einer Buchbesprechung meiner 2. Auflage entnehme – in der Herr *Götz* folgendes schreibt: Der Meinung des Autors, „es darf aber nicht dahinkommen, daß junge Kollegen gar nicht mehr in der Lage sind, Narkosen durchzuführen, muß entschieden widersprochen werden.“ – ist sogar unter der Ärzteschaft eine Spezialistensucht ausgebrochen. Ebenso wie Herr *Götz* einem jungen Kollegen verbieten will, eine Narkose durchzuführen, so wird m. E. auch die Schwesternschaft es ablehnen, die Verantwortung für intravenöse Injektionen zu übernehmen. Das ist in Normalzeiten vielleicht noch verständlich, doch sollte sich Herr *Götz* einmal darüber im klaren sein, daß unsere Ärzte eventuell auch einmal in Notzeiten oder nicht nur in Deutschland arbeiten sollen, daß sie vielleicht in entwicklungsfähige Länder gehen und dann schlecht ausgebildet praktizieren müssen. Der Trend der Zeit geht zum Spezialistentum, so daß trotz der Tatsache, daß eine Schwester häufig wesentlich besser intravenös injizieren kann als der junge Kollege, die Schwesternschaft aus forensischen Gründen die Erlaubnis zu dieser Technik nicht erteilen wird.

Diese Einblendung sei durch ein wichtiges BGH-Urteil ergänzt (Az: GZR 58/78), nachdem Krankenpflegehelfer und Schwesternhelferinnen grundsätzlich keine intramuskulären Injektionen mehr verabreichen dürfen.

„Der Kläger unterzog sich am 21. März 1972 in der chirurgischen Station des Krankenhauses der beklagten Stadt einer Bruchoperation als Kassenpatient. Im Anschluß an diese Operation erhielt er in der Zeit vom 27. März bis 1. April 1972 täglich Injektionen von *Megacillin* in die Gesäßmuskulatur. Inzwischen ist unstreitig, daß er sich in dieser Zeit durch eine fehlerhaft gesetzte Spritze eine sogenannte Spritzenlähmung im Bereich des linken Beines zugezogen hat und daß diese Spritze nicht durch eine vollausgebildete „Krankenschwester“, sondern durch eine nach einjähriger Ausbildung examinierte sogenannte Schwesternhelferin gesetzt worden ist.“

Nach Auffassung des BGH spricht vieles dafür, daß die Verabreichung von intramuskulären Injektionen durch Krankenpflegehelfer grundsätzlich nicht geduldet werden darf, weil deren fehlerhafte Ausführung bekanntermaßen zu typischen schwerwiegenden Schäden führen kann. Der BGH bezieht sich bei dieser Aussage auch auf frühere höchstrichterliche Urteile.

A. und *M. Hollmann* berichten im einzelnen jedoch, daß „im Gegensatz zu Presseverlautbarungen der BGH diese Frage jedoch nicht abschließend entschieden hätte. Er läßt vielmehr ausdrücklich offen, ob besonders qualifizierten und über das allgemeine Ausbildungsziel hinaus geübten Schwesternhelferinnen ausnahmsweise selbständige intramuskuläre Injektionen anvertraut werden dürfen. Der Vorwurf im zitierten Urteil zielt auf – so der BGH – Sorglosigkeit bei Auswahl, Anleitung und Überwachung der Hilfskräfte in der Klinik. Dies wurde in erster Linie dem Krankenhausträger angelastet, weil der Patient als Kassenpatient in keinem besonderen Vertragsverhältnis zu dem Chefarzt stand."

Trotz dieser letzten Ausführungen muß festgehalten werden, daß das Delegieren von intramuskulären Injektionen an Krankenpflegehelfer bzw. Schwesternhelferinnen nicht stattfinden sollte, denn – so führt der BGH aus – sind solche Hilfskräfte entsprechend der Ausbildungs- und Prüfungsordnung für Schwesternhelferinnen bzw. Krankenpflegehelfer vom 2. August 1966 generell nicht zur Ausführung von Injektionen befugt und befähigt.

e) Intraarterielle Fehlinjektion in die Ellenbeuge

Amputation des rechten Unterarmes.

Schwaiger, Marburg/Lahn, Gutachten. – *LG Dortmund,* AZ: 8 0 167/63.

„... Große Venen verlaufen häufig in unmittelbarer Nachbarschaft von Arterien. Dies ist besonders in der Ellenbeuge der Fall. Aber auch an anderen Stellen des Armes kann es vorkommen, daß sich unmittelbar unter einer Vene eine Arterie befindet. Häufig jedoch entzieht sich diese Arterie der Beobachtung, sei es infolge niedrigen Blutdruckes, sehr fettreichen Unterhautgewebes oder anormalen Verlaufes. Sollte unglücklicherweise beim Versuch einer Venenpunktion der oben geschilderte Mechanismus vorliegen, so ist es leicht verständlich, daß, völlig unbeabsichtigt, die Nadelspitze in die unmittelbar darunterliegende Arterie eindringt. Ein absolut sicheres Zeichen für die intraarterielle Lage einer Injektionskanüle gibt es nicht, obwohl schon viele diesbezügliche diagnostische Verfahren versucht worden sind. Keines von ihnen hat bisher eine unbeabsichtigte arterielle Punktion ausschließen können. Es kann also auch in diesem Punkt nicht von einem schuldhaften Verhalten gesprochen werden ..."

„... Es ist darin **kein vorwerfbarer Kunstfehler** zu erblicken, daß die Injektion trotz Schmerzäußerung nicht als intraarterielle Injektion erkannt wurde ..."

„... Nach gründlicher Prüfung wird festgestellt, daß dem beklagten Arzt kein schuldhaftes Verhalten gegen die Regeln der ärztlichen Kunst vorgeworfen noch ihm **ein vorwerfbarer Kunstfehler** nachgewiesen werden kann ..."

OLG-Urteil Hamm, AZ: 3 U 267/63 (LG Dortmund, AZ: 8 0 167/63).

„. . . Es kann dahingestellt bleiben, ob der übereinstimmenden Ansicht der medizinischen Gutachter, es sei kein Kunstfehler, wenn ein Arzt bei einer beabsichtigten intravenösen Injektion versehentlich die Vene durchstößt, mit der Kanüle in eine Arterie eindringt und das Medikament in dieses Gefäß einspritzt, von vollem Umfang und nicht nur in den Fällen gefolgt werden kann, bei denen bei dem Patienten anatomische Varianten im Verlauf des venösen und arteriellen Gefäßnetzes vorhanden sind; denn weder die Kläger noch die Kammer des Landgerichts legen dem Beklagten generell zur Last, daß ihm ein solches Versehen unterlaufen ist. Sie stützen ihren Schuldvorwurf vielmehr darauf, daß der Beklagte die Ellenbeuge als Injektionsort für das stark gefäßtoxische Präparat ‚*Estil*' gewählt hat. Diesen Vorwurf hält auch der Senat für berechtigt.

Wie den medizinischen Gutachten zu entnehmen ist, sind gerade in der Ellenbeuge auch bei normalem anatomischem Verlauf venöse und arterielle Gefäße eng benachbart, so daß hier einen absoluten Schutz vor einer versehentlichen intraarteriellen Injektion nicht gibt. Diese Kenntnis mußte jeder Arzt, also auch der Beklagte als Gynäkologe, der seine Patienten nicht nur in seiner Praxis, sondern auch als Belegarzt im St.-R.-Hospital in C. R. stationär behandelt und Narkose selbst gibt, besitzen, andernfalls müßte er sich die Unkenntnis als Verschulden anrechnen lassen.

Wie die medizinischen Sachverständigen weiter ausgeführt haben, gab es schon vor dem Erscheinen des Kurznarkosemittels *Estil* zahlreiche zur intravenösen Applikation bestimmte Lösungen, insbesondere auch Kurznarkosemittel, die bei versehentlicher intraarterieller Injektion schwere Schäden bis zum Verlust der Extremität verursacht hatten. Der Beklagte hat bei seiner Anhörung vor dem Senat zugegeben, daß ihm intravenös zu spritzende Medikamente bekannt waren, die bei versehentlicher intraarterieller Injektion schwere Folgen auslösen konnten. Er will nur nicht gewußt haben, daß solche Mittel sogar zur Gangrän geführt, also irreparable Nebenwirkungen gehabt hatten. Diese Unkenntnis vermag indessen den Beklagten nicht von seinem Verschulden freizusprechen. Wenn von einem Arzt auch nicht gefordert werden kann, zu einer Weiterbildung sämtliche medizinischen Fachzeitschriften zu halten und zu lesen, muß doch von ihm verlangt werden, daß es jedenfalls von dem Inhalt der Fachzeitschriften Kenntnis nimmt, die er selbst für so wichtig ansieht, daß er sie hält. Das hat der Beklagte jedoch nicht getan . . ."

„. . . Muß der Beklagte sich hiernach aber so behandelt lassen, als ob ihm nicht nur die besonders enge Nachbarschaft von Venen und Arterien in der Ellenbeuge und damit das große Risiko einer versehentlichen intraarteriellen Injektion bei der Wahl dieses Injektionsortes, sondern auch die nachteiligen Folgen einer irrtümlichen intraarteriellen Injektion bekannt waren, dann hätte er auch Überlegungen darüber anstellen müssen, ob es mit seiner ärztlichen Sorgfaltspflicht vereinbar war, das Kurznarkosemittel *Estil* in die Ellenbeuge der Klägerin zu injizieren, zumal es in der Gebrauchsanweisung in etwas dicker gedruckter, also hervorgehobener Schrift hieß: ‚Eine intraarterielle Injektion muß mit Sicherheit vermieden werden', ob es unter diesen Umständen nicht ärztliche Pflicht gebot, einen anderen Injektionsort, an dem es keine gefährlich enge Nachbarschaft von Venen und Arterien gibt, wie z. B. den Handrücken, für die intravenöse Injektion zu wählen.

Der Beklagte hat solche Überlegungen nach seiner eigenen Einlassung nicht angestellt. Bereits diese Unterlassung rechtfertigt den von den Klägern gegen den Beklagten erhobenen Schuldvorwurf. Denn jeder Arzt ist verpflichtet, wo immer möglich, eine Gefährdung seines Patienten zu vermeiden. Hierzu gehört auch die Pflicht, einen Injektionsort zu meiden, an dem die Komplikationsquote höher als an einer anderen Stelle des Körpers ist (BGH in VersR 1962, 250) . . ."

„. . . Nach alledem hat das Landgericht die Haftung des Beklagten für den den Klägern durch die Amputation des rechten Armes der Klägerin entstandenen und noch entstehenden Schaden mit Recht für begründet erachtet . . ."

f) Intraarterielle Fehlinjektion in die Arteria radialis superficialis

Amputation des Daumens und des Zeigefingers. Urteil des Bundesgerichtshofes v. 7. Oktober 1980 – VI ZR 176/79 – OLG Düsseldorf, LG Duisburg

Die Revision des Beklagten gegen das Urteil des 8. Zivilsenats des Oberlandesgerichts Düsseldorf vom 31. Mai 1979 wird zurückgewiesen.

Die Kosten der Revision fallen dem Beklagten zur Last.

Die damals 40jährige Klägerin, von Beruf Stenotypistin, begab sich im Mai 1975 in die Behandlung des Beklagten, eines Facharztes für Urologie. Dieser nahm bei ihr am 10. Mai 1975 im Krankenhaus von Sch., wo er eine Belegstation unterhält, eine Sondierung des rechten Harnleiters vor. Zur Einleitung einer Kurznarkose ließ er der Klägerin durch die Ordensschwester M. N. das Kurznarkosemittel *Epontol* injizieren. Diese Injektion ist intravenös vorzunehmen. Dabei wählte die Schwester aus Gründen, „über die Streit besteht", nicht eine Vene in der Ellenbogenbeuge (!), sondern eine solche an der Radialseite des linken Handgelenks. Versehentlich traf die Injektion jedoch die Radialschlagader, die an der Injektionsstelle einen Ast, die Arteria radialis superficialis, abgibt, die zusammen mit der Stammarterie den Daumen und die daumenwärtige Seite des Zeigefingers versorgt. Auf eine Schmerzäußerung der Klägerin kurz nach Beginn der Injektion wurde diese bei liegender Nadel unterbrochen, aber, da keine Veränderung an der Injektionsstelle zu bemerken war, auf Anweisung des Beklagten zu Ende geführt. In den Stunden nach dem Eingriff zeigten sich Schwellungen und Verfärbungen am Daumen und am Zeigefinger, weshalb die Klägerin am Abend in die chirurgische Abteilung des Krankenhauses in M. verlegt wurde. Dort erwies sich trotz Infusionsbehandlung wegen Auftretens von Nekrosen am 4. Juni 1975 die Amputation der beiden Finger als erforderlich.

Die Klägerin fordert mit Leistungs- und Feststellungsklage vom Beklagten Ersatz ihres auf der Amputation beruhenden materiellen und immateriellen Schadens.

Beide Vorinstanzen haben der Klage stattgegeben. Die Revision des Beklagten erstrebt weiterhin ihre Abweisung an.

Entscheidungsgründe für die Abweisung der Revision:

Das Berufungsgericht (BGH) ist zur Überzeugung gelangt, daß die Klägerin nach Beginn der Injektion nicht nur eine beiläufige Schmerzäußerung von sich gegeben, sondern ausdrücklich über einen brennenden Schmerz geklagt hat, was die Schwester mit der Bemerkung abtat, sie „sehe kein Feuer". Dadurch sah sich der Beklagte jedoch nicht veranlaßt, den sofortigen Abbruch der Injektion an dieser Stelle anzuordnen. Diese auf das Beweisergebnis gestützte Feststellung ist rechtlich möglich, ja überzeugend, und wird auch von der Revision nicht angegriffen.

Sachverständig (*Carstensen*) beraten, stellt das Berufungsgericht fest, daß das Auftreten brennender Schmerzen ein charakteristisches Zeichen für eine intraarterielle Injektion ist, und daß der Beklagte das wissen mußte. Der Einwand des Beklagten, ein brennender Schmerz habe mitunter auch anderen Gründe, könne ihn nicht entschuldigen, denn für eine Fortsetzung der Injektion gerade an dieser Stelle habe keinerlei Notwendigkeit bestanden. Der Hinweis, daß im Beipackzettel des Medikaments, bei versehentlich intraarterieller Injektion des *Epontol* seien keine faßbaren Veränderungen des Organismus aufgetreten, möge den Beklagten allenfalls vom Vorwurf grober Fahrlässigkeit entlasten, zumal über die Unschädlichkeit des *Epontol* in dieser Hinsicht in der Literatur keineswegs Einhelligkeit bestehe. Das habe der Beklagte auch als Urologe wissen müssen."

Interessant ist, daß das Gericht ganz wesentlich darauf eingeht, daß erst eine Vorinjektion von nur 2 ml *Epontol* erfolgte, die ihm nicht zur Last gelegt werden sollte. Erst das Weiterspritzen hätte angeblich die verhängnisvollen Folgen ausgelöst. Dazu sagt das Urteil: „Deshalb ist nur beiläufig zu bemerken, daß die Schuldlosigkeit des Beklagten am ersten Teil der Fehlinjektion jedenfalls nicht so zweifelsfrei ist, wie das Berufungsgericht vielleicht meint. Denn nach dem im Ermittlungsverfahren erhobenen Gutachten von Prof. Dr. *Carstensen*, das entgegen der Meinung des Beklagten jedenfalls nicht unbeachtet bleiben darf und insoweit bisher nicht widerlegt ist, *hatte die Schwester eine Einstichstelle gewählt, die hinsichtlich der Gefahr des Abirrens in eine Vene der üblichen Einstichstelle in der Ellenbeuge mindestens gleichkam,* aber in diesem Falle überdies zu einer gefährlichen Konzentration des Fehlinjektes in einem kleinen Körperbereich führen mußte . . . Die Wahl einer solchen Einstichstelle, die erhöhte Gefahren bot, würde weder dadurch gerechtfertigt, daß der enge Ärmel des Nachthemds der Klägerin (so deren eigene Darstellung) ein Hochschieben der Manschette über den Ellenbogen nicht gestattete, noch durch die unkontrollierte Angabe der Klägerin, sie habe eine ‚schlechte Durchblutung' (Aussage der Schwester) ."

> Diese höchstrichterliche Entscheidung, insbesondere die Fehlbeurteilung des Injektionsortes könnte zu verhängnisvollen Folgen für die gesamte Ärzteschaft führen.

Gerade dieses Buch weist immer wieder daraufhin, daß im Bereich der Ellenbeuge höchsten die V. cephalica zu punktieren sei, daß jedoch die Ellenbeuge nach Möglichkeit von Injektionen zu meiden sei. Wir haben immer wieder die Venen des Unterarms, des Handrückens, aber auch die Venen im Radialbereich zur Injektion empfohlen. Nun ist uns zum ersten Mal ein Fall bekannt geworden, indem statt der Vene die Arteria radialis superficialis punktiert und eine versehentliche intraarterielle Injektion von *Epontol* zustande kam. Abgesehen davon, daß damit einwandfrei erwiesen ist, daß auch das *Epontol* unter bestimmten Umständen Körperschäden zur Folge haben kann, daß also das *Epontol* nicht arterienfreundlich ist (s. S. 137), muß jedoch mit allem Nachdruck darauf verwiesen werden, daß eine Injektion gerade in diesen Radialbereich durchaus im Rahmen der ärztlichen Kunst liegt, da sich hier normalerweise keine oberflächlichen Arterien befinden.

Sicher wird der Gutachter darauf verwiesen haben, dennoch bleibt zu konstatieren, daß es in diesem „sogenannten harmlosen Gebiet" zu einer intraarteriellen Fehlinjektion gekommen ist, ein Zeichen dafür, daß in der Medizin alles möglich ist und daß jeder Kollege so vorsichtig, wie erforderlich arbeiten sollte.

Daß der Kollege verurteilt worden ist, wundert uns nicht, denn die deutsche Rechtsprechung hat in letzter Zeit einen erheblichen Wandel bei ärztlichen Haftpflichtprozessen durchgemacht. Dennoch müssen wir, die wir diesen Leitfaden publizieren, zusammenfassend feststellen, daß die Punktion im Handbereich nach wie vor wesentlich ungefährlicher ist als eine intravenöse Injektion im Ellenbeugenbereich (vgl. auch die anderen zitierten Urteile S. 322–334).
Diese Gerichtsentscheidung von medizinischer Sicht wertend, muß festgestellt werden: Wäre das *Epontol* – wie der BGH ausführt – im Ellbeugenbereich gespritzt worden und hätte hier eine irrtümlich intraarterielle Injektion stattgefunden, wären die Folgen wesentlich schwerer gewesen. Nach § 276 BGB genügt es, daß ein schädlicher Erfolg (die Körperverletzung) vorausgesehen werden konnte. Wie wir ausführlich gezeigt haben, ist die voraussehbare Folge einer irrtümlich intraarteriellen Injektion im Ellenbeugenbereich die Nekrose des gesamten Unterarms mit der Notwendigkeit, diesen eventuell zu amputieren.

8.4. Fazit

Die Diskrepanz zwischen pro-ärztlichen Gutachten und kontra-ärztlichen Urteilen ergibt sich aus der Verschiedenheit der (ärztlichen bzw. juristischen) Standpunkte zum (Tat)-Vorgang einer Körperverletzung durch bestimmungswidrige intraarterielle Injektion differenter intravenöser Injektionsmittel.

Das *OLG Frankfurt* führte im Urteil vom 12. 12. 1935 u. a. aus:

„Wie die Gutachten einhellig ergeben, hat der beklagte Arzt bei Vornahme der Injektion kunstgerecht gehandelt . . .“

„. . . Er durfte mit Recht annehmen, daß die Injektion in die Vene des linken Armes normal verlaufen würde, zumal bis jetzt alle Injektionen auch gut verlaufen waren und die Vene ja auch gut sichtbar war. Daß er dann entgegen der berechtigten Annahme die Vene durchstochen hat, kann ihm nicht als Kunstfehler angerechnet werden.“

„Das *OLG Celle* gelangte im Beschluß vom 14. 6. 1960 zu dem Ergebnis,

daß der Verlauf der Gefäße im Arm der Klägerin (hohe Teilung der A. brachialis) ‚sehr selten‘ und ‚ungewöhnlich‘ gewesen sei. Der Arm sei außerdem sehr fettreich gewesen und die Gefahr, bei der Klägerin versehentlich in die arteriellen Blutbahnen zu gelangen, durch die ungünstigen anatomischen Verhältnisse erhöht worden. In Übereinstimmung mit dem Sachverständigen sei also weder die Anwendung von *Presuren* zu beanstanden noch liege ein Kunstfehler vor, der als Verschulden bewertet werden könne.“ Abschließend stellt *Perret* – wie oben schon zitiert – dann fest: „Man wird aber auch dann, wenn eine solche anatomische Variante nicht objektivierbar ist (weil z. B. keine Sektion des amputierten Armes erfolgte oder dieser erhalten werden konnte) oder sogar ausgeschlossen werden kann, trotz alledem ein ‚Kunstfehler‘ nicht unterstellen können und dürfen. Damit entfällt für alle bisherigen Komplikationen als Folge einer versehentlichen intraarteriellen Injektion ein zivilrechtlicher Anspruch und eine Entschädigung.“

Die hier vertretenen Ansichten sind jedoch, wie wir gesehen haben, durch die *Estil*-Prozesse nicht mehr bindend – Gutachten und Urteil stimmen nicht mehr überein. Aus diesem Grunde muß jeder Arzt über die Grundlagen und Folgen der intraarteriellen Fehlinjektion – insbesondere auch über die Therapie dieser Komplikationen – orientiert sein. Man kann tatsächlich heute schon von einem „intravenösen Risiko" sprechen, denn die ärztliche Meinung – also die Gutachten, die aufgrund der heute geltenden ärztlichen Kunst erstellt werden – werden von den Gerichten nicht mehr akzeptiert. Das liegt zum großen Teil an den im BGB enthaltenen Gesetzmäßigkeiten, die den Medizinern größtenteils unbekannt sind.

Werden nämlich gegen einen Arzt von einem Patienten Schadensersatzansprüche erhoben, wird von Ärzten und medizinischen Sachverständigen stets nur geprüft, ob ein sogenannter „Kunstfehler" vorliegt. Dadurch wird die Frage, ob ein Arzt fahrlässig, also schuldhaft gehandelt hat, aber nicht entschieden; denn **die Begriffe „Verschulden und Kunstfehler" decken sich nicht.** Ein „Kunstfehler" ist ein Verstoß gegen bestimmte, in der ärztlichen Wissenschaft allgemein anerkannte Regeln. Ein „Kunstfehler" wird sich vielfach mit einer Fahrlässigkeit überschneiden. Aber nicht jeder „Kunstfehler" bedingt ein Verschulden und nicht jedes „Verschulden" einen „Kunstfehler". (*OLG Hamm* VersR 55,235; BGHZ 8, 138.) Dies wurde aber früher kaum beobachtet, und die Richter folgten dem Gutachten des Sachverständigen, vielfach einer bekannten Kapazität, der prüfte, ob aus medizinischer Sicht ein „Kunstfehler" vorlag. Sie ließen hier – wie heute beteuert wird – außer acht, daß die Frage, ob ein „Kunstfehler" vorliegt, eine medizinische ist, daß aber die rechtliche Prüfung und damit die Frage nach dem Verschulden der juristischen Beurteilung obliegt (BGH VersR 55,374).

In Deutschland war es allgemein üblich, intravenöse Injektionen in die Venen der Ellenbeuge zu verabfolgen. Diese Art der Injektionstechnik entsprach bisher der ärztlichen Wissenschaft und war damit kunstgerecht. Ereignete es sich bei einer derartigen Injektion, daß das Injektionspräparat nach Durchstoßen der Vene in die Arterie injiziert wurde, so änderte dies aus medizinischer Sicht nichts an der kunstgerechten Ausführung der Injektion. Daß der Arm als Folge der Fehlinjektion möglicherweise amputiert werden mußte, wurde als „Unglücksfall" angesehen, womit die Angelegenheit abgeschlossen war.

Juristisch betrachtet sieht ein derartiger Fall heute aber anders aus.

Der Begriff der Fahrlässigkeit in den §§ 276 und 823 BGB ist bekanntlich derselbe, nämlich Außerachtlassung der erforderlichen Sorgfalt. Dabei kommt es nicht darauf an, daß sich der Schädiger den Verlauf in allen Einzelheiten als möglich vorgestellt hat. Es genügt vielmehr, daß er bei Anwendung der erforderlichen Sorgfalt die Möglichkeit des Eintritts eines schädigenden Erfolges seiner Handlung hätte erkennen können (BGH VersR 1960, 160). Vom Richter zu

prüfen ist also nicht die Frage, ob ein Kunstfehler vorliegt, sondern, ob der Arzt bei versehentlicher intraarterieller Injektion anlläßlich einer intravenösen Einspritzung in die Ellenbeuge bei Anwendung der erforderlichen Sorgfalt die Möglichkeit des Eintritts eines schädigenden Erfolges hätte erkennen können.
In der medizinischen Literatur des In- und Auslandes sind seit 30 Jahren Veröffentlichungen über die Folgen versehentlicher intraarterieller Fehlinjektionen anläßlich intravenöser Einspritzungen in die Ellenbeuge zu finden.
Es ist daher allgemein und auch den Juristen bekannt, daß die intraarterielle Injektion differenter Mittel Folgen zeitigt, die von vorübergehender Gefäßkontraktion bis zur Gangrän und Amputation reichen. Außerdem befaßten sich aber auch Anästhesiologielehrbücher mit diesen Fragen und wiesen auf die Gefahren versehentlicher intraarterieller Injektionen differenter Mittel hin (z. B. *Lehrbuch der Anästhesiologie* von *Frey, Hügin, Mayrhofer*), so daß der Medizinstudent über das Problem bereits unterrichtet war.
Während *Stör* (1933), *Perret* (1947) und *Cohen* (1948) bereits über insgesamt 49 versehentliche intraarterielle Injektionen, die zum Teil zu Amputationen führten, berichtet hatten, belegten *Schwarzkopf* 11, *Lübke* jedoch 18 Narkosezwischenfälle mit *Presuren* auf. *Keuther* führte etwa 100 aus dem Schrifttum gesammelte Schadensfälle auf. *Perret* hatte darüber hinaus 24 zum Teil noch heute im Handel befindliche Präparate angeführt, nach deren intraarterieller Injektion es zu schweren Durchblutungsstörungen, Gangrän und Amputationen gekommen war.
Darüber hinaus ist bekannt – und *Wachsmut-Lanz, Perret* u. a. haben darauf hingewiesen, daß bei etwa 25% der Bevölkerung Anomalien im Verlauf der Armarterien vorliegen, d. h., daß infolge hoher Teilung der Armarterien ein Ast oberflächlich und möglicherweise in unmittelbarer Nähe der Venen verläuft.

> Jeder Arzt muß also über die Folgen einer intraarteriellen Injektion im Kubitalbereich unterrichtet sein; denn die einschlägige Literatur muß er kennen (BGH VersR 55, 1573,62,250).

Die Frage, ob ein Arzt bei Anwendung der erforderlichen Sorgfalt die Möglichkeit eines schädigenden Erfolges hätte erkennen können, muß nach dem oben Ausgeführten wenigstens von dem Zeitpunkt ab bejaht werden, seit dem in den Anästhesiologielehrbüchern die wissenschaftlichen Erkenntnisse über die Folgen versehentlicher intraarterieller Injektion differenter Mittel ihren Niederschlag gefunden hatten. Das war etwa seit Mitte der fünfziger Jahre.
So hat sich – wie oben schon betont – ein grundlegender Wandel in der Rechtsprechung der ärztlichen Haftpflichtprozesse infolge intraarterieller Fehlinjektionen vollzogen, den wir – zum großen Teil als Betroffene – zur Kenntnis nehmen müssen. In den letzten Jahren hatten sich aufgrund von Narkosezwischenfällen eine Reihe von Land- und Oberlandesgerichten in Deutschland mit der Neuordnung der Rechtsprechung bei Körperverletzung durch intraarterielle Fehlinjek-

tionen zu beschäftigen. Soweit uns bekannt ist, haben bisher 15 Landgerichte und sieben Oberlandesgerichte ein Verschulden der beteiligten Ärzte bzw. ihrer Erfüllungsgehilfen bejaht, während nur in einem Fall die Klage abgewiesen wurde. Die Verurteilung eines Arztes kann grundlegende Folgen für den ganzen Berufsstand haben. So wird aus dem folgend zitierten Urteil eine besondere Sorgfalts- und Aufklärungspflicht vom Arzt verlangt, wenn der Patient mit einem Kraftwagen in die Behandlung kommt.

Hinweispflicht des Arztes auf Nachfolgewirkungen eines Medikaments:
Landgericht Konstanz, Urt. 14. 4. 72 – 5 O 74/72 –

Der Kläger suchte am 4. 3. 1969 wegen einer Mandelentzündung die Sprechstunde des Beklagten auf. Da er sich zum ersten Mal in die Behandlung des Beklagten begab, nahm zu Beginn die Sprechstundenhilfe seine Personalien auf. Alsdann wurde er in der Zeit von etwa 11.30 Uhr bis etwa 11.45 Uhr vom Beklagten behandelt, welcher ihm eine Spritze in das Gesäß gab, wobei es sich, wie der Kläger später erfuhr, um das Medikament *Megacillin forte* handelte, ein hochdosiertes Penicillinpräparat. Anschließend, während oder nachdem sich der Kläger wieder angezogen hatte, schrieb der Beklagte ihm ein Rezept aus. Der Kläger verließ etwa gegen 11.45 Uhr die Praxis, kaufte noch kurz etwas in einer Bäckerei ein und holte dann das Medikament. Danach bestieg er sein Kfz und wollte nach Hause fahren. Etwa gegen 12.10 Uhr geriet der Kläger nach dem Durchfahren einer leichten Linkskurve zu Beginn eines geraden Straßenstückes nach rechts von der Fahrbahn ab und prallte gegen einen Baum, wobei an seinem Kfz Sachschaden entstand. Die Höhe des Schadens einschließlich Wertminderung und Nutzungsausfall beträgt unbestritten 3927,29 DM.

Der Kläger, welchem nach seinen Angaben die Erinnerung an den Unfall fehlt, behauptet, er sei infolge einer plötzlich ohne jede vorherige Ankündigung aufgetretenen Bewußtseinsstörung von der Straße abgekommen. Diese Bewußtseinsstörung sei eine Folge der erhaltenen Spritze(!). Er ist der Ansicht, daß der Beklagte für den eingetretenen Schaden ersatzpflichtig sei, da er es pflichtwidrig unterlassen habe, ihn bei der Behandlung auf eine möglicherweise eintretende Bewußtseinsstörung hinzuweisen und ihn davor zu warnen, im Anschluß an die Behandlung ein Kfz zu benutzen. Hätte er nämlich einen solchen Hinweis bekommen, hätte er nicht so kurze Zeit nach der Injektion die Heimfahrt angetreten. Er fordert vom Beklagten den Ersatz des entstandenen Schadens. Die Klage hatte Erfolg.

Aus folgenden juristischen Gründen: Der Beklagte hat durch das Unterlassen eines gebotenen Hinweises auf mögliche Nebenwirkungen der *Megacillin-forte*-Injektion und auf die möglichen Gefahren, die deshalb die Benutzung eines Autos im Anschluß an die Behandlung mit sich bringen könne, schuldhaft eine ihm aus dem Behandlungsvertrag obliegende Sorgfalts- und Aufklärungspflicht verletzt und ist dem Kläger daher zum Ersatz des bei dem als unmittelbare Folge dieser Unterlassung eingetretenen Unfalle entstandenen Schadens, dessen Höhe unstreitig 3927,29 DM beträgt, verpflichtet."

Aufgrund dieses Urteils ergibt sich die Notwendigkeit bei jeglicher Injektionsbehandlung dem Patienten den Gebrauch eines Kfz zu untersagen. Es empfiehlt sich, ein Merkblatt an alle Patienten zu verteilen, die eine Injektion erhalten. Nur dadurch ist der Arzt einigermaßen abgesichert, denn dieses Urteil öffnet den Patienten Tür und Tor bei Autounfällen nach einer ärztlichen bzw. zahnärztlichen Konsultation.

Diese Entwicklung der Rechtsprechung gibt zu bedenken, und sie wird sicher nicht von allen Ärzten als richtig empfunden. Da wir kaum damit rechnen können, daß sich künftig die Rechtsprechung wieder zum alten wandeln wird, ist es besser, sich damit abzufinden und die Konsequenzen zu ziehen. Das bedeutet, sorgfältige Indikationsstellung und entsprechende Aufklärung über eventuell auftretende Komplikationen, Beachtung der richtigen Applikationsorte sowie sorgfältige Injektion – eventuell unter Verabfolgung einer Probedosis. Kein Arzt soll, und das war der Sinn dieses Buches, seine verantwortungsvolle Tätigkeit unter dem Damoklesschwert möglicher straf- und zivilrechtlicher Folgen durchführen müssen. Wer immer seine ärztliche Tätigkeit nicht nur mit Routine, sondern stets unter dem Gesichtspunkt der für eine bestimmte Handlung erforderlichen Sorgfalt verrichtet, braucht keine Befürchtungen zu haben! Vor allem gilt:

Das Wissen um eine Gefahr verringert oder schaltet sie aus. Die ständige Fortbildung auf allen medizinischen Wissengebieten wird so zur vornehmsten Pflicht des Arztes.

Abschließend muß festgestellt werden, daß die Frage des Verschuldens mit oder ohne Kunstfehler von den Gerichten in den letzten Jahren weitgehend zugunsten der Kläger entschieden wurden. Nach Ansicht der Juristen liegt bereits schon ein Verschulden vor, wenn die Indikation zum Eingriff, also hier zu einer Einspritzung bzw. zu einer Infusion, fehlte, insbesondere aber dann, wenn der Patient über mögliche Risiken nicht aufgeklärt wurde. Nachdem sich in vielen Fällen bei Arzthaftpflichtprozessen herausgestellt hatte, daß weder ein Kunstfehler noch ein offensichtliches Verschulden des Arztes vorlag, sind diese beiden Punkte, die Indikation zum Eingriff und die erforderliche Aufklärung über ein möglicherweise auftretendes Risiko für die deutschen Gerichte entscheidend geworden.

Als permanentes Streitgespräch zwischen Juristen und Medizinern bezeichnete *Probst* die Aufklärungspflicht des Arztes. Auf der *44. Jahrestagung der Deutschen Gesellschaft für Unfallheilkunde*, Berlin (1980), bezeichnete *Probst* diese gegensätzlichen Standpunkte als „kalten Krieg, bei dem sich die Ärzte immer mehr in die Defensive gedrängt sähen. Sie beklagten vor allem das Fehlen fester Richtlinien und Maßstäbe bei den widerspruchsvollen Urteilen des Bundesgerichtshofes."

Der Präsident des Oberlandesgerichts Celle, Professor *H. Franzki*, kritisierte an der zur Zeit geltenden Rechtsprechung bzw. Gesetzgebung die übersteigerten Anforderungen an den Arzt, das Ausgehen von einem falschen Patientenbild und nicht zuletzt auch eine mangelnde Berücksichtigung des Einzelfalls. Wenn ein in medizinischer Hinsicht tadellos ausgeführter Eingriff mißlingt, würde fälschlicherweise auf ärztliche Nachlässigkeiten und Fehler geschlossen.

Das vom Gesetzgeber hochgezüchtete „Schadenersatzanspruchdenken" untergrabe auf die Dauer das Vertrauens- und Partnerschaftsverhältnis zwischen Arzt und Patient.

> „Aufklärung“ sei als das Recht des Patienten zu verstehen, die Verantwortung mit dem Arzt zu teilen und nicht die ganze Verantwortung auf diesen abzuschieben.

Eine wirksame Aufklärung müsse ganz individuell auf den jeweiligen Patienten, seine Konstitution, sein Krankheitsbild und so weiter abgestellt werden. Aus diesem Grunde könnten allgemein gehaltene Broschüren zur „Patientenaufklärung“ nur als Basisunterlagen dienen und in keinem Fall das persönliche Gespräch zwischen Arzt und Patient ersetzen.
Vor lebensrettenden Operationen, zum Beispiel unmittelbar nach einem Unfall, sei häufig keine Zeit zu langwierigen Überlegungen und Diskussionen. Handele es sich jedoch lediglich um diagnostische Maßnahmen, die mit einem gewissen Risiko behaftet sind, so sei die Aufklärungspflicht naturgemäß weiter und umfassender. In noch höherem Maße sei dies bei der Erprobung einer neuen Behandlungsweise mit noch weitgehend unbekannten Risiken und Nebenwirkungen der Fall.
Immer wieder werde vom Gesetzgeber der „verständige“ Patient als Partner des Arztes betrachtet. Diese Vorstellung sei jedoch unrealistisch, da der kranke Mensch, vor allem in existentiellen Ausnahmesituationen, etwa vor einer komplizierten Operation, leicht aus dem seelischen Gleichgewicht gerate und daher nicht mit alltäglichen Maßstäben gemessen werden dürfe.“
Aus ärztlicher Sicht warnte *Kuhlendahl* (Düsseldorf) vor übersteigerten Anforderungen an seine Kollegen. Durch die pathetische Berufung auf die Freiheit und Selbstbestimmung des Patienten würde häufig ein Verschulden des Arztes konstruiert, das in Wirklichkeit gar nicht vorhanden sei. Auf keinen Fall dürfe die ärztliche Aufklärungspflicht lediglich als ein „Vehikel der juristischen Absicherung“ aufgefaßt werden. Verwerflich sei das „platte Streben nach Entschädigung um jeden Preis“. Ein Recht auf Entschädigung gebe es nur dann, wenn diese nicht als Beute oder Gewinn aufgefaßt würde.“
So muß der heutige Arzt bei allen seinen Handlungen große Vorsicht walten lassen und sich bei zweifelhaften Indikationsstellungen zurückhalten. Er kann nur Patienten behandeln, wenn eine exakte Diagnose vorliegt und damit die Indikation zweifelsfrei erhärtet ist. Darüber hinaus muß der Patient heutzutage weitgehend aufgeklärt werden, dabei sollten möglichst Risiken, Gefahren und ev. Mißerfolge offen dargelegt werden, die durch eine schriftliche Einverständniserklärung des Patienten untermauert werden sollten. Die Notwendigkeit einer Aufklärung wird immer größer, je weniger der Patient erkrankt ist. Handelt es sich also um nicht vitale Eingriffe, z.B. im Bereich der Injektionstherapie um Frischzelleneinspritzungen, muß der Patient über mögliche Gefahren und Risiken aufgeklärt werden.
Zu diesem Thema gibt es noch eine umfangreiche Literatur, doch würde es den Rahmen dieses Buches sprengen, im einzelnen juristische Kommentare anzugliedern.

Grundsätzlich sei festgestellt, daß für jeden Eingriff, und das bezieht sich auf die Injektions-, besonders aber auf die Infusionstherapie, eine sorgfältige Diagnose und somit die Indikation zum Eingriff erstellt werden muß. Darüberhinaus ist der Patient über mögliche Folgen der Behandlung, also auch einer Injektion bzw. Infusion aufzuklären. Es erübrigt sich, festzustellen, daß in allen Notfällen, wobei die Indikation zum Eingriff lebensrettend ist, eine entsprechende Aufklärung nicht erforderlich ist.

Obwohl die Ärzteschaft, also wir Betroffenen, mit diesen neuerdings von den Juristen ausgeklügelten Maßnahmen keinesfalls einverstanden sein können – wie sollte man auch bei jeder Injektion ein großes Aufklärungsgespräch und eine Einwilligungsbestätigung unterschreiben lassen – so müssen wir jedoch bei allen risikoreicheren Eingriffen und hierzu gehören die Infusionen, insbesondere das Schieben der Kavakatheter, immer daran denken, daß

nach dem § 276 BGB fahrlässig handelt, wer die im Verkehr erforderliche Sorgfalt außer Acht läßt. Es genügt, daß ein schädlicher Erfolg, also die Körperverletzung, vorausgesehen werden konnte.

Diese Feststellung zwingt uns daher zu Aufklärungsgesprächen, auch bei der Injektionstherapie, zur schriftlichen Einverständniserklärung beim Anlegen eines Kavakatheters oder bei ähnlichen Maßnahmen.
Gohrbrandt sagte einmal: „Es muß gelingen, jeden Arzt mit Nachdruck auf seine Sorgfaltspflicht und Verantwortung aufmerksam zu machen und ihm schon während seiner Ausbildungszeit das technische Rüstzeug für seine spätere Arbeit zu vermitteln“.
Leider genügt das heute nicht mehr. Die Ärzteschaft muß sich forensisch absichern, so daß gerade unsere Ausführungen im Hinblick auf die Aufklärungspflicht, die verständlicherweise viele Patienten von therapeutischen Eingriffen abschrecken, ernst genommen werden sollten.
Trotz der Feststellung, daß viele Patienten unsere Tätigkeit nur als einfache Dienstleistung hinnehmen, sollte es uns Ärzten dennoch Verpflichtung sein, gewissenhaft zu planen, zu diagnostizieren und sorgfältig zu therapieren. Das Wohl des Patienten muß immer unser oberstes Gebot sein, und es ist und bleibt die Pflicht jeden Arztes, zu helfen und zu heilen.

Nihil nocere!

Literaturverzeichnis

Ackermann, U. und Mitarb.: Lokalanästhesie und Halothan-Narkose. Z. Prakt. Anaesth. *4*, 120 (1969).

Adams, E., zit. bei Cohen, M.: Versehentliche intraarterielle Injektion von Medikamenten. Lancet *II*, 362 (1948).

Ahnefeld, F. W. und R. Frey: Fortschritte der Anaesthesie und Wiederbelebung. Wehrmedizinische Mitteilungen *1*, 4 (1963).

Ahnefeld, F. W., C. Burri, W. Dick und M. Halmágyi: Infusionstherapie II, Parenterale Ernährung. Klin. Anaesthe. u. Intensivtherapie, Bd. 7. Berlin-Heidelberg-New York, Springer (1975).

Ahnefeld, F. W., B. Gorgass und W. Dick: Organisatorische und medizinische Probleme bei der vorklinischen Versorgung von Polytraumatisierten. Notfallmedizin *2*, 166 (1976).

Alexander, K.: Die intraarterielle Pharmakotherapie. C. F. Boehringer & Söhne, Mannheim (1967).

Alter, E.: Injektionen und ihre Zufälle. Münch. med. Wschr. *85*, 1131 (1939).

Althoff, H.: Gewebereaktionen auf implantierte Herzschrittmacher. Med. Klinik *73*, 1468 (1978).

Anders, A., R. Häring, M. Müller und K. J. Bauknecht: Untersuchungen an Venen-Verweilkanülen. Chirurg 52, 320 (1981).

Anderson, J. C. Giatureo, S. Wallace and G. Dodd: A scanning electron microscopy study of angiographic catheters and guide wires. Radiology 111, 567 (1974).

Arneth, J.: Nekrosen bei intramuskulärer Eubasinum-(sulfapyridin) Anwendung. München. med. Wschr. *89*, 888 (1942).

Artusberg, J., zit. nach Perret., W.: Arzthaftpflicht. Urban & Schwarzenberg, München (1976).

Auberger, H. G.: Praktische Lokalanästhesie. Ein Kompendium G. Thieme, Stuttgart (1979).

Aubaniac, R.: L'infection intraveineuse sousclavidulaire. Presse méd. *60*, 1456 (1952).

Bappert, L.: Arzt und Patient als Rechtsuchende. Rowohlt, Reinbek b. Hamburg (1980).

Bauer, G.: Thrombosis. Lancet *I*, 447 (1946).

Bauer, J.: Geschichte der Aderlässe. München (1870) (Neudruck: W. Fritsch, München 1966).

Baumann, E.: Sterilisation und sterile Aufbewahrung von Spritzen und Hohlnadeln. Karger, Basel (1948).

–, Infektion und andere Schäden infolge von Einspritzungen. Hft. Unfallhk. *47*, 147 (1954).

Bay, E.: Technik und Gefahren der intrasmukulären Injektion. Dtsch. med. Wschr. *92*, 1950 (1967).

Beer, R., G. C. Loeschke, G. Frank und C. Hecht: Zur Gefäßverträglichkeit von Propanidid. In: Die intravenöse Kurznarkose mit dem neuen Phenoxyessigsäurederivat Propanidid (Epontol). Hrsg. von Horatz, K., Frey, R. & Zindle, M. Springer, Berlin-Heidelberg-New York (1965).

Bentley, T. und E. Schlapp, zit. bei Cohen, M.: Versehentliche intraarterielle Injektion von Medikamenten. Lancet *II*, 362 (1948).

Bernatzik, F. J.: Injektion. In: Eulenburgs Realencyclopaedie der gesamten Heilkunde. Urban & Schwarzenberg, Wien & Leipzig (1887).

Berner, W., E. Trostdorf und R. Vogel: Schlichtung in Arzthaftpflichtfragen. Aufgaben und Erfahrungen der norddeutschen Schlichtungsstelle. Dtsche Ärztebl. H. 5, 183 (1981).

Bichat, M. F.: Anatomie générale, appliquée à la physiologie et la médicine. Paris (1801).

–, Recherches expérimental sur la vie et la mort. Paris (1805).

Billroth, T.: Die allg. chirurgische Pathologie und Therapie. G. Reimer, Berlin (1866).

Bindewald, H.: Komplikation nach intrasmuskulärer Injektion von Chinin in öliger Lösung. Bruns' Beitr. klin. Chir. *221*, 659 (1974).

Bischoff, F.: Erste Ausführung derKochsalzinfusion beim Menschen. Zbl. f. Gynaek. *8*, 27 (1883).

Bischoff, L.: Gleichzeitige Bestimmung zweier Kreislaufzeiten. Schweiz. med. Wschr. *78* 293 (1948).

Blandin, Ph. F.: Traite d'anatomie topographique ou Anatomie des Régions du corps humain. Etablissement Encyclographique, Brüssel (1897).

Blum, E.: Infarktähnliche Nekrosen nach intramuskulären Injektionen von Antibiotika. Kinderärztl. Prax. *33*, 309 (1965).

Blundell, M.: Researches physiological and pathological on transfusion of blood. London (1824).

Boba, A.: Intravenöse Flüssigkeitstherapie. 52. Jahresvers. des Clinical Congress of the American College of Surgeons, San Francisco (Oktober 1966).

Bock, H. E.: Über die Bedeutung der Kreislaufzeit für die Diagnose des Kreislaufversagens und ihre Beziehungen zu Venendruck, Vitalkapazität und Blutmenge. Verh. dtsch. Ges. inn. Med. *50*, 138 (1938).

Bodechtel, G.: Iatrogene Schäden des Nervensystems. In: Differentialdiagnose neurologischer Krankheitsbilder. G. Thieme, Stuttgart (1958).

Böhmer, D. und E. Rügenheimer: Die Folgen der intraarteriellen Injektion von Barbituraten und deren Therapie. Anaesthesist *11*, 112 (1962).

Bösch, H.: Grundlagen intraarterieller Injektionen und Infusionen und ihre Auswirkung auf die periphere Durchblutung. Langenbecks Arch. klin. Chir. *308*, 835 (1964).

Bohlken, G.: Injektionen, Infusionen, Transfusionen und Blutentnahmen durch das Krankenpflegepersonal. Fortschr. Med. *19*, 6 (1980).

Bollobas, B.: Oto-rhino-laryngologische Erfahrungen mit Octapressin. Wien. med. Wschr. *113*, 277 (1963).

Bonomo, I.: Sobre o emprego do preparado G. 15.903 e doencas reumáticas. Rev. bras. Med. *9*, 462 (1952).

Borja, A. R., E. R. Berja und H. Ramirez: Deaths from subclavian vein-catheterization. Chest *60*, 517 (1971).

Boschann, H. W.: Pers. Mitteilung.

Bowers, C., zit. bei Cohen, M: Versehentliche intraarterielle Injektion von Medikamenten. Lancet *II*, 362 (1948).

Boyle, R.: Verwandtschaftslehre (1956).

Brandenburg, K.: Die vermutlich keimfreie Spritze. Med. Klin. *35*, 624 (1940).

Braun, H.: Die Lokalästhesie ihre wissenschaftlichen Grundlagen und praktische Anwendung. A. Barth, Leipzig (1951).

–, Die Lokalanästhesie. J. A. Barth, Leipzig (1914).

–, Über die Potenzierung der örtlichen Novocainwirkung durch K_2 So_4. Zbl. Chir, *40*, 1513 (1914).

Braun, H. und A. Läwen: Die örtliche Betäubung. 9. Aufl. Ambrosius Barth, Leipzig (1951).

Braun, W., M. Lotze, A. Tänzer: Vertebralisangiographie mit Hilfe des Femoraliskatheters. Fortschr. Röntgenstr. *104*, 839 (1966).

Braun-Falco, O. und Th. Kienitz: Umschriebene Hautnekrosen nach intramuskulärer Injektion. Münch. med. Wschr. 1515 (1976).

Breuning, J.: Ein Beitrag zur Technik intraarterieller Infusion mit Ronicol. Med. Welt *17*, 2257 (1966).

Brody, D. A.: Diskussionsbemerkung: South med J. *42* 303, Birmingham (1949).

Broustet, L.: zit. bei Leriche.

Brown-Swquardt, C. E.: Exposé sur la curabilité des plaies de la moelle épiniere. Compt. rend. de la Soc. de Biol. *17*, 137 (1849).

–, Archives de physiologie normale et pathologique *1*, 1 (1968).

Brüning, E. J.: Über Entstehung und Bedeutung intraarterieller Fremdkörperembolien in der kindlichen Lunge. Virchows Arch. *327*, 460 (1955).

Bruhn, R.: Einmalspritzen automatisch konektionierbar. Verpackungs Rdsch. *5*, 524 (1968).

Büchsel, B.: Impletolbehandlung bei versehentlicher paravenöser Injektion. Ther. d. Gegenw. *30,* 112 (1954).

Bundesärztekammer: Richtlinien mit Informationen zur Blutgruppenbestimmung und Bluttransfusion. Wissensch. Schriftenreihe, Vol. 1. Ärzte-Verlag, Köln/Berlin (1968).

Burri, C.: Der zentrale Venendruck. Wissenschaf. Schriftenreihe H. 4 Lab. Hausmann AG, Erlangen (1971).

Burri, C. und F. W. Ahnefeld: Cava-Katheter. Springer, Berlin-Heidelberg-New York (1977).

Busch, H.: Dokumentation und Identitätssicherung v.d. Blutübertragung. Münch. med. Wschr. *109,* 596–600 (1967).

–, Transfusionsprobleme bei der Versorgung des Intensivpflegepatienten. Melsunger Medizinische Mitteilung. Vol. *44,* Nr. 114, pp. 7–25 (1970).

–, Sind Transfusionsrichtlinien realisierbar und sinnvoll? Chirurg *47,* 53–56 (1976).

–, Möglichkeiten und Grenzen der Bluttransfusion. Mikrofiltration und andere Transfusionsprobleme in der Intensivmedizin. In: Beiträge zur Infusionstherapie und klinische Ernährung – Forschung und Praxis. S. Karger, München (1979).

Calvert, J. W.: The Dermo-Jet: Two practical uses. Dermatologia internat. *5,* 84 (1968).

Cardanus, H.: lib. I contradicta med. tract. 2 contradicta 8.

Celsus: C. Ch. Krause, Leipzig (1766).

Christ, M.: Embolia cutis medicamentosa. Dtsch. med. Wschr. *105,* 201 (1980).

Cid dos Santos, R.: Artériographie des membres et de l'aorte abdominale. Masson & Cie., Paris (1931).

Clark, E. R.: Arterio-venous anastomoses. Physiol. Rev. *18,* 229 (1938).

Clark, T. Philosophical transactions, Oxford (1664).

Cohen, M.: Accidental Intra-Arterial Injection of Drugs. Lancet II, 362 (1948).

Colle, J.: Methodus facilis parandi jucunda, tuta et nova medicamenta. De vita et senectute longius Padua (1628).

Collin, J., C. Collin, F. Constable and I. Johnston: Infusion thrombophlebitis and infection with varios cannulas. Lancet 11, 150 (1975).

Converse, J. M.: Corrective plastic surgery of the nose in Jackson and Jackson. Diseases of the nose, throat and ear. Sanders, Philadelphia-London (1959).

Cornil, L., J. Mosinger E. Audier: Les interrelations artério-veineuses pathologiques des membres. La Presse Medicale *22,* 17 (1937).

Coxe, T.: Philosophical transactions. Oxford (1657).

Dahlgren, A., zit. bei Cohen, M.: Versehentliche intraarterielle Injektion von Medikamenten. Lancet *II,* 326 (1948).

Daily, P. O., R. B. Griepp und N. E. Shumway: Percutaneous internal jugular vein cannulation. Arch. Surg. *101,* 534 (1969).

Dammann, F.: Intravenöse, barbituratfreie Kurznarkose mit Estil in der chirurgischen Ambulanz. Therapie der Gegenwart *100,* 593 (1961).

Dann, T. C.: Routine skin preparation before injektion: an unnecessary procedure. Practitioner *196,* 1174 (1966).

Davis, zit. bei Cohen, M.: Versehentliche intraarterielle Injektion von Medikamenten. Lancet *II,* 362 (1948).

Deacon, W. W.: Gangrene following the use of Promazine, Anaesthesia *16,* 479 (1961).

Dechaume, M.: A propos des incidents consécutifs aux anästhésies regionales (Paralysie faciale, Troubles oculaires). Revue de Stomat. *38,* 517 (1936).

Dederich, R.: Schwerwiegende Komplikationen intraartikulärer Injektionen. Chirurg *37,* 178 (1966).

Demmer, F.: Zur Technik der Injektion. Wien. Med. Wchschr. *113,* 17 (1963).

Demme, H.: In: Das ärztliche Gutachten im Versicherungswesen. J. A. Barth, Leipzig (1939).

Denis J.: Prozeßakte bei Oré, P. C.: Etudes historiques et physiologiques sur la transfusion du sang. Paris (1867).

Derblich, R.: Der Aderlass. Wiener Medizinalhalle *46,* 444 (1863).

Deubzer, W. und M. Kia-Noury: Praktische Bedeutung der Vena anonyma für Injektionen und Punktionen. Münch. med. Wschr. *107,* 1054 (1965).

Dieffenbach, J. F.: Die Transfusion des Blutes und die Infusion der Arzneien in die Blutgefäße. Berlin (1828).

Dienst, C.: Traumatischer Gefäßkrampf? Med. Welt *14,* 812 (1940).

Dietrich, K. F.: Injektionstechnik und Komplikationsmöglichkeiten. Ther. Gegenw. *111,* 760 (1972).

Dietzel, W.: Bakterielle Infektionen in der Anästhesie und operativen Intensivmedizin. Klinikarzt *9,* 503 (1980).

Dinley, R.: Venous reactions related to indwelling plastic cannulae: A prospective clinical trial. Curr. Med. Res. Opin. 3, 307 (1976).

Documenta Geigy. Wissenschaftliche Tabellen, 6. Aufl. (1960).

Doenicke, A., W. Spiess und Th. Gürtner: Komplikationen nach Estil-Narkosen. Anaesthesist *11,* 293 (1962).

Dost, F. H.: Der Blutspiegel. Kinetik der Konzentrationsabläufe in der Kreislaufflüssigkeit. G. Thieme, Leipzig (1978).

Dreadorff, H.: Ambulante Behandlung peripherer arterieller Durchblutungsstörungen mit intraarteriellen Injektionen. Med. Mschr. *17,* 734 (1963).

Dunz, W.: Aktuelle Fragen zum Arzthaftungsrecht unter Berücksichtigung der neueren höchstrichterlichen Rechtsprechung. Kommunikationsforum Recht, Wirtschaft, Steuern, Tagungs- u. Verlagsges. mbH, Köln (1980).

Dvořák, J.: Neue Technik der intramuskulären Injektionen. Münch. med. Wschr. *117,* 832 (1975).

Eck, H.: Nil nocere! Pneumothorax durch die Injektionsnadel. Münch. med. Wschr. *106,* 243 (1964).

Eck, J. H. M. van und J. W. F. Beks: Nervenverletzungen bei Injektionen. Med. Klin. *63,* 80 (1968).

Ehrengut, W.: Mehrfachschutzimpfungen und ihre Komplikationen. Dtsches Ärztebl. H. *15,* 1009 (1976).

–, Schädigung von Hautnerven durch Impfung mit Jet-Injektion. Med. Klin. *76,* 351 (1981).

Eichinger, H.: Das operativ-septische Krankengut i. d. letzten 4 Jahren. Der Spritzenabzeß, e. noch immer häufige Erkrankung. Langenbecks Arch. *279,* 437 (1961).

Einhorn, A.: Chemie der lokalen Anästhetica. Münch. med. Wschr. 46 1899).

Einhorn, A. und R. Heinz: Orthoform. Ein Lokalanästhetikum für den Wundschmerz. Münch. med. Wschr. *44,* 555 (1887).

Eisenhardt-Rothe, B. v.:

–, Die organisatorische Vorbereitung der Blutübertragung unter Berücksichtigung der Neufassung der Transfusionsrichtlinien in: Beiträge zu Infusionstherapie und klinische Ernährung – Forschung und Praxis, hrsg. von H. Busch, P. Rittmeyer. S. Karger, München (1979).

Elsholz, J. S.: Clysmatica nova. Colon. Brandenburg (1667).

Elsner, J. G.: De nova et inaudita chirurgica operatione sanguinem transfundente ab individuo ad inviduum, prius in brutis et deinde in hominae Romae experta. Rom (1668).

English, I. C. W., R. M. Frew, J. F. Pigott und M. Zaki: Percutaneous catheterization of the internal jugular vein. Anaesthesia *24,* 521 (1969).

Espiner, H. J.: Intra-arterial Methotrexate Therapy. In: Methotrexate in the treatment of cancer. Edited by R. Porer & E. Eiltshaw, J. Wright, Bristol (1962).

Eulenberg, A.: Die hypodermatische Injektion von Arzneimitteln. Berlin (1875).

Evers, H.: Klinische Erfahrungen mit Octapressin als Vasokonstriktor. Zahnärztl. Praxis *22,* 1 (1967).

Eyer: Über die Sterilisation von Spritzen und anderem ärztlichen Instrumentarium. Zahnärztl. Welt *9,* 495, Konstanz (1954).

Feuerstein, V.: Die intraarterielle Narkose. In: Lehrbuch der Anaesthesiologie. Springer, Berlin-Heidelberg (1955).

Figge, F. H. and D. J. Barnett: Anatomie evaluation of a jet injection instrument designed to minimize pain and inconvenience of parenteral therapy. Amer. Practic *3,* 197 (1948).

Finch, C. A.: Iron Deficienty. J. Amer. Med. Ass. *174,* 2001 (1960).

Fischer, A. W.: Serumhepatitis. Hefte Unfallhk. *47,* 185 (1954).

Fisher, T. L.: Intravenous Promazine: A cautionary note. Canad. med. Ass. *195,* 367 (1966).

Förster, O., zit. nach Perret, W.: Arzthaftpflicht. Urban & Schwarzenberg, München (1956).

Fontaine, R.: Les infiltration autour de l'arterie temporale dans la traitment de la migraine. Presse med. Paris *16,* 10 (1943).

Fourmestraux, R., zit. bei Leriche, R.: Chirurgie des Schmerzes. J. A. Barth, Leipzig (1958).

Frank, J.: Intravenöse Injektion und ärztliche Haftpflicht. Ärztl. Sachverst. Zschr. *21,* 292 (1936).

Freudenthal, W.: In: Handbuch d. Haut- u. Geschlechtskrankheiten. Bd. 18, S. 479–484. Springer, Berlin (1928).

–, In: Handbuch de. Haut- u. Geschlechtskrankheiten. Ergänzungswerk, Bandteil B–VI/2, S. 1414–1417. Springer, Berlin-Göttingen-Heidelberg (1962).

Frey, R.: Vergleichende Untersuchungen der muskelerschlaffenden Mittel. Ergebn. Chir. Orthop. *38,* 286 (1953).

–, Anaesthesie. In: Stich-Bauer, Lehrbuch der Chirurgie. Springer, Heidelberg (1958).

Frey, R. und C. Kuschinsky: Nebenwirkungen des Adrenalinzusatzes in Lokalanästhetika. Dt. med. Wschr. *87,* 461 (1962).

Frey, R. und K. Wagner: Intramuskuläre Injektionen durch examinierte Krankenschwester? Dtsch. med. Wschr. *89,* 52 (1964).

Frey, R., E. Kolb und U. Henneberg: Allgemeine Anaesthesie. In: Handbuch der Plastischen Chirurgie, hrsg. von E. Gohrbandt, J. Gabka, A. Berndorfer, Bd. I. de Gruyter, Berlin (1965).

Frey, R., H. v. Lutzky, H. Nolte und H. Pfeiffer: Der heute Stand der Lokalanästhesie. Vorträge aus der praktischen Chirurgie. 76. Heft. Ferd. Enke, Stuttgart (1967).

Friedrich, H.: Homologe Serumhepatitis. Dtsch. med. Wschr. *74,* 573 (1949).

Fritsche, E.: Spritzensterilisation, Injektionsabszeß und Haftpflicht. Schweiz med. Wschr. *73,* 932 (1945).

Fröhlich, K. O.: Das örtliche Gewebebild nach intravenöser Injektion. Dtsch. Ges. wesen *22,* 268 (1967).

Fuchs, E.: Illustrierte Sittengeschichte. Langen München (1909).

Fulöp-Miller, R.: Kulturgeschichte der Heilkunde. Promonta, Hamburg (1937).

Fuhrmann, W. und G. Gruenwaldt: Über die Beurteilung von Nervenschäden nach intramuskulären Injektionen. Chirurg *26,* 210 (1955).

Gabets, R. des, berichtet bei Denis.

Gabka, J.: Grundlagen und Indikationen der Actihaemyltherapie im Kiefer-Gesichtsbereich. Med. Mschr. *21,* 175 (1967).

Gabka, J.: Aquianalgetische Dosisvergleiche von stark wirksamen Analgetika unter besonderer Berücksichtigung von Tilidin (Valoron) nach parenteraler Applikation. Arch. f. Arzneitherapie *3,* 1 (1979).

Gabka, J. und H. Harnisch: Lokalanästhesie. In: Handbuch der Plastischen Chirurgie. Walter de Gruyter, Berlin (1970).

Gaisbauer, G.: Zur Frage eines ärztl. Kunstfehlers bei einer aus Anlaß eines akuten Herzanfalles in die Streckmuskulatur des rechten Oberarms vorgenommenen Injektion. VersR. *47,* 1125 (1975).

Gallasch, E.: Vermeidung und Behandlung von Transfusionszwischenfällen (zu einer Bekanntgabe des Wissenschaftlichen Beirates der Bundesärztekammer). Dtsch. Ärzteblatt *50,* 3243–3244 (1976).

Gardner, W. D.: Diagnostic anatomy. Mosby Comp., S. Louis (1958).

Geisendorf, W.: Résultats de l'infiltration stellaire dans une phlébite du bras. Progr. méd. Paris *24,* 379 (1941).

Gerbeaux, J.: Sur deux cas d'Ischemie etendue transitaire apres Injection intramusculaire de Benzathine-Penicilline chez l'Enfant. Presse méd. *74,* 299 (1966).

Gibson, T. and W. Norris: Skin Fragments removed by Injection Needles. Lancet *II,* 938 (1958).

Gilles, F. H. and D. D. Matson: Sciatic nerve injury following misplaced gluteal injection. J. Pediat. *76,* 247 (1970).

Gjores, J. E.: Narkotal thrombophlebitis. Svensk Lab. tidn. *50,* 3825 (1957).

Gloor, H. O., C. Vorburger und J. Schädelin: Intramuskuläre Injektionen und Serumkreatinphosphokinase-Aktivität. Schweiz. med. Wschr. *107,* 27 (1977).

Goerke, H.: Geschichtliches über die intravenöse Injektion Ther. Gegenw. *98,* 242 (1959).

Goertler, K.: Lehrbuch der Histologie und mikroskopischen Anatomie des Menschen. Fischer, Jena (1955).

Götl, H.: Infusionen. In: Handbuch der Kinderheilkunde, Bd. II. Springer, Berlin-Heidelberg-New York (1967).

Goetz, R. H.: The surgical physiology of the sympathetic nervous system with special consideration of clinical plethysmography and the surgical physiology of the autonomic nervous system. Brit. J. Surg. *37,* 146 (1949).

Goetz, R. H. and F. Ames: Reflex vasodilitation by body heating in diagnosis of periphal vascular disorders. A critism of methods.

Goetze, E.: Lehrbuch der pathologischen Physiologie. VEB Gustav Fischer, Jena (1962).

Gohrbandt, E.: Pers. Mitteilung.

–, Allgemeine Operationslehre. In: Bier, A., H. Braun & H. Kümmell: Chirurgische Operationslehre. Herausgegeben von Fischer, A. W., Gohrbandt, E. & F. Sauerbruch, J. A. Barth, Leipzig (1952).

–, Allgemeine Chirurgie. In: Lehrbuch der Chirurgie, hrsg. v. E. Gohrbandt u. E. v. Redwitz. Jena (1956).

Gohrbandt, E. und E. Bauers: Kurznarkosen mit Estil. Zbl. Chir. *86,* 879 (1961).

Goldhahn, R.: Fehler und Gefahren bei Einspritzungen. G. Thieme, Stuttgart (1948).

Goldmann, L., H. O'Hara und J. Baskett: Science *116,* 17 (1952).

Gordh, T.: Complications associated with Local Anaesthesia. Svenska Läkartidningen *60,* 3018 (1963).

Gottlob, R. und G. Zinner: Die Bestimmung der endothelschädigenden Wirkung injizierbarer Lösungen. Der Einfluß des osmotischen Druckes und des P_h. Wien. klin. Wsch. *77,* 149 (1965).

Graaf, R. de, zit. bei Helfreich, F.: Geschichte der Medizin. In: Handbuch der Geschichte der Medizin. Hrsg. von Neuburger, M. und O. Pagel. Gustav Fischer, Jena (1905).

Gräf, W.: Zur parenteralen Infektion bei enoralen Jnjektionen. Arch. Hyg. *149,* 190 (1965).

Gresser, A.: Die Gefahren im Operationssaal. Vortr. aus der prakt. Chir. *61,* 42 (1961).

Gross, U. M.: Morphologische Befunde am Herzen nach Implantation elektrischer Schrittmacher. Wiederbelebung u. Organersatz *5,* 59–75 (1968).

Grünhag, M.: Pers. Mitteilung.

Guarinonius, H. Die Grewel der Verwüstung Menschlichen Geschlechts. Ingolstadt (1610).

Guattani, zit. bei Hyrtl, J.: Handbuch der topographischen Anatomie. Braumüller, Wien (1860).

Härtel, F.: Die Lokalanästhesie. In: Neue Deutsche Chirurgie hrsg. von H. Küttner, Bd. 21. F. Enke, Stuttgart (1920).

Haeser, H.: Lehrbuch der Geschichte der Medicin und der epidemischen Krankheiten. Gustav Fischer, Jena (1881).

Hafferl, A.: Lehrbuch der topographischen Anatomie. Springer, Berlin-Göttingen-Heidelberg (1957).

Hager, W. und Seling, A.: Praxis der Schrittmachertherapie. Schattauer, Stuttgart (1980).

Hales, S.: Statical essay' containing haemastaticks or . . . Innys, Manby and Woodward. London (1733).

Hallermann, W.: Zwischenfälle und Kunstfehler im Krankenhaus. Internist *6,* 301 (1965).

Halmágyi, M. und Th. Valerius: Praktische Unterweisung Punktion – Injektion – Infusion – Transfusion – Gefäßkatheder. Springer, Berlin-Heidelberg-New York (1976).

Hammer, H.: Über Nekrosen im Anschluß an die örtliche Betäubung. Dtsch. Zahn-, Mund- und Kiefernheilkunde *2,* 111 (1935).

Hamperl, H. und H. Ribbert: Lehrbuch der Allgemeinen Pathologie und der Pathologischen Anatomie. Springer, Berlin (1944).

Habebeck, H.: Zur Einwilligung in ärztliche Eingriffe. Umfang der ärztlichen Aufklärungspflicht. Dt. med. Wschr. *84,* 1038 (1959).

Harden, R. M.: A method for intravenous administration of heparin in myocardial infarction. Brit. Med. J. II 1106 (1963).

Harnisch, H.: Zur Toxizitätsprüfung der Lokalanästhetika im Tierversuch. Dtsch. Zahn-, Mund- und Kieferheilkunde *19*, 126 (1953).

–, Zur Toxizität des Xylocains. Dtsch. zahnärztl. Zschr. *7*, 380 (1952).

–, Augenblicklicher Stand der zahnärztlichen Lokalanästhesie. Zahnärztl. Praxis München *15*, 137 (1964).

Harnisch, H. und J. Gabka: Lokalanästhesie. In: Handbuch der plastischen Chirurgie. De Gruyter Berlin (1970).

Harnisch, H. & A. J. Hattemer: Zur Toxikologie lokalanästhesierender Mittel. Dtsch. zahnärztl. Zschr. *6*, 293 (1951).

Harnisch, H. & T. Lammers: Die klinische Bedeutung der antibakteriellen Eigenschaften von Novocain und Oxyprocain. Arzneimittelforsch. *3*, 589 (1953).

Harnisch, H. & E. Nocke: Über Toxizitätsunterschiede von 2- und 4%igen Novocainlösungen bei submuköser Injektion. Dtsch. Zahnärztebl. *8*, 49 (1954).

Harrer, G. und W. Laubichler: Injektionsschädigung des N. iliohypogastricus. Med. Welt *35*, 1856 (1964).

Harrison, J. H. Synthetic materials as vascular protheses. American Journal of Surgery, Vol. *95*, No. 5–15, 16–24 (1958).

Hartmann, H., W. Ständer und C. Morgenstern: Tierexperimentelle Untersuchungen zur Frage der irrtümlichen intraarteriellen Injektion von Narkotika. Anaesthesist *14*, 215 (1965).

Harvey, W.: Exercitatio anatomica de motu cordis et sanguinis in animabilus. Frankfurt (1628).

Hasse, W.: Der chirurgische Stationsarzt. G. Thieme, Leipzig (1944).

Hansen, G. und H. Vetterlein: Ärztliches Handeln – rechtliche Pflichten. Edition Leipzig (1963).

Haschejeminad, A. N.: Über Arterienwandveränderungen nach irrtümlicher intraarterieller Injektion von Estil. Chirurg *33*, 132 (1962).

Hasse, H. M.: Periphere Durchblutungsstörungen. Dtsch. med. J. *21/22*, 527 (1952).

Haym, J.: Mißbildungen des Halses, Teil I. In: Handbuch der Plastischen Chirurgie, hrsg. von Gohrband, Gabka, Berndorfer, Bd. II. W. de Gruyter & Co., Berlin (1967).

Heene, D. L.: Injektionsrisiko bei Antikoagulantientherapie. Dtsch. med. Wschr. *96*, 133 (1971).

Hegglin, R., W. Rutishauser, G. Kaufmann, E. Lüthx und H. Scheu: Kreislaufdiagnostik mit der Farbstoffverdünnungsmethode. G. Thieme, Stuttgart (1962).

Heitmann, D., H. Grimm und D. Gasser: Die Punktion der Vena jugularis interna, ein neuer Zugangsweg zur Vena cava superior. Anaesth. Inform. *2*, 67 (1963).

Heitmann, D. und G. Regler: Die Vena jugularis interna als Zugangsweg für den Cava-Katheter. Klinikarzt *5*, 531 (1976).

Helfreich, F.: Geschichte der Chirurgie. In: Handbuch der Geschichte der Medizin. Hrsg. von Neuburger, M. und J. Pagel. Gustav Fischer, Jena (1905).

Hemmer, D: Das intravenöse Wagnis. Berliner Ärzteblatt *77*, 70 (1964).

Henshaw, T.: Journal des savans. Oxford (1964).

Herget, R.: Früh- und Spätergebnisse nach Grenzstrangresektion bei Endangiitis obliterans und Arteriosklerose. Langenbecks Arch. klin. Chir. *268*, 394 (1951).

Hermann, J: Kinetik der Keimtötung. In: Handbuch der Desinfektion und Sterilisation, hrsg. von H. Horn, M. Privora u. W. Weuffen, Bd. II. Volk und Gesundheit, Berlin (1973).

Hermoshura, B., L. Vanags und M. W. Dickey: Measurement of pressure during intravenous therapy. J. Amer. med. Ass. *195*, 321 (1966).

Herold, G.: Zur Haftung des Arztes bei Infektionsschäden. Ärztl. Praxis, München *12*, 1334 (1960).

–, Rechtsfragen bei Injektionen. Ärztl. Praxis, München *12*, 1290 (1960).

–, Injektionen durch die Sprechstundenhilfe. Ärztl. Praxis, München *8*, 13 (1956).

–, Die Aufklärungspflicht des Arztes in der kosmetischen Medizin. Ärztl. Praxis, München *11*, 1343 (1959).

Herrmann, M.: Forensische Folgen nach lokaler Betäubung. Zahnärztl. Praxis, München *10*, 63 (1959).

Hess, A.: Ärztliche Sorgfaltspflicht. Dtsch. Ärztebl. *64*, 430 (1967).

Heymann, E.: Diskussionsbemerkung. Zbl.

Chir. *57,* 2130 (1930). Münch. med. Wschr. *81,* 317 (1934).
Heyn, W. in Kurtzhahn–Heyn: Kleine Chirurgie. Urban & Schwarzenberg, Berlin-München (1948).
Hilber, H.: Technik der Blutentnahme bei Neugebohrenen. Med. Klin. *62,* 38 (1967).
Hirsch, H. L., H. Welch, B. Milloff and A. Katz: J. Lab. clin. Med. *33,* 105 (1948).
Hirscher, H.: Gefahren der Bluttransfusion und der Infusionstherapie. Ther. Gegenwart *102,* 424 (1963).
Hitzig, M. W.: Measurement of circulation time from antecubital veins to pulmonary capilaries. Proc. Soc. exp. Biol. N. Y. *31,* 935 (1974).
Hochenegg, G., zit bei Demmer, F.: Zur Technik der Injektion. Wien. Med. Wschr. *113,* 17 (1963).
Hochstetter, A. v.: Über die intraglutäale Injektion, ihre Komplikationen und deren Verhütung. Schweiz. med. Wschr. *84,* 1226 (1954).
–, Über Probleme und Technik der intraglutäalen Injektion. Schwz. med. Wschr. *85,* 1138 (1955), Schwz. med. Wschr. *86* 69 (1956).
Höfler, M.: Volksmedizin und Aberglaube in Oberbayerns Gegenwart und Vergangenheit. Langen, München (1888).
Höhne, M.: Untersuchungen zur optimalen intramuskulären Technik im Glutäalbereich unter besonderer Berücksichtigung der Länge von Kanülen bei der intraglutäalen Injektion. Diss. FU Berlin (1980).
Hoffmann, E.: Die Behandlung der Haut- und Geschlechtskrankheiten mit kurzer Diagnostik. Markus & E. Weber, Berlin (1943).
Hoffmeister, F., E. Grünvogel und W. Wirth: Tierexperimentelle Untersuchungen zur intraarteriellen Verträglichkeit von Narkotika. In: Die intravenöse Kurznarkose mit dem neuen Phenoxyessigsäurederivat Pronpanidid (Epontol). Hrsg. von Horatz, K., R. Frey & M. Zindler. Springer, Berlin-Heidelberg-New York (1965).
Holländer, E.: Medizin in der klassischen Malerei. Enke, Stuttgart (1923).
Hollmann, A. und M.: Parenterale Arzneimittelapplikation. Injektionen, Infusionen durch medizinisches Assistenzpersonal – Juristische und medizinische Aspekte. Dtsches Ärztebl. H. *7,* 396 (1980).
Holms, H. J., zit. bei Cohen, M.: Versehentliche intraarterielle Injektion von Medikamenten. Lancet *II,* 362 (1948).
Horatz, K.: Fehler und Gefahren. Gefahren durch unterschiedliche Tubuslängen. Anaesthesist *9,* 372 (1960).
Horatz, K. und H. Kreuscher: Anaesthesiologische Probleme in der Hals-Nasen-Ohren-Heilkunde und Kieferchirurgie. Springer, Berlin-Heidelberg-New York (1966).
Horn, J.: Die Toxität einiger gebräuchlicher Lokalanalgetika in Abhängigkeit vom Applikationswort. Med. Diss. Hamburg (1959).
Horne, J. van, zit. bei Helfreich, F.: Geschichte der Chirurgie. In: Handbuch der Geschichte der Medizin. Hrsg. von Neuburger, M. und J. Pagel. Gustav Fischer, Jena (1905).
Hoshal, V. L.: Intravenous Catheter and Infection. Surg. Clin. North. America *52,* 1407 (1972).
Hubbard, J. und Mitarb.: Untersuchungen über Blutzirkulationsgeschwindigkeit. J. clin. Invest. *21,* 613 (1942).
Hübner, A.: Gasbrandinfektion nach Injektion. Zschr. ärztl. Fortbild. *38,* 29 (1941).
–, Die Sterilität bei Einspritzungen. Chirurg *11,* 725 (1940).
Hübner, B.: Fogorv. Szemle (ung.). *46,* 232 (1953).
Hügin, W.: Wie weit können Schwestern oder Pfleger an Narkosen beteiligt werden? Chirurg *31,* 200 (1960).
Hügin, W. und W. Eger: Ballistographische Untersuchungen zur Frage der Widerstandsveränderungen im peripheren Kreislauf durch Thiopental- oder Cyclopropannarkose. Anaesthesist *10,* 46 (1961).
Hueter, C.: Grundriß der Chirurgie. F.C.W. Vogel, Leipzig (1885).
Hughes, J. G., R. G. Jordan and F. S. Hill: Memphis med. J. *23,* 116 (1948).
Hughes, W. T.: Technik der Blutentnahme bei Neugeborenen. In: Kinderärztliche Untersuchungs- und Behandlungstechnik. G. Thieme, Stuttgart (1966).

Hughes W. T. jr.: Kinderärztliche Untersuchungs- und Behandlungstechnik. G. Thieme, Verlag Stuttgart (1966).

Hunecke, F.: Das Sekundenphänomen. In: Harnisch-Gabka, Handlexikon der zahnärztlichen Praxis. Medica, Stuttgart (1967).

Hunter, A.: Some clinical aspects of thrombophlebitis. Practitioner *166*, 251 (1951).

Hureau de Villeneuve: L. Accouch. dans la Race jaune. Paris (1864).

Hyrtl, J.: Handbuch der topographischen Anatomie. Braunmüller, Wien (1860).

Illchmann-Christ, A.: Hefte Unfallheilk. Verh. Dtsch. Ges. Unfallheilk. *47*, 124 (1953).

Immenkamp, A.: Die Leitungsästhesien an der Schädelbasis und andere extraorale Betäubungsverfahren für den Kieferarzt und Feldzahnarzt. Berlinische Verlagsanstalt, Berlin (1940).

Impallomeni, G., zit. bei Leriche, R.: Chirurgie des Schmerzes. J. A. Barth, Leipzig (1958).

Ingram, T. S, zit. nach Cohen, M.: Versehentliche intraarterielle Injektion von Medikamenten. Lancet *II*, 362 (1948).

Jernigan, W. R., W. C. Gardner, M. N. Mahr und J. L. Milburn: Use of the internal jugular vein for access to the central venous system. J. Amer. med. Ass. *218*, 97 (1971).

Johnsen, U. J., zit. bei Cohen, M.: Versehentliche intraarterielle Injektion von Medikamenten. Lancet *II*, 362 (1948).

Jones, M. and D. Craig: Venous reaction to plastic intravenous cannulae. Influence of cannulae composition. Can. Anaesth. Soc. J. *13*, 491 (1972).

Jorns, G.: Arterielle Therapie. Walter de Gruyter & Co., Berlin (1972).

Juliusberg, F.: Embolia cutis medicamentosa. In: Handbuch d. Haut- u. Geschlechtskrankheiten, Bd. 18. Springer, Berlin (1928).

Jung, H. D. und E. Gloeckner: Multiple lokalisierte Hautknochenbildungen und -verkalkungen an Insulin-Injektionsstellen. Dtsch. med, Wschr. *91*, 1974 (1966).

Junghans, H.: Gasbrand durch Einspritzung von Arzneimitteln. Dtsch. med. Wschr. *58*, 850 (1933).

Jungmichel, G.: Über die Gasbrandinfektion nach Injektion. Münchn. med. Wschr. *125* (1938).

Kaiser, H.: Injektionstechnik bei Notfällen. E. Merck AG, Darmstadt (1961).

Kaiser, H. und W. Fischer: Techniken der Injektion. 3. Aufl. Selecta Verlag (1979).

Kallweit, E.: Untersuchung über die im Therapieverlauf auftretenden Komplikationen und die Letalität bei 141 Patienten mit implantierten künstlichen Herzschrittmachern, sowie über die Lebensdauer der Schrittmacher und deren Kontrollmöglichkeit. Inaug. Diss., FU Berlin (1980).

Kanz, E. Spritzensterilisation. Münch. med. Wschr. *108*, 1737 (1966).

Kappert, A.: Leitfaden und Atlas der Angiologie. Hans Huber, Bern u. Stuttgart (1966).

Kaufmann, A.: Die eigenmächtige Heilkunde. Zschr. ges. Strafrechtswiss. *73*, 341 (1961).

Kaufmann, B., zit. bei Haeser und Helfreich.

Kemnitz, P. und H. Vinz: Über ein durch paravasale Injektion von Thorotrast am Applikationsort entstandenes Sarkom. Zbl. allg. Path., path. Anat. *106*, 502 (1964).

Keutner, H.: Örtliche Schäden bei intravenöser Injektion in der Ellenbeuge. Chirurg *17/18*, 78 (1947).

Kienitz, Th.: Hautnekrosen nach intramuskulärer Injektion. Münch. med. Wschr. *118*, 1515 (1976).

Kienitz, Th. und O. Braun-Falco: Umschriebene Hautnekrosen nach intramuskulärer Injektion. Münch. med. Wschr. 1515 (1976).

Killian, H.: Drei Jahre Lokalanästhesie ohne Adrenalin. Dtsch. med. Wschr. *80*, 1024 (1955).

–, Lokalanästhesie und Lokalanästhetika. G. Thieme, Stuttgart (1959).

–, Theorie der örtlichen Betäubung. Schmerz *8*, 65 (1936).

King, E.: Philosophical transactions. Oxford (1657).

Kiviluoto, O., H. Julkunen und K. Honkonen: Vorbeugung venöser Thromboembolien durch niedrig dosiertes Heparin bei Patienten mit proximalen Femurbrüchen. Zbl. Chir. *105*, 460 (1979).

Köhler, W.: Die Praxis der Resistenz- und Spiegelbestimmungen zur antibiotischen therapie. VEB Gustav Fischer, Jena (1958).
Kohlhaas, M.: Ärztliche Pflichten bei der Verabreichung neuer Arzneitmittel. Münch. med. Wschr. *106,* 2281 (1964).
–, Zur Fahrlässigkeit des operierenden Arztes, der Fehler des Operationspersonals nicht beachtet. Dt. med. Wschr. *84,* 1491 (1959).
–, Fortbildungspflicht des Arztes. Ärztl. Praxis *17,* 1940 (1965).
–, Die Einstufung des ärztlichen Eingriffs im künftigen Strafrecht. Berl. Ärztebl. *79,* 692 (1966).
–, Die Haftung für Arzneimittelschäden. Ärztl. Praxis *17,* 2544 (1965).
Kolár, J. und R. Vrabec: Ein ungewöhnlicher Thorotrast-Spätschaden. Med. Klin. *61,* 2070 (1966).
Kolb, E.: Pers. Mitteilung.
Koch, H.: Anaesthesist *12,* 120 (1963).
Konno, S. and S. Sakakibara: Intracardiae heart biopsy. Jap. Circul. J. *30,* 1582 (1966).
Kress, H. v.: Therapeutisch technische Hinweise. In: Lehrbuch der inneren Medizin. Hrsg. von Schwiegk, H. u. A. Jores. Springer, Berlin-Göttingen-Heidelberg (1949).
Kreuscher, H.: Eine selbstschließende Injektionskanüle für Narkosezwecke. Anaesthesist *8,* 327 (1959).
Krieg, E.: Die Behandlung der sogenannten Beinleiden in der Praxis. F. K. Schattauer, Stuttgart (1963).
Krischak, G. und C. Burri: Klinische und physikalische Untersuchungen über die Abhängigkeit der Komplikationen vom Material des Cava-Katheters. Langenbecks Arch. Chir. Urban & Schwarzenberg, München, 1956, Suppl. Chir. Forum, S. 167 (1974).
Kroh, zit. bei Perret, W.: Arzthaftpflicht.
Küchmeister, H.: Kapillaren und Interstitium. G. Thieme, Stuttgart (1954).
Kügelgen, A. v.: Über den Wandbau der großen Venen. Gegenbaurs morphol. Jb., *91,* 447 (1951).
Kuhlendahl, H.: Streit um Aufklärungsflicht. 44. Jahrestag. d. dtsch. Ges. f. Unfallheilkunde. Berlin (1980).
Kuhn, F.: Perorale Intubation. Zbl. Chir. *28,* 1281 (1901).
Kuhn, R. F. und F. Regli: Die Schädigung des N. glutaeus cranialis durch intraglutäale Injektionen. Schweiz. Med. Wschr. *95,* 520 (1965).
Kurtzhahn-Heyn: Kleine Chirurgie. 12. Aufl., Urban & Schwarzenberg, Berlin-München (1948).
Kuschinsky, G.: Pharmakologische Behandlung der Durchblutungsstörungen. In: Angiologie. Hrsg. G. Thieme, Stuttgart (1959).
Lambert, C. und H. Leclerc, zit. bei Cohen, M.: Versehentliche intraarterielle Injektion von Medikamenten. Lancet *II,* 362 (1948).
Lammers, T.: Desinfektion und Sterilisation. In: Handbuch der plastischen Chirurgie. Herausgegeben von E. Gohrbandt, J. Gabka u. Berndorfer, A. Bd. I. Walter de Gruyter & Co. Berlin (1965).
Lamy, zit. bei Helfreich, F.: Geschichte der Medizin. In: Handbuch der Geschichte der Medizin. Hrsg. von Neuburger, M. und J. Pagel. Gustav Fischer, Jena (1905).
Landerer, A.: Infusion defibrinierten Blutes. Z. Ther. 48, (1886).
Landois, L.: Die Transfusion des Blutes. Leipzig (1875).
Landsteiner, K.: Bemerkungen über Isoagglutination. Med. Klin. *17,* 728 (1921).
–, Über den praktischen Wert der Blutgruppenbestimmung (Landsteiner'sche Reaktion). Med. Klin. *24,* 188 (1928).
Lange, M.: Periphere Nervenlähmungen nach Injektionen und deren orthopädische Behandlung. Schweiz. med. Wschr. *84,* 1008 (1954).
Lanz, T. v. und W. Wachsmuth: Praktische Anatomie. Springer, Berlin-Heidelberg-New York (1955–1980).
Larrick, L. E. und R. G. Thompson: Oberflächenanaesthesie mit dem Dermojet. J. Invest. Derm. *13,* 361 (1949).
Lasch, E., in Kaiser, H.: Injektionstechnik bei Notfällen. E. Merck, Darmstadt (1963).
Laux, G. und F. Reimer: Infusionsbehandlung bei Depressionen. Med. Klin. 75, 341 (1980).
Learmonth, J.: Collateral circulation, natu-

ral and artifical. Surg. Gynec. Obstet. *90,* 385 (1950).

Legoff, P., A. Dauphin, J. Pourriat, A. Becker et M. Cupa: Etude comperative de la pénetration des catheters de veine courte. Ann. Anesthesiol. Fr. *19,* 783 (1978).

Lemaire, F., zit. bei Leriche, R.: Grundlagen einer physiologischen Chirurgie. Hippokrates, Stuttgart (1958).

Lendle, L.: Augfhebung der Wirkung von Lokalanästhetika. Medizinische, Stuttgart *5,* 1836 (1956).

–, Sind Zwischenfälle nach Novocain-Infiltration bekannt? Dtsch. med. Wschr. *80,* 230 (1955).

Lenzen, G., zit. bei Wiethoff, E. O.: Infusionstechnik. Med. Klin. *61,* 1952 (1966).

Leriche, R.: Grundlagen einer physiologischen Chirurgie. Hippokrates, Stuttgart (1958).

–, Physiologie pathologique et chirurgies de artéries. Masson et Cie. Paris (1943).

–, Chirurgie des Schmerzes. J. A. Barth, Leipzig (1958).

–, Physiologie pathologique et traitement de embolies. Masson & Cie., Paris (1947).

–, Physiologie pathologique et traitment maladies artérielles de la vasomotriticé. Masson & Cie., Paris (1948).

–, Physiologie pathologique et traitment des thromboses veineuses des membres. Masson et Cie. (1949–1950).

–, La vie tissulaire des veines. La Presse médicale *16,* 243 (1944).

Leriche, R. et J. Kunlin: Constation opératoire d'un réflex veino-artériel. Presse méd. Paris *20,* 301 (1944).

Leveuf, E. M., zit. bei Cohen, M.: Versehentliche intraarterielle Injektion von Medikamenten. Lancet *II,* 362 (1948).

Lewis, T.: Clinical observations and experiments relating to burning, pain in the extremities and so called „erythromelagia" in particular. Clin. Sci. *1,* 175 (1933).

Libavius, A.: Appendix necessaria syntagmatis arcanorum chymicorum contra Heningum. Scheunemannum. Frankfurt (1615).

Liebegott, G.: Pathologisch-anatomische Befunde nach Anwendung von Kurznarkotika. In: Die i. v. Kurznarkose mit dem neuen Phenoxyessigsäurederivat Propanidid (Epontol). Hrsg. von Horatz, Frey, Zindler. Springer, Heidelberg-Berlin-New-York (1965).

Lininger, H., O. Weichbrodt und S. Fischer: Handbuch der ärztlichen Begutachtung. J. A. Barth, Leipzig (1931).

Linke, H.: Die Bedeutung der Hyaluronidase für die Injektionsbehandlung. Ther. d. Gegenw. *94,* 13 (1955).

Linser, F.: Therapie bei paravenöser Injektion. Münchn. med. Wschr. *79,* 631 (1932).

Lisfranc, zit. bei Hyrtl, I.: Handbuch der topographischen Anatomie. Braumüller, Wien (1860).

Loch, E. G.: Kasuistischer Beitrag zur lokalen Trenimon-Unverträglichkeit. Med. Welt *51,* 2877 (1965).

Lock, F., D. Vernino und M. Sadove: Mepivacaine HCI (Cabocaine): a preliminary clincial study. (Mepivacain HCI [Carbocain]: eine vorläufige klinische Studie). J. Oral. Surg., *19,* 16 (1961).

Lockhart, W., zit. bei Spiess, H. und D. Lüders: Injektion ohne Nadel. Mschr. Kinderheilkd. *112,* 194 (1964).

Löffler, B. und H. Bauer: Untersuchungen zur Thrombogenität verschiedener Kathetermaterialien. 2. Gemeinsame Jahrestagung der Angiologischen Ges. Deutschlands, Österreichs und der Schweiz, Düsseldorf (1979).

Löfgren, N. and B. Lundquist: Svensk. Kem. Tidskr. *58,* 206 (1946).

Löfgren N. and C. Tegner: Synthesis of some α-monomal-kylamino-2-methylpropionanilides. A. new useful local ansesthetic. Acta chem. Scand. *14,* 468 (1960).

Löhr, W. und R. Tölle: Über die Blutströmung in gesunden und kranken Blutadern. Langenbeck's Arch. klin. Chir. *189,* 321 (1937).

Loeschke, G. C., D. Soga und R. Beer: Untersuchungen über das Ausmaß der Gewebsschäden nach intraarterieller Injektion verschiedener Narkotika. Münch. med. Wschr. *105,* 421 (1963).

–, Vergleichende Untersuchungen über die Gefäßwandschädigenden Eigenschaften

verschiedener intravenöser Narkosemittel. Erster Europ. Kongreß f. Anaesthesiologie, Wien (1962).
Löw, O., G. Machnik, K.-H. Chemnitius, H. Lemke und Cr. Mohaupt: Versuche zur quantitativen Erfassung der lokalen Gewebsschädigung nach intramuskulärer Injektion wässriger Lösungen. Exp. Path. *6*, 207 (1972).
Lonicerus: Hebammenordnung Frankfurt/ Main (1573).
Loose, K. E.: Beitrag zum Krankheitsbild des Achselvenenstaus. Medizinische 220 (1952).
–, Die intraarterielle Therapie bei peripheren Verschlußkrankheiten. Med. Welt 1468 (1964).
Loose, K. und E. J. Harms: Schäden der peripheren Blutgefäße. In: Das ärztliche Gutachten im Versicherungswesen. Urban & Schwarzenberg, München (1955).
Louis, A. E., zit. bei Cohen, M.: Versehentliche intraarterielle Injektion von Medikamenten. Lancet *II*, 362 (1948).
Lower, R.: History of the Royal Society 1956. Tractatus de corde (1657).
Lübke, F.: Über Erfahrungen mit der Steroidnarkose. Münch. med. Wschr. *103*, 2319 (1961).
Lutz, H.: Pathophysiologie der zentralen Venendruckmessung. BAUR-Gedächtnissymposium Mainz (1967).
Lutzki, A. v.: Persönliche Mitteilung (1969).
Maassen, W.: Zur zweckmäßigen Sterilisation von Instrumenten, Spritzen und Kanülen in der freien Arztpraxis. Landarzt, Stuttgart *29*, 734 (1953).
–, Sterilisation von Spritzen. Ärztl. Praxis *5*, 9 (1953).
Macfarlane, J. T., M. J. Ward, C. Banks, T. Wilkington and R. G. Finch: Risk from cannulae used to maintain intravenous access. Br. Med. J. *11*, 1395 (1980).
Macintosh, R. and F. B. Bannister: Essentials of general anaesthesia. Deutsche Ausgabe von H. F. Poppelbaum. VEB Volk und Gesundheit, Berlin (1960).
Magendi, F.: Précis élémentaire de physiologie. Paris (1861). Deutsche Übersetzung von Heusinger, Eisenach (1820).
Magnani, I.: Transfusion an Tieren. Rom. (1667).
Major J. D.: Prodomus inventae a se chirurgiae infusoriae sive, quo pacto agonizantes quidam, pro deploratis habiti servari aliquamdiu possint, infu so in venam sectam liquore peculiari. Leipzig (1664).
Malan, G. P. Puglionisi, zit. bei Leriche, R.: Grundlagen einer physiologischen Chirurgie. Hippokrates, Stuttgart (1958).
Malgaigne, J. F.: Traité d'anatomie chirurgicale et de chirurgie expérimentale. Paris (1838).
Manfredi, P., zit. bei Haeser, H.: Lehrbuch der Geschichte der Medizin und der epidemischen Krankheiten. Gustav Fischer, Jena (1881).
Marquardt, H.: Der variköse Symptomenkomplex, seine konservative und Injektionsbehandlung. Verh. dt. orthop. Ges. 42. Kongreß. Beilageheft D. Zschr. Orthop. *86*, 118 (1955).
Marti, W. K.: Intraarterielle Langzeitinfusionen mit Vasodilatatoren und niedrigmolekularem Dextran in der Behandlung peripherer arterieller Durchblutungsstörungen. Schweiz. med. Wschr. *93*, 1746 (1963).
Martinière, M. de la, zit. bei Helfreich, F.: Geschichte der Chirurgie. In: Handbuch der Geschichte der Medizin. Hrsg. von Neuburger, M. und J. Pegel. Gustav Fischer, Jena (1905).
Matas, R.: In memoriam William Steward Halsted. An Appreciation. Bulletin of the John Hopkins Hospital (1925).
Maurer, H.-J.: Risiken bei Kontrastmitteluntersuchungen. Dt. Ärztebl. H. 24, 1555, (1980).
Mehlhorn, G.: Zur i. v. Injektionstechnik. Landarzt *41*, 1577 (1965).
Meng, W.: Selbständige Durchführung von Injektionen durch ausgebildete nichtärztliche Helfer. Notfallmed. *6*, 309 (1980).
Menges, G. und Mitarbeiter: Experimentelle und klinische Untersuchungen bei der Implantation von Herzschrittmachern. Thoraxchirurgie *11*, 150 (1963).
Merkel, F. K. und D. G. McQuarrie: Cutdown of the subclavian vein. Surgery *65*, 866 (1969).
Merkel, K.: Handbuch der topographischen Anatomie, Bd. 3. Viehweg & Sohn, Braunschweig (1907).

Meyer-Steineg, Th. und K. Sudhoff: Geschichte der Medizin im Überblick. Gustav Fischer, Jena (1950).

Miehlke, A.: Chirurgie der Fazialislähmungen. In: Handbuch der plastischen Chirurgie. Hrsg. von E. Gohrbandt, J. Gabka, A. Berndorfer, Bd. II. Walter de Gruyter & Co, Berlin (1966).

–, Die Chirurgie des Nervus facialis. Urban & Schwarzenberg, München (1960).

Möller, M. L.: Der drohende Zwischenfall bei der intravenösen Injektion: Die irrtümliche intraarterielle Injektion am Arm. Therapie d. Gegenw. *103,* 1480 (1964).

Mollison, P. L. et al.: Thrombophlebitis following intravenous infusion: Trial of plastic and red rubber giving-sets. Lancet 1, 595 (1957).

Moritsch, F.: Die zunehmende Häufigkeit von Spritzenabszessen. Wikliwo *18,* 333 (1955).

Mortensen, J. D.: Clinical Sequale from Arterial Needle Puncture Cannulation, and Incision. Circulation *35,* 1118 (1967).

Mücke, H., in: Infektionen durch Injektionen und ihre Verhütung, hrsg. v. B. Opitz. Johann Ambrosius Barth, Leipzig (1977).

Müller, E. und K. Hutschenreuter: Aktuelle Gesichtspunkte zur intravenösen Narkoseführung. Anaesthesist *11,* 105 (1962).

Müller, F. und Seifert, O.: Taschenbuch der medizinisch-klinischen Diagnostik. Hrsg. von H. v. Kress. J. F. Bergmann, München (1976).

Müller, J.: Handbuch der Physiologie des Menschen. Koblenz (1833–44).

Müller, K., R. Blaschke und F. Steinmaier: Oberflächenstrukturen von Venenkathetern. Med. Welt *28,* 50 (1977).

Mueller, K.: Tierexperimente über die Beeinflussung von Hämatomen durch eine synthetische Heparinoidsalbe. Med. Klin. *62,* 107 (1967).

Müller, W.: 100 Jahre Injektionsspritze. Zahnärztl. Reform (ehem. Dentistische Reform *54,* 371 (1953).

Münich, K.: Die intramuskuläre Injektion, ihre Technik und Gefahren. Med. Welt *38,* 1497 (1958).

H. Mugrauer, K. H. Peter, F. Barnbeck und F. Theuring: Die Herzbeuteltamponade – eine mögliche Komplikation des zentralen Venenverweilkatheters. Zbl. Chir. *106,* 561 (1981).

Mushon, zit. bei Cohen, M.: Die versehentliche intraarterielle Injektion von Medikamenten. Lancet *II,* 362 (1948).

Nachtwey, W.: Die praktische Organisation der klinischen Infusionstherapie mit Zucker- und Elektrolytlösungen. Med. Welt *34,* 1247 (1963).

Nakamura, T., S. Nakamara and T. Kaneko: Flow of portal and hepatic blood in normal and cirrhosis liver. Natur *190,* 812 (1961).

Nasseri, M. G. A. Neuhaus, E. Fiedler und G. Seki: Die Wirkung peroraler Langzeitbehandlung mit Persantin beim Hunde auf die koronare Durchblutung in Ruhe, nach Nor-Adrenalin und auf die Überlebenszeit des Herzens nach totaler Aortenabklemmung. Zschr. ges. exper. Med. *137,* 574 (1963).

Naujoks, H.: Ärztliche Aufklärung der Patienten unter juristischer Kontrolle. Medizinische, Stuttgart 2203 (1959).

Neuhaus, G. A. und D. Lerche: Ergebnisse einer kontrollierten Verlaufsbeobachtung unter oraler Langzeitbehandlung mit Persantin. Zschr. Kreislauf *52,* 164 (1963).

Neuhaus, G. A. und M. Nasseri: Development of coronary anastomosis following coronary constriction unter long-term oral administration of 2,6 – be (2-hydrosorthyl) amino- 4,8 – (1-piperidyl) pyrimido (5,4-d) pyrimidine. Verh. IV. Weltkongreß für Cardiologie, Mexiko (1962).

Neumann, R.: Üble Zufälle in der täglichen Praxis. Berlinische Verlagsanstalt Berlin (1963).

Noeske, K. und W. Knothe: Pathologisch-anatomische Veränderungen im Bett von Schrittmacherelektroden. Thoraxchirurgie *13,* 273–281 (1965).

Nolte, H.: Die Behandlung toxischer Reaktionen bei der Lokalanästhesie. Münch. med. Wschr. *109,* 153 (1957), Referat Med. Klin. *62,* 766 (1967).

–, Die Technik der Lokalanästhesie. Springer, Berlin-Heidelberg-New York (1966).

–, Die Lokalanästhesie. Springer, Berlin-Heidelberg-New York (1977).

Nolte, H., J. Dudeck, R. Brade und H. Bolch: Mercain (Lac 43) – ein neues, langwirkendes Lokalanaestheticum. Der Anaesthesist *15,* 229 (1966).

Nolte, H. und J. Hagelsten: Einseitige doppelseitige Stellatumblockade in der Therapie der Lungenembolie. Der Anaesthesist *5,* 160 (1964).

Ochsner, A. Venous thrombosis J. Amer. med. Ass. *132,* 827 (1946).

Ödmann, P.: Perktane selektive Angiographie der Hauptäste der Aorta. Acta radiol. *45,* 1 (1956).

Oehlecker, F.: Beitrag zur Entstehung des Sudeck'schen Syndroms durch versehentliche Strophanthininjektion in die Arteria cubitalis. Medizinische *33,* 1673 (1953).

Oettel, H.: Anwendungsbereich von Einmalspritzen. Münch. med. Wschr. *111,* 2053 (1969).

Olivier, C.: Gangrän nach intravenöser Injektion. Presse méd. Paris *70,* 1503 (1962).

Ombredanne, L.: De l'influence de l'anaesthesique employé dans la genèse des accidents post-opératoires de peur-hyperthermie observés chez le nourission. Rev. méd. frc. 617 (1929).

Opderbecke, H. W. und E. Bardachzi: Erfahrungen mit der Anwendung eines Vena Cava-Katheters zur langfristigen Infusionstherapie bei 800 Kranken. Anaesthesiologie und Wiederbelebung Bd. 13: Infusionstherapie *1,* 168 (1968).

Opitz, B.: Infektionen durch Injektionen und ihre Verhütung. Johann Ambrosius Barth, Leipzig (1977).

Oppenheimer, H.: Über die Bedeutung des Gefäßfaktors beim Injektionsschaden des N. ischiadicus. Dtsch. Zschr. f. Nervenhk. *175,* 392 (1956).

Ostadal, J.: Biopsie und Punkton J. A. Barth, München (1966).

Osten, W.: Prophylaxe der Phlebothrombose. Ärztl. Wschr. *11,* 152 (1956).

–, Die Blutgerinnung. Berl. Med. *7,* 47 u. 67 (1956).

Ostrowski, S. Erfahrungen mit dem Ultrakurznarkotikum Estil. Med. Welt *18,* 1026 (1963).

Panum: Virchow's Arch., Bd. 27, 29, 63 u. 66.

Pasch, Th.: Irrtümlich in die Arterie gespritzt: Was tun? Med. Trib. *21a,* 30 (1980).

Patel, J., J. Bousser, G. Bilski-Pasquier, J. M. Cormier, M. Abastado, G. Goglin et G. Vebe: Le traitement des obliterations artérielles aigues par la Streptokinase. Presse méd. *75,* 589 (1967).

Pegelius, M.: Thesaurus rerum selectaru, magnarum, dignarum, utilium pro generis humani salute (1604).

Pegg, D. E., R. E. Trotman and N. H. Pierce: Apparatus for continuous Infusion Chemotherapy. Brit. Med. J. *2,* 1207 (1963).

Pellnitz, D.: Anästhesie in der Hals-Nasen-Ohren-Heilkunde unter besonderer Berücksichtung der Zwischenfälle. In: Hals-Nasen-Ohren-Heilkunde. Hrsg. von J. Berendes, R. Link und F. Zöllner. G. Thieme, Stuttgart (1964).

Pernkopf, E.: Topographische Anatomie des Menschen. Urban & Schwarzenberg, München-Berlin-Wien (1952).

Perret, W.: Über Gasbrandinfektion nach Einspritzungen und die Maßnahmen bei Entkeimung des Spritzeninstrumentariums in der freien Praxis. Med. Klin. *41,* 681 (1941).

–, Arzthaftpflicht. Urban & Schwarzenberg, München 1976).

–, Die versehentliche intraarterielle Injektion anläßlich intravenöser Injektion in der Ellenbeuge. Med. Klin. *54,* 403 (1959).

–, Die Bedeutung des Injektionsortes zur Verhinderung versehentlicher intraarterieller Injektion am Arm. Med. Klin. *57,* 230 (1962).

–, Die Rechtsprechung bei versehentlicher intraarterieller Injektion anläßlich einer intravenösen Einspritzung in der Ellenbeuge. Med. Klin. *57,* 487 (1962).

–, Neue Gesichtspunkte zur Vermeidung versehentlicher intraarterieller Injektionen. Anaesthesist *12,* (1963).

–, Ist der Handrücken ein gefahrloser Injektionsort für intravenöse Einspritzungen? Med. Klin. *58,* 1207 (1963).

–, Die versehentliche intra- oder periarterielle Injektion bei intravenöser Injektion in der Ellenbeuge. Chirurg *21,* 458 (1949).

–, Gutachterliche Beurteilung schwerer lokaler Nekrosen nach intramuskulären Injektionen. Med. Klin. *70,* 31 (1975).

Petrow, W.: Leichenblut für schnelle Hilfe. Medical Tribune *1,* 47 (1966).

Pflüger, H. Simultaninfusion und Druckinfusion. In: Wiethoff, E. O.: Infusionstechnik. Med. Klin. *61,* 1552 (1966).

Philipson, J.: Tierexperimentelle Untersuchungen zur Nekrosenerzeugung durch i. m. Injektionstechnik lege artis und durch s. c. Fehlinjektion bei der i. m. Injektionstechnik. Inaugural-Diss. FU Berlin, (1981).

Phillipides, D.: Klinische Untersuchungsmethode bei peripheren Gefäßstörungen. Chirurg *13,* 129 (1941).

Pierer, H. Infusionstechnik. Wien. Med. Wschr. *113,* 89 (1963).

Pilz, E.: Zwischenfälle bei intraarteriellen Injektionen. Med. Klin. *60,* 2018 (1965).

Plaue, R.: Gelenkinfektionen nach intramuskulärer Cortisontherapie. Arch. orthop. Unfallchir. *67,* 101 (1969).

Plinius d. Ä.: Plinius lib. VIII c. 56 XXV c. 1. Nat. Hist. edit. Sillig, Hamburg u. Gotha (1852).

Ploss, H. und N. Bartels: Das Weib in der Natur- und Völkerkunde. Grieben, Leipzig (1905).

Plotnikov, L. M.: Behandlung von Infiltraten nach Aminazin-Injektionen. Zurn. nevropatolog. Psichiatr. *61,* 254, Moskva (1961).

Porter, R. and E. Wiltshaw: Methotrexate in the treatment of Cancer. John Wright & Sons, Bristol (1962).

Potter, zit. nach Haeser, H.: Lehrbuch der Geschichte der Medizin und der epidemischen Krankheiten. Gustav Fischer, Jena (1881).

Probst, J.: Streit um Aufklärungspflicht. 44. Jahrestag. d. dtsch. Ges. f. Unfallheilkunde, Berlin (1980).

Pravaz, F.: Des Injectiones. Compt. Rend de L-Acad. Science, (1853).

Preston, R. H., L. Goldman und R. G. Thompson: Oberflächenanaesthesien ohne Injektionsnadel. Arch. derm. Syph. Chicago *64,* (1951).

Prevost et Dumas: Annales de chimie et de Physique, XVIII. Paris (1821).

Pribilla, O.: Narkosezwischenfälle. Dtsch. med. Wschr. *89,* 2203 (1964).

Puff, A.: Venenpunktion. Dtsche. Abbot GmbH, Ingelheim/Rhein (1979).

–, Venenpunktion – keine Routine! Strukturelle Variabilität der Punktionsstellen. Krankenhausarzt *53,* 499 (1980).

Purmann, M. G.: Der rechte und warhaftige Feldscher. Halberstadt (1680).

Puschmann, Th., M. Neuburger und J. Pagel: Handbuch der Geschichte der Medizin. G. Fischer, Jena (1905).

Ratschow, M.: Angiologie. G. Thieme, Stuttgart (1959).

Ratschow, M., A. Halpern und D. Haan: Fortschritte der Angiologie. Steinkopf-Verlag, Darmstadt (1963.

Rechenberg, H. K. v.: Ist die Injektion differenter Präparate in den M. quadriceps gefahrlos möglich? Dtsch. med. Wschr. *86,* 1279 (1961).

Rechenberg, H. K. v.: und R. Schmidt: Untersuchungen zur intramuskulären Injektionstechnik. Schweiz med. Wschr. *88,* 37 (1958).

Redisch, H., G. Tangco und B. Saunders, in Kuschinski, G.: Pharmakologishe Behandlung der Durchblutungsstörungen. In: Angiologie. Hrsg. von M. Ratschow. G. Thieme, Stuttgart (1959).

Regamey, R.: Schweiz. med. Wschr. *69,* 874 (1939).

Regenbrecht, J.: Zur Kontrolle der Infusionsmenge bei Neugeborenen und Säuglingen. Mschr. Kinderheilk. *111,* 68 (1963).

Reissigl, H.: Indikationen und Kontraindikationen der Bluttransfusion. Ärztl. Praxis *51,* 2671, 2687–2693 (1965).

Rettig, H. und J. Eichler: Konstruktive und rekonstruktive Chirurgie der oberen Extremitäten. In: Handbuch der Plastischen Chirurgie. Hrsg. von E. Gohrbandt, J. Gabka, A. Berndorfer, Bd. II. Walter de Gruyter & Co., Berlin (1966).

Rhazes: El-Hawi (Continens) lib. I. Venedig (1500).

Ribbert, H., in Hamperl, H. und H. Ribbert: Lehrbuch der Allgemeinen Pathologie und der Pathologischen Anatomie. Springer, Berlin (1944).

Rieger, H.-J.: Zur Sorgfaltspflicht des Arztes bei der Bluttransfusion. Dt. med. Wschr. *98,* 2155–2158 (1973).

Ritter, L.: Grenzen und Möglichkeiten der zytostatischen Behandlung. Med. Mschr. *20,* 79 (1966).

Riva, G. G., zit. bei Haeser, H.: Geschichte der Medicin und der epidemischen Krankheiten. G. Fischer, Jena (1881).

Roemer, G. B.: Sterilisation von Instrumenten und Medikamenten. Medizinische *97,* 859 (1955).

–, Ätiologie, Epidemiologie und Prophylaxe der Virushepatitis. Dtsch. med. Wschr. *79,* 719 (1954).

Rolle, J.: Vergleichende Untersuchungen zur Oberflächenbeurteilung von Kunststoffverweilkanülen. Bruns' Beitr. Klin. Chir. *219,* 468 (1972).

Roloff, H. W.: Zur Haftpflicht des Arztes bei Narkose-Schäden. Versicherungsrecht *16,* 419 (1965).

Roloff, W.: Die Rechtsprechung bei versehentlicher intraarterieller Injektion anläßlich einer intravenösen Einspritzung in der Ellenbeuge. Med. Klin. *60,* 2067 (1965).

Rona, F.: Nil nocere! Zur Frage der Farbstoffinjektionen in den Liquorraum. Münch. med. Wschr. *105,* 2549 (1963).

Rosenthal, H.: Experimentelle und klinische Untersuchungen über die Anwendung der örtlichen Betäubung im entzündeten Gewebe. Dtsch. Z. Chr. *250,* 325 (1938).

Rosenthal, W.: Verbesserung der lokalen Anästhesie. Dtsch. Stomat. *2* 336 (1952).

–, Beimengung von Hyaluronidase und von Noradrenalin zur Lokalästhesie. Anaesthesist *1,* 75 (1952).

Ross, S.: Infusion phlebitis: Selected factors. Nurs, Res. *21,* 313 (1972).

Roth, O.: Injektionstherapie und Haftpflicht. Schweiz. Med. Wschr. *93,* 786 (1963).

Rügheimer, E.: Irrtümlich in die Arterie gespritzt: Was tun? Med. Trib. *21a,* 30 (1980).

Samson, O. and C. Watson: A question of safety, the catheter v.s. the needle. Am. J. I. V. Ther. April/May 7 (1977).

Sauerbruch, F. und H. Wenke: Wesen und Bedeutung des Schmerzes. Junkert und Dünnhaupt, Berlin (1937).

Saunders, R. C. O. and A. C. Forrester: Intraarterial thiopentone. Brit. J. Ansesth. *27,* 594 (1955).

Sause, L. and P. Lawin: Abbocath-T-Teflon Kanülen. Prakt. Anaesth. *9,* 121 (1974).

Sawyer, P., W. Ramsey, B. Stanczewski, R. Turner, W. Liebig, G. Kammlott and B. Braun: A comparative study of several polymers for use as intravenous catheters. Med. Instrum. *11,* 221 (1977).

Schabinski, G. und H. Urbach: Möglichkeiten zur Sicherung einer Spritzeninfektion bei der Tbk-Bekämpfung. Mschr. Tbk. Bekpf. *2,* 49 (1959).

Schade, H.: Über Quellungsphysiologie und Ödementstehung. Ergebn. inn. Med. *32,* 425 (1927).

Schau, H.-P.: Zum Problem der Gasbrandspritzeninfektion. Vortrag auf der Tagung Krankenhaushygiene. Dresden (1973).

Scheel, P.: Die Transfusion des Blutes und Einspritzung der Arzneien in die Adern, Kopenhagen (1802).

Scheit, O.: Novocaintherapie bei paravenöser Injektion. Ärztl. Praxis *31,* 427 (1953).

Scheunemann, H.: Zur Chemotherapie des Mundhöhlenkarzinoms. In Fortschr. d. Kiefer- u. Gesichtschir., Bd. XIII, hrsg. v. Karl Schuchardt, G. Thieme, Stuttgart (1968).

Scheunemann, H. und J. Schrudde: Zur Methodik der Angiographie der A. carotis externa. Dtsch. Zahn-Mund-Kieferhk. *28,* 414 (1958).

Schiller, F.: In: Infektionen durch Injektionen und ihre Verhütung, hrsg. v. B. Opitz. Johann Ambrosius Barth, Leipzig (1977).

Schleyer, F.: Über Operationsrecht und Aufklärungspflicht. Ärztl. Wschr. *15,* 12 (1960).

Schmelcher, R.: Injektionen durch die Sprechstundenhilfe. Ärztl. Praxis, München *8,* 14 (1956).

–, Intravenöse Injektionen durch Medizinalassistenten. Krankenhausarzt *35,* 43 (1962).

Schmidt, B., K. Großgebauer und D. Harmann: Erfahrungen bei der Ultraschallreinigung chirurgischer Instrumente und Spritzen. Münch. med. Wschr. *104,* 274 (1962).

Schmidt, H.: Untersuchungen zur Effektivität der Mikrofiltration. In: Beiträge zu Infusionstherapie und klinische Ernäh-

rung – Forschung und Praxis, hrsg. von H. Busch, P. Rittmeyer. S. Karger, München (1979).
Schmidt, R.: Beitrag zur intramuskulären Injektion. Helv. med. Acta *24*, 561 (1957).
Schneider, M.: Erste Erfahrungen mit der supraklavikulären Punktion zur Katheterisierung der Vena cava superior. Zbl. Chir. *102*, 182 (1977).
Schneider, W.: Venolenkrämpfe bei Bluttransfusionen. Dtsch. med. Wschr. *77*, 508 (1952).
Schoebelen, R., P. Traumann, et E. Forsten. Nécroses cutanées après amploi de perfusions de Noradrénaline. Anaesth. et analg., Paris *17*, 476 (1960).
Schönfelder, M.: Über die Häufigkeit von Komplikationen bei intrakardialen Injektionen. Z. ges. inn. Med. *22*, 122 (1967).
Schollmeyer, W.: Über die Altersbestimmung von Injektionsstichen. Beitr. gerichtl. Med. *23*, 244 (1965).
Schubert, J.: Topographische Anatomie. J. B. Barth, Leipzig (1942).
Schuchardt, K., U. Berger und N. Schwenzer: Die Sterilisation selbstbereiteter Anästhesielösungen durch Keimfreifiltration. Dtsch. zahärztl. Zschr. *15*, 1101 (1960).
Schuchardt, K. und F. Schön: Schmerzausschaltung und Schmerzbekämpfung. Handbuch der Zahn-, Mund- und Kieferheilkunde. Bd. 3. Urban & Schwarzenberg, München (1956).
Schulten: Homologe Serumhepatitis. Dtsch. med. Wschr. *76*, 250 (1951).
Schulthess, W., W. Stangel und H. Deicher: Transfusionsreaktion. Dt. med. Wschr. *102*, 92–98 (1977).
Schwarzkopf, H.: Vermeidbare Gefäßschäden bei Presuren-Injektionen. Dtsch. med. Wschr. *83*, 1089 (1958).
Schwiegk, H. und A. Jores: Lehrbuch der inneren Medizin. Springer, Berlin-Göttingen-Heidelberg (1949).
Seifert E.: Intravenöse Injektion und Thrombosegefahr. Münch. med. Wschr. *79*, 172 (1932).
Seifert, O. und F. Müller: Taschenbuch der Medizinisch-klinischen Diagnostik, 69. Aufl. Herausgegeben von H. v. Kress. Bergmann, München (1966).
Seldinger, S. J.: Catheter replacement of the needle in percutaneous angiography: A new technique. Acta radiol. *39*, 368 (1953).
Seyffert, W. und D. Wilbrandt: Wirksame intralumbale Prednisolon-Behandlung des Wundstarrkrampfes. Dtsch. med. Wschr. *89*, 1218 (1964).
Shimitzu, T., in: G. Jorns: Arterielle Therapie. de Gruyter, Berlin (1972).
Sieden, W.: Aktuelle Gesichtspunkte in der Klinik der Virushepatitis. Hefte Unfallhk. *47*, 167 (1954).
Smith, G. and J. Quimby: Zirkulationsgeschwindigkeit des Blutes. Surg. gynaec. Obstet. *79*, 142 (1944), Radiology *45*, 335 (1945).
Soga, A.: Intravenöse Flüssigkeitstherapie. Referat des Praxiskurier *4*, 26, Selecta-Verlag (1966).
Solman, zit. nach Cohen, M.: Versehentliche intraarterielle Injektion von Medikamenten. Lancet *II*, 362 (1948).
Spain, D. M.: Iatrogene Krankheiten. G. Thieme, Stuttgart (1967).
Spanos, H. and J. Hecker: Thrombus formation on indwelling venous cannulae in sheep: Effects of time, sex and materials. Anaesth. Intensive Care *4*, 217 (1976).
Sperling, M. und H. Gieseler: Nil nocere! Aneurysma der A. glutaea caudalis als Komplikation nach intraglutäaler Injektion. Münch. Med. Wschr. *106*, 163 (1964).
Spiess, H.: Verunreinigung von Spritzen infolge Temperaturschwankungen in der Injektionsflüssigkeit. Dtsch. med. Wschr. *83*, 815 (1958).
Spiess, H. und D. Lüders: Injektion ohne Nadel. Mschr. Kinderheilk. *112*, 194 (1964).
Stammer, A.: Die Injektionsschädigung des Ramus profundus nervi radialis. Med. Welt *17*, 724 (1966).
Stang, H. und H. Tribold: Die Prophylaxe postoperativer und postpartaler Komplikationen mit Butazolidin. Schweiz. med. Wschr. *87*, 759 (1957).
Staubesand, J.: Funktionelle Morphologie der Arterien, Venen und arterio-venösen Anastomosen. In: M. Ratschow, Angiologie. G. Thieme, Stuttgart (1959).

Steiness, E., F. Rasmussen and O. Svendsen: Lokale nekroser efter intramuskulaere injektioner. Videnskab og praksis *138*, 3039 (1976).
Steinke, H.-J.: Radialislähmungen infolge falscher Injektionstechnik – neurochirurgische und juristische Problematik. Das dtsche. Gesundheitswesen *24*, 1110 (1969).
Sternberg, T. H., F. L. Ashley Winer und L. H. R. Lehman: Gewebereaktionen auf injizierte flüssige Siliciumverbindungen. Hautarzt *15*, 281 (1964).
Stör, O.: Fehler und Gefahren bei subcutanen, intramuskulären und intravenösen Einspritzungen. Chirurg *5*, 171 (1933).
Strackharn, K.: Dosierpumpen anstelle von Klemmen und Tropfklammern? Med. Trib. Nr. 30 (1974).
Sullivan, R. D.: The Dose, Duration and Route of Administration Studies of Methotrexate in Clinical Cancer Chemotherapiy. In: Methotrexate in the Treatment of Cancer. Edited by R. Porter & E. Wiltshow. John Wright & Sons, Bristol (1962).
Sunder-Plassmann, P., A. Isfort, R. Esch und G. Forck: Pathogenese und Therapie akuter Arterienverschlüsse. Med. Klin. *62*, 87 (1967).
–, Durchblutungsstörungen und ihre Behandlung. F. Enke, Stuttgart (1943).
Sunder-Plassmann, P.: Sympathikuschirurgie. G. Thieme, Stuttgart (1953).
Susruta, bei Wilson, G.: Oriental Mag. Calcutta Febr. and March (1823).
Tagariello, P.: Das Syndrom des behinderten Venenrückflusses an der oberen Extremität. Phlebographische Studien über den Venenrückfluß unter normalen und pathologischen Bedingungen. Casa Editrice Cappelli, Bologna (1954).
Talbert, J. L., R. H. A. Haslam and J. A. Haller: Gangrene of the foot following intramuscular injection in the lateral thight: A case report with recommendations for prevention. J. Pediat. *70*, 110 (1967).
Tarassow, M. N.: Leichenblut für schnelle Hilfe. Medical Tribune *1*, 47 (1966).
Tarnóczy, M., E. Somogyi und J. Iráni: Rehabilitationsfragen und gerichtsärztliche Beziehungen der Injektionsschädigung des Nervus radialis. Zentralbl. f. d. ges. Rechtsmed. u. ihre Grenzgebiete, Bd. 1, 42, 147 (1970).
Tislowitz, C., zit. bei Illchmann-Christ, D.: Hefte Unfallheilk. *47*, 124 (1953).
Töllner, D.: Bestimmung von Kreislaufzeiten (Arm-Ohr, Lunge-Ohr) mit der Farbstoffverdünnungsmethode in Ruhe und unter dosierter körperlicher Arbeit bei 50 kreislaufgesunden Patienten. Med. Diss. FU Berlin (1967).
Tofield, J. J.: A safe technique of percutaneous catheterization of the subclavian vein. Surg. Gynec. Obstet. *128*, 1069 (1969).
Vaillant, V.: Complications locales de cathétérismes veineux. Presse méd., Paris *68*, 1114 (1960).
Vere, D. V., C. H. Sykes and P. Armitage: Venous Thrombosis during Dextron Infusion. Lancet *II*, 627 (1960).
Virchow, R.: Die Cellularpathologie. August Hirschwald, Berlin (1871).
–, Gesammelte Abhandlungen zur Wissenschaftlichen Medicin. Meidinger Sohn & Comp., Frankfurt/M. (1856).
–, Thrombosse und Embolie (1846–1956). In: Klassiker der Medizin, hrsg. von K. Sudhoff, eingeleitet R. Benecke. Barth, Leipzig (1910).
Vivell, V. und H. J. Hennewig, in Blum, E.: Infarktähnliche Nekrosen nach intramuskulären Injektionen von Antibiotika. Kinderärztl. Prax. *33*, 309 (1965).
Volkholz, H. J.: Irrtümlich in die Arterie gespritzt: Was tun? Med. Trib. *21a*, 30 (1980).
Wåhlin, Å., L. Westermark und A. van der Vliet: Intensivpflege – Intensiv. Springer-Verlag Berlin-Heidelberg-New York (1972).
Wagner, B., E. Rügheimer und D. Böhmer: Zum Problem der irrtümlichen intraarteriellen Injektion von Narkosemitteln. Langenbecks Arch. klin. Chir. *301*, 790 (1962).
Wahrendorff, v.: Erste Anregungen zur Transfusion 1638. In: Haeser, H.: Lehrbuch der Geschichte der Medicin. G. Fischer, Jena (1881).
Waldeyer, A.: Anatomie des Menschen. Walter de Gruyter & Co., Berlin (1967).
Wanke, R.: Der Gasbrand im Frieden nach

Injektion von Medikamenten. Dtsch. Z. Chir. *199,* 214 (1926).
Weese, K.: Folgen nach versehentlicher intraarterieller Injektion. Dtsch. Gesundheitswesen *14,* 1510 (1959).
Weese, K. und M. Hentschel: Nil nocere! Gangrän nach Injektion in die Arteria cubitalis. Münch. med. Wschr. *103,* 1259 (1961).
Weis, K. H. und F. Fischer: Über Wirkungsunterschiede nach Injektion von Barbituraten und eines Phenoxyessigsäureamids in die Arteria femoralis der Ratte. Anaesthesist *11,* 114 (1962).
–, Über den Einfluß vegetativ wirksamer Pharmaka auf die Folgen der Injektion von Thiopental in die A. femoralis der Ratte. Klin. Wschr. *40,* 1158 (1962).
–, Wirkungsunterschiede von Barbituren und Thiobarbituraten nach intraarterieller Injektion bei der mit Reserpin vorbehandelten Ratte. Klin. Wschr. *40,* 205 (1962).
Weis, K. H. und J. Ruckes: Funktionelle und morphologische Veränderungen Nach Injektion des Kurznarkotikums Propanidid in die A. femoralis der Ratte. In: Die i. v. Kurznarkose mit dem neuen Phenoxyessigsäurederivat Propanidid (Epontol). Herausgegeben von Horath, Frey, Zindler. Springer, Heidelberg-Berlin-New York (1965).
Weiss, Y. and S. Nissan: A method for reducing the incidence of infusion phlebitis. Surg. Gynecol. Obstet. *141,* 73 (1975).
Weyers, W.: Pers. Mitteilung.
Widmer, L. K.:
–, Zur intraarteriellen Injektionstechnik Med. Welt *15,* 805 (1966).
Widmer, L. K., L. Dettli, P. Waibel & M. Schaller: Zur Indikation intraarterieller Infusionen. Verh. dtsch. Ges. Kreislaufforsch. *30,* 376 (1964).
Wiethoff, E. O.: Infusionstechnik. Med. Klin. *61,* 1552 (1966).
Wilder, zit. bei Stör, O.: Fehler und Gefahren bei subcutanen, intramuskulären und intravenösen Einspritzungen. Chirurg. *5,* 171 (1933).
Wilkins, zit. bei Cohen, M.: Versehentliche intraarterielle Injektion von Medikamenten. Lancet *II,* 362 (1948).
Willener,' A. D.: Mechanik der Injektion und Verunreinigung des Stichkanals. Diss. Univ. Bern (1948).
Winternitz, M., J. Deutsch und Z. Brüll: Eine klinisch brauchbare Bestimmungsmethode der Blutumlaufzeit mittels Decholininjektion. Med. Klin. *27,* 986 (1931).
Wissenschaftlicher Beirat der Bundesärztekammer: Empfehlung zur Vermeidung und Behandlung von Transfusionszwischenfällen. Dt. Ärzteblatt *37,* 2315–2318 (1976).
Wolf, C. F., zit. nach Perret, W.: Arzthaftpflicht Urban & Schwarzenberg, München (1976).
Wolf, O. und V. Burkhardt: Über die Folgen einer versehentlichen intraarteriellen Injektion von Basinarkon an der oberen Extremität. Zbl. Chir. *85,* 1332 (1960).
Wollenheim, und J. Zissler: Krankheiten der Gefäße. In: Handbuch der inneren Medizin, hrsg. von G. v. Bergmann, W. Frey, H. Schwiegk. Springer, Berlin-Göttingen-Heidelberg (1960).
Wren, Ch., zit. nach Haeser, H.: Lehrbuch der Geschichte der Medicin und der epidemischen Krankheiten. Gustav Fischer, Jena (1881).
Yoffa, D.: Supraclavicular subclavian venepuncture and catheterization. Lancet II, 614 (1965).
Zenker, R. und R. Beer: Nil nocere. Dtsch. med. Wschr. *87,* 468 (1962).
Zürn, L.: Beziehungen zwischen Novocaininjektionen im Halsgebiet und dem Carotissinus (tierexperimentelle Untersuchungen). Anaesthesist *6,* 124 (1957).

Autorenverzeichnis

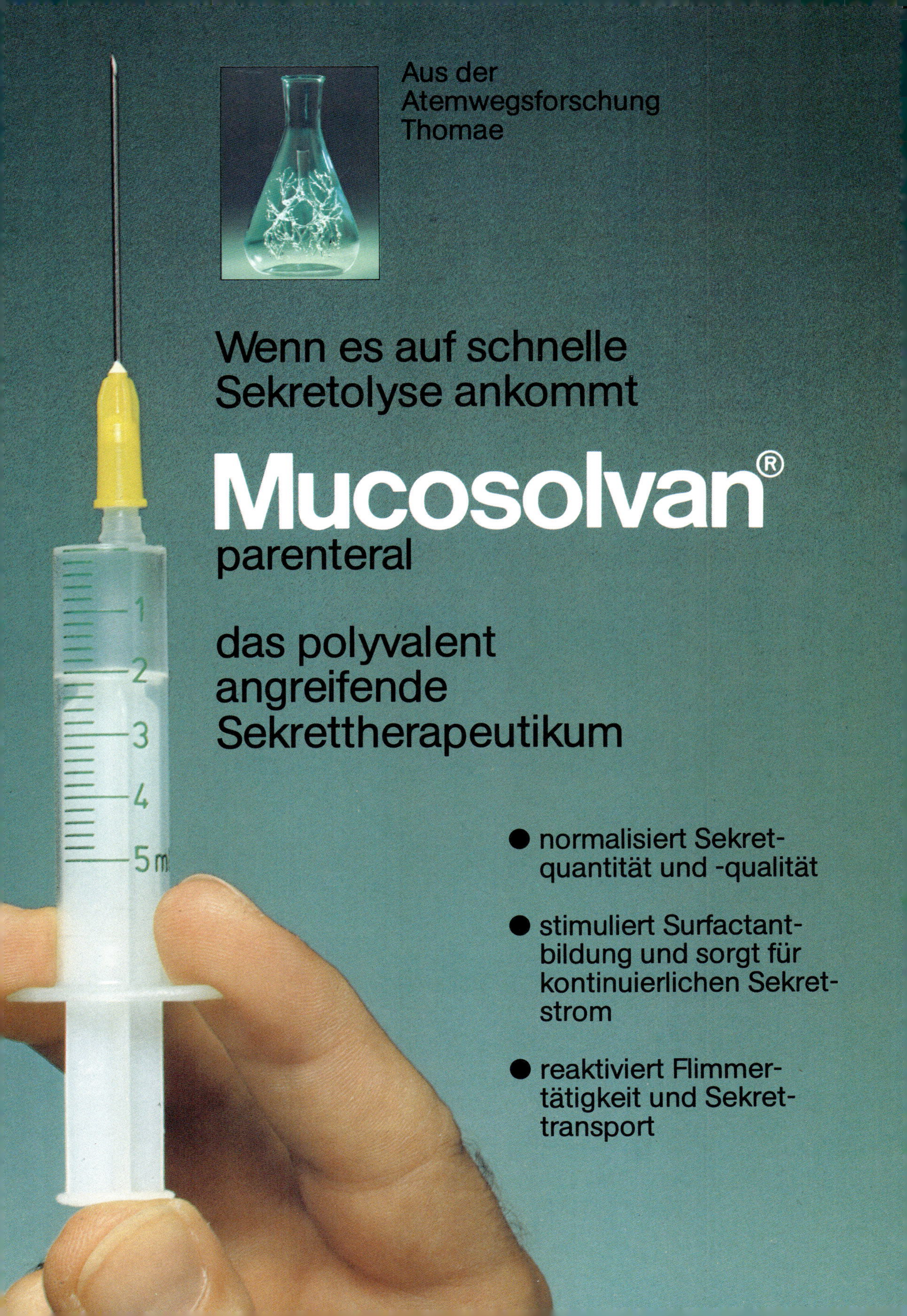
Aus der
Atemwegsforschung
Thomae
Wenn es auf schnelle
Sekretolyse ankommt
Mucosolvan®
parenteral
das polyvalent
angreifende
Sekrettherapeutikum
● normalisiert Sekret-
quantität und -qualität
● stimuliert Surfactant-
bildung und sorgt für
kontinuierlichen Sekret-
strom
● reaktiviert Flimmer-
tätigkeit und Sekret-
transport

Sachregister

G.-E. Schubert
B. A. Bethke

Lehrbuch der Pathologie
und Antwortkatalog zum GK 2

17 cm x 24 cm. XX, 655 Seiten. 60 Abbildungen.
1981. Gebunden DM 48,–
ISBN 3 11 008561 5

Die Synthese Lehrbuch und Antwortkatalog soll den Studenten aus dem Dilemma von Zeitnot und Prüfungsanspruch heraushelfen.

Das „Lehrbuch der Pathologie und Antwortkatalog zum GK 2" entspricht einerseits in seinem Informationsgehalt einem Lehrbuch, andererseits in seiner Gliederung exakt auch den Punkten des GK 2 und in der aufgelockerten Darstellung im Drucktext einem leicht lernbaren Antwortkatalog, der die Schwächen vieler Skripten und Basistexte durch wissenschaftliche Ausarbeitung vermeidet.

Die Unterteilung in „allgemeine" und „spezielle Pathologie" wurde entsprechend den Richtlinien des GK 2 aufgegeben. Die Ergänzung der theoretischen Grundlagen durch spezielle Krankheitsbilder weckt frühzeitig das Verständnis für die übergeordnete Bedeutung der allgemeinen Pathologie und fördert damit die Motivation zur genaueren Erarbeitung des Basiswissens.